公共卫生应急——理论与实践

朱凤才　沈孝兵　主　编

东南大学出版社
SOUTHEAST UNIVERSITY PRESS
·南京·

图书在版编目（CIP）数据

公共卫生应急：理论与实践 / 朱凤才，沈孝兵主编.
— 南京：东南大学出版社，2017.9（2023.12重印）
ISBN 978 - 7 - 5641 - 7399 - 9

Ⅰ．①公… Ⅱ．①朱… ②沈…Ⅲ．①公共卫生-突
发事件-卫生管理-中国 Ⅳ．①R199.2

中国版本图书馆 CIP 数据核字(2017)第 203375 号

公共卫生应急——理论与实践

出版发行	东南大学出版社
出 版 人	江建中
社　　址	南京市四牌楼 2 号
邮　　编	210096
网　　址	http://www.seupress.com
经　　销	新华书店
印　　刷	广东虎彩云印刷有限公司
开　　本	787 mm×1092 mm　1/16
印　　张	31.25
字　　数	880 千字
版　　次	2017 年 9 月第 1 版
印　　次	2023 年 12 月第 5 次印刷
书　　号	ISBN 978 - 7 - 5641 - 7399 - 9
定　　价	80.00 元

* 本社图书若有印装质量问题，请直接与营销部联系，电话：025 - 83791830。

前　言

2003 年的 SARS 危机,使我国的应急理念和危机应对意识发生了重大转变,政府、社会和理论界越来越重视突发共卫生事件应急理论和实践探索性研究,逐步形成了具有鲜明实践特色的公共卫生应急理论和知识体系。

本书以突发公共卫生事件和其他突发事件的公共卫生问题为研究对象,紧紧围绕卫生应急这条主线,以公共卫生学、预防医学、临床医学、急救医学等为知识先导和行动指南,辅以整合管理学、社会学、心理学、信息学、传播学等学科的技术和方法,秉持理论和实践并重,突出实践能力培养的编写思路,核心目的是能够用于指导公共卫生应急实践,并在应急实践中不断完善、发展。

针对目前高等医学和预防医学教育相对滞后于公共卫生应急实践的现状,本书尝试从宏观层面上规划公共卫生应急的研究内容和主题,微观问题导向提供应急实践的思路、途径与方法,构建"知识-技能-方法-实践"四位一体的公共卫生应急知识体系。

本书从实际应用出发,坚持实践是检验真理的唯一标准,基于应急实践,整合医学和其他学科知识。

本书主要用于预防医学本科、研究生教学和公卫医师培训,紧急医学救援等其他专业可作为参考书籍。本科教学建议要在完成临床医学、预防医学的专业基础和主干课程后使用。

参与本书编审工作的有江苏省疾病预防控制中心、东南大学公共卫生学院等单位和部门的专家学者。编写组成员在各自专业领域,均具有多年卫生应急实践经验。各位专家学者态度严谨,多次拟稿、修改、再拟稿、再修改。谨此对编写组专家学者和支持、帮助本书编写的同仁致以诚挚的感谢!

本书体系架构、编写思路及理论知识,大量借鉴、引用广大同仁的研究成果,由于书籍篇幅限制,没专项列出,在此一并致谢!

由于学识所限,疏漏、错误、表述不妥等难以避免,恳请读者批评指正。

朱凤才　沈孝兵

2017 年 7 月

于南京

《公共卫生应急——理论与实践》编者名单

主　　编　朱凤才　沈孝兵

副主编　金　辉　谭兆营

编　　者　（按姓氏拼音排序）

白　莹	卞琳琳	戴　月	丁　震	杜　翔
龚　伟	郭喜玲	韩　磊	胡建利	胡　莹
霍　翔	嵇　红	金　辉	李小宁	梁戈玉
刘　冉	刘文东	陆步来	马　涛	茅凌翔
钱慧敏	沈文琪	沈孝兵	史智扬	孙桂菊
谭兆营	汤奋扬	王　蓓	王　进	王莉娜
王少康	吴高林	许　可	杨国平	杨　瑾
杨立刚	杨小勇	尹立红	张　锋	张凤云
张恒东	张　娟	张徐军	张雪峰	张育富
甄世祺	郑　浩	周　连	朱凤才	

目　录

第一章　绪　论

在当代全球化背景下,各类自然灾害、事故灾难、重大环境污染事故不断,跨国重大传染病、动植物疫情频繁出现,各种传统的和非传统的突发事件安全威胁相互交织,使得破坏力更大、影响力更强。预防和应对各种突发事件或危机,始终贯穿于人类历史发展的进程。特别是进入 21 世纪以来,世界范围内出现了一系列重大危机事件,如 2001 年的"9·11"、2004 年的印度洋地震引起海啸、2007 年的全球金融危机、2011 年的福岛核电站事故等,对全球重大事件和危机应急提出了严峻挑战。

自 2003 年 SARS 事件后,我国的应急理念和危机应对意识发生了巨大转变。在政府、社会和理论界广泛关注突发公共事件应急管理的大背景下,公共卫生应急相关理论和实践探索性研究也得到了迅速发展,并对突发公共卫生事件的应急实践活动起到了理论先导和行动指南作用。

第一节　基本概念

随着公共卫生应急相关研究领域的不断扩大和深入,在医学、社会学、管理学、公共卫生及危机和健康理论等基础上,逐步形成了具有鲜明实践特色的公共卫生应急理论和知识体系。

一、突发公共事件与突发公共卫生事件

(一)突发公共事件

突发公共事件(也称突发事件)是指突然发生,造成或可能造成重大人员伤亡、财产损失、生态环境破坏和严重社会危害,危及公共安全的紧急事件。

1. 突发公共事件的分类　根据突发公共事件的发生过程、性质和机理,突发公共事件主要分为自然灾害、事故灾难、公共卫生事件、社会安全事件四类。

(1)自然灾害:主要包括水旱灾害、气象灾害、地震灾害、地质灾害、海洋灾害、生物灾害和森林草原火灾等。

(2)事故灾难:主要包括工矿商贸等企业的各类安全事故、交通运输事故、公共设施和设备事故、环境污染和生态破坏事件等。

(3)公共卫生事件:主要包括传染病疫情、群体性不明原因疾病、食品安全和职业危害、动物疫情,以及其他严重影响公众健康和生命安全的事件。

(4)社会安全事件:主要包括恐怖袭击事件、经济安全事件和涉外突发事件等。

按事件对公众直接危害的因素分类,可将突发事件分为生物性、化学性、物理性和社会心理性事件,每类事件又可分成若干类别。

2. 突发事件机理

(1)发生机理:突发事件发生机理是指某一隐患因素由量变到质变达到一定的临界点,而最终导致事件发生的过程规律。隐患因素可能是自然的,也可能是人为的。突发事件发生的隐患因素,是由量变到质变,或长或短的时间内所发生的改变,具有隐蔽性,早期不为人们注意。

(2)发展机理:突发事件的发展机理是指在一定环境范围内,突发事件在空间和烈度上的改变。突发事件发展过程中的影响因素是复杂的,难以掌握。

(3)演化机理:一个事件的发生可能会导致其他事件的接连发生,事件之间不具备相似性,但却有内在的逻辑关系。突发事件的演化机理是指不同事件之间,在发生发展过程中,事件的性质、类别、级别、物质及化学形式、范围及区域等各种变化过程。演化大致分为蔓延、转化、衍生、耦合四种形式。

①蔓延:是指在一定环境介质下突发事件的自身趋势的发展。蔓延过程具有很强的隐蔽性,使人不易察觉其发展趋势,如传染病扩散。蔓延在时间上具有间歇性、持续性、反复性的特点。

②转化:由于事件之间存在一定的逻辑关系,某种突发事件的发生发展引发另一事件的发生称为转化。如果前类事件的发生引发后一类事件发生后就结束,则转化具有承接性,若前者引发后者发生后仍然持续发展,则转化具有并发性。

③衍生:某一突发事件发生后导致生成了后一类突发事件的发生,但后者不以前者为导因,两者之间的关联性具有一定的偶然性。

④耦合:耦合是指两个或两个以上因素共同作用、相互影响,导致突发事件进一步加剧。

3. 突发公共事件的特征

(1)突发性:突发事件的发生和发展是不以人的意志为转移的客观现象,往往突如其来,不易预测或只能做一些模糊的预测,但事件的发生同时又具有必然性。

(2)公共属性:突发事件的影响具有广泛性,所危及的对象不是某一特定的社会群体,事件发生区域内或影响范围内的所有人,都有可能受到突发公共事件的威胁或损害,有的甚至还可能危害到范围更广的地区和人群。

(3)严重性:判断一个发生了的事件是否为突发事件,除要看其是否具备前两个特征外,还要看该事件是不是已经对社会公众健康造成严重损害,或者从事件演化趋势看,是否可能会对公众健康造成严重影响。突发公共事件必须是对公众健康的损害和影响要达到了较大的程度。

突发公共事件对公众健康的影响表现为直接危害和间接危害两类。直接危害一般为事件直接导致的即时性损伤,间接危害一般为事件的继发性损伤或危害。大多数事件的直接危害显而易见,如重大传染病流行、重大食物中毒、核辐射等,但也有个别事件发生初期不易被察觉而常受到忽视,如慢性职业中毒。间接危害一般是指由事件所引发公众恐惧、焦虑情绪,以及社会、经济安全问题等。

(4)危害的多重效应:突发公共事件对社会的影响具有多面性,不仅仅是公共卫生领域的问题,还是一个社会问题,影响经济发展和国家安全等。如美国"9·11"恐怖事件造成 3 000 余人死亡,并使航空业雪上加霜;2003 年发生的传染性非典型肺炎不仅使数千人的健康受到影响,还使旅游业遭受重创,并继而影响社会稳定等。

(5)紧迫性:突发公共事件通常情况紧急、社会公众健康损害严重,如不迅速采取处置措施,事件危害将进一步加剧,造成更大范围的影响。所以,要求在尽可能短的时间内作出决策,采取具有针对性的措施,将事件的危害控制在最低程度。

(6)不确定性:突发事件的发展途径、演变规律以及严重程度都难以预测,且经常伴随着次生、衍生事件。

(7)复杂性:有些突发公共事件的成因复杂、分布多样,各种表象交织在一起,无法第一时间明确其严重性,通常也很难预防与控制。如传染病类突发事件(疫情),其病原不计其数,细菌、病毒、寄生虫、还有更多未发现或尚未明确的病原体,很多疾病缺乏典型症状,无法通过临床表现判断病原,即使同样的病原在不同时期不同人群中也可能出现不同的疫情表现形式,处置措施也没有统一的模式。

4. 突发公共事件分级 按照事件性质、严重程度、可控性和影响范围等因素,一般将突发公共事件分为四级:Ⅰ级(特别重大)、Ⅱ级(重大)、Ⅲ级(较大)和Ⅳ级(一般)。

(1)特别重大(Ⅰ级)突发事件:表示其规模极大,后果极其严重,事件影响超出了本省处理能力范围或者影响全国,需要动用全省的力量,或请求中央政府增援和协助,由国务院统一领导和协调应急处置工作。

(2)重大(Ⅱ级)突发事件:表示其规模大,后果特别严重,发生在一个市以内或是波及两个市以上,需要动用省级有关部门力量方可控制。

(3)较大(Ⅲ级)突发事件:表示后果严重,影响范围大,发生在一个县以内或是波及两个县以上,超出县级政府应对能力,需要动用市有关部门力量方可控制。

(4)一般(Ⅳ级)突发事件:表示其影响局限在社区和基层范围之内,可被县级政府所控制。

(二)突发公共卫生事件

突发公共卫生事件是与公众健康相关的突发公共事件,是指已经发生,或者可能发生的,对公众健康造成或者可能造成重大损失的传染病疫情、不明原因的群体性疾病、重大食物和职业中毒、重大动物疫情,以及其他严重影响公共健康的事件。

1. 突发公共卫生事件的主要类别

(1)重大急性传染病的暴发和流行:这里的重大传染病主要是指发生或发现《中华人民共和国传染病防治法》(以下简称传染病防治法)中规定的已知法定传染病的暴发流行。例如,1988 年在上海发生的甲型肝炎暴发、2004 年的青海鼠疫疫情等。

(2)群体性不明原因疾病和新发传染病:群体不明原因的疾病是指在一定时间内,某个相对集中的区域内同时或者相继出现多个共同临床表现患者,又暂时不能明确诊断的疾病。例如,传染性非典型肺炎疫情发生之初,由于对病原方面认识的不清,虽然知道这是一组同一症状的疾病,但对其发病机理、诊断标准、流行途径等认识不清,这便是群体性不明原因疾病的典型案例。

新发传染病是相对于以往人们所认知的旧传染病而言。一般是指近 20 年来,人类中发生已明显增多,或在不久的将来会增加对人类威胁的、新发现的、或重新肆虐的、亦或药物抗性所致的一类传染病。

（3）预防接种群体性反应和群体性药物反应：预防接种群体性反应和群体性药物反应是指在实施疾病预防措施时，出现免疫接种人群或预防性服药人群的异常反应。这类反应原因较为复杂，可以是心因性的、也可以是其他异常反应。

（4）重大食物中毒和职业中毒：重大食物和职业中毒事件是指短期内经食物或职业接触有毒物质后，出现脏器结构或者功能的异常。如：2002 年 9 月 14 日，南京汤山发生一起特大投毒案，造成 395 人因食用有毒食品而中毒，死亡 42 人；2002 年初，河北白沟苯中毒事件，箱包生产企业数名外地务工人员中陆续出现中毒症状，有 6 名工人死亡。

（5）重大环境污染事故：重大环境污染事故是指化学物在生产、储存、运输和使用等过程中出现大量外泄，造成环境污染，对公众或职业人群健康带来威胁或引起人员中毒的事件。

（6）核事故和放射事故：核事故和放射事故可分为三类：一是核设施（如核电厂、各种类型的核反应堆、核燃料处理厂等）发生的核事件；二是放射源意外照射或丢失造成的放射事件，包括人员受到的超剂量照射事件、放射性污染事件和放射源丢失事件；三是放射恐怖事件，可分为放射性物质散布事件、核装置或核武器爆炸事件，以及攻击破坏核设施事件等。

（7）生化恐怖袭击：生化恐怖袭击是一种特殊的突发事件形式。用于生化恐怖的物质主要有微生物、化学物和放射性物质。联合国已公布的化学、生物武器多达 29 种（其中生物武器15 种，化学武器 14 种），仅美国已经公布装备的生物战剂有 8 种。

（8）自然灾害导致的人员伤亡和疾病流行：自然灾害所带来的影响往往是多方面的。主要指地震、洪涝、干旱、暴风雪等自然灾害造成的人员伤亡及疾病流行等。

（9）其他：菌、毒（株）种、剧毒物质（药品）丢失，重大动物疫情（指可能对公众身体健康和生命安全造成危害的动物疫情）等。

2. 突发公共卫生事件的主要表现形式

（1）飓风型：如多数食物中毒事件、毒气泄漏事件（印度博帕尔农药厂毒气泄漏事件）等，表现为来得快、去得也快。

（2）蓄积型：如一些职业病（矽肺、尘肺）和职业中毒（铅、砷、汞中毒）事件、医院内感染事件等，表现为酝酿时间较长，然后突然暴发。

（3）辐射型：如前苏联切尔诺贝利核电站泄露事件等，表现为突然暴发，但影响时间却很长。

（4）迁延型：如某些环境污染事件，表现为来得慢、去得也慢。

二、应急管理与公共卫生应急管理

（一）应急管理

应急管理是指政府及其他公共机构，在突发事件的事前预防、事发应对、事中处置和善后恢复过程中，通过建立必要的应对机制，采取一系列必要措施，应用科学、技术、规划与管理等手段，保障公众生命、健康和财产安全，促进社会和谐健康发展的有关活动。

应急管理是应对突发事件策略层次的科学和技术，包括预防、准备、响应和恢复四个阶段，其过程主要指应急管理的程序和步骤。

我国的应急管理遵循六项工作原则：以人为本，减少危害；居安思危，预防为主；统一领导，分级负责；依法规范，加强管理；快速反应，协同应对；依靠科技，提高素质。

（二）公共卫生应急管理

1. 公共卫生 公共卫生至今尚无统一认识和明确定义。温思络（1920）认为：公共卫生是通过有组织的社区努力来预防疾病、延长寿命、促进健康和提高效益的科学和技术。这些努力包括：改善环境卫生，控制传染病，教育人们注意个人卫生，组织医护人员提供疾病早期诊断和预防性治疗的服务，以及建立社会机制来保证每个人都达到足以维护健康的生活标准。温思洛的这一定义概括了公共卫生的本质、工作范围和公共卫生的目的，赋予了公共卫生比较确切的内涵。

2. 公共卫生应急管理 公共卫生应急管理是指为了预防和处置突发公共卫生事件或突发事件公共卫生问题，运用应急管理的科学和技术手段，达到控制和减少危害的一门科学和艺术。

从概念特征来看，应急管理应属于管理学的分支学科，而公共卫生应急管理则是把应急管理的科学和技术应用于公共卫生领域的具体实践活动。

第二节 应急管理的历史演变与发展

在人类发展历程中，突发性事件是客观存在的，人类社会发展始终伴随着各种灾难，人类史可视为各种灾难史和灾难应对史。

一、应急管理的历史演变及分期

（一）应急管理的发展历程

应急管理古已有之。古代人类在应对各种灾难事件过程中积累了大量的应急管理实践经验，其采取的相应措施可认为是应急管理的雏形，但古代世界并没有提出明确的应急管理概念。

近代，无论是应急管理理论研究还是实践应用，都有了长足的发展。譬如，群体性事件中的人员疏散问题，就有很多相应的模型、方法对其进行描述，并提出解决方法。其他类型的事件，如火灾、洪灾、流行性传染病等，也有相关领域的学者和政府管理者进行过不同深度和广度的应急管理应用与理论研究。在此阶段，应急管理理论和实践还处于不断完善过程中。

现代应急管理诞生于西方发达国家，以政府设立专门的应急管理机构为开端。早在20 世纪 70 年代，美国成立了联邦应急管理署（Federal Emergency Management Agency，FEMA），专门应对国内发生的紧急事件，标志着现代应急管理在美国的确立。

灾难是现代应急管理的"催化剂"，如 2001 年美国的"9·11 事件"、2003 年 SARS 事件、2004 年底的印度洋海啸、2008 年中国的四川地震等。正是这些灾难性事件，促进了应急管理的长足发展，现代应急管理的管理理念、模式也逐步完善成熟。

1. 美国应急管理发展的标志性历程　1979年美国组建了联邦应急管理署,进行部门整合,将原本分散在不同部门的救灾机构整合起来。并就职能进行扩展,将自然灾害防御扩展到包括应对自然灾害、公共安全和战争在内的综合防灾机构。1992年颁布了《美国联邦应急响应预案》。2001年"9·11"事件以后,联邦应急管理局更名为"应急预防响应局"。2003年将应急预防响应局并入新成立的国土安全部,为国土安全部四个主要分支机构之一。国土安全部:海岸警卫队、移民和归化局、海关总署等22个政府机构合并共同组建。2004年编制公布了《国家应急响应预案》和另一个重要文件《国家事故管理系统》。2005年卡特里娜飓风之后,为加强应急响应的主动性,国家应急预案又升级为国家应急框架。2006年公布《国家应急预案评估》和《国家重要基础设施保护计划》。2007年,国土安全部发布了《国家应急准备指南》,系统性提出了国家应急准备的愿景、预案情景、通用任务列表(Universal Task List)和目标能力列表(Target capability list),确定国家应形成预防和保护等八个优先能力。2008年,美国国土安全部公布了《国家应急响应框架》,再次提出,由以应急处置为主向应急准备为核心的重大思想转变。2009年,公布了《应急准备指南:地方政府应急预案修订指南》,规范全国各类应急预案修订,并对应急预案编制修订的目标、程序、结构、内容和方法都提出了具体建议和要求,很大篇幅描述了各类预案的结构关系。至此,美国应急管理模式逐渐由分散向集中统一方向转变,突发事件应急预案体系框架已基本形成。

2. 英国应急管理发展的标志性历程　英国是最早制订应急预案的国家。最早期的预案雏形是二战期间英国的民防战略或计划,以公众安全为目标,主要防止空袭、平民伤亡和基础设施破坏。二战后,逐渐演变扩展到应对自然灾害和技术灾难等领域。英国在内阁办公室成立国内紧急状态秘书处。突发事件管理按照指挥职能分为"金、银、铜"三类不同级别。2004年修改了《国民紧急事件状态法》。2005年公布了《国内紧急状态法执行方案》及《应急准备指南》,民防特色应急体制推进到综合应急管理的新阶段。

3. 其他国家的应急管理发展　俄罗斯于1994年设置紧急情况部(全名为"俄联邦民防、紧急情况与消除自然灾害后果部")。法国、德国、印度的应急管理设在内政部。瑞士的应急管理设在民防局。韩国于2004年颁布了《应急与安全管理法》,同年韩国中央政府在政府管理与国内事务部中成立了"国家应急管理署"。

(二)我国应急管理的发展

我国应急管理的发展分为两个阶段,建国后至2002年为第一阶段,2003年SARS事件(里程碑事件)后为第二阶段。

1. 第一阶段应急管理　建国后至2002年期间,我国的应急管理工作处于起步和摸索阶段。在此阶段,应急管理为特殊的政府管理形态,非常态管理。政府着重于以应对自然灾害为主的应急管理系统建设,以建立和完善救助体制为重点,继而向应急联动系统建设发展。如2002年我国发布了《安全生产法》,就制定行政区域内特大生产安全事故应急救援预案和建立应急救援体系做了规定和阐述,但"应急预案"也仅限于"应急救援"。

第一阶段应急管理主要具有以下特点:①"事后型"管理,应急管理的重心只着眼于救灾救济等应急措施的实施。事件发生后经常会成立一个应急管理指挥部,如防汛指挥部、抗震救灾指挥部、核事故应急机构、防火总指挥部等。重视行政机关在突发事件应急处置阶段的权力配置,轻视在突发事件预防和应急准备以及监测和预警阶段的应急权力的配置,对后期恢复重建工作等却未能产生足够重视。人为割裂突发事件的生命发展周期,对突发事件的应对缺乏主动性和灵活性,本质上是一种简单的、叠加式的思维方式,行政机关疲于奔命,到处"救火",却也只能"头痛医头、脚痛医脚",治标不治本,具有被动适应、撞击式反应的特点。②"以条为主型"管理,针对不同类型的突发事件,由相应的行政职能部门分别管理(灾种管理),是一个高度集中的治理体系,部门之间有很细的分工,部门各自为政。如突发传染病—卫生行政部门,社会安全的突发事件—公安部,经济方面突发事件—中国人民银行、国务院银行监督管理机构。在此阶段,应急预案绝大多数也都是部门或企业的单项预案,仅仅作为一种技术工具在使用,功能相对单一。这种以传统的一元化领导体制组织突发事件的应对模式,其功能有限,应急资源普遍呈分散状态,部门间的资源流动凝滞,资源只能是简单地相加而无法产生协同作用,对资源使用效率低下。不同部门之间的应急职权和职责往往存在交叉、重叠、同构或重复现象。③"独揽型"管理,由政府包揽对各类突发事件的预防、预警、监控和处理。④环境和文化具有鲜明的时代特色,应急管理表现出明显的经验性和临时性。应急管理过程中需要采取的技术手段和管理策略比较明晰,只需要运用到普通的专业技术,很少涉及现代技术。应急管理简朴稳定,纪律性强,而且公众普遍认为公共利益是压倒一切。

2. 第二阶段应急管理 2003年SARS危机之后,我国应急管理进入全面快速发展阶段。

2003—2008年,重点加强应急管理体系建设。以国家、地方、基层三个层面的"横向到边,纵向到底"的应急预案体系建设为抓手,全面推进应急管理体制、机制、法制建设。逐步把政府应急管理工作纳入经常化、制度化、法制化轨道。

2003年,国务院常务会议审议通过了《突发公共卫生事件应急条例》。国务院办公厅成立应急预案工作小组,全方位启动应急预案体系建设。2004年,国务院办公厅印发《国务院有关部门和单位制定和修订突发公共事件应急预案框架指南》。2005年,国务院办公厅成立"国务院应急管理办公室"和"应急管理专家组"。2006年,党的十六届六中全会通过《关于构建社会主义和谐社会若干重大问题的决定》,正式提出了我国按照"一案三制"的总体要求建设应急管理体系,全面加强应急能力建设,促进应急管理工作步入正规化、系统化的轨道。国务院发布《国家突发公共事件总体应急预案》——应急预案里程碑。国务院出台《关于全面加强应急管理工作的意见》,提出落实"一案三制"建设、加强应急管理的一揽子政策措施。明确的要求:依据《国民经济和社会发展第十一个五年规划纲要》,编制并尽快组织实施《"十一五"期间国家突发公共事件应急体系建设规划》;加强应急预案体系的建设与管理,要求各地区、各部门根据《国家突发公共事件总体应急预案》,抓紧编制修订本地区、本行业和领域的各类预案,并加强对预案编制工作的领导和督促检查。2007 年,全国人大常委会通过《中华人民共和国突发公共事件应对法》。该法是我国应急管理领域的一部基本法,该法的制定和实施成为应急管理法制化的标志。国务院办公厅下发《关于加强基层应急管理工作的意见》。应急管理工作进基层,重点加强企业应急管理工作。2008 年,党中央、国务院认真总结汶川抗震救灾的成功经验和存在问题。全国人大会议上国务院郑重宣布:"全国应急管理体系基本建立。"2009 年,国务院办公厅应急管理办公室印发《突发事件应急演练指南》。

2009 年至今,实现常态化应急管理,以政策执行和评估为工作重点。我国应急管理体制和运行机制由此也发生了根本的转变。具体表现:

(1)单项应急管理向综合应急管理转变:从原来的注重灾害救助,转变为注重综合防控。

(2)注重事发后应急处置向注重事前预测、预防准备和全过程管理转变:从原来的因事而变,随政策而动,转变为非常态与常态化应急管理并重,强调监测预警、救灾准备(应急准备)、风险管理、事件发展控制(应急处置)、恢复重建的"循环型"管理,强化政府的应急管理能力建设。

(3)由政府包揽应对处置向政府主导、社会协同、公众参与、法制保障转变。

(4)由一个地区(部门)应对向加强区域合作、协调联动,直至加强国际合作转变。

(5)从传统安全向传统安全与非传统安全并重转变。

二、现代应急管理

现代应急管理是一种行动策略,是指对突发事件进行预警、控制和处理的整体活动和制度性安排,是一个全面综合的系统管理。

(一)综合性应急管理

综合应急管理是一种整合性方法。

1. 整合各部门应急管理职能　在整体意识和系统观点指导下,通过机构改革、制度建设、信息整合等途径,整合各级政府及相关部门、社会组织、企事业单位等应急力量。横向上消融部门间壁垒,并以政府为主导,吸收公众参与,注重应急力量协同、联动。纵向上理顺国家与地方、政府与社会组织、企事业单位等多元应急主体之间的层级关系。建立应急部门职权清晰,应急政策关联性强,应急资源高效凝聚,指挥系统和管理链条统一有效的应急体制和机制,防治和处置实行一元化领导、决策、组织、协调和指挥。如2015年国务院设置应急管理办公室,履行应急值守、信息汇总、综合协调,发挥运转枢纽作用。应急管理办公室在组织结构上体现了综合管理的特征,解决了传统应急管理的"碎片化"弊端。

现代应急管理与传统应急管理相比,最显著的特点是它的多主体相关性,就是说处置过程不再简单的由一个部门负责,而是多部门多主体共同参与。

2. 应急管理涵盖各类型紧急事件与灾害 应急管理的对象不仅包括自然灾害、事故灾难、突发公共卫生事件、社会安全事件四种突发事件类型的预防和处置,还包括信息安全、生物安全等对象;应急管理的地域不仅包括城市,还包括农村;不仅包括国内,也包括国外中国公民的全社会公共安全的应急管理。

3. 整合人财物和技术,协同应对 现代应急管理并非一个单一的、表象的技术问题,而是一个由专业技术、管理方法、行为规范、实施机构组成的有机结合体,是一个多维的、内在的体制问题和管理问题。突发事件本身是由多个风险因素构成的"复杂多变"综合体,各因素间关系错综复杂,其复杂多变程度已远远超出了单部门或个人应对能力,需要有效整合各专业部门的人力、物力、财力、信息等资源,集成多个学科基础知识和技术手段(包括管理技术和专业技术),以协同联动应对。实施综合应急管理应对各种突发事件是一种更为优化的管理策略。

(二)突发事件全过程应急管理

1. 风险、事件(灾难)、危机的"一体化"管理 将灾害或突发事件放置于一个广泛联系、相互链接、动态发展的复杂世界中考虑,遵循预防为本、处置为标,以本为主、标本兼治的管理原则,构建风险-灾害/事件-危机全过程应对体系。根据突发公共事件的生命发展周期来配置各类应急主体的职责和职权,使各类应急主体的职权和职责能够覆盖到突发公共事件的发生、发展直至消灭的整个过程。

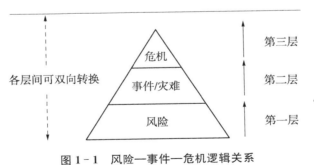

图 1-1 风险—事件—危机逻辑关系

目前,我国的应急管理实践中,突发事件(灾害)管理能力最强,绩效最好,危机管理次之,风险管理才刚刚起步。突发事件应急管理的绩效较好,但其本身的功能却极为有限,它只能控制事态,不能解决根源性问题(风险)。相比突发事件应急管理和危机管理,从源头开始风险管理更能收到事半功倍、防患于未然的效果。

应急管理工作必须从以事件管理为重,向事件管理与风险管理并重转变。按照预防与应急并重、常态管理与非常态管理相结合的原则,建立科学、规范、系统、动态的风险管理机制,实现应急管理从事后被动反应向事前主动防范的战略转变,从根源上有效地控制各种危险因素。只有涵盖风险管理、突发事件管理、危机管理于一身的全过程应对体系,才能根治风险,摆脱危机。

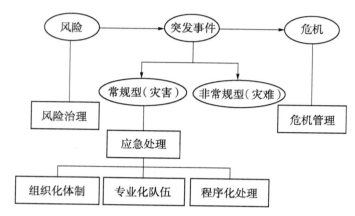

图 1-2 风险管理-事件/灾难管理-危机管理框架

2. 突发事件的"循环型"应急管理 对突发公共事件实行整体性、有计划性、连续性的动态管理,在一个更广阔的范围内将突发事件所造成的损失减至最低限度,甚至消灭突发事件于萌芽状态。

突发事件应急管理涵盖事件发生、发展的各阶段,包括监测监控、风险评估、预测预警、决策指挥、救援处置、恢复重建等关键环节,并且广泛涉及紧急环境中人员/群的心理及行为。

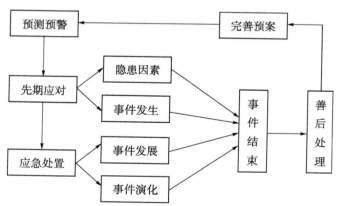

图 1-3 突发事件应急管理流程图

（三）政府主导的多方主体参与的应急管理

现代应急管理强调构建政府、社会组织和公众多中心的、多方参与的、多元共治与多元互动的管理模式,是一个开放的复杂系统,具有多主体、多因素、多尺度、多变性的特征。

1. 全政府参与　突发公共事件应急管理不再由单一部门负责,而是有多部门、多主体共同参与,需要应急管理部门和相关部门共同承担相应责任,实现"以块为主型""共治型"的管理转变。全政府参与包括制度的共同制定、信息资源的共享、人员的整合、机构的重组等。重点是整合出一套协同、高效的组织系统,将现有各临时机构统一整合成一个稳定的综合协调机构,使之成为政府日常管理的重要组成部分。

2. 全社会参与　应急管理以政府为主,鼓励各类社会组织以及社区和公众发挥积极的作用。积极吸收来自国内外企业、非政府组织、个人和国际组织的赞助、捐助,培育和发展社会共同参与的应急管理的保障机制,动态、持续地提高应急管理的绩效。

（四）应急准备文化

现代应急管理的核心任务是应急准备。应急准备是指有效应对突发事件,提高应急管理能力而采取的各种措施与行动的总称,包括应急意识培养,组织、制度、机制建设和运行,预案制定与修订管理、应急队伍建设与管理、资源和技术保障、培训演练等各种准备。应急准备已经从应急管理过程的一个环节,演化为一种支撑应急全过程的基础性行动。

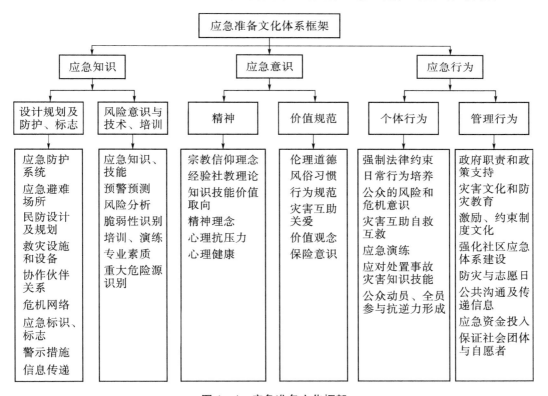

图 1-4　应急准备文化框架

（五）更加强调程序化、制度化和规范化管理

1. 建立完善的法律体系　法制建设是应急管理体系建设中关键的一环。西方国家大多构建了较为完善的应急管理法律法规体系。如:日本制定了以《灾害对策基本法》为基础,专门法律为主要组成部分的近 200 部法令;澳大利亚先后制定了包括《紧急救援

法《危机管理法》等法律法规在内的较为完善的应急法律体系；美国则拥有包括《全国紧急状态法》《反恐怖法案》《国土安全法》《联邦灾害救助法》在内的 100 多部应急法规。西方国家完善的应急管理法律法规为其应急管理科学规范提供了抓手，促进了应急管理法制化进程。

2. 建立完善的预案体系　应急预案是依据法律、法规和各项规章制度，在辨识和评估潜在的重大危险、事故类型、发生的可能性及发生过程、事故后果及影响严重程度的基础上，对应急机构的职责、人员、技术、装备、设施（备）、物资、救援行动及其指挥与协调等方面预先做出的具体安排，一般规定了事前、事发、事中、事后各个环节的策略问题，是事先制定的突发事件紧急行动方案。

应急预案又称"应急计划"，属政府行政规章，是一种标准化的反应程序。应急预案针对突发事件的预防与准备、处置与救援、事后恢复与重建、政府各部门及社会公众的责任义务等，提供一整套完整的应急行动计划，全方位调集和整合政府应急资源、知识和能力，使政府应急管理工作规范化、程序化、制度化。完善的预案体系保证了综合应急规划的实施，为应急管理活动开展提供了基本规范。

西方各国注重预案在应急管理中的统筹作用，着力构建预案体系。英国政府的应急管理部门视应急预案制定为其核心职责，建立了以总体应急预案为核心、专项应急预案为支撑的预案体系。2004 年，美国发布了适用于联邦范围的具有总体应急预案性质的《全国应急响应计划》，并于 2008 年将其升级为《国家响应总体框架》，各州也建立了专门预案。

3. 设计开发应急管理的一系列机理性制度　政府对突发事件的应急管理，需建立一系列有效运转的机理性制度（即应急管理机制）。在突发事件管理的全过程，遵循标准化的运行程序，包括应急资源管理、信息管理、突发事件应急响应的规模和强度、应急指挥与决策、突发事件各处置阶段部门之间的协调联动、应急管理总体预案与部门预案和专项预案相衔接等。如美国的《国家事故管理系统》规定了美国各级政府对事故应急的统一标准和规范。

第三节　公共卫生应急的学科雏形及其发展面临的挑战

我国的应急管理研究起步较晚，SARS 事件后，越来越多的专家、学者从体制、机制、法制等各个层面，开始了日益广泛的研究。随着突发事件应急管理实践的逐步推进，学者和实践者对公共卫生应急的理解、认识也渐进深入，公共卫生应急相关理论、技术也逐步得以完善和发展。

一、公共卫生应急学科诞生

（一）公共卫生应急管理思想理念的形成

应急管理的理论基础来自于危机理论，特别是危机管理和危机治理理论，其内涵特征以管理为核心,主要着眼于体制、机制、法制的构建和运行。

公共卫生应急作为一种自觉的、综合的应急实践活动,其管理是一项复杂的系统工程,需要一个科学、合理、协调的运行体系,用以解决突发公共卫生事件应对过程中职责不清、管理混乱等问题,最大限度地保证公共卫生应急活动高效、有序展开。建立起一套较为完善的突发公共卫生事件应急管理体系,势必需要借鉴应急管理的理论和技术成果及西方发达国家的公共卫生应急管理经验。

经济发达国家在公共卫生应急管理体系建设中积累了丰富的经验和实践成果。美国的突发公共卫生事件应对系统是一个全方位、立体化、多层次和综合性的应急管理网络,包括公共卫生、突发事件管理、执法、医疗服务、科研力量和第一现场应对人员(如消防员、救护人员等)的多维度、多领域的综合、联动、协作系统。英国的突发公共卫生事件应急管理由卫生部及其指导下的国民医疗服务系统共同承担,卫生部的突发事件规划协调小组所颁布的"国民健康服务系统突发事件应对计划"构成了英国突发公共卫生事件应对体系的综合框架。

2003 年的 SARS 危机是我国应急管理(或危机管理)理论研究与实践探索的"催化剂",公共卫生应急自然成为应急管理研究的焦点。大胆学习借鉴国外应急管理的成功做法和经验,应急管理理念发生了重大转变,形成以"一案三制"(应急预案、应急管理体制、机制和法制)为基本框架的公共卫生应急管理体系。主要表现为:从单项向综合转变;从处置向预防与准备转变;从单纯减灾向减灾与可持续发展相结合转化;由政府包揽向政府主导、社会协同、公众参与、法制保障转变;从一个地区(部门)向加强区域合作、协调联动,直至加强国际合作转变;从传统安全向传统安全与非传统安全并重转变。

(二)公共卫生应急的概念、内涵拓展与学科"孵化"

应急包括两层含义:一是事件突然发生,处于一种紧急状态中;二是需要立即采取某些超出正常工作程序的行动来处理这种事件。根本目的是预防和处置突发事件,规避或减轻事件可能造成的危机后果。

基于以上两层含义和应急目的,突发事件应急势必要在时间约束条件下,动用各种知识、方法和手段等,用以达到事件应对的最佳绩效。那么,围绕"应急"这条主线,整合管理学、社会学、心理学、信息学、传播学等学科的专业知识、技术和方法,也将成为必然。

公共卫生应急主要有两大核心任务:一是突发公共卫生事件的预防和控制,二是其他各类突发公共事件的紧急医学救援。这两大任务赋予了公共卫生学、预防医学、临床医学、急救医学等医学专业知识、技术和方法在公共卫生应急过程中的基础性地位。

公共卫生应急的核心任务决定了公共卫生应急的概念、内涵及其外延特征,也奠定了其在公共卫生领域的地位与作用。公共卫生应急赖以支撑的基础理论和支持技术以及实践活动,也已经远远脱出了"公共卫生应急"视为管理学分支的概念范畴。

作为一门交叉新兴学科"孵化器"的公共卫生应急实践活动,不断促进相关理论研究和学术创新,奠定了由下而上的"公共卫生应急学"学科形成的坚实基础,进而快速推动我国公共卫生应急研究在繁荣中规范与发展。

公共卫生应急作为一门学科的探索性研究,可以说刚刚起步,以医学、管理学、社会学等学科交叉的新兴学科雏形已开始显现。

二、公共卫生应急的研究对象与研究内容

促进公共卫生应急学科"分娩",还需要进行大量的理论研究和学术创新,不断梳理健全其理论体系与知识结构,真正实现作为一门新兴交叉学科的关键理论支撑与技术支持作用。

(一)研究对象

研究对象为突发公共卫生事件和其他突发事件的公共卫生问题。

突发公共卫生事件主要包括各种重大传染病疫情、群体性不明原因疾病,以及其他严重影响公众健康的事件等。其他突发事件的公共卫生问题是指自然灾害、事故灾难、社会安全等事件的公共卫生风险和医学救援。

(二)研究的内容

公共卫生应急相关的基本理论、基本技术与实践技能为公共卫生应急的主要研究内容。

1. 基本理论 主要包括:一是与公共卫生相关的风险理论、危机理论、应急周期理论、应急决策理论及健康相关理论;二是与应急相关的公共卫生学、预防医学、临床医学、急救医学、社会心理学、社会组织学、人力资源管理、运筹管理、信息与计算机工程等学科的相关理论。

2. 基本技术与实践技能 基本技术与实践技能涉及公共卫生应急的全过程,主要包括:预防和应急准备、公共卫生监测和突发公共卫生事件预警、公共卫生风险管理与风险评估、突发公共卫生事件现场调查和处置、应急决策与协调应对、应急保障、安全防护、应急健康教育与信息沟通、绩效评估等技术、技能。

三、国内公共卫生应急分支的发展

国内学术机构、研究机构把应急管理的思想理念和基础理论引入到公共卫生应急实践中,积极探索公共卫生应急的相关理论和方法,取得了丰硕研究成果,也为公共卫生应急学的"分娩"奠定了良好的基础。

2008 年,卫生部在复旦大学公共卫生学院召开"卫生应急管理学科建设研讨会"。全国九所公共卫生学院院长、国家和部分省市疾控中心领导、专家参加了研讨会。会议就卫生应急学科建设,特别是现阶段本科教育的教材建设,进行了热烈的讨论。会议就学科建设、课程设置、教材编写等方面达成初步共识。

北京大学卫生应急管理中心成立于 2010 年 4 月 20 日,挂靠于北京大学公共卫生学院。该中心先后与卫生部应急办公室(以下简称卫生部应急办)、卫生部人事司、红十字国际委员会的科研和培训合作,搭建起多学科交流合作的平台,为进一步规范我国的卫生应急管理工作和不断提高突发事件的应对能力提供服务。

天津医科大学公共卫生学院于 2010 年开始筹备开设《公共卫生应急管理学》课程,确立以系统讲解的理论知识为基础,以案例分析和小组讨论为补充的 36 学时教学课程,提升医学生应对各类突发事件中卫生应急处置能力。内容涉及基本概念、术语、核心知识(6 学时),传染病暴发事件(4 学时),自然灾害事件(4 学时),食品保障与饮用水安全

（4 学时），职业中毒和核事故（4 学时），心理危机干预（4 学时），案例分析与小组讨论（10 学时）。

暨南大学开设了《突发公共卫生事件应急管理》课程，哈尔滨医科大学公开课《与危机共舞——卫生应急管理方略》等课程建设也遍布各个大学。吉林大学公共卫生学院开设《突发公共卫生事件应急处理》课程，内容涉及突发公共卫生事件及应急反应体系（6 学时），现场调查技术（6 学时），化学中毒的危害与控制（6 学时），辐射突发事件应急与处理（6 学时），自然灾害的公共卫生问题及其防治（6 学时）。

2012 年，成立"中华预防医学会卫生应急分会"，标志着公共卫生应急作为预防医学领域的新学科，有了一个共同研究、相互交流的平台。

2012 年，广东省（依托广东省疾病预防控制中心）构建了"十二五"医学重点学科——公共卫生应急管理。

卫生应急管理为国务院学位委员会批准二级学科硕士点（1004Z2），隶属于一级学科公共卫生与预防医学。培养目标：以国家特殊需求为导向，以现代危机管理理论知识为引领，以公共卫生、基础医学、临床医学等相关学科理论知识为支撑，培养具有扎实的公共卫生危机理论基础、突出的危机应对管理能力和较强的研究创新能力，能够在国家应急管理及相关机构从事卫生应急管理的高层次、复合型、应用型人才。

四、学科发展面临的挑战

公共卫生应急作为一门应用学科，具有多学科、跨学科交叉融合，应用操作性强、综合复杂等特点。那么如何促进学科融合？怎么解决公共卫生应急理论与实践的辩证关系？如何把控新时期、新形势和新任务下"公共卫生应急"学科定位？是定位为管理学分支学科，还是公共卫生与预防医学的分支学科？如何避免学科雏形形成之初就出现"管理"的"空心化"现象（即过分强调管理职能定位，造成应急实践内容缺失或部分缺失）？

坚持实践是检验真理的唯一标准，基于应急实践，整合医学和其他学科知识，构建适合我国国情的公共卫生应急教学培训体系，全面推进公共卫生应急学科建设，需确定未来公共卫生应急研究的主要取向，即在宏观层面上如何规划公共卫生应急的研究内容和主题，微观问题导向提供哪些应急实践的途径与方法等诸多问题。

纵观西方高校应急教育培训，为我国公共卫生应急教育培训及学科发展提供了如下启示：

（一）做好学科的顶层设计

一门学科有独立的知识体系和自身发展的逻辑轨迹。卫生应急学如果作为二级学科，其划分应该建立在应急知识相对独立的基础上，学科边界应该非常清晰。从目前卫生应急学科体系建设的发展趋势来看，已经从原有单一的技术型应急培训与教学课程设计，发展到融合风险管理、人力资源管理、运筹管理、信息与计算机工程等多学科综合的学科体系。因其涉及多学科交叉，理论和实践结合非常紧密，要求学科设计的完整性和系统性，解决其专业性与综合性的矛盾成为了顶层设计的重要掣肘。

（二）构建科学合理的学科知识体系

学科的知识体系建设应科学、合理、系统，教育培训内容也要逐渐走向完整和完备。

将理论研究和应急实践很好地结合起来,价值设定与实践验证结合起来,经验总结与模式构建结合起来,既要有理论也要有技能,不仅要有专业知识点,还要具有广博的知识面,构建形成"知识—技能—方法—实践"四位一体的公共卫生应急知识体系。

(三)确立教育培养目标

公共卫生应急专业能力和组织能力的培养与开发是教育培训的根本目的。基于根本目的,明确教育培养目标是完善公共卫生应急学科体系的重要前提。

培养目标是研究人才培养一个关键变量,它直接决定着对象及方式的选择,课程的设置以及培养的成功比率等,所以明确每一层级的教育目标或理念,提出应急能力框架,针对不同的能力要求设计培训目标,有助于建立课程体系的标准和设计课程内容,从而构建被广泛接受的课程体系框架。

应急教育培训目标:培养能应对各类突发事件,能从事突发事件的监测预警、信息报告、应急响应、应急处置、调查评估、心理干预、媒体沟通、恢复重建、跟踪监督等公共卫生应急工作,能合理运用公共卫生应急知识、技能和方法,具有战略眼光和一定专业技术的综合性应急人才。

(四)编制标准化教材,设计结构化课程

公共卫生应急教材、应急教学平台等没有一个相对统一的标准,急需开发适合我国国情的公共卫生应急教材和相关的教学设备。

加强课程设计的科学性、合理性、完整性,避免课程因人设置和随机设置的现象。要明确区分不同层级(如研究生、本科生等)、不同类型(管理人员、专业人员)应急人员的教学内容,即哪些是需要了解的,哪些是需要必须掌握,哪些是需要掌握并能熟练应用的。

(五)打造师资队伍和研究团队

经过十多年努力,我国公共卫生应急人才培养虽然取得了长足的进步,但仍存在着师资发展不均衡,专、兼职教师水平参差不齐等问题。

当前,高等医学教育仍没有把应对突发公共卫生事件应急教育置于重要的位置,绝大多数医学院校也没有开展突发公共卫生事件的理论教学。对比欧美等国家,我国对于突发公共卫生事件的教育普及程度明显落后,我国高等院校师资队伍也普遍存在公共卫生应急理论知识储备不足、缺乏应急理念、公共卫生应急实践能力不足等问题,无法达到预防医学专业学生的实践技能培养要求。而高校现行的教师工作质量评价、职称评审等偏重科研成绩,相关科研基金偏重资助基础性研究,忽视实践应用性研究,使得预防医学专业教师的在职学习、继续教育也更加偏离实践技能的学习与培养。组织主体(应急教育、培训的管理主体)可拿出专项经费,鼓励支持高校教师开展公共卫生应急理论和实践等项目研究,打造培养出一批重实干、有能力的师资队伍和研究团队。

(六)探索高等院校与专业机构联合教育培养的新模式

我国公共卫生应急学科体系、教育培训机制等建设虽有了长足进步,但总体上仍处于起步阶段。公共卫生应急学科要实现快速、健康发展,需打破我国现有体制所形成的高等院校与公共卫生专业机构之间的隔阂,探索多渠道、多层次的教育培训模式,将专业机构应对突发事件的实战经验与高校、科研院所的科研和教学经验结合起来。

借鉴美国的应急管理经验,结合我国卫生应急人才教育培训现状,可从两方面着手:一是高校开设预防医学本科、研究生公共卫生应急课程,或开展公共卫生应急学位教育。另一方面,高等院校大学、专业机构进行深度联合、优势互补,采用共建学科、共同开设公共卫生应急课程等方式,开展公共卫生应急专业人员的在职培训和高校本科生、研究生等后备人才的培养,既充分利用了专业机构人才资源实践能力突出的优势,又解决了高校预防医学专业教师实践工作经验不足的问题。

(朱凤才　沈孝兵　金　辉　谭兆营)

第二章　公共卫生应急管理体系

　　突发公共事件是一项重大的社会问题,直接关系到公众健康、经济发展和社会稳定,并日益成为社会普遍关注的热点问题。突发事件的应对能力是衡量政府执政能力与服务管理水平和社会进步程度的重要标志,也是提升政府公信力的必然要求。

　　突发事件应急管理主体对突发事件进行事前、事发、事中、事后的全过程介入和应对行动,需要一系列系统的制度体系去保证支持,这种制度体系主要包括了应急管理相关法律、体制、机制、规章、能力与技术、环境与文化等。这样的一个应急管理系统的活动和演变决定了一个国家或一个地区应对突发事件的能力和效率。

第一节　概　　述

　　应急管理体系是指应对突发公共事件时的组织、制度、行为、资源等相关应急要素及要素间关系的总和。

　　我国应急管理系统是以"一案三制"(预案、体制、机制、法制)为基础架构的四个维度的综合应急管理体系,是由政府和其他各类社会组织构成的一个应对突发事件的整合网络,它包括法律法规、体制机构(包括公共和私人的部门)、机制与规则、能力与技术、环境与文化等,是一个结构与功能高位整合的系统。

一、"一案三制"

(一)体制是基础

　　应急管理体制主要是指应急管理机构的组织形式,即综合性应急管理组织、各专项应急管理组织,以及各地区、各部门的应急组织各自的法律地位,相互间的权力分配关系及其组织形式等,是一个由横向机构和纵向机构、政府机构与社会组织相结合的复杂关系,主要包括应急管理的领导指挥机构、专项应急指挥机构、日常办事机构、工作机构、地方机构及专家组织等不同层次。应急管理体制的形成,不仅需要成立一个实体机构,更要有对实体机构的责任界定和不同实体机构之间的关系规定。

　　我国实行"统一领导、综合协调、分类管理、分级负责、属地管理为主"的应急管理体制。应急管理体制是"硬件",决定了应急管理体系的静态结构,规定了应急管理体系的潜在功能。

(二)机制是关键

　　应急管理机制是以相关法律、规则和部门规章制度等为基础的应急管理制度和方法的具体运行流程,体现了政府应急管理的各项具体职能,是一个复杂的工作系统。

机制是相对固定的、被证明行之有效的工作方法,其本身含有制度的因素。我国应急管理机制以应急管理全过程为主线,正在建设和不断完善中,涵盖了事前、事发、事中和事后的各个时间段,包括预防与应急准备、监测与预警、应急处置与救援、善后恢复与重建等全过程中各种系统化、制度化、程序化的应急管理方法与措施。

目前,我国应急管理机制研究在整体上处于起步阶段。

(三)法制是保障

应急法制是指应急管理相关的法律、法规和规章。应急管理的相关法律不仅包括已经颁布实施的《突发事件应对法》,还包括诸如《防震减灾法》《防洪法》《安全生产法》《传染病防治法》《海上交通安全法》等单一法律,以及对社会、企业、个人可能造成人为原因的突发事件具有约束力的各种法律。

(四)预案是前提

以应急预案为抓手,可以化应急管理为常规管理。

我国应急预案体系的建构是由政府主导的自上而下的政策动员过程,以制定和完善应急预案为切入点,全面推进应急体系建设。预案体系构建的具体表现:①政策对象扩展:企业系统→政府体系→社会系统;②政策效力提升:从行业法规→公共政策→法律规范;③政策过程延伸:既涉及政策制定,也涉及政策执行和政策评估的完整过程。中国的应急预案体系已经形成,标志着应急预案从主要适用于企业的技术手段上升为普遍适用的公共政策。

二、应急管理体制、机制、法制的关系

应急预案、应急管理体制、应急管理机制和应急管理法制具有各自不同的内涵特征和功能定位,四个核心要素相互作用、互为补充,是应急管理体系不可分割的重要组成部分。

总体来看:体制是以权力为核心,以组织结构为主要内容,解决的是应急管理的组织结构、权限划分和隶属关系问题,属于宏观层次的战略决策,相当于硬件。机制是以运作为核心,以工作流程为主要内容,解决的是应急管理的动力和活力问题,属于中观层次的战术决策,相当于软件。法制是以程序为核心,以法律保障和制度规范为主要内容,解决的是应急管理的依据和规范问题,属于规范层次。预案是以操作为主体,以演练为主要内容,解决的是如何化应急管理为常规管理的问题,主要是通过模拟演练来提高应急管理实战水平,是应急处置的根本依据,属于微观层次的实际执行。

体制、机制、法制有着相辅相成的关系。一方面,体制是机制的"载体",体制内含机制。应急管理机制贯穿于体制中,体现了体制的内在功能。组织体系在遇到突发事件后的有效运转,使应急管理中的各个利益相关体有机地结合起来并且协调地发挥作用。另一方面,应急管理机制为积极发挥体制的作用服务。机制能让体制按照既定的工作流程正常运转起来,从而发挥积极功效。推动应急管理机制建设,既可以促进应急管理体制的健全和有效运转,也有利于弥补体制存在的不足(体制建设具有滞后性),促进体制的发展与完善。同时,机制建设能够帮助完善相关工作制度,并通过体制和法制的建设与发展来保障机制实施。

在现阶段,我国应急管理体系建设应当遵循体制优先的基本思路,在理顺应急管理体制的基础上,完善相关工作流程和制度规范。

三、公共卫生应急管理体系

公共卫生应急管理体系是整个应急管理体系的重要组成部分,主要应急管理主体是各级卫生政府部门及各级卫生专业机构,其根本任务是在各级人民政府统一领导和指挥下,管理和应对各种突发公共卫生事件和突发事件公共卫生问题,建立健全突发公共卫生事件应急管理的各项机理性制度,落实各项防范措施。

以下将重点围绕突发事件公共卫生应急预案,以公共卫生应急体制、公共卫生应急法制、公共卫生应急机制为主体架构,具体阐述公共卫生应急管理体系。

第二节　突发事件公共卫生应急预案

突发事件公共卫生应急预案是针对潜在的或可能发生的突发公共卫生事件及可能造成公共卫生威胁的其他类型突发事件,为保证迅速、有序、有效地开展卫生应急与救援行动,降低事件造成的损失而预先制定的应急处置原则性应急计划或方案。

应急预案是应急准备的基础性平台,是应急响应的直接依据。通过预案来组织推进和实施应急准备,应急预案的质量决定着应急响应的质量。

一、应急预案分类

不同类型的预案其侧重点和表现形式不尽相同。

(一)按照突发事件类型

按照突发事件类型,预案可分为自然灾害类应急预案、事故灾害类应急预案、公共卫生事件类应急预案和社会安全事件类应急预案。其中自然灾害类应急预案又可以分为抗震减灾应急预案、抗洪防涝应急预案、恶劣天气应急预案等。公共卫生事件类预案主要包括:传染病疫情、群体性不明原因疾病、食品安全和职业危害、动物疫情以及其他严重影响公众健康和生命安全事件的预案。

(二)按照预案制定主体

按照预案制定主体,预案可划分为政府预案、企业预案、事业单位预案等。

1. 政府预案　政府制定的预案更宏观一些,一般具有综合性质。政府预案分国家、省、市、县四级。

国家和省级应急预案是一种宏观管理、以场外应急指挥为主的综合性预案,包括出现涉及全国或省区,或性质特别严重的重大事故、灾难的危急处置情况。必要时,可以分灾种制定工作预案作为总预案的附件。

市、县级应急预案应既有场外应急指挥,也有场内应急救援指挥,还包括应急响应程序和标准化操作程序。所有应急救援活动的责任、功能、目标都应清晰、准确,每一个重要程序或活动必须通过现场实际演练与评审。

2. 企事业应急预案 企事业单位根据相关法律、法规和政府预案,结合单位实际情况,制订企事业单位的应急预案。

企事业单位应急预案明确了企事业单位是其内部发生突发事件的责任主体,应急预案大多是一种现场预案,以场内应急指挥为主,它强调预案的可操作性。企事业应急预案是对政府预案技术层面的补充。

表 2-1 不同层级应急预案功能特点

层级	应对目标	制定和使用单位	基本任务	弹性需求	细化程度
国家级	巨灾或各类危机	国务院及其组成部门	协调统一重大支援活动	弹性较小,大多不涉及具体活动	宏观角度总揽全局,形成工作总纲,不确定性高,只做原则性要求
省级	灾难或重大事件	省级政府及其组成部门	协调统一指挥、组织现场应急响应	弹性较小,较少对应急活动作出具体安排	不确定性较高,一般只做原则性要求
市级	较大或有影响的事件	市级政府及其组成部门	协调统一指挥、组织开展现场救援活动	具有一定弹性,对应急活动作出具体安排	具有不确定性,刻画较清晰的行动路线
县级	一般事故或事件	县级政府及其组成部门	现场第一响应	弹性较大,灵活应对各种随机情景	任务明确,安排细致,体现实际的可操作性
企事业单位	一般事故或事件	企事业单位	现场应急响应、组织并参与现场救援活动	弹性较大,具体解决突发事件的报告、救援和自救、维护稳定等一系列问题	安排细致,偏重于资源和行动方案准备

(三)按照功能与目标划分

1. 综合应急预案 综合应急预案是总体、全面的预案,是预案体系的顶层,在一定的应急方针、政策指导下,从整体上分析一个行政辖区的危险源、应急资源、应急能力,并明确应急组织体系及相应职责、应急行动的总体思路等,以场外指挥与集中指挥为主,侧重于应急救援活动的组织协调。一般由各级人民政府制定。

2. 专项应急预案 专项应急预案通常是针对某一种类型突发事件而制定的应急预案。在综合预案的基础上充分考虑了某种特定危险的特点,对应急形式、组织机构、应急活动等进行更为具体的阐述。一般由各级人民政府的综合部门牵头制定,政府办公厅(室)印发,涉及多个相关部门的工作职责专项预案兼顾综合性与专业性特征,具有较强的针对性,偏重于具体操作技术层面。其主要目的是规范某一类型或某几种类型突发事件的应急管理和应急相应程序,及时有效地实施应急救援工作,最大限度地减少灾害损失。一个政府专项预案可以附多个技术层面的方案。

3. 现场应急预案 现场应急预案是在专项预案基础上,根据具体情况需要编制,以现场设施或活动为具体目标而制定和实施的应急预案。

(四)按照预案的性质划分

按照预案的性质,预案可分为战略级预案、操作级预案、战术级预案和现场行动方案。

1. 战略级预案　战略级预案也称战略规划。战略级预案位于应急预案体系最顶层，主要功能是政策引导、总体布局，提出国家突发事件应急管理的愿景目标，适用时间跨度一般要数年、数十年。

2. 操作级预案　操作级预案主要是基于各类灾害的特定情景，描述政府和各个部门在应急管理工作中的任务、职责和统一协调的机制与程序。适用时间跨度以月计。操作级预案要根据演练与实践的评估结果不断完善改进。

操作级预案依据其功能常划分为概念预案和行动预案两种类型。概念预案主要用于政府应急管理部门和应急指挥机构，主要功能是综合协调辖区内各类行动与资源。而行动预案主要用于政府相关部门和参与应急活动的各个功能单位，主要是以任务清单的形式，确定各个单位的任务与职责，其内容应更加详细、具体。

3. 战术级预案　战术级预案在行动预案的基础上产生，并视现场的随机情景而改进完善。主要使用对象是参加现场应急响应行动的功能单位，例如负责或参与工程抢险、医疗救护和后勤支持等各个单位。战术级预案结构与内容应具有良好的弹性、灵活性与可操作性，主要制定与使用者是政府各个部门及其下属单位。适用时间跨度以天计。

4. 现场行动方案　现场行动方案也可称为现场运行计划。主要针对突发事件中的随机情景，只适用于一个完整行动或一个单项任务，时间限度一般以小时计。

现场行动方案由具体承担应急响应职责的单位（如医学救护队、消防灭火队等）在现场制定，但其模板应事先构建。现场行动方案与其说是行动方案，不如说是现场行动方案的路径、方法和程序。这类预案对应急行动的时间、地点、人员和活动都要清晰、明确和具体。

这四种应急预案构成了各类功能预案的基本原型。国家、省级侧重在战略级和操作级，市县地方政府侧重在操作级，而社区和企事业单位应急预案则主要应是操作级和战术级。

表 2-2　美国应急预案层级分类表

类别	使用对象	主要用途	细化程度
战略级预案	中央政府为主	制定政策、目标和指导	+
操作级预案	中央或地方政府为主	描述政府及各部门职责、任务和统一协调	++
概念预案	政府综合管理部门和指挥部门	综合、协调辖区内各类行动资源	++
操作预案	各个职能单位或部门	确定各自职责任务	+++
战术预案	参与现场应急响应活动单元	在操作级预案基础上产生并随现场而改进完善	+++
现场行动方案	现场执行应急响应活动单元	依据操作级预案在现场制定响应程序和任务指令	++++

二、公共卫生应急预案体系框架

应急预案体系是一个复杂系统，其核心是总体框架的概念设计，即我们常讲的所谓"顶层设计"。我国常态性预案体系结构见图 2-1。

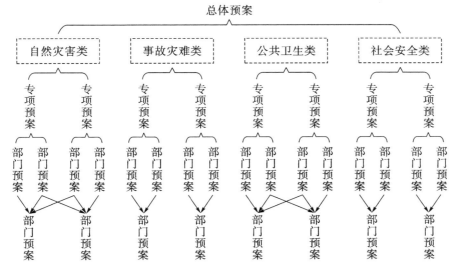

图 2 - 1　优化的常态性预案体系结构

（一）国家总体应急预案

《国家突发公共事件总体应急预案》（下称《总体预案》）是全国应急预案体系的总纲，是由国务院制订的、应对特别重大突发公共事件的综合性预案。

《总体预案》确定了"以人为本，减少危害；居安思危，预防为主；统一领导，分级负责；依法规范，加强管理；快速反应，协同应对；依靠科技，提高素质"的突发公共事件的六大工作原则。从总体上阐述预案的应急方针、政策，应急组织结构及相应的职责，应急行动的总体思路等，明确了各类突发公共事件分级、分类及预案框架体系，是指导预防和处置各类突发公共事件的规范性文件。适用于跨省级行政区域，或超出事发地省级人民政府处置能力的，或需要由国务院负责处置的特别重大突发公共事件的应对工作。

（二）国家突发事件公共卫生应急专项预案

专项应急预案主要是国务院及其有关部门为应对某一类型或某几种类型突发公共事件而制定的应急预案。国家突发事件公共卫生应急专项预案是制定各单项公共卫生应急预案和部门预案的重要依据。

国家突发事件公共卫生应急专项预案是全国突发公共卫生事件应急预案体系的总纲，共两项，分别是《国家突发公共卫生事件应急预案》和《国家突发公共事件医疗卫生救援应急预案》。

《国家突发公共卫生事件应急预案》是指导预防和处置各类突发公共卫生事件的规范性文件。《国家突发公共事件医疗卫生救援应急预案》是指导预防和处置各类突发公共事件医疗卫生救援工作的规范性文件。

（三）国家突发事件公共卫生应急部门预案

部门应急预案是国务院有关部门根据总体应急预案、专项应急预案和部门职责为应对突发公共事件制定的预案。

国家突发事件公共卫生应急部门预案是国务院有关职能部门根据《总体预案》《国家突发公共卫生事件应急预案》《国家突发公共事件医疗卫生救援应急预案》及部门职责，

为有效应对突发公共卫生事件或突发事件公共卫生问题而制订实施的应急预案,侧重于突发事件发生后,本部门的权责、应对措施、资源保障、部门联动等具体办法。

国务院卫生行政主管部门在制定了一系列突发公共卫生事件单项应急预案后,为进一步指导和规范突发公共卫生事件应急处置,为一些单项预案配套制定了相应的技术指导方案,如《人感染高致病性禽流感应急预案》配套的《人间禽流感病毒感染状况调查方案》《禽流感实验室检测技术方案》《与禽流感病禽密切接触人员防护指导原则》等技术方案。

(四)地方突发事件公共卫生应急预案

地方应急预案是指省级以下人民政府,根据国家预案,结合当地实际情况制定的、适用本级的突发公共事件总体应急预案、专项应急预案和部门应急预案。

根据省级人民政府制定的突发公共事件总体应急预案和国家专项及部门公共卫生应急预案,制定省级的公共卫生专项预案和部门公共卫生应急预案。

各市(地)、县(市)人民政府及其基层政权组织,按照分类管理、分级负责的原则,制定本级的突发公共卫生事件应急预案、部门公共卫生应急预案。

(五)企事业单位公共卫生应急预案

企事业单位根据本级人民政府总体应急预案、专项和部门公共卫生应急预案,结合单位实际情况制订卫生应急预案。

(六)大型活动与特殊场所的公共卫生应急预案

针对大型公众聚集活动(如经济、文化、体育、民俗、娱乐等重大活动)或高风险的建设施工或维修活动(如人口高密度区建筑物的定向爆破等活动),由主办单位制订的临时性公共卫生应急行动方案。预案内容主要是针对活动中可能出现的紧急情况,预先对相应应急机构的职责、任务和预防措施做出的安排。

国家重要基础设施,如大型水坝、核电设施等,由各级政府、企事业单位依据各自职责,分别制定单项应急预案,包括公共卫生应急预案。

三、预案编制和修订

预案编制和修订要遵循战略性、前瞻性、继承性和致用性的应急预案体系框架的总体设计思路。预案类型要涵盖所有类型的突发公共卫生事件或突发事件公共卫生问题。预案要切合实际,具有针对性和可操作性,要根据事件的发生、发展、演变规律,针对风险隐患的特点和部门应对的薄弱环节,科学制定。

(一)核心目标与工作原则

1. 核心目标

现代应急管理强调突发事件发生之前就做好各项应急准备工作,应急处置则是应急准备的发展与延续。应急预案作为应急准备系统运行的基础平台,用于指导突发公共事件的应对工作,因此,提高突发事件的应急准备能力是应急预案的核心目标。

应急预案结构与内容要紧紧围绕应急准备这一核心目标。应急准备主要包括应急预案、组织与人力资源、物质资源配备、持续培训、应急演练和评审改进等工作内容,除应急预案以外的其他几项应急准备工作,需通过应急预案来组织推进和实施,也正是通过这些应急准备活动的运行,为应急预案的持续更新与完善提供依据。

2. 工作原则

遵循预防为主、常备不懈的方针,按照统一领导、分级管理,条块结合、以块为主,职责明确、规范有序,结构完整、功能全面,反应灵敏、运转高效的总体思路,制定和完善突发公共事件应急预案。

(1)统一领导、分级管理:在国务院统一领导下,组织有关部门、单位制定和修订本部门的突发公共事件应急预案。要按照分级管理、分级响应和条块结合、以块为主的原则,落实各级应急响应的岗位责任制,明确责任人及其指挥权限。

(2)以人为本、依法规范:把保障人民群众的生命安全和身体健康作为应急工作的出发点和落脚点,最大限度地减少突发公共事件造成的人员伤亡和危害。应急预案制定工作要与加强法制建设相结合,使突发公共事件的应急处置逐步走向规范化、制度化和法制化轨道。

(3)依靠科学、协调配合:制定、修订应急预案要遵循决策民主、科学的原则,充分吸纳、集合社会各界及相关领域专家的知识和经验,采用先进的预测、预警、预防和应急处置技术,优化应急预案编制流程,注重整体与个性相结合以及预案各部分之间的有机衔接,提高预案预防和应对突发公共事件的科技水平。预案编制过程需要搭建组织内外的协调沟通平台,将组织机构、公众、非政府部门、专家团队及其他社会团体等都纳入到预案编制的参与主体中,充分发挥社会各方面力量。

(4)反应灵敏,运转高效:制定、修订应急预案既要坚持科学规范为基础,又要充分考虑到不同突发公共卫生事件自身的特点,注重结合本部门实际,体现出本级别、本地区的特殊性,确保突发公共卫生应急事件处置工作反应灵敏、快速有效。坚决避免预案"上下一般粗,左右一般平",照抄照搬立法条款或上级预案,内容形式固定(格式化倾向),缺乏必要的弹性和灵活性,针对性、可操作性不强,未真正实现应急预案的功能等问题。

(5)平战结合,整合资源:提高突发事件的应急准备能力是预案的核心目标,而事件的应急处置是其关键环节。应急预案结构与内容要紧紧围绕应急准备这一核心目标,做好应对突发公共卫生事件的思想准备、预案准备、机制准备和工作准备,正确处理好"平时"和"战时"的工作关系。制定、修订应急预案要充分利用现有资源,通过预案有效进行资源整合,降低行政成本。

(6)借鉴经验、立足实际:制定、修订应急预案,既要认真借鉴国外处置突发公共事件的有益经验,又要深入研究我国实际情况,充分发挥我国的政治优势、组织优势,在各级政府的领导下,发挥基层组织的作用,逐步提高预案制定能力和水平,不断充实、完善预案体系。

(二)预案编制技术路线和流程

预案制订是一项涉及诸多方面的系统工程,是一种理性制度设计。预案制订过程,就是对潜在的或可能发生的情形进行科学分析、预测,发现问题、研究问题,进而给出解决方案的过程。从某种意义上讲,应急预案的制定过程可能比形式文本更重要。

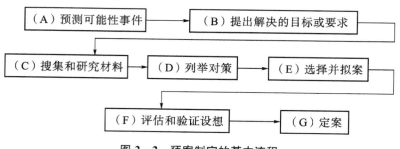

图 2-2 预案制定的基本流程

1. 预案本体模型构建思路

(1) 事态集：制订预案时设想某个(些)事件或问题可能出现的各种各样的事态,这些事态就构成了一个集合。任何一项预案中都存在一个对应的事态集。

通过逻辑分析方法,将某一被考察的事态集分解为各个不同的事态因素,分别对不同因素进行研究,从中找出起主导作用或具有本质意义的因素。如将被考察事态集 $\{S\}$ 分解为不同事态因素 $\{S_1, S_2, S_3, \cdots, S_n\}$,将不同因素加以比较,研判其在被考察事态集中的地位及效用 (E),撇开一些无关的或次要的,把起主导作用的或本质意义的因素抽取出来。

(2) 行动集：针对事态集提出的对策,包含种种可能采取的行动,就构成了一个行动(行为)集合。针对事态因素 $\{S_1, S_2, S_3, \cdots, S_n\}$,提出相应行动或对策 $(a_1, a_2, a_3, \cdots, a_n)$,就构成行动集 $\{A\}$。

(3) 预后集：就某种可能事态 (s),采取某可能行动或对策 (a)。事态不止一种,可能采取的行为也不止一种,因而就导致许多不同的预后,即 $S \wedge AP$,或 $(S-A)P$(表 2-3)。

表 2-3 事态-行动-预后集对应关系

事态	行动				
	a_1	a_2	a_3	...	a_n
S_1	P_{11}	P_{12}	P_{13}	...	P_{1n}
S_2	P_{21}	P_{22}	P_{23}	...	P_{2n}
S_3	P_{31}	P_{32}	P_{33}	...	P_{3n}
...	...	...	...	...	...
S_n	P_{n1}	P_{n2}	P_{n3}	...	P_{mn}

事态集、行动集、预后集是预案制订的逻辑模式及逻辑方法,包含预案制订中的逻辑基本构成的因素集合及其相互关系。在预案制订的过程中,针对某一或某些事态,在若干可能性行动方案中选择最佳效用的若干行动组合确定总方案。

预案制订过程中的逻辑思维活动,需要精湛的专业知识和技术支持,以及各相应环节和措施流程化、合理化、有序组合,如第一步做什么、如何做,第二步做什么、如何做等等,即预案制定需"逻辑维""知识维""时间维"的有机结合。制订预案可参照霍尔三维结构系统工程方法(图 2-3)。

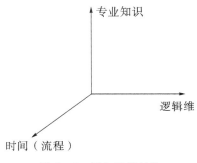

图 2-3 霍尔三维结构

2. 预案编制工作步骤

(1) 组建预案编制队伍：由于突发公共卫生事件应急处置涉及诸多不同部门、不同专业领域，因此预案编制队伍成员应涵盖医疗、公共卫生、检验、管理人员及相关领域专家，预案编制成员要具备丰富的突发公共卫生事件处置经验，专业知识精湛，在本单位本部门具有一定决策力。

(2) 风险与应急能力分析：风险与应急能力分析是编制、修订预案的先决条件。

风险分析主要是指法律法规风险和突发公共卫生事件风险分析。预案要符合有关法律、法规、规章，与相关政策相衔接，与完善政府社会管理和公共服务职能、深化行政管理体制改革相结合。风险分析是应急预案编制的基础，风险评估质量直接影响预案的科学性与可行性。编制预案前，要充分评估突发公共卫生事件的历史情况、风险要素、地理环境等自然因素、社会因素及脆弱性因素等，确保应急预案的全局性、规范性、科学性和可操作性。风险分析的结果不仅有助于确定应急工作重点，提供划分预案编制优先级别的依据，而且也为应急准备和应急响应提供必要的信息和资料。

依据风险分析的结果，对应急能力分析。应急能力包括应急队伍和应急物资两方面，主要是指应急物资、装备、资金、人员、技术等资源。应急能力评估还应注意发现应急体系中的缺陷和不足。编制预案时，应当在评价与潜在危险相适应的应急资源和能力的基础上，选择最现实、有效的应急策略。

(3) 编制预案：应急预案编制要坚持系统性、针对性、灵活性、周密性、科学性、实效性原则。

系统性是指预案要具备完整的结构、完备的内容、涵盖应急救援的全过程；针对性主要着眼于各种力量的联动和协调，避免编制成适用于各类突发事件的通用手册；灵活性是指预案编制要结合现场实际情况，具有一定弹性，避免将处置措施作为教条；周密性是指对突发公共卫生事件的响应等级、组织指挥、力量部署、现场环境、应急保障、善后恢复等预先进行周密安排，即事前、事发、事中、事后全过程规划；科学性表现在提供合理的处置程序和专业处置措施等，以科学服务于实效，以实效性推动科学性，以服务实战为目的，以切实有效为根本。

预案编制时应充分收集并参阅已有的应急预案，包括上级部门的应急预案、所在地区的总体预案等，以最大限度地减少工作量和避免应急预案的重复和交叉，并确保与其他相关应急预案的协调和一致。

一般而言,省市级预案侧重总体把握、明确一般流程和处置原则,体现法规性和一般指导性作用。基层预案则体现先期救援和处置的特点,针对区域主要风险源,明确先期应急准备、应急响应、先期处置、信息报告、应急保障、善后处置等系列环节的责任主体、具体措施等细节内容,突出针对性和操作性。

3. 情景构建技术方法　突发事件情景规划是制订应急预案重要依据。应急预案编制首先应以突发公共卫生事件情景构建为基础,以"情景-任务-能力"为技术路线。

第一阶段,资料收集与分解。收集分析突发事件典型案例(至少应十年以上)、其他国家或地区类似事件的相关资讯,国际、国内和地区经济社会发展形势变化,环境、地理、地质等方面出现的新情况等。

第二阶段,以事件为中心评估与归纳。按时间序列描述事件发生、发展过程,分析事件演化的主要动力学行为,从复杂多变的"事件群"中归纳出具有若干特征的要素和事件链,辨识不同事件的共性特点,建立同类事件的逻辑结构。

第三阶段,突发事件情景的集成与描述。所有事件情景根据重要性和优先级的排序(按照事件的破坏强度、影响范围和复杂性),整合与补充事件情景,筛选出最少数和共性最优先的若干个突发事件情景。依据对应急准备战略需求和实际能力现状,提出若干突发事件情景草案,通过专家评审和社会公示等形式,广泛征求各方面意见,形成重大突发事件情景规划。

情景规划中列入的情景不是一个具体事件的投影,而是无数同类事件和风险的集合。虽然规划中列入的情景是少数,但它可有广泛的代表性。

(三)预案的基础框架

依据《国务院有关部门和单位制定和修订突发公共事件应急预案框架指南》,各部门、单位根据突发公共事件的性质、类型和自己的实际情况,可以适当增减或修改相应内容,调整预案结构(表2-4)。

应急预案框架中,组织指挥体系及职责、预警和预防机制应急响应、善后处理、保障措施是应急预案的重点内容,也是整个预案编制和管理的难点所在。

表 2-4　预案文本的基础框架

目录		编制要求和说明
1. 总则	(1) 目的	
	(2) 工作原则	要求明确具体,如统一领导、分级管理,条块结合、以块为主,职责明确、规范有序,结构完整、功能全面,反应灵敏、运转高效,整合资源、信息共享,平战结合、军民结合和公众参与等原则
	(3) 编制依据	—
	(4) 适用范围	级别限定要明确、针对性要强,可以预见的突发公共事件均应制定预案
2.组织指挥体系及职责	(1) 应急组织机构与职责	明确各组织机构的职责、权利和义务

目录		编制要求和说明
2. 组织指挥体系及职责	(2)组织体系框架描述	以突发公共事件应急响应全过程为主线,明确突发公共事件发生、报警、响应、结束、善后处置等环节的主管部门与协作部门;以应急准备及保障机构为支线,明确各参与部门的职责。要体现应急联动机制要求,最好附图表说明
3. 预警和预防机制	(1)信息监测与报告	确定信息监测方法与程序,建立信息来源与分析、常规数据监测、风险分析与分级等制度。按照早发现、早报告、早处置的原则,明确影响范围,信息渠道、时限要求、审批程序、监督管理、责任制等。应包括发生在境外、有可能对我国造成重大影响的事件的信息收集与传报
	(2)预警预防行动	明确预警预防方式方法、渠道以及监督检查措施,信息交流与通报,新闻和公众信息发布程序
	(3)预警支持系统	预警服务系统要建立相关技术支持平台,做到信息传递及反馈高效、快捷,应急指挥信息系统要保证资源共享、运转正常、指挥有力
	(4)预警级别及发布	明确预警级别的确定原则、信息的确认与发布程序等。按照突发公共事件严重性和紧急程度,建议分为一般(Ⅳ级)、较重(Ⅲ级)、严重(Ⅱ级)和特别严重(Ⅰ级)四级预警,颜色依次为蓝色、黄色、橙色和红色
4. 应急响应	(1)分级响应程序	制定科学的事件等级标准,明确预案启动级别和条件,以及相应级别指挥机构的工作职责和权限。按突发公共事件可控性、严重程度和影响范围,原则上按一般(Ⅳ级)、较大(Ⅲ级)、重大(Ⅱ级)、特别重大(Ⅰ级)四级启动相应预案。突发公共事件的实际级别与预警级别密切相关,但可能有所不同,应根据实际情况确定。阐明突发公共事件发生后通报的组织、顺序、时间要求、主要联系人及备用联系人、应急响应及处置过程等。对于跨国(境)、跨区域、跨部门的重大或特别重大突发公共事件,可针对实际情况列举不同措施。要避免突发公共事件可能造成的次生、衍生和耦合事件
	(2)信息共享和处理	建立突发公共事件快速应急信息系统。明确常规信息、现场信息采集的范围、内容、方式、传输渠道和要求,以及信息分析和共享的方式、方法、报送及反馈程序。要求符合有关政府信息公开的规定。如果突发公共事件中的伤亡、失踪、被困人员有港澳台地区人员或外国人,或者突发公共事件可能影响到境外,需要向香港、澳门、台湾地区有关机构或有关国家进行通报时,明确通报的程序和部门。突发公共事件如果需要国际社会的援助时,需要说明援助形式、内容、时机等,明确向国际社会发出呼吁的程序和部门
	(3)通信	明确参与应急活动所有部门的通讯方式、分级联系方式及备用方案。提供确保应急期间党政军领导机关及事件现场指挥的通信畅通的方案
	(4)指挥和协调	现场指挥遵循属地化为主的原则,建立政府统一领导下的以突发事件主管部门为主、各部门参与的应急救援协调机制。要明确指挥机构的职能和任务,建立决策机制,报告,请示制度,信息分析、专家咨询、损失评估等程序

目录		编制要求和说明
4. 应急响应	(5) 紧急处置	制定详细、科学的应对突发公共事件处置技术方案。明确各级指挥机构调派处置队伍的权限和数量,处置措施,队伍集中、部署的方式,专用设备、器械、物资、药品的调用程序,不同处置队伍间的分工协作程序。如果是国际行动,必须符合国际机构行动要求
	(6) 应急人员的安全防护	提供不同类型突发公共事件救援人员的装备及发放与使用要求。说明进入和离开事件现场的程序,包括人员安全、预防措施以及医学监测、人员和设备去污程序等
	(7) 群众的安全防护	根据突发公共事件特点,明确保护群众安全的必要防护措施和基本生活保障措施,应急情况下的群众医疗救助、疾病控制、生活救助,以及疏散撤离方式、程序,组织、指挥,疏散撤离的范围、路线、紧急避难场所
	(8) 社会力量动员与参与	明确动员的范围、组织程序、决策程序等
	(9) 突发公共事件的调查分析、检测与后果评估	明确机构、职责与程序等
	(10) 新闻报道	明确新闻发布原则、内容、规范性格式和机构,以及审查、发布等程序
	(11) 应急结束	明确应急状态解除的程序、机构或人员,并注意区别于现场抢救活动的结束。明确应急结束信息发布机构
5. 后期处置	(1) 善后处置	明确人员安置、补偿,物资和劳务的征用补偿,灾后重建、污染物收集、清理与处理程序等
	(2) 社会救助	明确社会、个人或国外机构的组织协调、捐赠资金和物资的管理与监督等事项
	(3) 保险	明确保险机构的工作程序和内容,包括应急救援人员保险和受灾人员保险
	(4) 突发公共事件调查报告和经验教训总结及改进建议	明确主办机构,审议机构和程序
6. 保障措施	(1) 通信与信息保障	建立通信系统维护以及信息采集等制度,确保应急期间信息通畅。明确参与应急活动的所有部门通信方式,分级联系方式,并提供备用方案和通讯录。要求有确保应急期间党政军领导机关及现场指挥的通信畅通方案

目录		编制要求和说明
6. 保障措施	(2) 应急支援与装备保障	①现场救援和工程抢险保障:包括突发公共事件现场可供应急响应单位使用的应急设备类型、数量、性能和存放位置,备用措施,相应的制度等内容。 ②应急队伍保障:要求列出各类应急响应的人力资源,包括政府、军队、武警、机关团体、企事业单位、公益团体和志愿者队伍等。先期处置队伍、第二处置队伍、增援队伍的组织与保障方案,以及应急能力保持方案等。 ③交通运输保障:包括各类交通运输工具数量、分布、功能、使用状态等信息,驾驶员的应急准备措施,征用单位的启用方案,交通管制方案和线路规划。 ④医疗卫生保障:包括医疗救治资源分布,救治能力与专长,卫生疾控机构能力与分布,及其各单位的应急准备保障措施,被调用方案等。 ⑤治安保障:包括应急状态下治安秩序的各项准备方案,包括警力培训、布局、调度和工作方案等。 ⑥物资保障:包括物资调拨和组织生产方案。根据具体情况和需要,明确具体的物资储备、生产及加工能力储备、生产流程的技术方案储备。 ⑦经费保障:明确应急经费来源、使用范围、数量和管理监督措施,提供应急状态时政府经费的保障措施。 ⑧社会动员保障:明确社会动员条件、范围、程序和必要的保障制度。 ⑨紧急避难场所保障:规划和建立基本满足特别重大突发公共事件的人员避难场所。可以与公园、广场等空旷场所的建设或改造相结合
	(3) 技术储备与保障	成立相应的专家组,提供多种联系方式,并依托相应的科研机构,建立相应的技术信息系统。组织有关机构和单位开展突发公共事件预警、预测、预防和应急处置技术研究,加强技术储备
	(4) 宣传、培训和演习	①公众信息交流:最大限度公布突发公共事件应急预案信息,接警电话和部门,宣传应急法律法规和预防、避险、避灾、自救、互救的常识等。 ②培训:包括各级领导、应急管理和救援人员的上岗前培训、常规性培训。可以将有关突发事件应急管理的课程列为行政干部培训内容。 ③演习:包括演习的场所、频次、范围、内容要求、组织等
	(5) 监督检查	明确监督主体和罚则,对预案实施的全过程进行监督检查,保障应急措施到位
7. 附则	(1) 名词术语、缩写语和编码的定义与说明	突发公共事件类别、等级以及对应的指标定义,统一信息技术、行动方案和相关术语等编码标准
	(2) 预案管理与更新	明确定期评审与更新制度、备案制度、评审与更新方式方法和主办机构等

目录		编制要求和说明
7. 附则	(3) 国际沟通与协作	国际机构的联系方式、协作内容与协议,参加国际活动的程序等
	(4) 奖励与责任	应参照相关规定,提出明确规定,如追认烈士,表彰奖励及依法追究有关责任人责任等
	(5) 制定与解释部门	注明联系人和电话
	(6) 预案实施或生效时间	—
8. 附录	(1) 与本部门突发公共事件相关的应急预案	包括可能导致本类突发公共事件发生的次生、衍生和耦合突发公共事件预案
	(2) 预案总体目录、分预案目录	—
	(3) 各种规范化格式文本	新闻发布、预案启动、应急结束及各种通报的格式等
	(4) 相关机构和人员通讯录	—

四、预案评价

预案拟定完稿后,必须要经过测试评估,才能发布实施。没有哪一项预案是完美无缺和一劳永逸的,只有通过评估后,才算完成一个完整的预案制定过程。

目前,预案实施评价的大背景环境尚未建立,具体表现在预案评估制度、机制缺失或不完备,预案实施评价的主体不明确,预案实施评价本身存在许多困难。

(一)预案评价过程和关键环节

预案评价分为事前评价和实施后评价两个阶段。预案评价过程和环节见图 2-4。

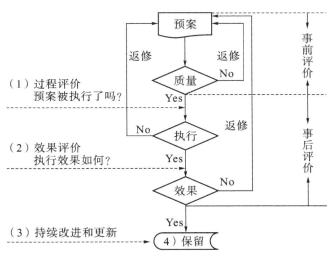

图 2-4 预案评价过程和环节

1. 预案事前评价

（1）针对预案文本的评价：这方面的内容国内学者的研究居多。主要采取形式评审和要素评审两种方法。形式评审主要是对应急预案的层次结构、内容格式、语言文字、附件项目，以及编制程序等内容进行审查，重点审查应急预案的规范性和编制程序，一般用于应急预案备案时的评审。要素评审侧重于突发事件应急响应程序与处置技术等关键要素，侧重从完整性、针对性、实用性、科学性、操作性和衔接性等方面对应急预案进行评审（表 2-5）。

表 2-5 预案评价的一般要素预案文本的基础框架

要素名称	要素说明
完整性	预案体系整体关联，预案体系完整，各类预案的结构关系清晰；预案结构要完整，应涵盖应急准备、应急响应和处置、保障等基本的预案结构；内容要完备，就突发事件事态集，对应的行动集及预后集尽可能全面考虑
针对性	事件场景要有代表性，与客观实际相符合。应对方案具有针对性、步骤合理、任务明确等。内容设定实战化、经典案例具有示范性
实用性	具有时间、资源约束下的实用性和有效性，计划指挥的适用性，操作流程简洁明快，各环节切实可行。在保证能够对突发事件有一个较为理想的处置效果的前提下，实施该预案所产生的各项费用要合理，保障充分
科学性	预案结构与内容要紧紧围绕核心目标，其逻辑结构、层次结构、应对措施、应急资源的配置等科学合理，预案能够实现系统功能优化
操作性	责任主体明确，任务目标清晰，机制运行有效，应对方案和处置程序具有兼容性和灵活性，当突发事件情况变化时，基于"近似"预案的原则，可以对突发事件进行处置
衔接性	预案体系各层次相互协调和衔接；单项应急预案之间的衔接等

（2）针对预案演练评价：通过模拟应对突发事件的活动，检验应急预案的可行性、应急准备的充分性、应急机制的协调性及相关人员的应急处置能力，查找问题，完善应急预案。

预案演练评估预期达到的目标：提升突发事件应对速度和处置能力；有利于科学、规范处置突发公共卫生事件；发现和解决预案存在的问题；促进各级各类应急预案之间的协调一致性；解决预案要素不全、针对性不强、可操作性差等问题；提高专业人员业务素质。

2. 预案实施后评价　预案实施后评价是指某个预案被执行以后对其执行情况进行的评价，以便对应急准备体系和应急预案提出修改意见。预评价包括过程评价和实施效果评价。最好的"应急计划"也会由于实施过程中遇到的问题而失败。目前，国内外对预案实施评价的研究非常少，大多数预案缺乏评价理论和方法，亟待实践检验。

（1）基于实效性评价：应急预案是处理未来某一不确定事件时，供决策者参考的标准化反应程序，但并非"一成不变"的蓝本。如果预案中的相关内容在决策者制定决策时被参考或者被咨询过，即使行动偏离了"应急计划"本身的内容，但偏离"应急计划"是合理的或者必要的，也视为预案被执行了。

（2）基于一致性评价：应急预案作为应对突发事件的标准化反应程序，其行动策略、知识和相关技术足以用来指导公共卫生应急实践。这种指导程度或者遵从的程度可以被定量或者定性测量。实际的应急行动符合预案设想，并且实现了"应急计划"的相关环节目标和要求时，就认为预案一致性较好。

（二）预案评估方法

预案本身是一个多级、多标准分类的复杂体系，目前尚没有一套统一的标准或方法用以评价和衡量预案编制是否成功。

1. 专家评估方法　由专家组成应急预案评估小组对应急预案进行审核、评价工作。主要依靠评估专家的知识和经验进行判断。评价过程中存在随机性、专家主观上的偏好和认识上的模糊性等问题，评估的主观性有余，客观性不足。

2. 指标体系评价法　预案评价指标分为通用评价标准及专项评价标准。

利用层次分析方法分析系统中各要素的关系，建立描述系统功能或特征的递阶层次结构，这种结构划分为目标层、准则层（一级指标）、指标层（二级指标）、方案层（三级指标）等若干层次，并确定各层要素的权重值。例如王明贤在《层次分析法在应急救援预案评价指标体系中的应用》一文中，给出某企业应急救援预案评价系统的递阶层次模型（图2-5）。

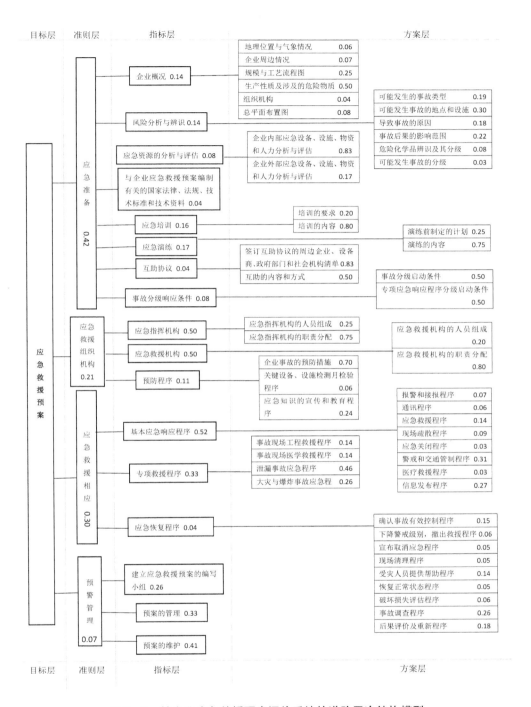

图 2-5 某企业应急救援预案评价系统的递阶层次结构模型

3. 模糊综合评价法　基于预案指标和专家打分相结合的评价方法。通常采用定性预测方法,依靠专家集体的知识、经验判断,对预案关键环节进行评估。

评估程序:

(1) 确定突发公共事件预案评估的评判因素集 $U\{u_1, u_2, \cdots, u_m\}$,其中 $u_1, u_2, \cdots, u_m$ 分别表示所选择的对预案进行评估的评判因素。所选择的评判因素应能准确地反映该预案处置突发事件的能力。

(2) 确定评语集 $V: V = \{v_1, v_2, \cdots, v_n\}$,其中 $v_1, v_2, \cdots v_n$,表示对预案的 n 种评语。

(3) 确定评判矩阵:对评判因素集 U 中单因素的评判结果是评语集 C 上的模糊集,对确定的 u_i 可用 $(r_{i1}, r_{i2} \cdots r_{in})$ 表示,其中 r_{ij} 表示对于第 i 个因素 u_i 获得第 j 个评语的隶属度。当每个因素都被评定之后,就可以获得评判矩阵 $R = (r_{ij})m X n, R$ 即为评判矩阵。

(4) 选择综合评判函数:采用主因素突出型综合评判函数。

目前尚缺乏一种通用的、可靠的方法或标准来评价应急预案的应用效果,虽然从技术层面上提出了个人判断法、专家会议法、头脑风暴法、德尔菲法、故障树分析法、指标法、多级模糊评估法等多种评估方法,但偏于理论探讨,真正进入实证应用的少,可尝试通过综合多种方法进行预案评估。

五、预案演练

应急演练是指各级人民政府及其部门、企事业单位、社会团体等组织相关单位及人员,依据有关应急预案,模拟应对突发事件的一种实践活动,是检验应急预案体系针对性、完备性和操作性的最好方式,是检验评价、修订完善应急预案的重要手段。

演练实质上是一种特殊形式的培训,是一种体验式学习过程。

(一) 演练目的和原则

1. 演练目的

(1) 检验预案:通过开展应急演练,查找应急预案和管理体系中存在的问题或不足,进而完善应急预案,提高应急预案的实用性和可操作性。

(2) 完善准备:通过演练,检查应对突发事件所需的队伍、物资、装备、技术等准备情况,发现不足时,及时调整补充,做好应急准备工作。

(3) 锻炼队伍:增强演练组织单位、参与单位和人员等对应急预案的熟悉程序,强化相关人员的风险意识,提高快速反应能力和实战水平。

(4) 磨合机制:进一步明确相关单位和人员的职责任务,理顺工作关系,促进相关人员掌握应急预案中所规定的职责和程序,提高指挥决策、协同配合和后勤保障能力。

(5) 科普宣教:普及应急知识,提高公众风险防范意识和自救互救等灾害应对能力。

2. 演练原则

(1) 结合实际、合理定位:紧密结合应急管理工作实际,明确演练目的,根据资源条件确定演练方式和规模。

(2) 着眼实战、讲究实效:以提高应急指挥人员的指挥协调能力和应急队伍的实战能力为着眼点。重视对演练效果、组织工作的评估、考核,总结推广好经验,及时整改存在的问题。

(3) 精心组织、确保安全:围绕演练目的,精心策划演练内容,科学设计演练方案,周密组织演练活动,制订并严格遵守有关安全措施,确保演练参与人员及演练装备与设施的安全。

(4)统筹规划、厉行节约:统筹规划应急演练活动,适当开展跨地区、跨部门、跨行业的综合性演练,充分利用现有资源,努力提高应急演练效益。

(二)演练分类

1. 按组织形式划分

(1)桌面演练:桌面演练是指参演人员利用地图、沙盘、流程图、计算机模拟、视频会议等辅助手段,针对事先假定的演练情景,按照预案流程和标准,讨论和推演突发应急状态下应急决策及现场处置的过程。桌面演练又分为桌面推演、指挥部演练、联合指挥部演练三种不同形式。

桌面演练对演练情景进行口头演练,一般仅限于有限的应急响应和内部协调活动,一般在室内完成,调动资源较少,成本较低,主要目的是锻炼参演人员解决问题的能力和应急联动部门间相互协作、职责划分的问题。

(2)实战演练:实战演练是指参演人员利用应急处置涉及的设备和物资,针对事先设置的突发事件情景及其后续的发展情景,通过实际决策、行动和操作,在特定场所完成真实应急响应的过程。

2. 按演练内容划分

(1)单项演练:单项演练是指只涉及应急预案中特定应急响应功能或现场处置方案中一系列应急响应功能的演练活动。注重针对一个或少数几个参与单位的特定环节和功能进行检验。

(2)综合演练:综合演练是指涉及应急预案中多项或全部应急响应功能的演练活动。注重对多个环节和功能进行检验,特别是对不同单位之间应急机制和联合应对能力的检验。

3. 按目的与作用划分

(1)检验性演练:检验性演练是指为检验应急预案的可行性、应急准备充分性、应急机制的协调性及相关人员的应急处置能力而组织的演练。

(2)示范性演练:示范性演练是指为向观摩人员展示应急能力或提供示范教学,严格按照应急预案规定开展的表演性演练。

(3)研究性演练:研究性演练是指为研究和解决突发事件应急处置的重点、难点问题,试验新方案、新技术、新装备而组织的演练。

不同类型的演练相互结合,可以形成单项桌面演练、综合桌面演练、单项实战演练、综合实战演练、示范性单项演练、示范性综合演练等。

(三)演练规划与组织

1. 演练规划 演练组织单位要根据实际情况,并依据相关法律法规和应急预案的规定,制订年度应急演练规划,按照"先单项后综合、先桌面后实战、循序渐进、时空有序"等原则,合理规划应急演练的频次、规模、形式、时间、地点等。

2. 演练组织　演练应在相关预案确定的应急领导机构或指挥机构领导下组织开展。演练组织单位要成立由相关单位领导组成的演练领导小组,通常下设策划部、保障部和评估组,对于不同类型和规模的演练活动,其组织机构和职能可以适当调整,可根据需要成立现场指挥部。

(四)演练准备

1. 制定演练计划　演练计划主要内容包括:①确定演练目的,明确举办应急演练的原因、演练要解决的问题和期望达到的效果等。②分析演练需求,在对事先设定事件的风险及应急预案进行认真分析的基础上,确定需调整的演练人员、需锻炼的技能、需检验的设备、需完善的应急处置流程和需进一步明确的职责等。③确定演练范围,根据演练需求、经费、资源和时间等条件的限制,确定演练事件类型、等级、地域、参演机构及人数、演练方式等。演练需求和演练范围往往互为影响。④安排演练准备与实施的日程计划,包括各种演练文件编写与审定的期限、物资器材准备的期限、演练实施的日期等。⑤编制演练经费预算,明确演练经费筹措渠道。

2. 设计演练方案(表2-6)

表2-6　演练方案主要内容

内容	说明
确定演练目标	演练目标是需完成的主要演练任务及其达到的效果,一般说明"由谁在什么条件下完成什么任务,依据什么标准,取得什么效果"。演练目标应简单、具体、可量化、可实现。一次演练一般有若干项演练目标,每项演练目标都要在演练方案中有相应的事件和演练活动予以实现,并在演练评估中有相应的评估项目判断该目标的实现情况
设计演练情景与实施步骤	演练情景要为演练活动提供初始条件,还要通过一系列的情景事件引导演练活动继续,直至演练完成。 (1)演练场景概述:要对每一处演练场景概要说明,主要说明事件类别、发生的时间地点、发展速度、强度与危险性、受影响范围、人员和物资分布、造成的损失、后续发展预测、气象及其他环境条件等。 (2)演练场景清单:要明确演练过程中各场景的时间顺序列表和空间分布情况。演练场景之间的逻辑关联依赖于事件发展规律、控制消息和演练人员收到控制消息后应采取的行动
设计评估标准与方法	演练评估是通过观察、体验和记录演练活动,比较演练实际效果与目标之间的差异,总结演练成效和不足的过程。演练评估应以演练目标为基础。每项演练目标都要设计合理的评估项目方法、标准。根据演练目标不同,可以用选择项(如:是/否判断,多项选择)、主观评分(如:1—差、3—合格、5—优秀)、定量测量(如:响应时间、被困人数、获救人数)等方法进行评估。 为便于演练评估操作,通常事先设计好评估表格,包括演练目标、评估方法、评价标准和相关记录项等。有条件时还可以采用专业评估软件等工具

内容	说明
编写演练方案文件	演练方案文件是指导演练实施的详细工作文件。根据演练类别和规模的不同,演练方案可以编为一个或多个文件。编为多个文件时可包括演练人员手册、演练控制指南、演练评估指南、演练宣传方案、演练脚本等,分别发给相关人员。对涉密应急预案的演练或不宜公开的演练内容,还要制订保密措施。 (1)演练人员手册:内容主要包括演练概述、组织机构、时间、地点、参演单位、演练目的、演练情景概述、演练现场标识、演练后勤保障、演练规则、安全注意事项、通信联系方式等,但不包括演练细节。演练人员手册可发放给所有参加演练的人员。 (2)演练控制指南:内容主要包括演练情景概述、演练事件清单、演练场景说明、参演人员及其位置、演练控制规则、控制人员组织结构与职责、通信联系方式等。演练控制指南主要供演练控制人员使用。 (3)演练评估指南:内容主要包括演练情况概述、演练事件清单、演练目标、演练场景说明、参演人员及其位置、评估人员组织结构与职责、评估人员位置、评估表格及相关工具、通信联系方式等。演练评估指南主要供演练评估人员使用。 (4)演练宣传方案:内容主要包括宣传目标、宣传方式、传播途径、主要任务及分工、技术支持、通信联系方式等。 (5)演练脚本:对于重大综合性示范演练,演练组织单位要编写演练脚本,描述演练事件场景、处置行动、执行人员、指令与对白、视频背景与字幕、解说词等
演练方案评审	对综合性较强、风险较大的应急演练,评估组要对文案组制订的演练方案进行评审,确保演练方案科学可行,以确保应急演练工作的顺利进行

3.演练动员与培训　在演练开始前要进行演练动员和培训,确保所有演练参与人员掌握演练规则、演练情景和各自在演练中的任务。

所有演练参与人员都要经过应急基本知识、演练基本概念、演练现场规则等方面的培训。对控制人员要进行岗位职责、演练过程控制和管理等方面的培训;对评估人员要进行岗位职责、演练评估方法、工具使用等方面的培训;对参演人员要进行应急预案、应急技能及个体防护装备使用等方面的培训。

4.应急演练保障　根据演练方式和内容,做好必要的人员、经费、演练场地、物资和器材、通信、安全等保障。

(五)演练实施

1.演练启动　演练正式启动前一般要举行简短仪式,由演练总指挥宣布演练开始并启动演练活动。

2.演练执行

(1)演练指挥与行动:演练总指挥负责演练实施全过程的指挥控制。当演练总指挥不兼任总策划时,一般由总指挥授权总策划对演练过程进行控制。

按照演练方案要求,应急指挥机构指挥各参演队伍和人员,开展对模拟演练事件的应急处置行动,完成各项演练活动。

演练控制人员应充分掌握演练方案,按总策划的要求,熟练发布控制信息,协调参演人员完成各项演练任务。

参演人员根据控制消息和指令,按照演练方案规定的程序开展应急处置行动,完成各项演练活动。

模拟人员按照演练方案要求,模拟未参加演练的单位或人员的行动,并作出信息反馈。

(2) 演练过程控制:总策划负责按演练方案控制演练过程(表2-7)。

表2-7 演练过程控制

桌面演练过程控制	实战演练过程控制
(1) 桌面演练活动主要是围绕对所提出问题进行讨论。由总策划以口头或书面形式,部署引入一个或若干个问题。参演人员根据应急预案及有关规定,讨论应采取的行动。 (2) 在角色扮演或推演式桌面演练中,由总策划按照演练方案发出控制消息,参演人员接收到事件信息后,通过角色扮演或模拟操作,完成应急处置活动	(1) 实战演练要通过传递控制消息来控制演练进程。总策划按照演练方案发出控制消息,控制人员向参演人员和模拟人员传递控制消息。参演人员和模拟人员接收到信息后,按照发生真实事件时的应急处置程序,或根据应急行动方案,采取相应的应急处置行动。 (2) 控制消息可由人工传递,也可以用对讲机、电话、手机、传真机、网络等方式传送,或者通过特定的声音、标志、视频等呈现。演练过程中,控制人员应随时掌握演练进展情况,并向总策划报告演练中出现的各种问题

(3) 演练解说:在演练实施过程中,演练组织单位可以安排专人对演练过程进行解说。解说内容一般包括演练背景描述、进程讲解、案例介绍、环境渲染等。对于有演练脚本的大型综合性示范演练,可按照脚本中的解说词进行讲解。

(4) 演练记录:演练实施过程中,一般要安排专门人员,采用文字、照片和视频等手段记录演练过程。文字记录一般可由评估人员完成,主要包括演练实际开始与结束时间、演练过程控制情况、各项演练活动中参演人员的表现、意外情况及其处置等内容,尤其是要详细记录可能出现的人员"伤亡"(如进入"危险"场所而无安全防护,在规定的时间内不能完成疏散等)及财产"损失"等情况。

照片和视频记录可安排专业人员和宣传人员在不同现场、不同角度进行拍摄,尽可能全方位反映演练实施过程。

(5) 演练宣传报道:演练宣传组按照演练宣传方案作好演练宣传报道工作。认真做好信息采集、媒体组织、广播电视节目现场采编和播报等工作,扩大演练的宣传教育效果。对涉密应急演练要做好相关保密工作。

3. 演练结束与终止　演练完毕,由总策划发出结束信号,演练总指挥宣布演练结束。演练结束后所有人员停止演练活动,按预定方案集合进行现场总结讲评或者组织疏散。保障部负责组织人员对演练现场进行清理和恢复。

演练实施过程中出现下列情况,经演练领导小组决定,由演练总指挥按照事先规定的程序和指令终止演练:①出现真实突发事件,需要参演人员参与应急处置时,要终止演练,使参演人员迅速回归其工作岗位,履行应急处置职责;②出现特殊或意外情况,短时间内不能妥善处理或解决时,可提前终止演练。

(六) 演练评估与总结

1. 演练评估　演练评估是在全面分析演练记录及相关资料的基础上,对比参演人员表现与演练目标要求,对演练活动及其组织过程作出客观评价,并编写演练评估报告的过程。所有应急演练活动都应进行演练评估。

演练结束后可通过组织评估会议、填写演练评价表和对参演人员进行访谈等方式,也可要求参演单位提供自我评估总结材料,进一步收集演练组织实施的情况。

演练评估报告的主要内容一般包括演练执行情况、预案的合理性与可操作性、应急指挥人员的指挥协调能力、参演人员的处置能力、演练所用设备装备的适用性、演练目标的实现情况、演练的成本效益分析、对完善预案的建议等。

2. 演练总结　演练总结可分为现场总结和事后总结。

（1）现场总结:在演练的一个或所有阶段结束后,由演练总指挥、总策划、专家评估组长等在演练现场有针对性地进行讲评和总结。内容主要包括本阶段的演练目标、参演队伍及人员的表现、演练中暴露的问题、解决问题的办法等。

（2）事后总结:在演练结束后,由文案组根据演练记录、演练评估报告、应急预案、现场总结等材料,对演练进行系统和全面的总结,并形成演练总结报告。演练参与单位也可对本单位的演练情况进行总结。

演练总结报告的内容包括:演练目的,时间和地点,参演单位和人员,演练方案概要,发现的问题与原因,经验和教训,以及有关工作的改进建议等。

3. 成果运用　对演练暴露出来的问题,演练单位应当及时采取措施予以改进,包括修改完善应急预案、有针对性地加强应急人员的教育和培训、对应急物资装备有计划地更新等,并建立改进任务表,按规定时间对改进情况进行监督检查。

4. 文件归档与备案　演练组织单位在演练结束后应将演练计划、演练方案、演练评估报告、演练总结报告等资料归档保存。

对于由上级有关部门布置或参与组织的演练,或者法律、法规、规章要求备案的演练,演练组织单位应当将相应资料报有关部门备案。

5. 考核与奖惩　演练组织单位要注重对演练参与单位及人员进行考核。对在演练中表现突出的单位和个人,可给予表彰和奖励;对不按要求参加演练,或影响演练正常开展的,可给予相应批评。

第三节　公共卫生应急管理体制

公共卫生应急体制也可称为卫生应急行政管理体制,指为了预防和减少突发公共卫生事件的发生,控制、减轻和消除突发公共卫生事件引起的严重社会危害,保护人民生命健康,维护国家安全,国家依法将应急管理组织系统内部的组织机构设置、隶属关系、责权划分及其运作制度化的总称,即建立起以政府为核心,社会组织、企事业单位、基层自治组织、公民个人,甚至国际社会共同参与的有机体。

一、应急组织体系及职责

我国逐步建立健全中央、省、市（地）、县四级公共卫生应急管理组织体系（图2-6）。

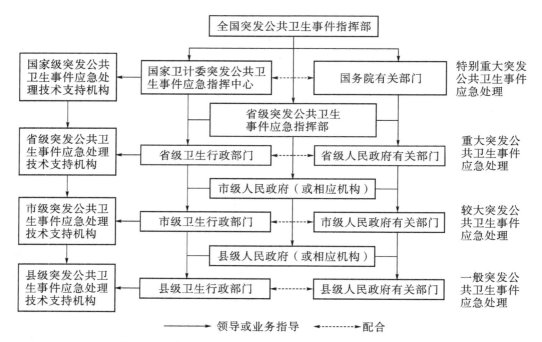

图2-6 我国突发公共卫生事件应急管理组织体系框架图

（一）应急指挥机构

各级人民政府卫生行政部门依照职责,在本级人民政府或突发公共事件应急指挥机构的统一领导下,与有关部门密切配合、协调一致,共同应对突发公共卫生事件应急处理工作,做好突发公共事件的医疗卫生救援工作。

各级人民政府卫生行政部门,根据突发公共卫生事件应急处理工作的实际需要,向本级人民政府提出成立地方突发公共卫生事件应急指挥部的建议。各级人民政府根据本级人民政府卫生行政部门的建议和实际工作需要,决定是否成立国家和地方应急指挥部。

各级人民政府及有关部门和单位要按照属地管理的原则,切实做好本行政区域内突发公共卫生事件应急处理工作和突发公共事件的医疗卫生救援工作。

1. 全国突发公共卫生事件应急指挥部的组成和职责 全国突发公共卫生事件应急指挥部负责对特别重大突发公共卫生事件的统一领导、统一指挥,作出处理突发公共卫生事件的重大决策。指挥部成员单位根据突发公共卫生事件的性质和应急处理的需要确定。

（1）卫健委负责组织制订突发事件卫生应急及防治技术方案,统一组织实施应急医疗救治工作和各项预防控制措施,并进行检查、督导,根据预防控制工作需要,依法提出隔离、封锁有关地区,将有关疾病列入法定管理传染病等建议,制订突发事件卫生相关信息发布标准,授权对外及时发布突发事件卫生相关信息,负责组织全社会开展爱国卫生运动。

（2）中宣部负责组织广播影视、新闻出版单位,及时报道国务院和相关部委部授权发布的突发事件信息,并积极主动地正确引导舆论,加强突发事件应急处理的宣传报道、危机心理干预和防病知识普及。

（3）新闻办组织安排突发事件及应急处理情况的对外信息发布，必要时组织新闻发布会或中外新闻媒体采访；跟踪境外舆情，及时对外澄清事实，主动引导舆论；加强网上信息发布的管理和引导。

（4）外交部做好突发事件应急处理的涉外事务，协助职能部门向相关国际组织及有关国家通报情况、接待国际组织考察、争取国际援助等方面工作。

（5）发展改革委负责组织应急疫苗、药品、医疗设备和器械、防护用品以及生活必需品的生产、储备和调度，保证供应，维护市场秩序，保持物价稳定。

（6）教育部与卫生行政部门密切配合，组织实施各类学校的突发事件控制措施，防止突发疫情等对健康有害因素在校内发生和流行，做好在校学生、教职工的宣传教育和自我防护工作。

（7）科技部根据实际情况和需要，制订突发事件应急防治技术研究方案，组织科研力量开展应急防治技术科研攻关，统一协调、解决检测技术、药物、疫苗研发和应用中的科技问题。

（8）公安部密切注视疫情动态和与疫情有关的社会动态，依法、及时、妥善地处置与疫情有关的突发事件，查处打击违法犯罪活动，维护社会稳定。协助卫生行政部门依法落实强制隔离措施。

（9）财政部保证突发事件应急处理所需经费，并做好经费和捐赠资金的监督管理工作。

（10）民政部组织做好受灾群众的紧急转移、安置工作，负责对特困群众进行生活救助和医疗救助。组织、协调有关部门和社会团体开展社会捐助工作，接受、分配国内外企业、个人以及外国政府、境外组织捐助的资金和物资，做好款物管理和发放工作。组织和动员社区、村委会力量，参与群防群治。协调做好死亡人员的火化和其他善后工作。

（11）劳动保障部组织制订并会同有关部门落实好参与突发事件应急处理工作人员的工伤待遇政策。

（12）运输部协助卫生行政部门对乘坐公路、水路交通工具的人员进行交通检疫、查验工作，防止传染病通过交通工具传播。确保突发事件处置人员以及防治药品、器械等急用物资和有关标本的运送，做好疫区的公路、水路交通管理工作。铁路运输总公司负责组织对进出车站和乘坐列车的人员进行检疫、查验工作，将发现的传染病病人和疑似传染病病人移交指定的医疗机构处理，防止传染病通过列车传播。确保铁路安全畅通，确保突发公共卫生事件处置人员以及防治药品、器械等急用物资和有关标本的运送，做好疫区的铁路交通管理工作。

（13）信息产业部负责组织、协调各电信运营企业为突发公共卫生事件应急处理（包括报告）提供通信保障工作。

（14）农业部负责动物疫病（包括陆生和水生动物）的防治工作，开展与人类接触密切的动物相关传染病的监测和管理工作。

（15）商务部在突发事件发生期间，负责组织生活必需品的市场供应，维护市场秩序；组织做好参加外经贸活动人员的宣传、登记、观察工作，防止传染病疫情等在外经贸活动期间发生和跨地区传播扩散。

（16）质检总局组织做好发生突发事件时国境口岸的出入境卫生检疫、传染病监测、卫生监督和卫生处理工作，及时收集和提供国外传染病疫情信息，确保应急物资的产品质量和标准制定。

（17）出入境检验检疫机构主要负责发生突发公共卫生事件时对口岸出入境人员的健康申报、体温检测、医学巡查、疾病监测、疫情报告、病人控制、消毒处理、流行病学调查和宣传教育等。

（18）环保总局负责组织环境质量监测与生态环境监督执法，维护环境安全。

（19）民航总局协助卫生行政部门对乘坐飞机的人员进行检疫、查验工作，防止传染病通过飞机传播。确保突发事件卫生应急处置人员以及防治药品和器械等物资的运送。

（20）林业局组织开展野生动物相关传染病的监测、基础调查和样品采集及保存；在突发事件发生期间，组织快速隔离控制、病样采集，组织专家分析和提出有关野生动物活动范围和趋势等预警信息。

（21）食品药品监管局在职责范围内组织开展食品重大事故的查处，做好应急救援工作的组织协调和配合，负责突发事件卫生应急处理药品、医疗设备和器械的监督和管理。

（22）旅游局组织旅游全行业认真做好突发事件中疾病的预防和应急处理工作；在突发公共卫生事件发生期间，组织做好旅游团队及人员的宣传、登记、观察工作，防止突发公共卫生事件在海内外旅游团队中发生和跨地区传播扩散；通过驻外旅游办事处等渠道，及时收集世界旅游组织和主要客源国的反映，有针对性地做好有关工作。

（23）红十字会总会组织群众开展现场自救和互救，根据突发事件的具体情况，向国内外发出呼吁，依法接受国内外组织和个人的捐赠，提供急需的人道主义援助。

（24）总后卫生部负责军队系统突发事件卫生应急处理工作，调集军队有关卫生资源，支援国家突发事件的卫生应急处理工作。

（25）武警总部组织指挥武警部队参与突发事件的应急处理行动，配合公安机关做好事件现场的控制工作。

（26）其他有关部门根据本部门职责和突发事件处理的需要，组织好紧急物资的进口、市场监督管理、污染扩散的控制、相关法规的制订以及全国突发事件应急指挥部交办的相关工作等。

2. 省级应急指挥部的组成和职责　省级突发公共卫生事件应急指挥部由省级人民政府有关部门组成，实行属地管理的原则，负责对本行政区域内突发公共卫生事件应急处理的协调和指挥，作出处理本行政区域内突发公共卫生事件的决策，决定要采取的措施。

中央和地方政府的突发事件指挥部是在发生突发公共卫生事件后成立的，是一个临时性机构，负责对全国和地方突发事件应急处理的统一领导、统一指挥，对突发事件应急处理工作进行督察和指导。

各级卫生行政部门根据实际工作需要在突发公共事件现场设立现场医疗卫生救援指挥部，统一指挥、协调现场医疗卫生救援工作。

（二）日常管理机构及职责

不同层级的卫生应急办公室，在职能和工作重点上是有所不同。

国务院和省级卫生行政部门设立卫生应急办公室。卫生应急办公室是应急组织协调管理的一个常设机构,负责突发公共卫生事件应急处理的日常管理工作。主要职能:履行值守应急、信息汇总,办理和督促落实应急指挥机构决定的事项;制定卫生应急物资储备计划,综合协调突发公共卫生事件应急防治体系、应急指挥信息平台建设;依法组织协调有关突发公共卫生事件应急处理工作,发挥运转枢纽作用;负责与突发公共卫生事件应急处理相关法律法规的起草、修订和实施;组织制定有关突发公共卫生事件应急处理工作的方针、政策和措施;组建与完善公共卫生事件监测和预警系统;组织各级各类医疗卫生机构开展突发公共卫生事件的监测,突发公共卫生事件发展趋势研究和应急处置措施的会商、评估;组织制定突发公共卫生事件应急预案、突发公共事件医疗卫生救援,组织审核专项应急预案和重要技术方案,组织和指导突发公共卫生事件应急预案、突发公共事件医疗卫生救援的培训和实施;组织对公共卫生和医疗救助专业人员进行有关突发公共卫生事件和突发公共事件医疗卫生救援的应急知识和处理技术培训;承办救灾、反恐、中毒、放射事故等重大安全事件中涉及公共卫生问题的组织协调工作;对突发重大人员伤亡事件组织紧急医疗救护工作;协调建立卫生应急物资储备的管理制度。

军队、武警系统要参照国务院卫生行政部门突发公共卫生事件日常管理机构的设置及职责,结合各自实际情况,指定突发公共卫生事件的日常管理机构,负责本行政区域或本系统内突发公共卫生事件应急的协调、管理工作。

各市(地)级、县级卫生行政部门要指定机构负责本行政区域内突发公共卫生事件应急的日常管理工作。

(三)专家咨询委员会

1. 突发公共卫生事件专家咨询委员会　国务院卫生行政部门和省级卫生行政部门组建突发公共卫生事件专家咨询委员会。专家咨询委员会由临床医学、预防医学、卫生管理、卫生经济、城市灾害管理、社会学、法学等相关领域的专家组成。主要职能:对突发公共卫生事件应急准备提出咨询建议;对突发公共卫生事件相应的级别以及采取的重要措施提出咨询建议;对突发公共卫生事件及其趋势进行评估和预测;对突发公共卫生事件应急反应的终止、后期评估提出咨询意见;参与制订、修订和评估突发公共卫生事件应急预案和技术方案;对突发公共卫生事件的应急处置进行技术指导,参与应急处理专业技术人员的技术培训,必要时参加突发公共卫生事件的应急处置工作;指导对社会公众开展突发公共卫生事件应急知识的教育和应急技能的培训;承担突发公共卫生事件应急指挥机构和日常管理机构交办的其他工作。

市(地)级和县级卫生行政部门可根据本行政区域内突发公共卫生事件应急工作需要,组建突发公共卫生事件应急处理专家咨询委员会。

2. 突发公共事件医疗卫生救援专家组　各级卫生行政部门应组建专家组,对突发公共事件医疗卫生救援工作提供咨询建议、技术指导和支持。

(四)应急处置专业技术机构

各级各类医疗卫生机构是突发公共卫生事件应急处理的专业技术机构。发生突发公共卫生事件后,应急处置专业技术机构必须服从卫生行政部门的统一指挥和调度,开展应急处理工作。

1. 疾病预防控制机构主要职责

(1)按照属地化管理原则,建立监测信息数据库,负责对行政辖区内突发公共卫生事件信息的收集、分析、汇总,定期向卫生行政部门提出突发公共卫生事件分析报告,提出预警建议。

（2）负责突发公共卫生事件的现场流行病学调查处理:对突发事件累及人群的发病情况、分布特点进行调查分析,提出并实施有针对性的预防控制措施;对传染病病人、疑似病人、病原携带者及其密切接触者进行追踪调查,查明传播链;搜索密切接触者,追踪传染源,必要时采取观察和隔离措施;进行疫点消毒及其技术指导,环境和物品的卫生学处理等。

（3）开展现场和实验室检测:按有关技术规范采集适量的病人和环境标本,分送地方、省级和国家应急处理功能网络实验室检测,查找致病原因。

（4）开展现场卫生学评价:收集有关卫生学资料,利用卫生学调查结果进行综合分析,可能波及的场所进行卫生学评价。

（5）设置专门的举报、咨询热线电话,接受突发公共卫生事件和疫情的报告、咨询和监督。

（6）开展健康教育和健康促进,增强公众的防护意识和自我防护能力,避免引起不必要的社会恐慌。

（7）负责公共卫生信息网络建设与维护:按照突发事件监测和预警系统设置要求,配置必需的设施和设备,建立和完善信息报告、存储、分析、利用和反馈系统,确保日常监测和预警工作的正常运行。

（8）开展科研与国际交流:开展与突发公共卫生事件相关的诊断试剂、疫苗、消毒方法、医疗卫生防护用品等方面的研究。开展病源查寻和病因诊断技术等方面的国际合作与交流。

（9）技术标准、规范和预案制订:协助卫生行政部门制订新发现传染病、不明原因群体性疾病、重大食物和职业中毒等事件的处置技术标准和规范,并参与起草相关应急预案。

（10）各级疾病预防控制中心负责对下级疾控机构专业技术人员开展培训,同时对辖区内医院和下级疾控机构的疫情报告和信息网络管理工作进行监督与技术指导。对重点涉外机构或单位发生的疫情,由省级以上疾病预防控制机构进行报告管理和检查指导。

2. 医疗救援机构职责　医疗救援机构包括医疗急救中心(站)、综合医院、专科医院、化学中毒和核与放射事故专业医疗救治机构等。

（1）各级各类医疗机构总职责:承担责任范围内突发公共卫生事件和传染病疫情监测报告任务;对病人提供现场抢救、运送、检测、诊断、治疗等;协助疾病预防控制机构人员开展标本采集与流行病学调查工作;做好医院内现场控制、消毒隔离、个人防护、医疗垃圾和污水处理工作,控制院内感染;对群体性不明原因疾病和新发传染病做好病例分析与总结,积累诊疗经验;开展有关突发事件相关的诊断试剂、药品、防护用品等方面的科研与国际交流。

（2）医疗救援中心职责:按照突发事件应急预案制定医疗救治方案;配备必要的应急物资,包括药品、急救器材、急救设备、防护用品等,确保质量完好;定期组织人员培训,做好技术储备;建立突发公共卫生事件急救通信调度指挥网络系统,保障急救信息网络通畅;服从统一指挥和调度,科学有序开展现场救治、病人转送和分流。

（3）中毒医学救援中心职责:负责制定中毒预防、控制和救援预案及相应的实施方案及工作计划;整理毒物毒性资料、解毒药品备置信息以及临床资料,建立中毒事故卫生救护与中毒控制信息交流网络;开展中毒事件的现场流行病学调查,现场毒物侦检,组织鉴定毒物性质和危害程度;负责中毒事件的现场医学救援;组织专业人员培训和应急救援演练;开展卫生预评价和中毒预防知识的宣传普及,探索适宜的干预模式。

（4）放射事件医学救援中心职责:负责制订核和放射事件医学应急救援方案,做好相应事件的医学应急救援准备和响应工作;负责有关信息的收集、整理、分析、储存和交流;指导和必要时参与核事故现场的放射性污染监测;开展核事故应急卫生防护与医疗救援方法、技术的研究;负责实施核与放射事件医学应急机构技术骨干的培训和演习;参与放射事故受照人员的医学处理和长期医学观察;参加制定核事故时保护公众的剂量干预水平和导出干预水平导则;协助核设施所在地卫生行政部门实施核事故卫生防护措施。

（5）其他医疗卫生机构职责:社区卫生服务中心、乡镇卫生院、私营医院、诊所等其他医疗卫生机构,在突发事件应急处置过程中,应协助有关职能机构开展社区内受累人员的登记、个案调查、医学观察、访视和管理等工作。

3. 卫生监督机构职责

（1）建立应急值守制度,接受群众举报、咨询和监督。

（2）协助卫生行政部门对事件发生地的饮水卫生、学校卫生、公共场所开展监督检查,对医疗机构的疫情报告、疫情控制措施、消毒隔离和医疗废物处置情况等进行卫生监督和执法检查。

（3）依法履行卫生监督工作职责,确保卫生应急工作的正常进行。

（4）建立完善的卫生监督统计报告及管理系统,制定相应的应急处理预案,并适时组织演练。

4. 出入境检验检疫机构

（1）突发公共卫生事件发生时,调动出入境检验检疫机构技术力量,配合当地卫生行政部门做好口岸的应急处理工作。

（2）及时上报口岸突发公共卫生事件信息和情况变化。

（五）卫生应急处置专业队伍

应急队伍主要由专业基本力量、骨干突击力量以及社会辅助力量构成。

省级以下地方人民政府卫生行政部门可依托所属的医疗卫生机构建立健全各类突发公共卫生事件应急处置专业队伍和突发公共事件医疗卫生救援队伍。应急队伍主要包括传染病、食物中毒、群体性不明原因疾病、核事故和突发放射事件、职业中毒和化学污染中毒等类别。应急队伍组建要以现场应急处置为主要任务,人员组成上要确保专业合理、来源广泛,队伍要配备必要的现场应急装备。

社会辅助力量包括兼职应急救援队伍、综合性应急救援队伍、应急志愿者队伍。

二、卫生应急人员职责

（一）网络直报人员

主要职责:在疫情管理机构的指导下依法进行传染病和突发公共卫生事件及相关信

息的网络报告；收到传染病报告卡、突发公共卫生事件相关信息报告卡后，核对报告卡内容并在规定时间内录入网络直报系统；应急状态下应根据需要随时做好传染病、突发公共卫生事件及相关信息的网络直报工作。

（二）疫情值班人员

主要职责：认真落实突发公共卫生事件值守制度，开通并公布值班电话，确保传染病和突发公共卫生事件及相关信息流通渠道通畅；接到疫情报告，立即向发生地疾控机构进行电话核实，认真记录，及时向值班领导、上级疾控机构及同级卫生行政部门电话或传真报告；发生突发公共卫生事件时，随时追踪事件进展及处理工作动态，及时完成总结呈报相关部门。

（三）应急救援专家

主要职责：在医疗应急救援领导小组的领导下，负责对应急救治提供咨询、建议、技术指导和支持；负责全院危重症病人会诊、抢救，积极收集各种信息，制订切实可行的诊断标准、治疗预防原则和救治方案；审查院医疗应急救援预案，协助院医疗应急救援领导小组做好决策与指挥；指导并参与应急卫生防护与医疗救援专业技术培训工作；参与医疗应急救援后的评价总结与奖惩工作；完成应急医疗救援领导小组交办的其他任务。

（四）急救医护人员

主要职责：在专家组的指导下，具体负责医疗救治，并及时向专家组反馈救治情况；严格执行急诊各项规章制度和技术操作规程，疑难、危重病员应立即请上级医师诊视或急会诊；严格执行首诊负责制、交接班和查对制度，以高度的敬业精神和责任心，及时、认真、敏捷地进行救治；做好病人病情登记和病人交接工作，严密观察病情，记录及时详细、用药处置准确；按急救规范要求做好病人转送和途中救护工作；参与医疗救治的评估与总结。

（五）现场流调人员

主要职责：开展现场流行病调查方法学、调查技术的研究，为现场调查提供技术支持；做好各类公共卫生事件现场流行病学调查的准备工作；开展公共卫生监测工作，掌握各类事件的发生、发展规律及其相关因素，及时进行公共卫生事件预警和预测；对突发公共卫生事件及时做出响应，开展现场调查并根据形势提出针对性预防控制措施。

（六）现场卫生评价人员

主要职责：在上级卫生行政部门的领导下，开展早期应急现场快速卫生学评估；根据现场危害源、危害途径以及危害因素的特征，提出相应的公共卫生预防控制措施；对现场应急处置工作进行效果评估，在此基础上进一步补充和修订预防控制措施；在现场卫生评价结束后一定时间内，就突发事件的原因、所采取的预防控制措施及其效果评价、后续卫生评估以及今后的工作建议等方面，写出评价总结报告。

（七）应急检测人员

主要职责：做好各种检测试剂的准备工作；开展有计划的演练活动，通过演练优化检测流程；注重新发传染病检测方法的研制，做好相应的技术储备；发生突发公共卫生事件时，提出采集适宜标本的建议；开展突发公共卫生事件标本检测，努力查明事件原因，同时确保检测人员、标本和环境的生物安全。

(八)现场采样人员

主要职责:注重平时演练活动,充分熟悉标本采集和个人防护的流程;发生突发公共卫生事件时,按照方案(预案)要求进行标本采集,确保标本质量,做好标本的标识与登记;采样时做好个人防护,注意标本采集过程中的生物安全;对标本进行正确包装、保存与运输;做好采样后的现场清理工作,对废弃的采样器材、防护器材进行消毒处理。

(九)信息发布人员

主要职责:在卫生行政部门指导下进行突发公共卫生事件相关信息的发布;与现场调查及实验检测人员随时沟通,把握突发公共卫生事件进展;及时主动,在第一时间发布突发公共卫生事件相关信息;把握导向,避免多头发布信息,正确、有效引导社会舆论。

(十)疫区(点)消杀人员

主要职责:加强对消杀药械的储备管理,保证消杀药械随时调用;出现突发公共卫生事件时,根据疫源地消毒技术规范与应急预案,对疫区(点)及时进行现场调查及消杀处理,并在实际工作中不断完善各种预案;现场消杀处理后,对携回的污染衣物立即分类进行最终消毒,及时整修、补充所消耗的药品器械;必要时开展消杀效果评价。

(十一)健康教育人员

主要职责:认真制订应对突发公共卫生事件的健康教育预案;建立健全卫生应急健康教育工作网络,协助卫生应急领导小组实施健康教育专兼职人员的培训;及时了解国内外应急健康教育发展动态,科学组织编印卫生宣传材料;发生突发公共卫生事件时,与大众传媒密切合作,利用报刊、广播、电视、互联网等传媒渠道开展卫生应急宣传与教育,正确引导社会舆论。

(十二)物资保管人员

主要职责:科学制定应急物资储备计划,保证发生突发公共卫生事件时的应急工作所需;严格做好物资的入库验收、出库调配、定额仓储等相关工作,做到手续完备;定期对库存物资进行盘存,保持物资随时更新,账册资料完整;定期检查急救设备、急救药品、急救器材性能和状态,发现问题及时解决,时刻保持处于应急状态。

(十三)应急后勤保障人员

主要职责:做好通信、交通、设备等后勤保障工作。

第四节 公共卫生应急管理机制

各级应急管理机构只是决定了应急管理体系的静态"硬件"结构,要想有效发挥其潜在功能,需遵循统一指挥、反应灵敏、协调有序、运转高效的原则,建立并运行各种制度化、程序化的应急管理方法与措施。

根据国家《突发事件应对法》的相关规定,结合应急管理工作流程,可把我国主要公共卫生应急机制分为:预防与应急准备机制、监测预警机制、应急决策和协调机制、分级负责和响应机制、信息发布与通报机制、应急保障机制、国际和地区间的交流与合作机制、责任追究与奖惩机制、社会动员机制、恢复重建机制、督导评估机制等。

各项应急管理机制建立过程中,要通盘考量我国经济发展水平、应急体制、突发公共事件范围和频度等因素,在突发事件预防、处置到善后处理的整个过程中,各个利益相关体有机地结合起来,并组织和协调各方面资源高效地发挥作用,真正实现突发事件系统化、规范化、流程化管理。

一、预防与应急准备机制

突发事件应对工作实行预防为主、预防和应急结合的原则。

预防和应急准备是应急管理过程的基础性行动。建立并维持各类突发事件预防、预警、响应及恢复能力的各项工作,都属于应急准备的范畴。应急准备的核心任务是应急相应能力建设。

应急准备各项基础性、常态性的管理工作,主要包括应急意识、预案管理、队伍培训与演练、资源管理、应急能力和脆弱性评估等。

(一)预案管理

预案编制和管理是应急准备机制建设的制度基础与政策工具。围绕应急准备这一指导思想,采用分类、分级、制度化、动态化管理,制定与预案管理相匹配的规范和程序。应急预案的核心内容应与应急准备的主要工作相一致,应急预案管理运行模式应与应急准备过程紧密结合在一起。

1. 建立周期循环性的应急预案编/修订机制,即周而复始的 PDCA 循环,即计划(plan)—实施(do)—检查(check)—处理(action)。随突发事件和外部环境的变化而不断充实、改进和完善应急预案。有下列情形之一的,编制部门(单位)应及时修订应急预案:应急组织体系或职责有调整的;应急管理主要负责人或主要人员发生变化的;实际情况发生较大变化的;国务院及上级有关部门另有明确规定的。

2. 建立应急预案评估制度,分定期(如一年)和不定期两种。不定期评审主要由培训和演习中发现的问题、重大事故灾害的应急经验与教训、国家或地方有关应急法规发生变化、本地区(单位)或周边危险源及环境的变化等相关因素影响决定是否需要及时修订预案。

3. 确定预案管理的重点工作领域。主要包括:预案体系的系统性建设;预案体系的规范性建设;预案体系的实效性建设;"培训—演练—评估—修订"的预案管理程序;应急预案编制队伍和评估专家队伍建设等。

预案相关理论、编制程序和技术方法、预案框架及演练评估等见本章第二节。

(二)培训演练

培训演练是突发公共卫生事件应急处置和突发公共事件医疗卫生救援的关键技术保障手段之一。

建立危机事前学习机制。各级人民政府卫生行政部门要按照"统一规划、分类实施、分级负责、突出重点、适应需求"的原则,采取定期和不定期相结合的形式,面向专业人员和公众,组织开展应急培训和演练,通过模拟演练来完善预案,巩固和提高应急处置能力。医疗卫生救援演练需要公众参与的,必须报经本级人民政府同意。

1. 设计并组织相关培训

(1)分析差距与缺陷,明确培训需求。

（2）设置标准化系列培训课程，安排标准化培训。重点围绕预案编制、应急管理、应急指挥、组织结构、协调流程及规程等方面，有针对性设计标准化培训课程。重点培训各级卫生行政部门、各级卫生应急管理机构、各级专业部门和机构的管理人员和专业人员，并根据其不同的应急职责，设计专业技能的标准化培训课程。强化应急处置人员（包括志愿者）各种危险情况下如何保障安全与健康的相关知识和技能培训。必要时为非应急人员设计培训。

2. 对标准化培训课程进行评估

（1）对应急准备情况进行评估。

（2）通过多种方式评估培训效果，包括演练与实战。

（3）针对应急管理新出现关键问题，对现有培训内容进行修改，并整合到培训计划清单中。

3. 演练与评审改进

（1）开展各种演练活动，检验各项应急管理功能和应急响应行动，测试应急响应人员专业知识、技术与能力。

（2）建立总结报告制度与规程。评审演练行动，总结经验教训，制定改进措施。

演练相关理论、规划与组织、实施步骤、总结评估等见本章第二节。

（三）资源管理

应急资源是预防和处置突发事件所需的全部要素，是构成区域应急能力的核心因素。

1. 人才资源管理　建立完善各类应急人才储备机制；建立相应的人才资质及其认证机制；制定、推广相关标准、指南和规程；对突发公共卫生事件管理系统中的各项职责进行规定。

2. 物资装备管理　建立应急物质的储备机制。根据不同类型突发公共卫生事件，在应急物资装备品种（类型）、数量、规格、储备地点，以及生产、运输、储存、调用、配送、监管等各个管理环节上统筹规划。

我国于2008年制定了卫生应急队伍参考目录，用于指导和规范县级以上卫生应急队伍装备建设，要求卫生应急队伍装备建设应当结合当地实际，服从和服务于所承担的卫生应急任务，遵循平战结合、分类配置、最大保障、系统配套和模块组配等原则。具体装备分为医疗救援（含药品）、传染病控制、中毒处置、核与放射损伤处置和队伍保障共五类，对装备的具体种类和数量也做出明确规定。如：传染病控制类包括个体防护装备、现场工作人员预防性药品、现场样本采集和保存、现场快速鉴定检测装备和试剂、现场消杀灭装备及药品等5类88种，装备数量除有特殊说明外，均为能满足15人传染病处置队伍处理一次事件的最大需要量。

（四）应急能力评估

建立实施应急准备评价制度，对行动、政策和遵守情况进行评估，对应急能力和脆弱性评估。

1. 需求分析　筛选主要风险类型；根据风险类型，具体分析有效应急管理需要的应急资源；目前拥有哪些应急资源及其分布情况；资源是短缺还是过剩；物资调用及购买协议情况是否完备有效等。

2. 应急队伍评估　评估考察紧急时可以动员多少全职救援队伍、多少兼职救援力量、多少社会志愿者及可动用人员的应急培训水平等方面。

3. 应急装备物资评估　应急装备物资评估：一是应急救援物资储备状况，二是物资管理系统的有效性。

评估内容主要包括：救援仪器设备、个人防护、药物、疫苗、通信、交通等评估；应急救援物资储备制度建立和执行情况；应急物资生产、储备、调拨体系和方案是否合理有效；是否有效建立与其他省（市、区）和地区物资调用及供应渠道等。

（五）其他

1. 规划应急准备的目标，确保目标实现。

2. 建立应急管理协调机构，制定应急准备标准或规范。

3. 推广应急准备安全指导原则，制定安全操作的系列标准。

4. 建立完善的法律支持系统。

二、监测预警机制

各地区、各部门针对各种可能发生的突发公共卫生事件，建立完善监测预警机制，建立预测预警系统，开展风险分析，做到早发现、早报告、早处置。

（一）监测

1. 明确各部门、机构的工作职责与基本任务

（1）各级政府及卫生行政部门：各级政府及卫生行政部门负责建立和完善突发公共卫生事件监测与预警系统，构建与完善公共卫生网络信息平台，提供必要的物资设备和经费保障，确保监测与预警系统的正常运行。省级人民政府卫生行政部门要按照国家统一规定和要求，结合实际，组织开展重点传染病和突发公共卫生事件的主动监测。国务院卫生行政部门和地方各级人民政府卫生行政部门要加强对监测工作的管理和监督，保证监测质量。

（2）疾病预防控制机构：在各级政府及卫生行政部门领导下开展突发公共卫生事件监测、预测，并提供预警所需的相关信息，建立健全突发公共卫生事件监测网络，根据突发公共卫生事件的类别，制定监测计划，科学分析、综合评价监测数据。对发现的潜在隐患以及发生的突发公共卫生事件，按国家规定要求的程序和时限及时报告。

（3）各级各类医疗救治机构：按政府、卫生行政部门及疾病预防控制机构的要求，承担监测初始信息的实时收集与网络直接报告工作、监测哨点工作、突发公共卫生事件和法定传染病疫情的报告任务。

（4）社区卫生服务机构：及时组织完成各类疫情与监测信息的收集与报告；提供可靠、完整、准确的预测必需的基础数据，发现突发公共卫生事件和法定传染病疫情及时报告。

（5）社会团体和新闻媒体：发现突发公共卫生事件和传染病疫情信息或疫情、事件线索，应及时报告就近疾病预防控制机构。

2. 建立工作流程与步骤

（1）制定监测计划和方案：针对不同类别的传染病、食物中毒、职业中毒等突发公共卫生事件制定监测计划。

（2）设立监测点与建立监测网络,组织技术培训:根据监测计划,选择设立各类监测点,建立监测网络。针对不同类别的突发公共卫生事件监测的要求,组织专业技术队伍,开展监测技术培训,统一监测方法。

（3）实施监测:按监测计划和方案要求,做好监测过程各个环节的工作。重点是突发公共卫生事件信息的核实,保证监测信息报告的及时性和准确性。

（4）资料分析、预测:根据监测收集到的各类监测信息、数据和指标分布特征情况,选择科学的方法进行处理和分析,预测可能出现的危险情况或潜在危险。

（5）结果上报:疾病预防控制机构及时向卫生行政部门报告分析结果,必要时申请卫生行政部门适时发出预警。

3. 确定工作质量控制指标　围绕工作目标,依据工作流程和步骤,明确各关键工作,从而确定质量控制指标。

（二）预警

各级人民政府和卫生行政部门,根据医疗机构、疾病预防控制机构、卫生监督机构提供的监测信息,按照公共卫生事件的发生、发展规律和特点,及时分析其对公众身心健康的危害程度、可能的发展趋势、及时做出预警。对事态和影响不断扩大的事件,应及时升级预警和反应级别。对范围局限、不会进一步扩散的事件,应相应降低反应级别,及时撤销预警。

预警级别依据突发公共事件可能造成的危害程度、紧急程度和发展势态,一般划分为四级:Ⅰ级(特别严重)、Ⅱ级(严重)、Ⅲ级(较重)和Ⅳ级(一般),依次用红色、橙色、黄色和蓝色表示。

预警信息包括突发公共事件的类别、预警级别、起始时间、可能影响范围、警示事项、应采取的措施和发布机关等。

预警信息的发布、调整和解除可通过广播、电视、报刊、通信、信息网络、警报器、宣传车或组织人员逐户通知等方式进行,对老、幼、病、残、孕等特殊人群以及学校等特殊场所和警报盲区应当采取有针对性的公告方式。

公共卫生监测和突发公共卫生事件预警相关知识、理论、技术等,以及我国主要监测系统的运行管理及制度安排详见本书第三章。

（三）风险评估

突发事件公共卫生风险评估是监测和预警之间关键环节。建立和完善突发事件公共卫生风险评估工作机制,规范开展风险评估工作,有利于及时发现风险,早期预警,为科学决策提供技术支持。

国家卫健委制定下发了《突发事件公共卫生风险评估实施管理办法》和《突发事件公共卫生风险评估技术方案(试行)》,用于指导开展突发事件公共卫生风险评估工作。

各级卫生行政部门负责建立健全突发事件公共卫生风险评估工作制度和工作机制,负责风险评估工作的组织管理、督导检查,以及评估信息的通报和发布。

各级疾病预防控制机构负责职责范围内的突发事件公共卫生风险相关信息监测、分析和分析评价。其他医疗卫生机构依据职责开展相关突发事件公共卫生风险评估。

风险评估相关理论、风险评估技术等,详见第四章。

三、信息报告与通报机制

(一)信息报告

1. 突发公共卫生事件信息报告

(1)明确责任报告单位、人员:任何单位和个人都有权向国务院卫生行政部门和地方各级人民政府及其有关部门报告突发公共卫生事件及其隐患,也有权向上级政府部门举报不履行或者不按照规定履行突发公共卫生事件应急处理职责的部门、单位及个人。

县级以上各级人民政府卫生行政部门指定的突发公共卫生事件监测机构、各级各类医疗卫生机构、卫生行政部门、县级以上地方人民政府和检验检疫机构、食品药品监督管理机构、生态环境监测机构、教育机构等有关单位为突发公共卫生事件的责任报告单位。

执行职务的各级各类医疗卫生机构的医疗卫生人员、个体开业医生为突发公共卫生事件的责任报告人。

(2)规定报告内容、方式:我国建立以传染病个案报告为基础的传染病与突发公共卫生事件信息报告管理系统,规范信息传递方式,实现了报告的动态性、实时性和网络化管理。该系统的建立为突发公共卫生事件监测预警、分级响应、风险评估及指挥决策等工作奠定了基础。

突发公共卫生事件责任报告单位要按照有关规定及时、准确地报告突发公共卫生事件及其处置情况。

传染病个案和突发公共卫生事件信息报告的相关规定,在本书第三章的第三节"我国主要公共卫生监测系统"进行了阐述。

2. 突发公共事件医疗卫生救援信息报告 医疗急救中心(站)和其他医疗机构接到突发公共事件的报告后,在迅速开展应急医疗卫生救援工作的同时,立即将人员伤亡、抢救等情况报告现场医疗卫生救援指挥部或当地卫生行政部门。

现场医疗卫生救援指挥部、承担医疗卫生救援任务的医疗机构要每日向上级卫生行政部门报告伤病员情况、医疗救治进展等,重要情况要随时报告。有关卫生行政部门要及时向本级人民政府和突发公共事件应急指挥机构报告有关情况。

(二)信息通报

建立职能部门间信息通报共享机制,对内快速信息共享。

国务院卫生行政部门应当及时向国务院其他有关部门和各省、自治区、直辖市人民政府卫生行政部门通报传染病疫情和突发公共卫生事件的相关信息。毗邻的以及相关的地方人民政府卫生行政部门,应当及时互相通报本行政区域的传染病疫情和突发事件相关信息。对涉及跨境的疫情线索,由国务院卫生行政部门向有关国家和地区通报情况。

对于及时发布的甲类传染病和采取甲类传染病预防控制措施的传染病,以及不明原因群体性疾病等突发公共卫生事件个案信息,国家卫健委至少在发布前2小时向国务院其他有关部门和各省、自治区、直辖市卫生行政部门通报。各地在自主发布本辖区上述信息前,应事先(至少8小时)报告国家卫健委,并告知具体发布时间,由国家卫健委提前向各省、自治区、直辖市卫生行政部门通报。上述信息发布前,国家卫健委应通过有效途径告知港澳台地区和有关国际组织;发生在广东省的突发事件信息,还应按照粤港澳疫情信息通报机制的有关规定处理。

其他法定传染病暴发、流行的突发公共卫生事件个案信息,国家卫健委相关部门和事发地卫生行政部门在对外发布前,也要通过便捷有效的方式及时互通情况,并将有关情况向相邻的省份通报,共同做好疾病的预防和控制工作。

四、应急决策和协调机制

应急决策是整个突发公共事件应急管理的核心,是贯穿于突发事件的预防、准备、管理、反应、恢复、重建全过程的灵魂,对应急管理的成败起着至关重要的作用。

(一)建立和完善突发公共卫生事件应急决策系统

突发公共卫生事件应急决策系统是国家应急决策系统的重要组成部分,属国家应急决策系统的医疗卫生子系统,是突发公共卫生事件危机应急响应系统的神经中枢。应急决策系统负有领导整个决策过程、选择最终决策方案的责任,同时还担负着综合协调、统一指挥的重任。

突发公共卫生事件应急指挥决策系统融指挥协调、监测、预警、医疗救治、物资储备等功能为一体,主要包括决策目标、主体系统、支持系统、保障系统、辅助决策系统等,为统一、高效、快捷、准确应急决策提供支持。

(二)建立有效的应急决策综合协调机制

围绕决策系统的整体目标,遵循属地为主、统一指挥、快速反应的原则,建立既分工合作又协调统一的应急决策协调机制,使决策机构、决策者和决策方法高效统一,实现政府与公众联动、政府部门间联防联控、区域联防联控、军地联动。

2004 年以来,我国已经建立起多层次、多形式的卫生应急联防、联控机制,加强了各部门间的信息沟通与措施联动。还针对重大疾病,建立了重点地区的联防、联控工作机制。例如,根据鼠疫疫源地性质和行政区域划分,分别建立了北方 7 省(区、市)、南方 13 省、西北 5 省区和东北 4 省区鼠疫联防机制。2005 年 10 月,内地与港、澳联合签署了《关于突发公共卫生事件应急机制的合作协议》,确定三方合作范围,包括重大突发公共卫生事件和传染病疫情的信息通报、应急处置的协调、联动、卫生应急的技术、培训及科研等方面。

应急决策相关理论、知识、决策系统、方法等,本书第五章有详细阐述。

五、分级响应和应急处置机制

建立分级管理、逐级响应、全程响应的应急管理机制。

(一)突发公共卫生事件的分级响应和应急处置

特别严重突发公共卫生事件(Ⅰ级),由国务院或国务院卫生行政部门和有关部门依法处置;重大突发公共卫生事件(Ⅱ级),由省级人民政府依法处置;较大突发公共卫生事件(Ⅲ级),由地(市)级人民政府依法处置;一般突发公共卫生事件(Ⅳ级),由县级人民政府依法处置。超出本级应急处置能力时,地方各级人民政府要及时报请上级人民政府和有关部门提供指导和支持。

突发事件的响应级别与预警风险等级密切相关,根据风险等级,启动相应级别的应急响应行动。不同的响应级别应在事故的通知范围、应急中心的启动程度、应急资源调集规模、人员疏散的范围、应急总指挥的层级等方面都有不同的规定。

突发公共卫生事件的现场调查、病因分析,以及突发公共卫生事件的分级响应和应急处置,详见本书第六章。

(二)突发公共事件医疗卫生救援分级响应和应急处置

1. 分级　根据突发公共事件导致人员伤亡和健康危害情况将医疗卫生救援事件分为特别重大(Ⅰ级)、重大(Ⅱ级)、较大(Ⅲ级)和一般(Ⅳ级)四级。

(1)特别重大事件(Ⅰ级):①一次事件出现特别重大人员伤亡,且危重人员多,或者核事故和突发放射事件、化学品泄漏事故导致大量人员伤亡,事件发生地省级人民政府或有关部门请求国家在医疗卫生救援工作上给予支持的突发公共事件。②跨省(区、市)的有特别严重人员伤亡的突发公共事件。③国务院及其有关部门确定的其他需要开展医疗卫生救援工作的特别重大突发公共事件。

(2)重大事件(Ⅱ级):①一次事件出现重大人员伤亡,其中,死亡和危重病例超过5例的突发公共事件。②跨市(地)的有严重人员伤亡的突发公共事件。③省级人民政府及其有关部门确定的其他需要开展医疗卫生救援工作的重大突发公共事件。

(3)较大事件(Ⅲ级):①一次事件出现较大人员伤亡,其中,死亡和危重病例超过3例的突发公共事件。②市(地)级人民政府及其有关部门确定的其他需要开展医疗卫生救援工作的较大突发公共事件。

(4)一般事件(Ⅳ级):①一次事件出现一定数量人员伤亡,其中,死亡和危重病例超过1例的突发公共事件。②县级人民政府及其有关部门确定的其他需要开展医疗卫生救援工作的一般突发公共事件。

2. 应急响应

(1)Ⅰ级响应:符合下列条件之一者,启动医疗卫生救援应急的Ⅰ级响应。

①发生特别重大突发公共事件,国务院启动国家突发公共事件总体应急预案。

②发生特别重大突发公共事件,国务院有关部门启动国家突发公共事件专项应急预案。

③其他符合医疗卫生救援特别重大事件(Ⅰ级)级别的突发公共事件。

Ⅰ级响应行动:国务院卫生行政部门接到关于医疗卫生救援特别重大事件的有关指示、通报或报告后,应立即启动医疗卫生救援领导小组工作,组织专家对伤病员及救治情况进行综合评估,组织和协调医疗卫生救援机构开展现场医疗卫生救援,指导和协调落实医疗救治等措施,并根据需要及时派出专家和专业队伍支援地方,及时向国务院和国家相关突发公共事件应急指挥机构报告和反馈有关处理情况。凡属启动国家总体应急预案和专项应急预案的响应,医疗卫生救援领导小组按相关规定启动工作。

事件发生地的省(区、市)人民政府卫生行政部门在国务院卫生行政部门的指挥下,结合本行政区域的实际情况,组织、协调开展突发公共事件的医疗卫生救援。

(2)Ⅱ级响应:符合下列条件之一者,启动医疗卫生救援应急的Ⅱ级响应。

①发生重大突发公共事件,省级人民政府启动省级突发公共事件应急预案。

②发生重大突发公共事件,省级有关部门启动省级突发公共事件专项应急预案。

③其他符合医疗卫生救援重大事件(Ⅱ级)级别的突发公共事件。

Ⅱ级响应行动:省级卫生行政部门接到关于医疗卫生救援重大事件的有关指示、通报或报告后,应立即启动医疗卫生救援领导小组工作,组织专家对伤病员及救治情况进行综合评估。同时,迅速组织医疗卫生救援应急队伍和有关人员到达突发公共事件现场,组织开展医疗救治,并分析突发公共事件的发展趋势,提出应急处理工作建议,及时向本级人民政府和突发公共事件应急指挥机构报告有关处理情况。凡属启动省级应急预案和省级专项应急预案的响应,医疗卫生救援领导小组按相关规定启动工作。

国务院卫生行政部门对省级卫生行政部门负责的突发公共事件医疗卫生救援工作进行督导,根据需要和事件发生地省级人民政府和有关部门的请求,组织国家医疗卫生救援应急队伍和有关专家进行支援,并及时向有关省份通报情况。

(3) Ⅲ级响应:符合下列条件之一者,启动医疗卫生救援应急的Ⅲ级响应。

①发生较大突发公共事件,市(地)级人民政府启动市(地)级突发公共事件应急预案。

②其他符合医疗卫生救援较大事件(Ⅲ级)级别的突发公共事件。

Ⅲ级响应行动:市(地)级卫生行政部门接到关于医疗卫生救援较大事件的有关指示、通报或报告后,应立即启动医疗卫生救援领导小组工作,组织专家对伤病员及救治情况进行综合评估。同时,迅速组织开展现场医疗卫生救援工作,并及时向本级人民政府和突发公共事件应急指挥机构报告有关处理情况。凡属启动市(地)级应急预案的响应,医疗卫生救援领导小组按相关规定启动工作。

省级卫生行政部门接到医疗卫生救援较大事件报告后,要对事件发生地突发公共事件医疗卫生救援工作进行督导,必要时组织专家提供技术指导和支持,并适时向本省(区、市)有关地区发出通报。

(4) Ⅳ级响应:符合下列条件之一者,启动医疗卫生救援应急的Ⅳ级响应。

①发生一般突发公共事件,县级人民政府启动县级突发公共事件应急预案。

②其他符合医疗卫生救援一般事件(Ⅳ级)级别的突发公共事件。

Ⅳ级响应行动:县级卫生行政部门接到关于医疗卫生救援一般事件的有关指示、通报或报告后,应立即启动医疗卫生救援领导小组工作,组织医疗卫生救援机构开展突发公共事件的现场处理工作,组织专家对伤病员及救治情况进行调查、确认和评估,同时向本级人民政府和突发公共事件应急指挥机构报告有关处理情况。凡属启动县级应急预案的响应,医疗卫生救援领导小组按相关规定启动工作。

市(地)级卫生行政部门在必要时应当快速组织专家对突发公共事件医疗卫生救援进行技术指导。

3. 现场医疗卫生救援及指挥 医疗卫生救援应急队伍在接到救援指令后要及时赶赴现场,并根据现场情况全力开展医疗卫生救援工作。在实施医疗卫生救援的过程中,既要积极开展救治,又要注重自我防护,确保安全。

为了及时准确掌握现场情况,做好现场医疗卫生救援指挥工作,使医疗卫生救援工作紧张有序地进行,有关卫生行政部门应在事发现场设置现场医疗卫生救援指挥部,主要或分管领导同志要亲临现场,靠前指挥,减少中间环节,提高决策效率,加快抢救进程。现场医疗卫生救援指挥部要接受突发公共事件现场处置指挥机构的领导,加强与现场各救援部门的沟通与协调。

(1) 现场抢救:到达现场的医疗卫生救援应急队伍,要迅速将伤员转送出危险区,本着"先救命后治伤、先救重后救轻"的原则开展工作,按照国际统一的标准对伤病员进行检伤分类,分别用蓝、黄、红、黑四种颜色,对轻、重、危重伤病员和死亡人员作出标志(分类标记用塑料材料制成腕带),扣系在伤病员或死亡人员的手腕或脚踝部位,以便后续救治辨认或采取相应的措施。

(2)转送伤员:当现场环境处于危险或在伤病员情况允许时,要尽快将伤病员转送并做好以下工作:

①对已经检伤分类待送的伤病员进行复检。对有活动性大出血或转运途中有生命危险的急危重症者,应就地先予抢救、治疗,做必要的处理后再进行监护下转运。

②认真填写转运卡提交接纳的医疗机构,并报现场医疗卫生救援指挥部汇总。

③在转运中,医护人员必须在医疗仓内密切观察伤病员病情变化,并确保治疗持续进行。

④在转运过程中要科学搬运,避免造成二次损伤。

⑤合理分流伤病员或按现场医疗卫生救援指挥部指定的地点转送,任何医疗机构不得以任何理由拒诊、拒收伤病员。

4. 医疗卫生救援应急响应的终止 突发公共事件现场医疗卫生救援工作完成,伤病员在医疗机构得到救治,经本级人民政府或同级突发公共事件应急指挥机构批准,或经同级卫生行政部门批准,医疗卫生救援领导小组可宣布医疗卫生救援应急响应终止,并将医疗卫生救援应急响应终止的信息报告上级卫生行政部门。

六、信息发布与舆论引导机制

突发公共事件信息或突发公共事件医疗卫生救援信息发布应当及时、准确、客观、全面。事件发生的第一时间要向社会发布简要信息,随后发布初步核实情况、政府应对措施和公众防范措施等,并根据事件处置情况做好后续发布工作。

信息发布形式主要包括授权发布、散发新闻稿、组织报道、接受记者采访、举行新闻发布会等。

信息发布途径应多元化、立体化并及时滚动更新,坚持"快报事实、慎报原因"的发布原则,并充分利用新媒体资源的信息传播优势。

突发事件公共卫生风险沟通,详见本书第十四章。

七、应急保障机制

应急保障机制是为了确保突发事件发生时,卫生应急资源能得到高效、统筹保障。要实现应急资源有效的供给,必须超前规划、精心准备、优化配置,坚持预防为主、平战结合。

(一)技术保障

1. 信息系统 国家建立突发公共卫生事件应急决策指挥系统的信息、技术平台,承担突发公共卫生事件及相关信息收集、处理、分析、发布和传递等工作,采取分级负责的方式实施。

在充分利用现有资源的基础上,建设医疗救治信息网络,实现卫生行政部门、医疗救治机构与疾病预防控制机构之间的信息共享。

2. 疾病预防控制体系　国家建立统一的疾病预防控制体系。各省(区、市)、市(地)、县(市)要加快疾病预防控制机构和基层预防保健组织建设,强化医疗卫生机构疾病预防控制的责任;建立功能完善、反应迅速、运转协调的突发公共卫生事件应急机制;健全覆盖城乡、灵敏高效、快速畅通的疫情信息网络;改善疾病预防控制机构基础设施和实验室设备条件;加强疾病控制专业队伍建设,提高流行病学调查、现场处置和实验室检测检验能力。

3. 应急医疗救治体系　按照"中央指导、地方负责、统筹兼顾、平战结合、因地制宜、合理布局"的原则,逐步在全国范围内建成包括急救机构、传染病救治机构和化学中毒与核辐射救治基地在内的、符合国情、覆盖城乡、功能完善、反应灵敏、运转协调、持续发展的医疗救治体系。

各直辖市、省会城市可根据服务人口和医疗救治的需求,建立一个相应规模的医疗急救中心(站),并完善急救网络。每个市(地)、县(市)可依托综合力量较强的医疗机构建立急救机构。

按照"平战结合"的原则,依托专业防治机构或综合医院建立化学中毒医疗救治和核辐射应急医疗救治专业机构,依托实力较强的综合医院建立化学中毒、核辐射应急医疗救治专业科室。

4. 卫生执法监督体系　国家建立统一的卫生执法监督体系。各级卫生行政部门要明确职能,落实责任,规范执法监督行为,加强卫生执法监督队伍建设。对卫生监督人员实行资格准入制度和在岗培训制度,全面提高卫生执法监督的能力和水平。

5. 应急卫生救治队伍　各级人民政府卫生行政部门按照"平战结合、因地制宜,分类管理、分级负责,统一管理、协调运转"的原则建立突发公共卫生事件应急救治队伍和突发公共事件医疗卫生救援应急队伍,根据需要建立特殊专业医疗卫生救援应急队伍。

各级卫生行政部门要保证医疗卫生救援工作队伍的稳定,严格管理,定期开展培训和演练,提高应急救援能力。

6. 科研和国际交流　国家有计划地开展应对突发公共卫生事件相关的防治科学研究,包括现场流行病学调查方法、实验室病因检测技术、药物治疗、疫苗和应急反应装备、中医药及中西医结合防治等,尤其是开展新发、罕见传染病快速诊断方法、诊断试剂以及相关的疫苗研究,做到技术上有所储备。同时,开展应对突发公共卫生事件应急处理技术的国际交流与合作,引进国外的先进技术、装备和方法,提高我国应对突发公共卫生事件的整体水平。

此外,在预防和应急准备机制中介绍的培训演练,也是技术保障的重要方法。

(二) 物资、经费保障

1. 物资储备　各级人民政府要建立处理突发公共卫生事件的物资和生产能力储备。发生突发公共卫生事件时,应根据应急处理工作需要调用储备物资。卫生应急储备物资使用后要及时补充。

卫生应急物资储备是一项复杂、动态的系统工作,涉及卫生、发展改革和财政等多个部门。我国卫生应急物资储备以地方储备为主,国家储备作为有益和必要的补充。物资储备种类包括:药品、疫苗、医疗卫生设备和器材、快速检验检测技术和试剂、传染源隔离及卫生防护的用品和应急设施等。

2. 经费保障

（1）突发公共卫生事件经费保障：应急保障突发公共卫生事件应急基础设施项目建设经费，按规定落实对突发公共卫生事件应急处理专业技术机构的财政补助政策和突发公共卫生事件应急处理经费。根据需要对边远贫困地区突发公共卫生事件应急工作给予经费支持。国务院有关部门和地方各级人民政府应积极通过国际、国内等多渠道筹集资金，用于突发公共卫生事件应急处理工作。

（2）突发公共事件医疗卫生救援经费保障：财政部门负责安排应由政府承担的突发公共事件医疗卫生救援所必需的经费，并做好经费使用情况监督工作。

自然灾害导致的人员伤亡，各级财政按照有关规定承担医疗救治费用或给予补助。

安全生产事故引起的人员伤亡，事故发生单位应向医疗急救中心（站）或相关医疗机构支付医疗卫生救援过程中发生的费用，有关部门应负责督促落实。

社会安全突发事件中发生的人员伤亡，由有关部门确定的责任单位或责任人承担医疗救治费用，有关部门应负责督促落实。各级财政可根据有关政策规定或本级人民政府的决定对医疗救治费用给予补助。

各类保险机构要按照有关规定对参加人身、医疗、健康等保险的伤亡人员，做好理赔工作。

（三）通信与交通保障

各级应急医疗卫生救援应急队伍要根据实际工作需要配备救护车辆、交通工具和通讯设备。

铁路、交通、民航、公安（交通管理）等有关部门，要保证医疗卫生救援人员和物资运输的优先安排、优先调度、优先放行，确保运输安全畅通。情况特别紧急时，对现场及相关通道实行交通管制，开设应急救援"绿色通道"，保证医疗卫生救援工作的顺利开展。

（四）法律保障

国务院有关部门应根据突发公共卫生事件应急处理过程中出现的新问题、新情况，加强调查研究，起草和制订并不断完善应对突发公共卫生事件的法律、法规和规章制度，形成科学、完整的突发公共卫生事件应急法律和规章体系。

国务院有关部门和地方各级人民政府及有关部门要严格执行《突发事件应对法》《突发公共卫生事件应急条例》等规定，根据《国家突发公共卫生事件应急预案》要求，严格履行职责，实行责任制。对履行职责不力，造成工作损失的，要追究有关当事人的责任。

（五）社会公众的宣传教育

县级以上人民政府要组织有关部门利用广播、影视、报刊、手册、互联网等多种形式，对社会公众广泛开展突发公共卫生事件应急知识和突发公共事件医疗卫生救援知识的普及教育。

各医疗卫生机构要做好宣传资料的提供和师资培训工作，指导群众以科学的行为和方式对待突发公共事件。

要充分发挥有关社会团体在普及卫生应急知识和卫生科普知识方面的作用。在广泛普及医疗卫生救援知识的基础上，逐步组建以公安干警、企事业单位安全员和卫生员为骨干的群众性救助网络，经过培训和演练提高其自救、互救能力。

（六）其他保障

相关部门按照各自职责，做好保障工作。如公安机关负责维护突发公共事件现场治安秩序，保证现场医疗卫生救援工作的顺利进行。海关负责突发公共事件医疗卫生救援急需进口特殊药品、试剂、器材的优先通关验放工作。

食品药品监管部门负责突发公共事件医疗卫生救援药品、医疗器械和设备的监督管理，参与组织特殊药品的研发和生产，并组织对特殊药品进口的审批。

红十字会按照《中国红十字会总会自然灾害与突发公共事件应急预案》，负责组织群众开展现场自救和互救，做好相关工作。并根据突发公共事件的具体情况，向国内外发出呼吁，依法接受国内外组织和个人的捐赠，提供急需的人道主义援助。

总后卫生部负责组织军队有关医疗卫生技术人员和力量，支持和配合突发公共事件医疗卫生救援工作。

八、责任追究与奖惩机制

1. 奖励　县级以上人民政府人事部门和卫生行政部门，对参加突发公共卫生事件应急处理或突发公共事件医疗卫生救援作出贡献的先进集体和个人要给予表彰和奖励；民政部门对在突发公共卫生事件应急处理或突发公共事件医疗卫生救援工作中英勇献身的人员，按有关规定追认为烈士。

2. 责任　对在突发公共卫生事件应急处置或突发公共事件医疗卫生救援过程中，有玩忽职守、失职、渎职等行为的，依据有关法律法规追究当事人的责任，构成犯罪的，依法追究刑事责任。

3. 抚恤和补助　地方各级人民政府要组织有关部门对因参与应急处理工作致病、致残、死亡的人员，按照国家有关规定，给予相应的补助和抚恤；对参加应急处理一线工作的专业技术人员应根据工作需要制订合理的补助标准，给予补助。

4. 征用物资、劳务的补偿　突发公共卫生事件应急工作结束后，地方各级人民政府应组织有关部门对应急处理期间紧急调集、征用有关单位、企业、个人的物资和劳务进行合理评估，给予补偿。

九、社会动员机制

在日常和紧急情况下，动员社会力量进行自救、互救或参与政府应急管理行动，在应急处置过程中对民众善意疏导、正确激励、有序组织，提高全社会的安全意识和应急技能。

十、恢复重建机制

突发公共卫生事件的结束并不意味着突发公共卫生事件应急管理过程的完全终结。要积极稳妥地开展生产自救，做好善后处置工作，把损失降到最低，让受灾地区和民众尽快恢复正常的生产、生活和工作秩序，实现常态管理与非常态管理的有机转换。

十一、督导评估机制

突发公共卫生事件结束后，各级卫生行政部门应在本级人民政府的领导下，组织有关人员对突发公共卫生事件的处理情况进行评估。

评估内容主要包括事件概况、现场调查处理概况、病人救治情况、所采取措施的效果评价、应急处理过程中存在的问题和取得的经验及改进建议。

评估报告上报本级人民政府和上一级人民政府卫生行政部门。

突发公共卫生事件的后期评估,详见本书第六章第三节。

第五节　公共卫生应急管理法制

2003 年的 SARS 危机开启了中国应急法律体系的建设。目前我国已构建起了具有中国特色的突发事件公共卫生应急法规体系。

一、应急管理法制的分类

应急管理法制分为广义和狭义两种。

(一)狭义的应急管理法制

狭义的应急管理法制是指与应急管理活动相关的各项法律、法规和规章,即在突发事件引起的公共紧急情况下处理国家权力之间、国家权力与公民权利之间、公民权利之间各种社会关系的法律规范和原则的综合,其核心和主干是宪法中的紧急条款和突发事件应对法或紧急状态法。

应急管理法律法规是一个国家在非常规状态下实行法治的基础,是一个国家应急管理的依据,也是一个国家法律体系和法律学科体系的重要组成部分。与常规状态下的法律运作机制相比,应急管理法制具有权力优先性、紧急处置性、程序特殊性、社会配合性、救济有限性等特点。

(二)广义的应急管理法制

广义的应急管理法制还包括各种具体制度。包括日常工作制度、会议制度、民主决策制度、学习制度、应急队伍管理制度、应急物资管理制度等。

广义的应急法制是静态和动态的有机统一。从静态来看,应急法制是指法律和制度的总称,包括法律规范、法律组织、法律设施等;从动态来看,应急法制是指各种法律活动的总称,包括法的制定、实施、监督等。

规范化的制度一般包括三个部分:①条件,即规定本制度的适用范围;②规则,即规定应该做什么,应该怎样做,禁止做什么,禁止怎样做;③制裁,即规定违反本制度必须承担的责任和后果。

制度建设的注意事项:

①制度要与国家的相关法律法规相适应,不能和相关的法律法规相抵触;

②制度设置要注意符合本单位本部门的实际,具有可操作性,避免"墙上的制度"现象;

③制度中要明确组织机构和人员的权限,保证制度的落实;

④各项制度的制定应发扬民主,鼓励组织成员积极参与讨论制定;

⑤制度面前人人平等,追究不遵守制度的行为。

二、公共卫生应急管理法规体系

通过制定规则来协调和解决不同利益主体间的冲突,实现良性的利益博弈。

(一)法律体系

以宪法为根本指导,我国已初步建立以《突发事件应对法》为基本法、大量单行立法与之并存的公共卫生应急管理的法律体系。

1. 基本法　2007年11月1日,我国正式颁布施行了《突发事件应对法》。该法为突发事件应对的基本法。

《突发事件应对法》主要集中规范普通的应急管理,已经不再考虑极端形式的紧急状态。首次系统、全面地规范了突发事件应对工作的各个领域和各个环节,确立了应对工作应当遵循的基本原则,建构了一系列基本制度,规范了在突发公共事件预防和应急准备、监测预警、应急处置和救援、善后与恢复等阶段的具体应对活动,以及政府、社会和个人在各项应对活动中的相互关系,为突发事件应对工作的全面法律化和制度化提供了最基本的法律依据。

2. 单行法　我国的单行立法主要采取一事一立法的思路,是关于应对某类突发事件的规定。

法律层面关于突发事件的立法中有一部分是专门立法,包括《防震减灾法》《防沙治沙法》《防洪法》《传染病防治法》等。

多数立法并非是关于突发事件预防和应对的专门立法,只是部分条款与突发事件的应对相关,内容相对简单,具有很强的针对性。该类立法规定在部门管理法中,如公共卫生事件类的《食品安全法》《职业病防治法》《放射性污染防治法》《国境卫生检疫法》《动物防疫法》《安全生产法》等。

(二)行政法规

行政法规是指国务院根据宪法和法律,按照法定程序制定的有关行使行政权力,履行行政职责的规范性文件的总称。行政法规一般以条例、办法、实施细则、规定等形式作成。行政法规的制定主体是国务院,需要国务院总理签署国务院令。它的效力次于法律、高于部门规章和地方法规。如《突发公共卫生事件应急条例》《重大动物疫情应急条例》《核电厂核事故应急管理条例》《传染病防治法实施办法》《食品安全法实施条例》《公共场所卫生条例》《医疗机构管理条例》等。

(三)地方性法规

地方性法规的制定机关有两类:一是由省、自治区、直辖市的人大和人大常委会制定;二是由省会所在地的市以及国务院批准的较大的市的人大及其常委会制定,但同时应报省一级人大常委会批准,还要报全国人大常委会备案。地方性法规的效力低于宪法、法律和行政法规。

(四)部门规章

根据制定机关的不同,规章可分为两类:①由国务院的组成部门和直属机构在其职权范围内制定的规范性文件。该类文件不须经国务院批准,其与地方性法规处于一个级别。一般以《意见》《通知》等形式下发,如《国务院办公厅关于加强基层应急管理工作的意见》《国务院关于全面加强应急管理工作的意见》《结核病防治管理办法》《医院感染管理办法》《关于疾病预防控制体系建设的若干规定》《关于卫生监督体系建设的若干规定》等。②地方行政规章。由省、自治区和直辖市人民政府,以及省人民政府所在地的市人民政府和国务院批准的较大市人民政府制定的规范性文件。地方政府规章除了服从宪法、法律和行政法规外,还要服从地方性法规。

(五) 预案

应急预案是将立法规定具体化,是应急响应的直接依据。

(六) 技术指南、标准、导则等技术支持性文件

为保证突发事件应急处理机构和个人正确、有效地开展救援工作,需要制定针对性强、内容具体的《标准》《工作指南》《工作规范》等技术支持性文件,用于指导和规范突发事件应对行为。这些技术文件也是对机构和个人工作考核的依据。

（谭兆营　金　辉　卞琳琳）

第三章　公共卫生监测与突发公共卫生事件预警

公共卫生监测是公共卫生活动的基础和管理工具。利用公共卫生监测手段,收集分析相关信息资料,有利于早期识别突发公共卫生事件风险并及时预警,同时,监测结果能为制定突发公共卫生事件预防控制策略、措施,采取适宜的公共卫生行动及合理配置资源,提供科学的决策依据。

监测预警系统是早发现、早报告、早处置突发公共卫生事件的重要信息通道,是预警预测、科学决策指挥的重要信息平台。

第一节　概　述

监测是公共卫生的基石,通过监测提供重要信息,提高公共卫生活动效率和效果。

一、公共卫生监测的历史和发展

(一)公共卫生监测起源与发展简史

监测本意为监视,将监测的理念应用到疾病中,形成了疾病监测。

疾病监测是从简单地观察和记录流行病开始的。公元前 3180 年,在埃及第一法老王朝统治期间发生的"大瘟疫"是人类历史上第一次记录的流行病。公元前 460—公元前 370 年,希波克拉底描写了地方病和流行病的特点(首次使用收集和分析数据的概念)。14 世纪,欧洲为了控制疾病发生,在小规模社区开展了疾病登记。16 世纪,英国开始生命统计(包括出生和死亡)。17 世纪,英国人 Graunt 利用教堂的死亡登记,分析伦敦居民的死亡情况(最原始的疾病监测)。17~18 世纪,形成了传染病监测的雏形,并将其引入预防医学。19 世纪至 20 世纪初,早期疾病监测主要用于天花、霍乱、鼠疫、黄热病等烈性传染病,以便通过及时隔离来防止传播。1918~1919 年将监测用于世界性流感大流行。

系统性疾病监测始于美国。1925 年全美实施传染病发病率报告,1935 年在全国开展健康调查,1952 年美国 CDC 建立持续的监测系统,1955 年开展系统性的疟疾、脊髓灰质炎监测。

1943 年丹麦建立癌症登记制度,为非传染病监测的开端。

1965 年,WHO 的总干事在 WHO 的传染病部门建立了流行病监测部。第一份传染病监测报告发表于 1966 年。

1968 年,第 21 届世界卫生大会提出公共卫生监测是公共卫生实践的基本功能。

（二）中国疾病监测发展的三阶段

第一阶段：疾病监测的初始阶段（1978 年以前）。1950 年我国建立了法定传染病报告制度。这一时期，主要是被动地收集数据，以传染病疫情报告为主。

第二阶段：疾病监测的迅速发展阶段（1978～2003 年）。1978 年开始，我国陆续建立传染病单病种监测系统，如流行性感冒、乙型脑炎、鼠疫、脊髓灰质炎、麻疹、艾滋病、肺结核等。1980 年建立由 30 个疾病监测点组成的全国疾病监测系统，开展哨点监测。1986 年前，每月以纸质统计报表的形式，由县（区）、地市、省、国家逐级邮寄月报。1987—2003 年，每月以电子统计报表的形式，由县（区）、地市、省、国家逐级报告监测信息。这一时期，监测内容逐步增多，除传染病报告外，还主动收集人口相关资料，并逐步扩展到对行为危险因素的监测，定期出版疾病监测信息年报。这一时期，我国传染病报告方式也在不断调整和升级，最初为基于医疗机构发现病人后，手工填写传染病报告卡，寄送给当地防疫机构，防疫机构每月汇总形成报表，逐级寄送给上级防疫机构，最终直至卫生部，1993 年建立电子邮件系统，使通过邮寄的信息传递方式逐步升级为网络传输，但仍未改变定期逐级汇总报告的方式。

第三阶段：疾病监测系统的完善与巩固期（2004 年至今）。2004 年，利用现代通信手段，建立了统一、快速的传染病网络直报信息系统。全国实行以法定传染病个案报告为基础的疫情网络直报，要求具备直报条件的机构按照法定传染病报告时限录入传染病报告卡，录入完成后信息进入国家数据库，可以立即纳入各级分析。传染病网络直报的实现，彻底变革了我国的传染病报告方式，使法定传染病报告管理质量得到质的飞跃，实现了实时报告、实时查询，大大提高了传染病疫情报告的及时性、敏感性和准确性，为传染病突发公共卫生事件早期预警提供了宝贵的数据资源，也是目前最主要的信息来源。

（三）公共卫生监测的历史演变及概念内涵特征

1. 公共卫生监测的历史演变　公共卫生监测是公共卫生实践的重要组成部分。最早的监测活动主要针对疾病的发生和死亡，尤其是严重的传染性疾病，如天花、鼠疫、斑疹伤寒、黄热病等，因此又称为疾病监测。随着社会的发展以及疾病谱和现代医学模式的改变，人们对健康的理解也发生着巨大的改变，公共卫生监测工作的内容由传统的单纯以传染病为主，逐渐过渡到了慢性病、伤害、职业因素、个人行为、环境刺激等方面，监测范围不断扩大，公共卫生监测的内容已覆盖了疾病监测、突发公共卫生事件监测、行为危险因素监测、药品不良反应监测、环境监测以及营养和食品安全监测等方面。

现代公共卫生监测已从单纯的生物医学角度，发展到生物、心理、社会行为的广泛视野。监测方法也不断完善，从单纯的生物医学观察发展到利用社会学、行为学等多学科的方法进行研究，目前已发展形成了系统的理论体系和监测机制。

2. 公共卫生监测的概念及内涵特征　公共卫生监测是为了计划、实施和评价公共卫生行动而对健康数据系统、持续地收集、分析、解释和传播的过程。

公共卫生监测具有以下三个基本特征：①长期、连续、系统地收集有关健康事件、卫生问题的资料。②原始资料要经过科学分析和解释，获得重要的公共卫生信息。③卫生信息要及时反馈给有关部门和人员充分利用，以便制定、实施、评价和调整公共卫生策略和措施。

二、公共卫生监测目的和意义

（一）描述与健康相关事件的分布特征和变化趋势

1. 定量或定性评估,确定主要公共卫生问题　对疾病或事件的长期变动趋势、自然史、发生规模、强度、分布特征和传播范围等进行定量或定性描述,准确评价目标人群的健康状况,确定当前或今后一段时期的主要公共卫生问题。

2. 发现异常情况,查明原因并及时采取干预措施　通过监测,早期发现异常变化情况,识别疾病的流行和暴发,或发现新发传染病,及时向有关卫生机构发出预警。通过进一步流行病学监测,判断变化的原因,确定优先采取的特异性预防控制措施。

3. 预测发展趋势,估计卫生服务需求　监视病原微生物的型别、毒力、耐药性及其变异情况,监测人群免疫水平,监测相关的危险因子,分析研判疾病或病原体的传播是否被阻断,动态观察、预测、预报疾病或事件的发展趋势,估计未来的卫生服务需求。

（二）确定健康事件的危险因素和高危人群

监测的内容除了疾病或事件外,还包括针对行为危险因素、环境污染物、食品安全和营养缺乏或过剩等健康危害因素方面的监测,对这些信息的分析,有助于获得影响疾病发生发展的各种因素,并借此确定相应疾病的高危人群,为制定有针对性的干预措施及合理有效的策略提供科学依据。

（三）评价公共卫生干预策略和措施的效果

由于监测是连续、系统地进行观察,因此在评价干预策略和措施的效果时,疾病的变化趋势能够提供最直接和最可靠的依据。

总之,在公共卫生活动中,监测资料不但要为制定适宜的政策和疾病控制决策提供科学的、符合实际的依据,而且要为公共卫生行动和资源分配的评价提供基础资料。

三、公共卫生监测的种类

（一）基于指标的监测

1. 疾病监测

（1）传染病监测:根据《中华人民共和国传染病防治法》,我国将法定报告传染病分为甲、乙、丙三类。在我国领土范围内凡发现有法定传染病病例发生和死亡,所有责任报告人都应向当地疾病预防控制机构报告。这部分传染病监测主要属于被动监测和常规报告范畴。

传染病监测内容:①收集人口学特征:了解人口、出生、死亡、生活习惯、经济状况、教育水平、居住条件和人群流动的情况;②传染病发病、死亡及其在人、时、地方面的动态分布特征、疫情的变动趋势;③人群免疫水平:人群易感性和群体免疫;④动物宿主、媒介昆虫的种类、分布、季节消长及病原体携带状况等;⑤病原体的型别、毒力、变异、耐药情况;⑥水源、食品等外环境病原体监测;⑦相关危险因素、行为学监测;⑧防控措施及效果评价;⑨专题流行病学调查。

（2）慢性非传染病监测:随着疾病谱的改变,我们的监测范围已扩大到非传染病领域。监测内容根据各国及各地区的主要卫生问题或监测目的不同而异,主要包括恶性肿瘤、心脑血管病、糖尿病、精神性疾病、职业病、出生缺陷、伤害等。

（3）死因监测：通过死因监测及死因统计分析，了解人群的死亡率和死因分布，反映监测人群的健康水平，并确定不同时期主要死因及疾病防治重点。

2. 症状监测 症状监测又称综合征监测或症候群监测，是指通过长期、连续、系统地收集特定临床症候群或与疾病相关现象的发生频率，从而对某类疾病的发生或流行进行早期探查、预警和做出快速反应的监测方法。此类监测曾被称作生物监测、非传统监测、前驱期或诊断前期监测、健康指示器监测以及早期预警监测等。

症状监测是一种新发展起来的主动监测手段，相对基于临床确诊数据的传统监测手段，症状监测可更加及时、灵敏地探测到疾病流行的异常。以急性传染病疫情为例，一般而言，大多数患者都会经历潜伏期、前驱期、症状明显期和恢复期4个阶段。前驱期症状多为非特异的，患者不一定就诊，即使就诊也不易被确诊。因此，只有人群中相当数量的患者进入症状明显期并被确诊后，传统公共卫生监测才会检测到异常。症状监测则从患者刚刚开始出现轻微症状的阶段就收集相关数据。尚处于前驱期的患者如果到药店购买非处方药或请病假休息，从药品销售情况和学校缺勤率数据就可能检出异常。

常用的症状监测有流感症状监测、发热监测、胃肠道症状（腹泻）监测等。与疾病有关的现象包括：门诊就医情况、药店非处方药和医疗相关用品销售量、学生或职工的缺勤率等。局势紧张时期，症状监测兼有应急监测与早期监测传染病暴发的双重功能。

20世纪90年代中后期，症状监测在美国得到了初步实践，并在2001年的"9·11"恐怖袭击以及随后发生的"炭疽邮件"事件后迅速发展。近年来症状监测在许多国家和地区得到广泛应用。如美国、加拿大、墨西哥三国联合成立的传染病早期预警监测系统（EWIDS），美国的公共卫生实时监测系统（RODS），以及法国的传染病监测预警系统（RAISIN）等。2000年悉尼奥运会、2002年盐湖城冬奥会、2005年苏格兰八国首脑峰会等许多大型活动期间都建立了各具特色的症状监测系统；我国在2008年北京奥运会、2010年上海世博会期间也开展了类似的工作。

3. 行为及行为危险因素监测 行为及行为危险因素监测是针对公共卫生事件原因的监测，是公共卫生监测的重要组成部分，既适用于传染病，也适用于非传染病。一般的行为，在没有确定与特定疾病存在因果关联性时，只是一些非特异性的行为或现象，对这些行为的监测，往往是为了探寻病因线索。

包括中国在内的越来越多的国家意识到行为危险因素监测的重要性，建立了本国的行为危险因素监测系统。如慢性病监测中，关注生活方式相关的行为因素（如吸烟、不良饮食习惯等）；艾滋病监测中，关注特定人群的不安全性行为、吸毒等；道路交通伤害监测中关注酒驾、汽车安全带使用、安全头盔使用等。

4. 其他监测 其他公共卫生监测包括环境监测（如大气、水、土壤、生活居住环境、劳动生产环境等）、营养和食品安全监测、学校卫生监测、药物不良反应监测、婴儿和孕产妇死亡监测、计划生育药具使用及不良反应监测。

（二）基于事件的监测

事件报告、媒体（互联网）检索、健康热线、国际通报等均属于事件监测的范畴。

突发公共卫生事件监测信息的主要来源，包括：

1. 各类疾病与公共卫生监测信息系统 通过这些常规的监测活动，如疾病监测、健康危害因素监测等，对已知和未知的疾病或健康危害因素在一定范围、一定时间、一定人群内发现异常情况或聚集性情况,并达到突发公共卫生事件预警指标时,进行报告的突发公共卫生事件。该类报告信息占我国突发公共卫生事件报告的60%以上。

2. 行政部门领导指示与部门信息交流　通过行政渠道报告各地发现的突发公共卫生事件。该类事件信息往往由基层部门直报到最高行政部门或其它部门,然后通过领导批示的方式逐级反馈到卫生计生部门。优点是报告信息快速,响应及时,缺点是对突发公共卫生事件具体处理部门工作较为被动。

3. 社会举报　通过卫生监测部门设立的报告专线或举报电话报告的突发公共卫生事件。该事件的初次报告信息大多局限于城区或县(区)范围。该类信息由于报告人主要来源于大众,因此需由专门突发公共卫生事件监测机构进行报告事件的识别,确认后方能正式进行报告。在发生大规模暴发疫情或突发公共卫生事件时,相关热线咨询电话量会明显增加,对咨询电话记录进行整理和分析,可以辅助发现可能的异常疫情,如我国的"12320"公共卫生热线。

4. 媒体检索　通过广播、电视、互联网络等新闻宣传媒体,报道的突发公共卫生事件信息。该报告事件属于媒体对"社会举报"信息进行主动采访调查的结果报道。由于该类报告信息具有一定报告人非专业主观判断因素,因此也需由专门突发公共卫生事件监测机构对报告事件进一步识别、确认后方能正式进行报告。

5. 国际通报　该类突发公共卫生事件信息主要来源于 WHO 或国与国之间的公告或通报。

四、监测方法及相关技术

(一)主要监测方法

1. 以人群为基础的监测　以特定人群为对象开展工作,监测特定疾病的动态变化。以人群为基础开展的监测,既可以是覆盖整个目标人群的常规报告监测,也可以是监测点或哨点监测。例如我国的法定传染病报告系统就是以人群为对象开展工作。

2. 以医院为基础的监测　此类系统以医院为现场开展工作,以医院病人为对象,主要是对医院内感染、病原体耐药、出生缺陷、性传播疾病等进行监测。

3. 以实验室为基础的监测　利用实验室方法对病原体或其它致病因素开展监测。实验室监测主要包括病原学监测、人群抗体水平监测以及耐药监测等。例如 WHO 及我国的流感实验室监测系统,其中开展的常规流感病毒分离与分型鉴定工作,即为以实验室为基础的监测。

通过实验室监测,可以了解病原的分离鉴定及特征、型别和亚型的变化等,进而与流行病学数据相链接。利用实验室技术,还可有效探查病原体循环是否阻断,并及时发现新的病原微生物。

为了进一步强化实验室监测的作用,许多国家和地区积极开展实验室监测网络的建设,通过数据交换实现跨地区和国界的数据共享。例如全球流行性感冒监测网(Global Influenza Surveillance Network,GISN)、全球疫苗可预防性疾病实验室网络等,在相应疾病的监测、预警和防控中发挥了重要作用。美国 1996 年在标准化的 PFGE 技术基础上,建立了美国食源性疾病病原菌分子分型监测网络(PulseNet USA),该网络在很多国家得到发展,至 2009 年已经涵盖了 80 多个成员国。PulseNet 依托各地监测实验室,通过网络化信息交流平台,发现传染病的跨地区和国际传播,开展传染病暴发流行的调查、追踪、溯源,已经成功处置和预警了多起食源性传染病暴发疫情。目前,我国已经建立了少数单病种的实验室监测网络,如艾滋病、结核、麻疹、流行性感冒等病种实验室监测网络。另外,我国还建立了中国细菌性传染病分子分型实验室监测网络(PulseNet China),该网络包括国家疾控中心实验室,各省市的监测网络实验室,以及其它传染病防治机构的细菌分子分型监测实验室。PulseNet China 还与亚太区病原菌实验室监测网络(PulseNet Asia Pacific)和全球病原菌实验室监测网络(PulseNet International)相联系,通过对全球范围监测信息的查询和比对,进而掌握相关传染病病原菌的流行情况和病原特征。

4. 以案例为基础的监测 有些情况下,统计疾病暴发的起数比统计单个病例更容易、更实用,尤其对一些有潜在暴发危险,报告质量较差或临床类型多样的疾病更是如此。在我国诸如突发公共卫生事件监测、食品安全事件监测、甚至传染病疫情监测等都属于以案例为基础的监测。

(二)常用监测技术及相关概念

1. 被动监测和主动监测 被动监测(passive surveillance)是指依据法律、法规的要求,下级单位常规地向上级机构报告监测资料,而上级单位被动地接受。如:法定传染病监测信息系统、药物不良反应监测信息系统。被动监测一般花费较少、易实施,因此世界上大多数监测系统都采用被动监测,但被动监测普遍存在低估疾病发病实际水平的情况。

根据特殊需要,上级单位专门组织调查或要求下级单位严格按照规定收集资料,称为主动监测(active surveillance)。如:传染病漏报调查、对某些行为因素(如吸烟、吸毒等)的监测等。通过主动调查手段,可以评价疾病流行率的时间变化趋势(如 HIV 的血清患病率调查),评价公共卫生或临床干预的有效性,还可以形成关于危险因素的假说等。

2. 常规报告和哨点监测 常规报告是指国家和地方的常规报告系统,如我国的法定传染病报告系统,要求报告的病种多,报告的范围覆盖全国,而且主要由基层卫生人员来开展工作。作为一种很普遍的监测技术,常规报告能够获得一些重要的、有价值的信息,但漏报率高和监测质量低是不可避免的。

为了更清楚地了解某些疾病在不同地区、不同人群的分布以及相应的影响因素等,根据被监测疾病的流行特点,选择若干有代表性的地区和(或)人群,按照统一的监测方案连续地开展监测,称为哨点监测。例如我国的艾滋病哨点监测系统,就是根据流行特点,由设在全国各地的监测哨点对高危人群进行定点、定时、定量的 HIV 抗体检测,由此可以了解我国艾滋病的感染状况和变化趋势。我国的流感样病例(ILI)监测系统,也采取以医院为哨点的监测。具有良好代表性的监测点监测,能获得比较准确、可靠、及时的资料,其耗费更低、效率更高。

3. 实际病例和监测病例 由于疾病与健康往往缺乏一个明显的界限,如果按照某个临床诊断标准来确定病例,就必然会发生一定数量的漏诊和误诊。在大规模的监测工作中,宁可忽视单个病例诊断的准确性,也要保证一个统一的、可操作性强的临床诊断标准,用这个诊断标准确定的病例称为监测病例。

　　监测病例定义尽量明确、简单,最好是既实用又有具体的量化标准。监测病例定义的基本要素包括:时间、地点和人的限定标准;临床和实验室诊断;疾病的流行病学特征;诊断的确定程度;高敏感度和特异度等。病例定义取决于资源(人、实验室)和疾病控制目标(有限控制、良好控制、消灭/根除)。例如:细菌性痢疾的诊断主要根据临床症状和粪便镜检,而不是根据病原学检验。流感监测时的"流感样病例"定义,是指发热(体温≥38℃),伴咳嗽或咽痛之一者。

　　而通过病原学、血清学、分子生物学等较为可靠的方法,诊断为某种疾病的病例为该病的实际病例。临床诊断病例目的是对单个病例作出准确诊断,这必然会产生一定数量的漏诊和/或误诊。

　　4. 直接指标和间接指标　监测得到的发病数、死亡数、发病率、死亡率等称为监测的直接指标。有时监测的直接指标不易获得,如流感死亡与肺炎死亡有时难以分清,则可用"流感和肺炎的死亡数"作为监测流感疫情的间接指标。

　　5. 静态人群和动态人群　静态人群是指在研究过程中无人口迁出和迁入的人群。在疾病监测工作中,如果人口迁出、迁入不多时,仍可视为静态人群,如果有频繁迁出、迁入,则称为动态人群。计算疾病频率指标时,静态人群采用平均人口数作分母,动态人群采用人时数作分母。

　　6. 稀型调查与密型调查　稀型调查是指在一个监测周期内(一般为一年),对监测指标开展较少次数的调查,称为稀型调查。常用于调查一个监测期内呈现规则动态变化的单项流行病学指标。

　　密型调查是指在一个监测周期内开展较多次数的调查(至少2～3次/年),称为密型调查。常用于同时监测多项呈动态变化的流行病学指标,以摸清其相互之间的关系。

第二节　监测系统建立与管理

　　针对不同类别传染病、食物中毒、职业中毒等突发公共卫生事件制定监测、设计、建立相应监测体系,监测网络布局要合理。

一、监测系统设计

(一)确定监测目的

　　着手建立一个新的监测系统时,必须谨慎地考虑并充分论证监测需求和目的,并对监测目的做出清晰和有针对性的界定。

　　每个特定的监测系统,不需要实现所有的监测目的。一般情况下,监测目的和需求越多、变量越丰富,则监测系统可接受性越差,数据收集的难度也越大,成本也越高。既要对监测目的与监测信息获得的难度、经费和人员投入、数据质量之间进行反复权衡,还应考虑监测系统能否兼顾不同层次公共卫生部门和疾病控制机构的需要。

(二)明确监测对象与病例定义

　　根据监测目的、疾病控制目标、资源的可利用性、目标疾病的特征等因素选择和确定监测对象。如开展脊髓灰质炎监测时,监测对象是全国范围内 15 岁以下儿童中发生的所有急性迟缓性麻痹病例;开展病毒性肝炎分型监测时,往往选择患急性病毒性肝炎患者作为监测人群,进行肝炎血清学项目检测;艾滋病监测时,常选择性病病人、性错乱人群、吸毒人群等作为监测对象。监测对象的样本量,取决于人群暴露某种危险因素的比例,暴露该因素后疾病的相对危险性,以及研究功效和统计学显著性水平等。

监测中应使用统一的病例定义。制定病例定义的目的主要是为了保证报告的一致性和可比性。无论是法定传染病的常规报告系统,还是对特定传染病的监测,都要建立适当的病例定义。病例定义的变化,直接影响到监测系统的特异性和敏感性。

(三)确定监测系统框架

监测系统是利用监测点为基础组成的监测网络,并配有监测组织、人员、技术条件和保证运作所需经费等。监测系统框架根据监测需求和目的决定。

1. 确定监测系统类型和监测方式 监测系统是采用基于指标的监测,或是采用基于事件的监测。如采用指标为主的监测,是采用疾病监测,还是症状监测,或危险因素监测等,应予以明确。

监测方法是采用人群为基础的监测,还是采用医院为基础的监测,或是实验室为基础的监测,是否需要建立网络实验室等,是采用被动监测还是主动监测技术,是常规报告还是哨点监测等,以上问题在系统设计时,都应充分考虑论证。

2. 界定组织机构职责任务 系统要清晰界定各级各类组织机构的职责、任务和权限,明确所有参与者所承担的任务和分工,明确责任报告单位、报告人。成功的监测系统始终把人员之间的联系作为一个基本因素。

3. 明确监测内容和监测指标 依据监测目的设定监测内容和监测指标。监测内容切忌“大而全”。监测报告卡(表)、个案调查表要标准化,格式统一。监测指标的选择,要能准确反映监测疾病的流行水平,且有利于后续监测数据的分析。不是所有疾病都能获得直接指标,如流行性感冒死亡与肺炎死亡就难以区分,故监测时常规应用“流行性感冒和肺炎死亡数”“超额死亡率”等间接指标。

4. 确定报告流程和方式 报告流程是逐级上报还是直接上传至系统顶端。报告方式是采用网络报告还是人工报告(邮递报卡、表格),个案报告还是汇总报告,是立即报告还是周期(周、月)报告。

(四)制定数据分析方案

监测数据的分析方案和分析指标在监测方案制定时即应确定。监测数据分析方法与一般的描述流行病学分析方法相同,疾病的三间分布特征分析为其基本分析内容,同时考虑信息的解释和展示方式(统计图、表格、地图等)。

(五)确定监测信息的发布和使用机制

在监测系统方案设计阶段,就应对监测信息分发和常规使用机制作出规定。即:监测数据结果分发给谁(人员、机构);原始数据向谁开放;是否以及以何种方式向公众公布监测信息等。监测结果除向上级和决策机关报送外,还应以适当的形式向下级和报告人反馈。

(六)确定监测系统的评价方法和质控指标

应预先设计监测系统评价方法,及具体的监测质控指标和标准,以便对监测系统和监测工作进行改进。

二、监测系统建立、运行与管理

(一)监测系统建立

1. 制定监测方案或工作指南　依据监测系统设计,制定监测方案或工作指南。监测方案和工作指南的核心内容包括:监测目的、病例定义和分类、病例报告的要求(报告方法、报告程序、原始报告及格式)、病例调查和标本采集、数据管理和分析(含数据分析指标)、监测系统的质控指标等。

2. 设立监测点、建立监测网络　确定监测点布局和监测人群。如果病例报告不是法定传染病,则应与监测点或者资料的报告机构和人员事先达成报告协议。

3. 监测系统启动和运转　依据监测系统设计和监测方案要求,启动、运行监测系统,并确保系统的正常运转。启动前开展人员培训,针对人员变动,持续开展培训。

(二)监测资料的收集、分析和利用

公共卫生监测的基本过程包括资料收集、资料分析、解释、信息反馈和信息利用四个基本过程。

1. 系统收集资料　不同病种或事件所要达成的监测目的、监测目标不同。应根据不同监测的特定目的,系统全面地收集相关监测资料。涉及病人隐私的,应注意妥善保密、保存。

如传染病监测资料主要包括:①人口学资料;②人群疾病发病或死亡的资料;③实验室检测的病原学和血清学资料;④危险因素调查资料;⑤干预措施记录资料;⑥专题调查报告;⑦其他有关资料,如气象资料等。

2. 整理和分析资料　整理资料是指对收集到的原始资料认真核对、整理,以保证资料的完整性和准确性。分析资料是指利用统计学技术把各种数据转变为有关的指标并加以解释,进而揭示出所监测公共卫生问题的分布特征、变化规律及趋势、影响因素等。

(1)描述性分析:描述疾病在时间、地区、人群中分布特征,探索某些因素与监测疾病之间的关联,反映免疫接种等预防措施干预后的效果等,为今后开展疾病监测或流行病研究提供基础,为制定疾病预防控制对策与措施提供有价值的信息。

(2)趋势性分析:监测资料通常用来证实察觉到的卫生问题的变化趋势。对监测疾病的发生或死亡情况,从时间上进行纵向分析,观察监测地区疾病的流行变化趋势,有利于探索致病因素和对疾病的发生和流行情况作出预测。

(3)发病危险因素分析:应用流行病学和统计学技术,对监测疾病发病的危险因素进行分析。

3. 信息的反馈　信息反馈是把监测和干预连接起来的桥梁,监测系统必须建立反馈信息的渠道,使所有应该了解信息的单位和个人都能及时获得,以便迅速对发现的问题做出反应。

信息反馈的内容和形式应视对象不同而异。反馈内容包括:疾病的现时发病水平、不同地区人群发病水平的差异、发病情况预测、监测报告评价、预防控制建议等。反馈形式包括:定期(周、月、季)召开会议、编写监测书面简报、通报等,如疫情(死亡)周报、月报、年报,阶段性(季、年)疫情或突发公共卫生事件趋势分析等。

4. 信息的利用　通过监测获得的信息可以用来描述公共卫生问题的分布特征、确定流行的存在、预测流行的趋势、评价干预的效果，为开展公共卫生活动提供决策的依据。

充分利用监测信息，用以指导制定、完善和评价公共卫生干预措施与策略，为决策者提供决策依据，是公共卫生监测的最终目的。

（三）监测质量控制

1. 监测工作质量控制

（1）制定统一的监测规范和操作规程：按照计划和方案要求，做好监测过程各个环节工作。统一监测对象和监测内容。在资料收集中要有统一的标准和方法，采用统一表式，以及规范的工作程序。实验室采用统一检测方法和试剂。

（2）建立各级监测人员的培训考核制度：对监测人员开展统一技术培训，培训到位率、合格率均达 100%。

（3）落实分级负责制，建立长效运行管理工作机制。

（4）建立监测工作质量定期督导检查制度：定期对监测方案和工作规范的执行情况进行督导与检查，包括采用随机抽样调查方法抽查监测对象，用以复核基层单位的监测工作质量，或发放未知的考核试验标本或采集监测对象平行标本进行实验室监测工作质量的检查考核。

2. 监测数据质量控制

（1）数据的正确性：正确性是指收集、登记获得的资料数据与客观实际的符合程度，包括监测人群中及时正确地发现病例的能力和避免或减少误诊病例的能力。

（2）数据的完整性：上报的监测病例数据，力争做到从病例诊断、登记、调查、报告全过程资料收集完整，无遗漏和缺项。漏报率、漏诊率应限制在控制的范围内。资料收集完整率、归档资料完整率、传染病报告卡完整率的标准值均为 100%。

（3）数据的可靠性：可靠性是指监测数据的可信程度。监测人员的业务能力，其对监测方法、技术、标准的掌握情况，以及工作责任心等因素，将对监测数据的可靠性产生直接影响。可靠性最易发生的问题是病例诊断、死因判断与归类、监测数据与实际情况不符等。

（4）数据的可比性：监测数据应具有时间维度、空间维度的可比性，即同一监测地区（或监测点）历年资料可比，不同监测地区（或监测点）间资料可比。在比较时应注意率的标准化。易造成可比性差的因素主要有：监测方案、标准要求不统一；资料来源、收集方法不统一；疾病诊断方法和标准不统一；统计分析方法不统一。

三、监测系统的评价

需要定期对监测系统进行评价。评价内容包括监测的必要性、监测目的的合理性、是否达到预期目的、监测系统的结构、监测系统的特性、监测系统运行成本等方面。评价应包括随时性评价和阶段性评价。

（一）监测系统评价指标

1. 敏感性（sensitivity）　是指监测系统识别公共卫生问题的能力。主要包括两个方面：一是指监测系统报告的病例占实际病例的比例，二是指监测系统判断疾病或其他公共卫生事件暴发或流行的能力。

2. 及时性(timeliness)　是指监测系统发现公共卫生问题到将信息反馈给有关部门的时间。它反映了监测系统的信息上报和反馈速度。

3. 代表性(representativeness)　是指监测系统发现的公共卫生问题在多大程度上能够代表目标人群的实际情况。缺乏代表性的监测资料可能导致决策失误和卫生资源的浪费。

4. 特异性(specificity)　是指监测系统排除公共卫生问题的能力。即监测系统能够正确识别疾病群体现象的随机性波动,从而避免发生误报。

5. 简便性(simplicity)　是指监测系统的收集资料、监测方法和运作简便易行,具有较高工作效率,省时且节约卫生资源。

6. 灵活性(flexibility)　是指监测系统能针对新的公共卫生问题、操作程序或技术要求,进行及时的调整或改变,以适应新需要的能力。

7. 可接受性(acceptability)　是指监测系统各个环节的工作人员对监测工作的参与意愿程度,反映在工作人员能否提供有效的信息。

8. 阳性预测值(positive predictive value)　是指监测系统报告的病例中,真正的病例所占的比例。阳性预测值很低时,对假阳性病例的调查以及对非暴发或流行疫情的干预,将造成卫生资源的浪费,有时还可能引起恐慌。

上述各评价指标的重要性,随着监测目的、监测病种和监测信息预期应用的不同,而有所侧重。

(二)监测系统评价方法

1. 适宜性评估　又称方案可行性论证。从监测点选择是否有代表性,监测系统主要解决的问题,经费使用情况,收集哪些资料,收集方式是否可行,对公共卫生和疾病预防控制作用、用途等角度,对方案进行必要性与可行性评估。

2. 工作过程评估　也称中期评估。主要针对监测系统建立运行一段时间后,对该系统工作指标完成情况,监测获得数据,资料质量的好坏,监测系统工作效果进行检查评估,以便发现监测系统缺陷与不足,及时调整方案、指标和内容,并进一步改进和完善监测系统。

3. 总体效果评估　又称终期评估。监测系统按计划完成监测工作后,从监测数据资料的收集、管理、分析、解释、反馈等方面进行总体效果评估,并就成本效益进行评价,以便促进监测效率和效果,进而保证系统发挥有价值的卫生服务功能。

第三节　我国主要公共卫生监测系统

国家建立统一的公共卫生监测、预警与报告网络体系,包括法定传染病和突发公共卫生事件监测报告网络、症状监测网络、实验室监测网络、出入境口岸卫生检疫监测网络以及全国统一的举报电话。

各级医疗、疾病预防控制、卫生监督和出入境检疫机构负责开展突发公共卫生事件的日常监测工作。省级人民政府卫生行政部门要按照国家统一规定和要求,结合实际,组织开展重点传染病和突发公共卫生事件的主动监测。国务院卫生行政部门和地方各级人民政府卫生行政部门要加强对监测工作的管理和监督,保证监测质量。

一、传染病报告信息管理系统

遵循分级负责、属地管理的原则,各有关部门与机构在传染病信息报告管理工作中履行以下职责:

(一)组织机构职责

1. 卫生健康行政部门　负责本辖区内传染病信息报告工作的管理。

主要职责:①建设和完善本辖区内传染病信息网络报告系统,并为系统正常运行提供保障条件;②组织制定传染病信息报告工作实施方案,落实传染病信息报告工作;③定期组织开展对各级医疗卫生机构传染病信息报告、管理等工作的监督检查;④国家卫健委及省级地方人民政府卫生计生行政部门,根据全国或各省(区、市)疾病预防控制工作的需要,可调整传染病监测报告病种和内容。

2. 疾病预防控制机构　负责本辖区内传染病信息报告工作的业务指导和技术支持。

主要职责:①负责传染病信息报告业务管理、技术培训和工作指导;②国家疾控中心协助卫健委制定相关标准、技术规范和指导方案等,省级及以下疾控中心负责实施传染病信息报告管理规范和相关方案,建立健全传染病信息报告管理组织和制度;③负责传染病信息的收集、分析、报告和反馈,预测重大传染病发生、流行趋势,开展传染病信息报告管理质量评价;④动态监视传染病报告信息,对疫情变化态势进行分析,及时分析报告异常情况或甲类及按甲类管理的传染病疫情;⑤国家疾控中心负责国家信息报告网络系统的规划、建设、维护和应用性能的改进与完善,并为省级相关系统建设提供技术支持,省级及以下疾控中心负责对本辖区信息报告网络系统的维护,提供技术支持;⑥负责对传染病信息分析相关数据备份,确保报告数据安全;⑦开展传染病信息报告工作的考核和评估。

县级疾病预防控制机构履行以上职责的同时,负责对本辖区内医疗机构和其他责任报告单位报告传染病信息的审核;承担本辖区内不具备网络直报条件的责任报告单位报告的传染病信息的网络直报,或指导本辖区承担基本公共卫生服务项目任务的基层医疗卫生机构对不具备网络直报条件的责任报告单位报告的传染病信息进行网络报告。

3. 卫生监督机构　配合卫生计生行政部门开展对传染病报告管理工作情况的监督检查,对不履行职责的单位或个人依法进行查处。

4. 医疗机构　执行首诊负责制,依法依规及时报告法定传染病,负责传染病信息报告管理要求的落实。

主要职责:①制定传染病报告工作程序,明确各相关科室在传染病信息报告管理工作中的职责。②建立健全传染病诊断、登记、报告、培训、质量管理和自查等制度。③确立或指定具体部门和专(兼)职人员负责传染病信息报告管理工作。二级及以上医疗机构必须配备2名或以上专(兼)职人员,二级以下医疗机构至少配备1名专(兼)职人员。④一级及以上医疗机构应配备传染病信息报告专用计算机和相关网络设备,保障疫情报告及其管理工作。⑤负责对本单位相关医务人员进行传染病诊断标准和信息报告管理技术等内容的培训。⑥负责传染病信息报告的日常管理、审核检查、网络报告(数据交换)和质量控制,定期对本单位报告的传染病情况及报告质量进行分析汇总和通报。协助疾病预防控制机构开展传染病疫情调查和信息报告质量考核与评估。

承担基本公共卫生服务项目任务的基层医疗卫生机构履行以上职责的同时,负责收集和报告责任范围内的传染病信息,并在县级疾病预防控制机构指导下,承担本辖区内不具备网络直报条件的责任报告单位报告的传染病信息网络报告。

5. 采供血机构　对献血人员进行登记。按《艾滋病和艾滋病病毒感染诊断标准》,对最终检测结果为阳性病例以"确诊病例"进行网络报告。

(二)传染病信息报告

1. 责任报告单位及报告人　各级各类医疗卫生机构为责任报告单位,其执行职务的人员和乡村医生、个体开业医生均为责任疫情报告人。

2. 报告病种

(1) 法定传染病,分甲、乙、丙三类,共 40 种。

甲类传染病:鼠疫、霍乱,共 2 种。

乙类传染病:传染性非典型肺炎、艾滋病(艾滋病病毒感染者)、病毒性肝炎、脊髓灰质炎、人感染高致病性禽流感、麻疹、流行性出血热、狂犬病、流行性乙型脑炎、登革热、炭疽、细菌性和阿米巴性痢疾、肺结核、伤寒和副伤寒、流行性脑脊髓膜炎、百日咳、白喉、新生儿破伤风、猩红热、布鲁氏菌病、淋病、梅毒、钩端螺旋体病、血吸虫病、疟疾、人感染 H7N9 禽流感、新型冠状病毒肺炎,共 27 种。

丙类传染病:流行性感冒,流行性腮腺炎,风疹,急性出血性结膜炎,麻风病,流行性和地方性斑疹伤寒,黑热病,包虫病,丝虫病,除霍乱、细菌性和阿米巴性痢疾、伤寒和副伤寒以外的感染性腹泻病,手足口病,共 11 种。

国家卫健委决定列入乙类、丙类传染病管理的其他传染病和需要开展应急监测报告的其他传染病包括新发、境外输入的传染病,如人感染猪链球菌、发热伴血小板减少综合征、AFP、埃博拉出血热、中东呼吸综合征、寨卡病毒病等。

(2) 其他传染病:省级人民政府决定按照乙类、丙类管理的其他地方性传染病和其他暴发、流行或原因不明的传染病。

(3) 不明原因肺炎病例和不明原因死亡病例等重点监测疾病。

3. 填报要求

(1) 传染病报告卡填写:《传染病报告卡》统一格式。首诊医生在诊疗过程中发现传染病病人、疑似病人和规定报告的病原携带者后应按照要求填写《中华人民共和国传染病报告卡》(以下简称传染病报告卡)(见附录 1)或通过电子病历、电子健康档案自动抽取符合交换文档标准的电子传染病报告卡。

省级人民政府决定按照乙类、丙类管理的其他地方性传染病和其他暴发、流行或原因不明的传染病也应填写传染病报告卡。

(2) 病例分类与分型:传染病报告病例分为疑似病例、临床诊断病例、确诊病例和病原携带者四类。其中,需报告病原携带者的病种包括霍乱、脊髓灰质炎以及国家卫健委规定的其他传染病。采供血机构发现艾滋病病毒(HIV)抗体确证试验或核酸检测阳性的病例,应按 HIV 感染者报告,病例分类为确诊病例。

4. 报告程序和报告方式　传染病报告实行属地化管理,首诊负责制。传染病报告卡由首诊医生或其他执行职务的人员负责填写。现场调查时发现的传染病病例,由属地医疗机构诊断并报告。采供血机构发现阳性病例也应填写报告卡(传染病报告流程见图3-1)。

(1)传染病疫情信息实行网络直报或直接数据交换:不具备网络直报条件的医疗机构,在规定的时限内将传染病报告卡信息报告属地乡镇卫生院、城市社区卫生服务中心或县级疾病预防控制机构进行网络报告,同时传真或寄送传染病报告卡至代报单位。

(2)县级疾病预防控制中心、乡镇卫生院或社区卫生服务中心为不具备网络直报条件的报告单位代报传染病报告卡时,应以自身账号登录系统。若被代报单位已在网络直报系统中创建,则"报告单位"选择该卡片的填写单位;若被代报单位未在系统中创建(如村卫生室、诊所),则"报告单位"选择自身,并在备注中注明传染病报告卡填写单位名称。

(3)区域信息平台或医疗机构的电子健康档案、电子病历系统应当具备传染病信息报告管理功能,已具备传染病信息报告管理功能的要逐步实现与传染病报告信息管理系统的数据自动交换功能。

(4)军队医疗卫生机构向社会公众提供医疗服务时,发现传染病疫情,应当按照本规定进行传染病网络报告或数据交换。

(5)发现漏报的传染病病例应及时进行补报。

(6)现场调查时发现的传染病病例,由属地医疗机构诊断并报告。学校、幼托机构调查发现的,应由该机构门诊部或属地医疗机构进行报告;在社区、场所调查发现的,应由属地社区卫生服务中心或乡镇卫生院进行报告。

(7)具备网络直报条件的报告单位由于停电、网络设备故障、网络线路不通、改造、迁址等或其他原因不能进行网络报告,应及时报告属地县区级疾病预防控制中心进行代报。已实现自动交换的区域平台或医疗机构因交换平台故障等原因不能自动交换的,应按规定时限和程序通过网络直报系统进行报告。

5. 报告时限 责任报告单位和责任疫情报告人发现甲类传染病和乙类传染病中的肺炭疽、传染性非典型肺炎等按照甲类管理的传染病人或疑似病人时,或发现其他传染病和不明原因疾病暴发时,应于2小时内完成网络报告或数据交换。

对其他乙、丙类传染病病人、疑似病人和规定报告的传染病病原携带者,在诊断后应于24小时内完成网络报告或数据交换。

不具备网络直报条件的医疗机构及时向属地乡镇卫生院、城市社区卫生服务中心或县级疾病预防控制机构报告,并于24小时内寄送出传染病报告卡至代报单位。

(三)报告数据管理

1. 审核 医疗机构传染病报告管理人员须对收到的纸质传染病报告卡或电子病历、电子健康档案系统中抽取的电子传染病报告卡的信息进行错项、漏项、逻辑错误等检查,对有疑问的报告卡必须及时向填卡人核实,对重复报告的卡片进行标注,不再进行网络报告。

县级疾病预防控制机构疫情管理人员每日对辖区内报告或数据交换的传染病信息进行审核,对有疑问的报告信息及时反馈报告单位或向报告人核实。对误报、重报信息应及时删除。

对甲类传染病和乙类传染病中的肺炭疽、传染性非典型肺炎等按照甲类管理的病人或疑似病人以及其他传染病和不明原因疾病暴发的报告信息,应立即调查核实,于2小

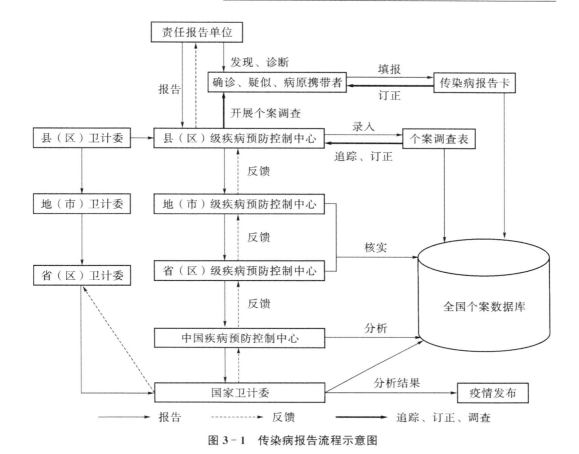

图 3-1　传染病报告流程示意图

时内通过网络完成报告信息的三级确认审核。

对于其他乙、丙类传染病报告卡,由县级疾病预防控制机构或专病管理机构核对无误后,于 24 小时内通过网络完成确认审核。

2. 订正　病例发生诊断变更、已报告病例因该病死亡或填卡错误时,应由报告单位及时进行订正报告,并重新填写传染病报告卡或抽取电子传染病报告卡,卡片类别选择订正项,并注明原报告病名,并按报告时限要求在网络直报系统中完成订正。

疾病预防控制中心或专病管理机构对报告进行订正后,应将订正信息反馈至报告单位,报告单位根据反馈结果重新填写传染病报告卡或抽取电子传染病报告卡,卡片类别选择订正项。

对报告的疑似病例应及时进行排除或确诊。疑似病例订正为临床诊断或确诊病例,一种传染病订正为另一种传染病(包括病毒性肝炎各型的订正,如未分型肝炎订正为乙肝)应及时更新诊断日期;而同一病种由临床诊断订正为确诊病例,诊断日期可不更新。

实行专病报告管理的传染病,由相应的专病管理机构或部门对报告的病例进行追踪调查,发现传染病报告卡信息有误或排除病例时应当在 24 小时内订正。已具备电子病历、电子健康档案数据自动抽取交换功能时,以唯一身份标识实现传染病个案报告与专病的数据动态管理。暂不具备条件的,应及时在传染病报告信息管理系统中完成相关信息的动态订正,保证数据的一致性。

3. 补报　责任报告单位发现本年度内漏报的传染病病例,应及时补报。

4. 查重　县级疾病预防控制机构及具备网络直报条件的医疗机构每日对报告信息进行查重,对重复报告信息进行删除。

（四）传染病疫情分析与利用

传染病疫情分析是对所收集的传染病病例个案数据进行整理汇总后,使用适当的流行病学和统计学分析方法,描述传染病在人群中的分布特点、发展情况及其影响因素,评估疾病防控措施效果的过程。疫情分析要及时发送、反馈给相关的机构和人员,用于传染病预防控制策略和措施的制定、调整和评价。

1. 统计规则　传染病监测数据的日、周、月、季和年度报告分析以"传染病报告信息管理系统"的统计数据为准。

（1）终审日期统计:在一定期间内,一定人群中发现并报告某病的病例数量,统计时以"终审日期"＋"现住地址国标编码"为判定指标。国家卫健委对外公布数据采用此条件进行统计。

（2）按发病日期统计:在一定期间内,一定人群中某病新发病例的数量,统计时以"发病日期"＋"现住地址国标编码"为判定指标。

（3）属地病例统计:根据属地化管理原则,均以县（区）为单位,按照现住地址进行统计,不含港澳台、外籍病例。

2. 常用指标及公式

$$发病率＝\frac{某年某病新发病例数}{该年平均人口数}×100\ 000/10\ 万$$

$$死亡率＝\frac{某年死于某病人数}{该年平均人口数}×100\ 000/10\ 万$$

$$报告率＝\frac{某病进行网络直报病例数}{某病已报病例数＋某病漏报病例数}×100\%$$

$$新生儿发病率＝\frac{当年新生儿发病例数}{当年(0\sim28\ 天)出生人口数}×1\ 000/千人$$

$$发病上升/下降百分比＝\frac{本期发病人数－上期(去年同期)发病人数}{上期(去年同期)发病人数}×100\%$$

3. 疫情分析所需的人口资料以国家统计部门数据为准。

4. 省级及以上卫生计生行政部门定期发布的本行政区域传染病疫情信息,对外公布的法定传染病发病、死亡数以传染病报告信息管理系统中按审核日期和现住址统计的数据为准。单病种疫情信息通报和对外发布时,报告发病数和死亡数应与传染病报告信息管理系统数据保持一致。

5. 各级疾病预防控制机构必须每日对通过网络报告的传染病疫情进行动态监控。省级及以上疾病预防控制机构须按周、月、年进行动态分析报告,市（地）和县级疾病预防控制机构须按月、年进行传染病疫情分析,二级及以上医疗机构按季、年进行传染病报告的汇总或分析。当有甲类或按照甲类管理及其他重大传染病疫情报告时,随时作出专题分析和报告。

6. 各级疾病预防控制机构要及时将疫情分析结果以信息、简报或报告等形式向上级疾病预防控制机构和同级卫生计生行政部门报告,并反馈到下一级疾病预防控制机构。

县级疾病预防控制机构应定期将辖区内疫情分析结果反馈到辖区内的医疗机构。医疗机构要将疫情分析结果及时在院内通报。

7. 各级疾病预防控制机构发现甲类传染病和乙类传染病中的肺炭疽、传染性非典型肺炎等按照甲类管理的传染病,以及其他传染病和不明原因疾病暴发等未治愈的传染病病人或疑似病人离开报告所在地时,应立即报告当地卫生计生行政部门,同时报告上级疾病预防控制机构,接到报告的卫生计生行政部门应当以最快的通信方式向其到达地的卫生计生行政部门通报疫情。

8. 毗邻的以及相关地区的卫生计生行政部门,应当及时互相通报本行政区域的传染病疫情以及监测、预警的相关信息。

9. 信息利用实行分级分类管理。卫生计生行业内部实现互联共享,公民、法人或其他组织申请公开相关信息的,按照《政府信息公开条例》有关规定办理。

(五)资料保存

1. 各级各类医疗卫生机构的《传染病报告卡》及传染病报告记录保存 3 年。不具备网络直报条件的医疗机构,其传染病报告卡由代报单位保存,原报告单位必须进行登记备案。

2. 符合《中华人民共和国电子签名法》,具备电子签名和时间戳的电子传染病报告卡视为与纸质文本具有同等法律效力,须做好备份工作,备份保存时间至少与纸质传染病报告卡一致;暂不符合的,须打印成纸质卡片由首诊医生签名后进行保存备案。

3. 实现直接数据交换的医疗机构,电子交换文档(转换的.xml 文件)应当做好备份,保存时间至少与纸质传染病报告卡保持一致。

4. 各级疾病预防控制机构应将传染病信息资料按照国家有关规定纳入档案管理。定期对《传染病信息报告管理系统》中的传染病卡片,以及生成的月、年度统计分析表导出保存。

(六)信息系统安全管理

1. 涉及对传染病信息报告管理系统发生需求变更和功能调整时,中国疾病预防控制中心应做好风险评估,报国家卫健委批准后实施。

2. 各级各类医疗卫生机构(包括疾控机构、医疗机构)必须使用专网或与互联网安全隔离的虚拟专网进行网络报告。

3. 各级疾病预防控制机构负责辖区内信息报告系统用户与权限的管理,应根据信息安全三级等级保护的要求,制定相应的制度,建立分级电子认证服务体系,加强对信息报告系统的账号安全管理。

4. 医疗机构的电子病历系统实施传染病报告功能时,应通过身份鉴别和授权控制加强用户管理,做到其行为可管理、可控制、可追溯。

5. 本着"谁使用,谁负责"的原则,信息系统使用人员不得转让或泄露信息系统操作账号和密码,坚决杜绝网络直报系统用户和密码共享(如上传至互联网或随意张贴),避免多人使用一个账号。发现账号、密码已泄露或被盗用时,应立即采取措施,更改密码,同时向上级疾病预防控制机构报告。

6. 传染病信息的对外发布按照有关规定和要求执行。除国家和省级卫生计生行政部门可依法发布传染病监测信息外,责任报告单位和责任报告人以及传染病防治相关人员无权向社会和无关人员透露。

7. 传染病信息报告、管理、使用部门和个人应建立传染病数据使用的登记和审核制度,不得利用传染病数据从事危害国家安全、社会公共利益和他人合法权益的活动,不得对外泄露传染病病人的个人隐私信息资料。

(七) 考核与评估

1. 各级卫生行政部门定期组织对本辖区内的传染病信息报告工作进行督导检查,对发现的问题予以通报并责令限期改正。

2. 各级疾病预防控制机构制定传染病信息报告工作考核方案,并定期对辖区内医疗机构进行指导与考核。

3. 各级各类医疗机构应将传染病信息报告管理工作纳入工作考核范围,定期进行自查。

二、突发公共卫生事件管理信息系统

我国突发公共卫生事件报告系统是在 2003 年 SARS 流行后建立,专门监测突然发生的、造成或可能造成严重危害公众健康的事件。监测内容主要是重大传染病疫情、群体性不明原因疾病、重大食物中毒事件、职业中毒事件以及群体性免疫接种事件等。

(一) 组织机构及其职责

1. **卫生健康行政部门职责** 各级卫生计生行政部门负责对突发公共卫生事件相关信息报告工作进行监督和管理。指定专门机构负责突发公共卫生事件相关信息报告系统的技术管理,网络系统维护,网络人员的指导、培训,组织人员对规定报告的突发公共卫生事件进行核实、确认和分级。

2. **卫生专业机构职责** 各级医疗、疾病预防控制、卫生监督和出入境检疫机构负责开展突发公共卫生事件的日常监测工作,负责职责范围内的各类突发公共卫生事件相关信息的业务管理工作、网络直报和审核工作,定期汇总、分析辖区内相关领域内的突发公共卫生事件相关信息。

各级各类医疗卫生机构负责报告发现的突发公共卫生事件相关信息。

3. **其他职责** 各级卫生行政部门、各级各类卫生专业防治机构均具有接受公众对突发公共卫生事件的举报、咨询和监督,负责收集、核实、分析辖区内来源于其他渠道的突发公共卫生事件相关信息的职责。

(二) 报告范围与标准

突发公共卫生事件相关信息报告范围,包括可能构成或已发生的突发公共卫生事件相关信息,其报告标准不完全等同于《国家突发公共卫生事件应急预案》的判定标准。突发公共卫生事件的确认、分级由卫生行政部门组织实施。

1. 传染病

(1) 鼠疫:发现 1 例及以上鼠疫病例。

(2) 霍乱:发现 1 例及以上霍乱病例。

(3) 传染性非典型肺炎:发现 1 例及以上传染性非典型肺炎病例病人或疑似病人。

(4) 人感染高致病性禽流感:发现 1 例及以上人感染高致病性禽流感病例。

(5) 炭疽:发生 1 例及以上肺炭疽病例;或 1 周内,同一学校、幼儿园、自然村寨、社区、建筑工地等集体单位发生 3 例及以上皮肤炭疽或肠炭疽病例;或 1 例及以上职业性炭疽病例。

（6）甲肝/戊肝:1 周内,同一学校、幼儿园、自然村寨、社区、建筑工地等集体单位发生 5 例及以上甲肝/戊肝病例。

（7）伤寒(副伤寒):1 周内,同一学校、幼儿园、自然村寨、社区、建筑工地等集体单位发生 5 例及以上伤寒(副伤寒)病例,或出现 2 例及以上死亡。

（8）细菌性和阿米巴性痢疾:3 天内,同一学校、幼儿园、自然村寨、社区、建筑工地等集体单位发生 10 例及以上细菌性和阿米巴性痢疾病例,或出现 2 例及以上死亡。

（9）麻疹:1 周内,同一学校、幼儿园、自然村寨、社区、建筑工地等集体单位发生 10 例及以上麻疹病例。

（10）风疹:1 周内,同一学校、幼儿园、自然村寨、社区等集体单位发生 10 例及以上风疹病例。

（11）流行性脑脊髓膜炎:3 天内,同一学校、幼儿园、自然村寨、社区、建筑工地等集体单位发生 3 例及以上流脑病例,或者有 2 例及以上死亡。

（12）登革热:1 周内,一个县(市、区)发生 5 例及以上登革热病例;或首次发现病例。

（13）流行性出血热:1 周内,同一自然村寨、社区、建筑工地、学校等集体单位发生 5 例(高发地区 10 例)及以上流行性出血热病例,或者死亡 1 例及以上。

（14）钩端螺旋体病:1 周内,同一自然村寨、建筑工地等集体单位发生 5 例及以上钩端螺旋体病例,或者死亡 1 例及以上。

（15）流行性乙型脑炎:1 周内,同一乡镇、街道等发生 5 例及以上乙脑病例,或者死亡 1 例及以上。

（16）疟疾:以行政村为单位,1 个月内,发现 5 例(高发地区 10 例)及以上当地感染的病例;或在近 3 年内无当地感染病例报告的乡镇,以行政村为单位,1 个月内发现 5 例及以上当地感染的病例;在恶性疟流行地区,以乡(镇)为单位,1 个月内发现 2 例及以上恶性疟死亡病例;在非恶性疟流行地区,出现输入性恶性疟继发感染病例。

（17）血吸虫病:在未控制地区,以行政村为单位,2 周内发生急性血吸虫病例10 例及以上,或在同一感染地点 1 周内连续发生急性血吸虫病例 5 例及以上;在传播控制地区,以行政村为单位,2 周内发生急性血吸虫病 5 例及以上,或在同一感染地点 1 周内连续发生急性血吸虫病例 3 例及以上;在传播阻断地区或非流行区,发现当地感染的病人、病牛或感染性钉螺。

（18）流感:1 周内,在同一学校、幼儿园或其他集体单位发生 30 例及以上流感样病例,或 5 例及以上因流感样症状住院病例,或发生 1 例及以上流感样病例死亡。

（19）流行性腮腺炎:1 周内,同一学校、幼儿园等集体单位中发生 10 例及以上流行性腮腺炎病例。

（20）感染性腹泻(除霍乱、痢疾、伤寒和副伤寒以外):1 周内,同一学校、幼儿园、自然村寨、社区、建筑工地等集体单位中发生 20 例及以上感染性腹泻病例,或死亡 1 例及以上。

（21）猩红热:1 周内,同一学校、幼儿园等集体单位中,发生 10 例及以上猩红热病例。

（22）水痘:1 周内,同一学校、幼儿园等集体单位中,发生 10 例及以上水痘病例。

(23)输血性乙肝、丙肝、HIV：医疗机构、采供血机构发生 3 例及以上输血性乙肝、丙肝病例或疑似病例或 HIV 感染。

(24)新发或再发传染病：发现本县（区）从未发生过的传染病或发生本县近 5 年从未报告的或国家宣布已消灭的传染病。

(25)不明原因肺炎：发现不明原因肺炎病例。

(26)新型冠状病毒肺炎：14 天内在学校、居民小区、工厂、自然村、医疗机构等小范围内发现 5 例及以上病例。

2. 食物中毒

（1）一次食物中毒人数 30 人及以上或死亡 1 人及以上。

（2）学校、幼儿园、建筑工地等集体单位发生食物中毒，一次中毒人数 5 人及以上或死亡 1 人及以上。

（3）地区性或全国性重要活动期间发生食物中毒，一次中毒人数 5 人及以上或死亡 1 人及以上。

3. 职业中毒　发生急性职业中毒 10 人及以上或者死亡 1 人及以上的。

4. 其他中毒　出现食物中毒、职业中毒以外的急性中毒病例 3 例及以上的事件。

5. 环境因素事件　发生环境因素改变所致的急性病例 3 例及以上。

6. 意外辐射照射事件　出现意外辐射照射人员 1 例及以上。

7. 传染病菌、毒种丢失　发生鼠疫、炭疽、SARS、艾滋病、霍乱、脊灰等菌毒种丢失事件。

8. 预防接种和预防服药群体性不良反应

（1）群体性预防接种反应：一个预防接种单位一次预防接种活动中出现群体性疑似异常反应或发生死亡。

（2）群体预防性服药反应：一个预防服药点一次预防服药活动中出现不良反应（或心因性反应）10 例及以上或死亡 1 例及以上。

9. 医源性感染事件　医源性、实验室和医院感染暴发。

10. 群体性不明原因疾病　2 周内，一个医疗机构或同一自然村寨、社区、建筑工地、学校等集体单位发生有相同临床症状的不明原因疾病 3 例及以上。

11. 各级人民政府卫生行政部门认定的其他突发公共卫生事件。

（三）报告内容

1. 事件信息　信息报告主要内容包括：事件名称、事件类别、发生时间、地点、涉及的地域范围、人数、主要症状与体征、可能的原因、已经采取的措施、事件的发展趋势、下步工作计划等。

2. 事件发生、发展、控制过程信息

（1）初次报告：报告内容包括事件名称、初步判定的事件类别和性质、发生地点、发生时间、发病人数、死亡人数、主要的临床症状、可能原因、已采取的措施、报告单位、报告人员及通信方式等。

（2）进程报告：报告事件的发展与变化、处置进程、事件的诊断和原因或可能因素，势态评估、控制措施等内容。同时，对初次报告的"突发公共卫生事件相关信息报告卡"（见附录2）进行补充和修正。重大及特别重大突发公共卫生事件至少按日进行进程报告。

（3）结案报告：事件结束后，应进行结案信息报告。达到《国家突发公共卫生事件应急预案》分级标准的突发公共卫生事件结束后，由相应级别卫生行政部门组织评估，在确认事件终止后 2 周内，对事件的发生和处理情况进行总结，分析其原因和影响因素，并提出今后对类似事件的防范和处置建议。

（四）报告方式、时限和程序

获得突发公共卫生事件相关信息的责任报告单位和责任报告人，应当在 2 小时内以电话或传真等方式向属地卫生行政部门指定的专业机构报告，具备网络直报条件的同时进行网络直报，直报的信息由指定的专业机构审核后进入国家数据库（报告流程见图 3－2）。不具备网络直报条件的责任报告单位和责任报告人，应采用最快的通讯方式将《突发公共卫生事件相关信息报告卡》（见附录 2）报送属地卫生行政部门指定的专业机构，接到《突发公共卫生事件相关信息报告卡》的专业机构，应对信息进行审核，确定真实性，2 小时内进行网络直报，同时以电话或传真等方式报告同级卫生行政部门。接到突发公共卫生事件相关信息报告的卫生行政部门应当尽快组织有关专家进行现场调查，如确认为实际发生突发公共卫生事件，应根据不同的级别，及时组织采取相应的措施，并在 2 小时内向本级人民政府报告，同时向上一级人民政府卫生行政部门报告。如尚未达到突发公共卫生事件标准的，由专业防治机构密切跟踪事态发展，随时报告事态变化情况。

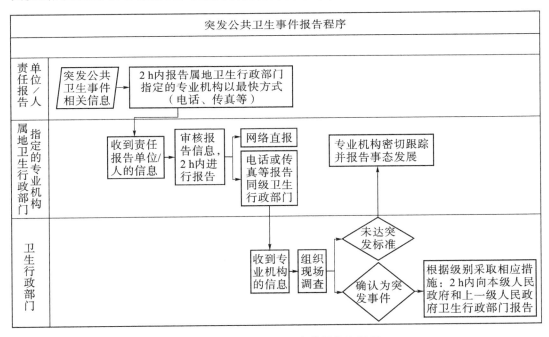

图 3－2　突发公共卫生事件报告流程图

（五）信息监控、分析与反馈

各级卫生行政部门指定的专业机构，建立突发公共卫生事件分析制度，每日对网络报告的突发公共卫生事件进行动态监控，定期进行分析、汇总，并根据需要随时做出专题分析报告。

各级卫生行政部门指定的专业机构对突发公共卫生事件分析结果要以定期简报或

专题报告等形式向上级卫生行政部门指定的专业机构和同级卫生行政部门报告,并及时向下一级卫生行政部门和相同业务的专业机构反馈。

(六)技术保障

各级卫生计生行政部门支持专业机构建立突发公共卫生事件相关信息监测和快速反应队伍,对辖区内报告的突发公共卫生事件相关信息及时开展核实、现场流行病学调查和风险评估,并定期开展相关业务培训。

国家建立突发公共卫生事件相关信息报告管理系统,为全国提供统一的突发公共卫生事件相关信息报告网络平台,用于收集、处理、分析和传递突发公共卫生事件相关信息。信息系统覆盖中央、省、市(地)、县(市)、乡(镇、街道)。卫生行政部门指定的专业机构,负责辖区内网络密码的分配和管理。网络密码定期更换,不能泄露和转让。

(七)监督管理与考核指导

监督与指导各级卫生行政部门对突发公共卫生事件相关信息报告工作进行监督管理,对辖区内各级各类医疗机构、疾病预防控制机构、卫生监督机构以及其他专业防治机构相关的突发公共卫生事件相关信息报告和管理情况进行经常性的监督,对违法行为依法进行调查处理。

2. 检查与考核 各级卫生行政部门指定的专业机构定期对本区域内突发公共卫生事件相关信息报告工作按照本规范要求进行检查与考核。

三、其他监测系统

(一)专病报告监测系统

如麻疹监测系统、结核病监测报告管理系统、HIV/AIDS 监测管理系统等。这些系统还实现了与法定传染病疫情直报系统之间的联系。

全国 HIV 感染哨点监测系统由中国疾病预防控制中心性病艾滋病中心牵头负责。在哨点开展 HIV 感染的血清学监测,其中部分哨点同时开展行为学监测。监测对象通常由性病患者、吸毒者、暗娼和长途卡车司机等高危人群组成。

(二)我国计划免疫监测专报系统

包括急性迟缓性麻痹病例(AFP)监测系统、麻疹监测系统、新生儿破伤风监测系统、病毒性肝炎监测系统。

(三)国家食品安全风险监测系统和国家食源性疾病监测平台

国家食品安全风险监测系统包括全国食品污染物监测数据汇总系统平台和全国食品微生物风险监测数据汇总平台。

国家食源性疾病监测平台包括食源性疾病监测报告系统和食源性疾病暴发报告系统。

(四)救灾防病信息报告系统

自然灾害期间和灾后较长时间内,对灾区(灾民和抗灾群体)及其有关地区进行与灾害相关的传染病疫情及因素的收集,专题汇总、分析与报告,供各级政府做出救灾防病治病决策的参考,并为评价防治措施的效果提供依据。

(五)中国行为危险因素监测系统

该系统于1996年依托于世界银行第七次卫生贷款项目建立,现由中国疾病预防控制中心负责。

(六) 中国妇幼卫生监测系统

该系统于 1996 年开始运作,由华西医科大学牵头负责。由始建于 1986 年的"全国出生缺陷监测网"、始建于 1989 年的"全国孕产妇死亡监测网"和始建于 1992 年的"全国5 岁以下儿童死亡监测网"合并而成。

第四节　传染病疫情和突发公共卫生事件预警及信息发布

突发公共卫生事件预警就是以监测数据为基础,采取综合评估手段,建立信息交换和发布机制,及时发现事件苗头,发布预警,及时采取有效的应急措施,达到控制事件蔓延的目的。

一、预警系统的组成

(一) 信息监测系统

信息监测系统的作用将平时出现的大量事件前兆以及相关因素收集起来,及时提供给相应的部门。在收集信息时应当注意从不同的渠道中获得有价值的信息,来获得尽可能多的信息。在注重流行病学资料收集的同时,要争取获得实验室数据的支持。特别是对于一些病因不清楚的疾病,实验室检测结果有时能指明调查的方向。对传染病暴发/流行而言,选择信息原则上就考虑:第一是可获得性,比如现有监测系统收集的数据,获得性较好;第二是及时性,预警的关键是时间上的提前量,只有实现早期预警,才有可能采取及时行动,如果不能获取实时数据,预警的价值将大打折扣;第三是多渠道信息,不同来源的信息反映了事件的不同角度,综合分析不同渠道数据,将会显著增加预警系统的敏感性。

(二) 预警指标

监测数据的质量好坏、预警指标是否适宜,决定了突发公共卫生事件预警的成败。

按照分组管理、分级响应的原则,根据突发公共卫生事件的严重性、影响区域范围、控制难易程度,以及所需动用的资源等因素,通过对疾病与健康相关事件的历史数据的分析,设立分级预警指标。

预警界值的形式有:

1. 发病数　这是与先兆事件或点源暴发事件有关的病例绝对数,多用于甲类或按甲类管理的传染病。例如发生 1 例鼠疫或 SARS 病例,即发出预警。

2. 发病率　设定一个发病率水平为目标疾病发病率的预警阈值,比如某种疾病的周发病率超过 2/10 万时就产生预警信号。以发病率的指定值作为界值主要适用于人口基数变化比较大的情形。

3. 与历史数据比较增加一个相对值　例如最近 4 周平均值与过去 3 年的相同 4 周平均值的比较,当比值超过 0.85 时产生预警信号。

4. 统计学界值　根据历史数据,当观察指标偏离历史时间序列时,比如增加了 2 倍标准差时产生预警信号,采用统计学界值需要建立特定的统计模型。

(三)信息处理分析系统

处理分析系统对原始信息进行加工处理,使获得的数据信息成为有价值的信息并对这些信息进行处理,然后对突发公共卫生事件进行预测,也就是对监测系统所获得的信息,运用现代管理科学的预测方法和技术,进行科学的预测,根据突发公共卫生事件的特点和其危害性,决定是否需要预警报告,以及预警报告的级别。

(四)预警报告系统

预警报告系统是指在对突发公共卫生事件进行科学的监测、做出科学预测的基础上,发出及时、准确的预警报告,以提高人们对突发公共卫生事件的警觉,作好应对突发公共卫生事件的准备,减少突发公共卫生事件造成的危害。

进行预警报告时,要力争及时发布预警信息,及时通过新闻媒体等媒介发出预警信息,向公众和医疗机构提供指导。

发布预警信息的形式是多样的,比如消息、报告、公告等。可以充分应用现代技术来实现预警信息发布,比如传真、电话、手机短信、电子邮件、互联网公告等。

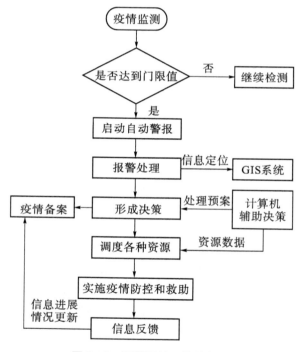

图 3-3　预警系统工作流程图

二、预警模型

近 20 年来,预警模型的研究及应用迅速发展,并且随着数据资源的日益丰富,以及复杂随机过程、蒙特卡罗方法、空间分析技术的广泛应用,新的预警模型、方法和应用不断涌现。

（一）基于时间维度的预警模型

基于时间维度的预警模型用于揭示监测指标的时间变动特征，以早期探测传染病暴发事件。依时间顺序排序起来的观察数据的集合，其中每一个数据都是以相同的时间间隔来获取，观察数据值不是相互独立的。在公共卫生监测工作中，大部分预警方法分析的是病例报告资料或医院急诊的资料，这些资料大多是典型的单一时间序列的资料。

1. 比数图法　又称历史极限法（historical limits method），最早由美国疾控中心提出。比数图法基本原理是，计算当前预警周期流行水平与历史平均水平之间的比值，假定发病数据服从正态分布，根据正态分布原理，计算出比值的容许范围，当比值超过容许范围则判断为异常。算法步骤如下：

（1）计算历史基线数据的均数 $\bar{x}_i$ 和标准差 s_i；

（2）计算预警统计量：即比数 R_i

$$R_i = \frac{x_i}{\bar{x}_i}$$

其中，x_i 为当前预警周期数值；

（3）计算预警阈值：即计算的容许范围上限 UHL_i，

$$UHL_i = 1 + k\frac{s_i}{\bar{x}_i}$$

模型参数 k 为标准差倍数（或系数），需要事先定义，具体参数值由数据试验获得，或者凭经验取 $k = 1.96$。

（4）结果判断：即判断 R_i 是否超过 UHL_i，如果超过则发出预警，反之不预警。

比数图法的优势在于算法简单，并且可以在一定程度上消除季节性的影响。但是对于不服从正态分布的疾病，使用比数图法进行预警分析时，分析结果可能存在较大偏差。

2. 累积和控制图法　也称为 CUSUM（cumulative sum control chart）模型，由 Page 于 1954 年提出并应用于工业过程的质量控制。其原理是通过不断累积观察值与基线水平的差值，放大观察数据出现的波动，从而可以更加迅速、灵敏地探测到微小的异常情况。CUSUM 模型有多种不同形式，以适应不同的资料类型。各种 CUSUM 模型的主要区别在于计算期望值的理论分布不同，最常见的是假定数据服从正态分布或 poisson 分布。对于病例或症状监测数据，特别是病例计数数据，通常采用 poisson 分布。模型有两个参数：h 为预警阈值；k 为参考值。两个参数需要事先定义，具体参数值由数据试验获得。算法步骤如下：

（1）计算基线水平的均数 $\bar{x}_i$ 和标准差 s_i；

（2）计算当期预警周期数据 x_i 相对于历史基线的偏移量，即对当前预警值做离差变换：

$$z_i = \frac{x_i - \bar{x}_i}{s_i}$$

（3）计算当前预警统计量 s_i：以递推的方式，在前一天预警统计量 s_{i-1} 的基础上进行计算，预警统计量初始值 s_0：

$$s_0 = 0$$
$$s_i = \max[0, s_{i-1} + z_i - k]$$

（4）结果判断：即判断当前预警统计量是否超过预警阈值 h，如果超过则发出预警信号，反之不预警。

CUSUM 模型是常见的传染病突发公共卫生事件早期预警方法之一，也是当前国外一些传染病预警应用系统的核心方法。

3. 移动百分位数法（MPM） 移动百分位数法基本思想是以历史基线数据一定置信水平的百分位数作为控制限，上控制限即为预警限，作为控制限监视序列是否"失控"的判断依据。技术核心是计算历史基线数据的百分位数。算法步骤如下：

（1）将历史基线数据按从小到大的递增顺序排列；

（2）计算百分位数对应的指数

$$i = n \cdot p\%$$

n 为历史基线数据个数，$p\%$ 是求解的百分位数；

（3）计算百分位数（即预警阈值），公式如下：

$$第\ p\ 百分位数 = \begin{cases} \text{ceiling}(x_i) & i\ 不为整数 \\ \dfrac{(x_i + x_{i+1})}{2} & i\ 为整数 \end{cases}$$

（4）结果判断：判断当前预警周期的病例数是否超过阈值，如果超过则发出预警信号，反之不预警。

MPM 是我国传染病自动预警系统采用的核心算法，属于非参数方法，不依赖监测数据的统计学分布类型，普适性较好。

（二）基于空间维度的预警模型

使用空间预警模型的前提条件是监测资料中有地理空间位置，如报告病例的经纬度、住址、工作单位等地区分布资料。空间预警模型中最受关注的方法是 Kulldorff 空间扫描统计量，通过将地理空间划分成一个个小区域，在其中寻找发病数目与常规水平具有统计学差异的区域，以此作为检出空间聚集性的依据。

（三）同时基于时间和空间维度的预警模型

时间聚集模型存在局限性，而结合时间和空间聚集信息的预警模型，将使预警的灵敏度得到显著改善。方法有 Kulldorff 时空扫描统计量 Knox 方法。

时空扫描统计量是 Kulldorff 于 1998 年提出，该方法以动态变化的扫描窗口对不同时间和区域进行扫描，可以有效地对未知的时空聚集性进行探索性分析，达到早期预警的目的。该方法的基本原理是，设定一个大小和位置可变的圆柱形扫描窗口，圆柱的底表示扫描的空间区域，圆柱的高表示扫描的时间长度。随着圆柱的位置、底面积以及高度的变化，产生一系列的扫描窗口。对于每一个扫描窗口，根据实际发病数和人口数计算出理论发病数，然后利用扫描窗口内外的实际发病数、理论发病数构造检验统计量对数似然比（log likelihood ratio, LLR）。采用蒙特卡罗方法对各窗口的统计学意义进行评价。

其无效假设和备择假设如下：

H_0:疾病的流行在时空维度上是随机的;

H_1:存在某一特定窗口,窗口内的发病率高于窗口外;

对于某一特定窗口,在泊松分布的假设下似然比函数为:

$$(\frac{c}{n})^c(\frac{C-c}{C-n})^{C-c}I(c>n)$$

上式中,C 为总病例数,c 为窗口内病例数,n 为无效假设条件下窗口内的期望病例数,$I(c>n)$ 为指示函数,当 $c>n$ 时取值为 1,反之取值为 0。所求似然比函数值取对数即为 LLR。

然后基于无效假设,根据病例数和人口数采用蒙特卡罗方法随机产生 W 个数据集,将真实数据集的 LLR 与随机数据集的 LLR 相比较,如果真实数据集 LLR 的秩为 R,则

$$P=R/(1+W)$$

所有窗口中,LLR 值最大的窗口即为主要聚集区,表示该聚集区由随机误差造成的可能性最小;其他有统计学意义的扫描窗口为次要聚集区。

不同的预警模型在预警分析时具有各自的优势,在实际运用中可以考虑将定性方法与定量方法相结合、将时间预警技术与空间预警技术相结合,通过多种预警技术的联合应用提高预警分析的能力。

(四) 基于回归的预警模型

方法主要有普通线性回归、Poisson 回归及 Serfling 方法,以及基于 Logistic 回归模型的广义线性混合模型。

(五) 多源数据预警技术

多源数据是为了一种监测目的而收集的各类资料,例如症状监测系统中使用的监测数据多数为多源数据,包括医院门诊的病例就诊数据、医院药品消耗数据、药品商店非处方药的零售数据、学校因病缺勤数据等。通过多因素分析从因素间相互联系与制药的复杂关系中解析事件发展变化的规律。多元回归模型、逐步判别模型、多元统计过程质量控制、BCD 和 WSARE 等方法均属于多因素模型。

三、预警响应

预警响应是预警工作的有机组成部分,同时也是检验预警效果的主要依据。预警响应基本内容:

(一) 预警信息的调查核实

预警信号的产生是基于预警模型中的观察指标超过设定的预警界值时产生和发出的预警信号。这种信号可能是实际的威胁、潜在的威胁,也可能是错误的、并不真实的信息提示。因此要采取公共卫生行动之前必须由预警信息管理人员或疾病预防控制专业人员对预警信号的可靠性和真实性进行核实和验证。

(二) 风险评估

风险评估是预警响应的重要环节,决定着响应的程度和范围大小。根据已经掌握的调查资料及其他来源资料,对事件的性质进行分析,评估可能造成的危害大小,以决定下一步需要采取的行动。

（三）采取预防控制措施

在对预警信息进行分析、核实、现场调查的同时，要根据具体情况，按照国家有关法律法规采取相应的预防控制措施，防止和减少疾病的进一步发生与传播。

四、法定传染病疫情和突发公共卫生事件信息发布

（一）信息发布原则

遵循及时主动、准确把握、注重效果、杜绝瞒报的原则，开展信息发布工作。

及时主动跟踪突发事件的进程，评估事态发展，争取在第一时间发布传染病疫情和突发公共卫生事件信息，有效引导舆论，避免或减少猜测和歪曲性报道。

用平实易懂的最简单语言发布包括事实、公众应采取的态度和措施等的核心信息，满足媒体和公众对信息的需求，防止或平息社会恐慌。

避免出现多头发布、信息相左的情况，一旦出现，应迅速采取措施，促进突发事件的快速、有效处理。

根据突发事件发生发展的不同阶段和不同的人群，采取不同的信息传播策略，在公布突发公共卫生事件信息的同时，要宣传党和政府及各部门所采取的预防控制措施和相关的科普知识。

（二）发布内容

1. 法定传染病疫情　　法定传染病疫情发布内容，包括甲、乙类传染病发生的总体情况、重大疾病的分布情况，重大疫情的控制情况以及丙类传染病的基本情况等。

2. 突发公共卫生事件个案信息　　以个案形式发布的突发公共卫生事件的信息，主要包括：突发公共卫生事件性质、原因；突发公共卫生事件发生地及范围；突发公共卫生事件的发病、伤亡及涉及的人员范围；突发公共卫生事件处理措施和控制情况；突发公共卫生事件发生地强制措施的解除等。

3. 突发公共卫生事件总体信息　　以总体形式发布的突发公共卫生事件信息，主要包括：急性重大传染病、急性食物中毒、急性职业中毒、群体性不明原因疾病以及其他严重影响公众健康的突发公共卫生事件的总体情况、分布情况，包括发生各类各级突发公共卫生事件的起数、涉及的发病和伤亡人数、应急处置情况等。

（三）发布制度

1. 法定传染病和突发公共卫生事件总体信息定期发布制度　　国家卫健委以月报、年报方式，在《卫生委公报》和卫健委网站上公布我国法定传染病疫情和突发公共卫生事件总体信息，必要时授权主要新闻媒体发布或召开新闻发布会通报有关情况。

各省、自治区、直辖市卫生行政部门按照月报、年报的要求定期发布本辖区内法定报告传染病疫情和突发公共卫生事件总体信息。必要时，可实行相关传染病疫情周发布和日报发布。

2. 突发公共卫生事件个案信息、预警信息及时发布制度

（1）突发公共卫生事件个案信息：

①发生特别重大（Ⅰ级）突发公共卫生事件后，根据《国家突发公共卫生事件应急预案》以及其他相关规定，国家卫健委领导、新闻发言人和新闻办公室有关人员参加国务院应急指挥机构新闻报道领导小组工作，通过召开新闻发布会、散发新闻稿、接受记者采访

等多种形式进行突发公共卫生事件信息和新闻发布,并对中央新闻单位重要的新闻稿件进行审核。

②辖区内发生重大(Ⅱ级)突发公共卫生事件后,各省、自治区、直辖市卫生行政部门在地方政府应急指挥部的统一指挥下,向社会发布本辖区内突发公共卫生事件信息,并配合宣传主管部门做好舆论宣传和引导工作。

辖区内发生较大(Ⅲ级)和一般(Ⅳ级)突发公共卫生事件后,各省、自治区、直辖市卫生行政部门应及时发布有关信息,释疑解惑,做好疾病预防和控制的科普教育工作。

(2)预警信息:针对重大传染病、食物中毒和职业中毒等突发公共卫生事件发生的特点和季节性特征,国家卫健委和各省、自治区、直辖市卫生行政部门应及时进行分析和预测,必要时可向社会发布传染病疫情、食品安全和职业安全的预警信息,宣传普及传染病防控和预防食物中毒、职业中毒的知识,增强群众的防病意识,提高群众自我防护能力,保障群众的健康安全。

3. 突发公共卫生事件个案信息发布前通报制度　对于及时发布的甲类传染病和采取甲类传染病预防控制措施的传染病,以及不明原因群体性疾病等突发公共卫生事件个案信息,国家卫健委在发布前将向各省、自治区、直辖市卫生行政部门通报;各地在发布本辖区上述信息前,应事先报告国家卫健委,以便国家卫健委及时向有关省、自治区、直辖市卫生行政部门通报,并告知港澳台地区和有关国际组织。对于其他法定传染病暴发、流行的突发公共卫生事件个案信息,国家卫健委和事发地卫生行政部门在对外发布前,也要通过便捷有效的方式及时互通情况,并将有关情况向相关部门和相邻的省份通报,共同做好疾病的预防和控制工作。

(四)加强正面宣传和舆论引导

有关传染病疫情和突发公共卫生事件发生后,各级卫生行政部门和有关单位要积极主动配合新闻宣传主管部门和新闻媒体,规范传染病疫情和突发公共卫生事件信息的宣传报道工作。通过新闻宣传和舆论引导,推动传染病疫情和突发公共卫生事件防治和处置工作的顺利开展。

加强正面宣传和舆论引导,大力宣传党中央、国务院对人民身体健康和生命财产安全的高度负责,及时宣传各级党委、政府和有关部门妥善防控、处置传染病疫情和突发公共卫生事件所开展的工作,准确宣传有关防控传染病疫情和处置突发公共卫生事件的具体措施和科普知识,引导群众正确认识和科学应对传染病疫情和突发公共卫生事件。

密切关注媒体对传染病疫情和突发公共卫生事件的新闻报道。及时安排和协调记者的采访活动,审定有关稿件。对中央主要新闻媒体的有关采访活动要给予支持和帮助。加强舆情收集,有针对性地解答公众的疑惑,发现错误或片面的报道倾向时,应及时核实了解情况,迅速发布权威信息,澄清不实报道和谣言,防止媒体炒作。

(谭兆萱　陆步来　刘文东　汤奋扬)

第四章　突发事件公共卫生风险评估

　　突发事件应对工作实行预防为主、预防与应急相结合的原则。国家建立重大突发事件风险评估体系,对可能发生的突发事件进行评估,减少重大突发事件的发生,最大限度地减轻重大突发事件的影响。

第一节　概　　述

　　相对于其他领域,突发事件的公共卫生风险评估工作开展较晚,理论和方法也较少,多运用其他领域的方法开展卫生领域的风险评估,整个研究尚处于起步阶段。

一、风险理论

　　人们平时的生活与工作可以认为是处于一种均衡状态,是经济、文化、自然、安全等多个均衡系统的一个集成体系,风险是这种均衡状态的潜在破坏者。

(一)风险内涵及特征

　　1. 风险内涵　"风险"一词来源于古意大利语"riscare"。目前,还没有一个被各个学科都接受的风险定义。在权威的韦伯辞典中,风险被定义为"损失或伤害的可能性";保险业中视风险为"损失的可能性";自然灾害领域中常将"人们在危险事件中的暴露"视为风险;消防领域干脆将"着火概率"定义为火灾风险。

　　风险包括两个要素:①可能性,即风险发生的概率;②不利后果,指风险变为现实后,对保护目标和对象可能造成的影响、影响的数量和方式。不利后果包括有形的客观损失(如人员伤亡、经济损失、环境影响等)和无形的不利影响(如对人群的心理影响、国际影响和声誉、国家形象和利益、社会影响和政治影响等)两个方面。

　　在决策论中,风险被看做一个三维概念,具有三个特点:①不利性:风险对个人或组织产生或可能产生不利后果;②不确定性:不利后果在发生时间、空间、强度上具有不确定性;③复杂性:风险产生的原因、发展变化的过程及其可能导致的后果都极其复杂,难以用状态方程或概率分布来精确表达。

　　基于风险要素和决策理论,可以把风险定义为事件发生可能性及后果的组合,通常具有不利性、不确定性和复杂性。

　　2. 风险特征

　　(1)客观性:风险事件是否发生、何时何地发生、发生之后的后果等,都不完全以人的主观意志为转移。

（2）不确定性：风险事件带来的各种可能后果，和各种后果出现的概率大小，无法完全准确的预知。

（3）可测定性：风险虽具有不确定性，但总体上风险会表现出一定的统计规律，可以从统计规律上对风险发生的频率和损益的幅度描述出来，可以运用概率论、数理统计等工具加以量化。

（4）损益性：风险在特定自然环境和社会环境下，导致的后果或为损失或为收益，是一对矛盾。

（5）相对性：同一风险发生的频率和导致的后果对于不同的活动主体和不同时期的同一活动主体都是不同的。

（6）可变性：随着环境的改变和社会的发展，风险的种类、性质和风险的损失程度都会发生改变。

3. 风险的"涟漪效应"　各类风险之间是相互联系、相互影响的，有时很难将它们明确区分。风险的出现往往是多方面因素耦合与叠加的结果，一种风险扩散后往往具有"涟漪效应"，可能波及其他风险，并且不同的风险之间可能相互转化。例如，由于人们的长期行为引起的风险，以某种自然现象表现出来，则风险本身属于自然风险，但由于它是人们长期反常行为所致，因此又属于社会风险。又如，社会问题积累可能演变成政治问题，因此社会风险也酝酿着政治风险。

二、灾害/事件与风险、危机之间的关系

（一）逻辑关系

"灾害"或"突发事件"并非纯粹的"突发"，而是风险不断积累与叠加，导致突发事件发生。风险与突发事件无法截然分开，因为风险能够放大突发事件本身的后果，一起小规模的突发事件，经过风险的放大，也会变成大规模的突发事件。

危机则是指某种损失所引发的政治、社会后果，其本质是一种已发生的事实。危机和事件具有一体性，但突发事件≠危机。

造成危机后果的根本原因是风险。风险在前，危机居后，二者之间存在着因果关系，这种前因后果的关系却是隐性的。

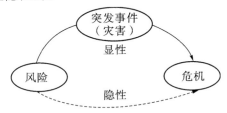

图 4 - 1　风险、事件（灾害）、危机之间的逻辑关系

从时间尺度上区分风险和事件：风险是与某种不利事件有关的一种未来情景，今后有可能发生但还没有发生的损失事件才能称作风险，是一个变量。任何过去和现在的情景都不是风险，风险只是对未来而言，其情景涉及"时间""场地"和"对象"等要素。过去发生的或现在正在发生、未来确定将要发生的事件才能称事件或灾害（难），结果是一个定量。

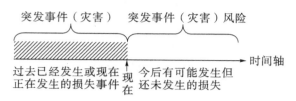

图 4 - 2 突发事件与突发事件风险的区别

（二）风险到危机的不同路径

风险发展演变为突发公共事件，需要经历一个过程，只有在特定的外部环境条件作用下，风险未被有效避免或控制时，风险才会发展演化为突发事件。突发事件是风险—危机之间的"导火索"，突发事件一旦暴发，风险与危机之间这种隐性因果关系立即转变为显性。

路径一：急性危机。某一起特定的大规模的突发事件就可以使风险与危机之间潜在的因果关系显性化，这是风险与危机之间隐性因果关系的集中暴露，因而容易引起社会关注。

路径二：慢性危机。多起不明显的小规模的突发事件逐渐使风险与危机之间潜在的因果关系显性化，这是风险与危机之间隐性因果关系的缓慢释放，因而不易为人们所觉察。

三、风险管理

应急管理的最高境界是"无急可应"。当前最根本的问题是风险，而非突发事件。从"事件"发生之前的"风险"入手，科学分析突发事件的形成与演变机理，对突发事件实施动态监测、风险评估和预警管理，推动应急管理从以事后处置为主向全过程系统管理转变。

（一）风险管理流程

风险管理是一项系统性、专业性、科学性和综合性很强的工作，是应急管理实现"预防为主、关口前移"的一项重要基础性工作。风险管理过程是组织管理的有机组成部分，嵌入在组织文化的实践中。风险管理作为一种创新的科学管理手段和工作抓手，有利于增强应急管理工作的预见性、针对性、科学性和主动性，提升应急保障能力。

根据风险的生命周期，可把风险管理划分为计划准备、风险识别、风险分析、风险评价和风险处置等基本环节，这些环节构成一个循环往复的过程。整个风险管理是一个连续的、动态的过程，风险沟通、情报交流与咨询、风险监控、审查和更新等工作伴随始终，由此形成一个完整的风险管理流程（图 4 - 3）。

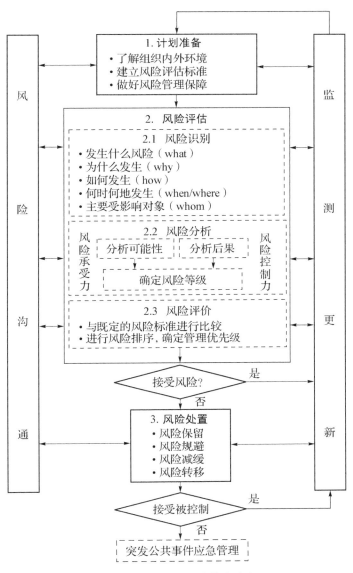

图 4-3　风险管理的基本流程

（二）风险管理与应急管理的区别

1. 管理对象　应急管理的对象是"突发事件"，包括突发事件的监测报告、分级响应、调查处置及防控策略等。

风险管理的对象是"风险"，包括对风险的定义、识别、评估和发展应对风险的策略等内容。

2. 管理目标　应急管理工作主要是为了努力控制事态发展，使突发事件发生后的状态恢复到损失前的状态，尽快恢复正常的生产、生活和社会秩序。同时要加强监控，防止突发事件扩大化或出现反复。

风险管理的主要目标是避免或减少风险发展演变为突发事件的机会，最大限度地预防和减少突发事件及其造成的损害。与应急管理相比,风险管理能够更加系统地分析和评估各种风险因素,并通过优化规划、建设和管理手段,达到消除或控制存量风险,预防或减少增量风险的管理目标。

3. 管理阶段 应急管理涉及事前、事发、事中、事后全过程,包括预防准备、监测预警、应急处置、善后恢复四个阶段。

风险管理涉及风险前、风险中和风险后各个环节,是一个系统的管理过程,主要包括计划准备、风险识别、风险评估和风险处置四个基本环节,关注的是人类活动在风险演变为突发事件过程中的抑制机制。

4. 管理层次 应急管理是应对于特重大事故灾害的危险问题提出的。应急管理是指政府及其他公共机构在突发事件的事前预防、事发应对、事中处置和善后恢复过程中,通过建立必要的应对机制,采取一系列必要措施,应用科学、技术、规划与管理等手段,保障公众生命、健康和财产安全,促进社会和谐健康发展的有关活动。

风险管理是一种管理策略。风险管理通过对风险源的系统分析与评估,主动采取有针对性的措施避免风险以及损失的产生,在更基础的层面推动和改善应急管理工作,进而降低应急管理的成本。

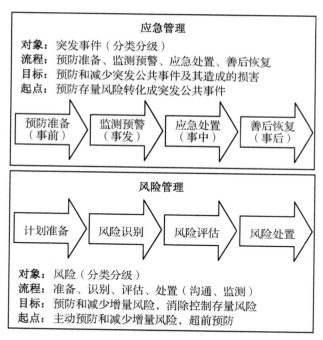

图 4-4 应急管理与风险管理的区别与联系

风险管理以最小的成本最大限度地分散、转移、消除风险,达到最大应急管理的安全效果。不要求不切实际地将所有的风险"防患于未然"。

第二节　风险评估

　　风险评估是指为了决策的需要,以科学为基础对具有不确定性的事件或结果进行逻辑判断的一个完整过程,包括风险识别、风险分析、风险评价。风险评估是风险管理的核心组成部分。风险评估活动内嵌于风险管理过程中,与其他风险管理活动紧密融合并互相推动。

　　风险评估是现代卫生应急管理的重要环节,可应用于突发公共卫生事件生命周期的所有阶段,对于有效防范和应对突发公共卫生事件具有重要意义。

一、概　述

　　风险评估工作试图回答以下基本问题:会发生什么以及为什么会发生? 后果是什么? 这些后果发生的可能性有多大? 是否存在一些可以减轻风险后果或降低风险可能性的因素? 风险等级是否可容许或可接受? 是否需要进一步应对?

　　(一)目的和作用

　　风险评估旨在为有效的风险应对提供基于证据的信息和分析,有助于决策者对风险及其原因、后果和发生可能性有更充分的理解。风险评估的目的不仅在于控制和减少风险因素,还在于建立一种更加积极主动的公共安全管理理念以及改善公众对于风险的认知和危机意识。

　　主要作用:认识风险及其对目标的潜在影响;对疾病或事件的健康和社会影响及疾病或事件发展趋势进行预判,提出预警建议;帮助确定风险是否可接受,是否需要应对风险;识别那些造成风险的主要因素,揭示系统和组织的薄弱环节;有助于风险应对策略及应对方式的选择;为决策者是否开展某些活动(如启动应急响应及级别,风险沟通等)、如何充分利用时机提供决策信息;有助于明确需要优先处理的风险事件,建立优先顺序;有助于通过事后调查来进行事故预防;满足监管要求。

　　(二)风险评估的种类

　　1. 欧盟 CDC 和 WHO 西太区(WPRO)

　　(1)快速风险评估:通常指在某一潜在公共卫生事件发生早期(24～48 小时),利用有限的事件相关信息和目前已有的科学依据,采用简便易行的评估方法对事件发生的可能性及其后果进行快速研判,为进一步采取风险管理措施提供依据的系统过程。

　　基本思路:首先确定评估议题,然后就威胁、脆弱性、资源等内容列表,并识别其主要风险因素,根据主要风险因素进行风险分析,提出应对策略及需要进一步评估的议题和目标。

　　快速风险评估的结果将决定是否需要做出应对、应对级别、关键控制措施的设计和选择,以及是否涉及其他部门和时间的进一步管理。通常采用依托专家知识和经验进行定性评估。

　　(2)正式风险评估或深入评估:深入评估用于回答更为复杂的问题,或利用复杂工具和方法来解决特定问题。正式风险评估需解决的问题:预测疾病扩散到新地区的可能性;识别易感地区;确定有效的防疫措施;当系统出现变化时,监控和评价其带来的影响;评价监测和控制措施。

正式风险评估还可为快速风险评估建立并验证评估框架。

(3)趋势研判:顾名思义,趋势研判就是对突发事件发生、发展的趋向性变化进行的研究判断。

研判建立在趋势分析的基础上。可以通过对各类相关数字资料,将相同指标或比率进行定基对比和环比对比,观察其增减变动情况及变动幅度,考察其发展趋势,预测其发展前景。

趋势分析法又称趋势预测法,总体上分为纵向分析、横向分析法、标准分析法、综合分析法四大类。具体方法包括:趋势平均法、指数平滑法、直线趋势法、非直线趋势法。

2. 我国开展的风险评估　从卫生应急管理工作的实际需要出发,采取常规与应急结合,形式与方法结合,形式与实施结合。

(1)日常风险评估:对常规收集的各类突发公共卫生事件相关信息进行初步、快速的风险分析和评价,并提出风险管理建议。

(2)专题风险评估:对国内外重要突发公共卫生事件、大型活动、自然灾害和事故灾难等开展的专项公共卫生风险评估。

风险评估活动适用于组织的各个层次,评估范围可涵盖项目、单个活动或具体事项,但在不同的情景中,所使用的评估工具和技术可能会有差异。

二、风险评估相关理论

1. 风险理论　风险理论从本质上反映了风险的基本内涵和特征,为风险评估的基本概念框架。

2. 数理推断理论　风险评估是一个系统工程,具有科学的理论基础,其推理和估计过程需要遵循一定的科学理论和依据。常用的基本原理和理论包括大数定律、统计推断原理和惯性原理。

大数定律是用来阐述大量随机现象平均结果稳定性的一系列定理的统称。风险评估利用大数定律中必然性与偶然性之间的辩证关系规律来估计风险事件发生概率和损失大小。

根据有限的样本信息,利用统计推断原理来推断总的安全状况与特征,获得进行风险评估所需要的足够的信息与数据,并根据惯性原理通过对过去发生的安全事件分析来预测未来可能发生的风险与损失。

3. 风险评估分级理论　风险评估分级就是确定风险级别的高低。

在风险识别的基础上,运用概率论和数理统计的方法对某一特定风险事故发生的概率和风险事故发生后可能造成损失的严重程度进行定量分析,估算损失发生概率和损失幅度,并依据风险承受能力,对风险的相对重要性以及缓急程度进行分析。即对形成风险的各种因素按照某种方法对这些因素分别打分,再按照某种方法将所有的因素分值进行合成计算,得到风险的总分。根据风险得分的高低进行风险排序。风险分级通常5个左右的级别,可在每个级别内细分出小的级别,这样既可以准确表达风险,又便于风险管理和对策。

4. **灰色理论** 信息部分已知、部分未知的系统称为灰色系统。灰色系统理论是研究解决灰色系统分析、建模、预测和控制的理论,提供了贫信息情况下解决系统问题的途径。灰色系统理论研究的是贫信息建模,它任何项目的风险信息通常都不是完全确知的,因此可将灰色系统理论运用于风险评估。

灰色系统理论解决风险问题的步骤:第一,用累加生成法和累减生成法对原始生成数据进行处理。第二,根据生成数建立起[GM(n,h)]灰色模型。第三,对确定的模型进行用残差检验法、后验差检验法或者关联度检验法进行精度检验。第四,当精度符合要求,则可用[GM(n,h)]模型进行风险分析。

灰色评估是基于灰色系统的理论和方法进行的风险评估,简称灰评估,包括评估对象、评估类别、评估目标与评估指标几个部分。如果评估目标只有一个,则称为单层次评估,若评估目标不止一个,而且对这些评估目标还要进行更高层次的灰评估则称为多层次灰色评估。

按照评估的目的和要求来划分,灰评估一般包括以下四类:灰关联模式评估、灰色统计评估、灰色局势评估、灰色聚类评估。多维灰色综合评估一般是以上四种评估类型的综合。

三、风险评估实施步骤

公共卫生风险评估是指利用风险评估理论和方法,对疾病或事件的公共卫生相关信息进行风险识别、分析和评价,确定其风险等级,指导公共卫生风险的管理与控制的过程。通常由两个方面组成:①风险识别与特征描述,②与暴露相关的风险分析与评价。主要任务包括:识别各种风险;评估风险概率和可能带来的负面影响;确定对象承受风险的能力;确定风险消减和控制的优先等级和推荐风险消减对策。

在一次突发事件中,风险评估常常是一个循序渐进的过程,而非一次性活动。

(一)计划和准备

1. **评估议题的确定** 评估议题建立在对不同来源监测数据分析的基础上。根据监测数据的异常变化、疾病和突发公共卫生事件的特点及趋势、政府和公众关注的程度等确定评估议题。

议题可多个,按照不同的灾害/事件情景确定。以埃博拉为例:

议题1:××时间内××地区发生埃博拉出血热输入性病例的风险。

议题2:××时间内××地区发生埃博拉出血热输入性病例引起疫情扩散流行的风险。

2. **评估方法选择和人员确定** 根据评估目的、涉及领域和评估方法,确定参加评估人员的数量和要求。原则上应来自议题相关的不同专业领域,在本专业领域具有较高的权威性,必要时邀请卫生系统外的相关专家参与。

对特定的突发公共卫生事件开展评估时,应根据评估议题重点关注的内容确定参会人员。通常为从事突发公共卫生事件监测分析、相关疾病监测与防控的流行病学专业人员。根据需要,邀请实验室检测专业人员参加。

3. **数据资料和评估表单的准备** 基础资料、数据的质量和精度直接影响预测评价的结果。

评估工作开始时,应当清楚地描述正在进行的风险评估的目的,根据风险评估议题以及所使用的方法,设计制定出风险评估结果清单和可能的结果替代形式。基于表单进行资料收集、风险识别、分析及评价。资料和表单越详细完善,越能全面识别和分析可能面临的风险。

以急性传染病风险评估为例,就可能涉及的相关信息设计制定如下表4-1。

表4-1　急性传染病危险因素评估因子

评估因子	观察指标
病原体学特征	病原体繁殖能力、传播能力、致病能力、毒力、变异性、耐药等固有的特性,以及对环境改变的适应能力
传染源	传染来源(病人、病原携带者、受感染的动物)及分布 动物宿主与有害病媒生物分布情况、活动规律 传染源特点:传染源排出病原体的能力、显性/隐性感染、传染力(引起感染的最小剂量、续发率、再生数)、传染期的长短、潜伏期、病原携带者等 是否新发/再发传染病? 疾病严重程度:病死率、重症比例、致残致畸等
传播途径	传播方式及造成传染病暴发流行的难易程度(传播途径一种还是多种?) 是否有效传播途径?
易感人群	是否普遍易感? 易感人群暴露情况? 人群整体免疫水平、易感者和非易感者在人群所占的比重及两者在空间上的分布情况
影响因素	环境风险:气候因素与地理因素 社会风险:人口密度、人口流动性、公众心理承受力、公众公共卫生意识、社会制度、生产劳动及居住生活条件、风俗习惯、文化水平、经济收入、宗教信仰等
控制措施	早期识别能力、处置应对能力、干预措施及效果、医疗救援能力、技术储备、卫生资源及其扩充能力、疫苗和药物的应用及效果、自救互救能力、社会关注认知程度、健康教育普及等方面

注:本表不作为标准,仅作为举例或参考。

风险评估的重点和难点是指标体系的设计。指标体系中既可有定性描述的参数,也可有定量描述的参数。在信息不充分时,定性参数的可操作性可能更强。

不同事件情景,设计制定的指标体系清单侧重点不同。基于事件及指标建立风险评估指标体系,应选择重要的、起决定作用的风险因素作为指标,因素应相对稳定、相互独立、易于评价,而且具备概括性能,以便能制定一个相对统一的标准,指导协调该类疾病或事件的风险评估。

在进行正式的风险评估前,应完成监测数据的初步分析。不同情景,收集整理材料的侧重点不同。例如:

议题1：××时间内××地区发生埃博拉出血热输入性病例的风险。收集整理材料侧重：疾病特征；疫情最新进展；来华(归国)不同类型人群数量、在疫区主要活动、可能发生的暴露情况；疫区当地和国际防控救援工作进展；临床治疗、实验室检测、疫苗研究进展；公众或媒体的关注程度；国内已经开展的防控工作和落实情况。

议题2：××时间内××地区发生埃博拉出血热输入性病例引起疫情扩散流行的风险。收集整理材料侧重：病例未被发现的风险；与病例共同居住人员的感染风险；诊疗病例医护人员的感染风险；其他风险问题：与病例普通接触其他人员的感染风险；病例到过场所/乘坐交通工具造成疫情传播的风险；进一步发现病例后造成病例隔离治疗、密切接触者排查和管理、实验室检测工作任务量激增的风险；疫情通报后造成公众恐慌风险。

(二) 风险识别

风险识别是发现、列举和描述风险要素的过程，包括对风险源、风险事件及其原因和潜在后果的识别。风险识别是风险管理的第一步，是风险评估和风险管理的基础。只有准确、高效地确定可能存在的风险，才能把握可能发生的风险概率及程度并进行后续估测和评价。

1. 渐进性风险识别

(1) 初始阶段—感知风险：风险感知又称风险认知，指人们对风险事物和风险特征的感受、认识和理解，具体包括感知觉、认知加工、思维与应用。初始阶段通过风险感知要明确分析对象。风险感知是风险识别的起点。风险感知会随着不同的情境以及对生活事件新的认识和体验而发生动态变化。

(2) 测量阶段—分析风险：判断或归类识别关键要素，对现实和潜在的风险性质进行系统辨识，从初步识别的各类风险因素中筛选、归纳出主要风险因素。由于信息不完备，难以精确定量描述事物或现象。

(3) 模糊推理阶段—风险识别与评价：模糊逻辑推理从不精确的前提集合中得出可能的不精确结论的推理过程，是基于模糊性知识(模糊规则)的一种近似推理。

风险具有不确定性。建立在专家经验基础上的模糊综合评价法，可以对风险的强度或大小进行识别和评价。

2. 风险识别方法　识别风险需要所有相关人员的参与。所采用的识别工具和技术应当适合其目标、能力及其所处环境。

当前常用的风险识别方法大致可以分为四类：①通过专家经验获取风险信息的识别方法，包括头脑风暴法、德尔菲法、访谈法等。②参考现有、历史资料获取风险信息的识别方法，包括检查表法、历史数据资料评审等(表4-2)。③基于过程进行风险识别的方法，包括流程图法、系统分解法等。专家团队遵循系统化过程，通过一套结构化的提示或问题来识别风险。④其他风险识别方法，如运用归纳推理技术的危险与可操作性分析方法。

无论采用哪种技术，关键是在整个风险识别过程中要认识到人的因素和组织因素的重要性。

表 4-2　我国食品安全主要风险因素

环节	风险因素	所占比例	风险描述	风险后果
生产环节 (7.6%)	自然环境污染	0.9%	主要是重金属污染、水污染等	可引发大面积严重疾病或死亡,造成灾难性后果
	农药兽药残留	5.8%	过量使用或非法使用高毒农药、兽药	严重者可致重度或大面积食物中毒
加工环节 (80.6%)	使用不合格原料	12.9%	使用废弃物、劣质或非食用物质作为原料制食品	可致轻微食物中毒
	使用不安全辅料(含添加剂和加工助剂等)	46.7%	过量使用添加剂,使用违禁添加物或其他有毒有害物质等	可致一系列严重疾病,如癌症,或生理上受到伤害等
	加工环境不卫生	20.2%	加工环境不符合卫生标准,导致菌落数超标、有异物等	严重者可致食物中毒,引发身体不适
	加工程序不当	4.6%	未按正规程序进行加工,导致细菌多、微生物超标等	严重者可致食物中毒,引发身体不适
	包装不合格	7.8%	使用虚假或有毒有害包装,导致食品受污染或误导消费者食用劣质或有毒食品	基本无显性伤害,但受有毒有害包装污染的食品会有损健康
流通环节 (4.3%)	仓储运输条件不合格	1.9%	仓储环境、运输工具等不符合规定,导致食物变质、菌落数超标等	可致食物中毒
	废弃食品处置不当	2.4%	过期或废弃食品继续销售	可致食物中毒,引发身体不适
餐饮消费环节 (7.5%)	餐饮场所不达标	6.0%	餐饮食堂等供应劣质或有害食品,卫生环境不达标等	可导致大面积食物中毒
	误食天然有毒食品	0.5%	误食含有天然毒素的动植物,如有毒蘑菇、河豚等	严重者直接致人中毒死亡
	食品食用程序不当	1.1%	如加热不当,未煮熟等	可致食物中毒,引发身体不适

注:基于2005—2012年的3300个有效食品安全事件资料分析,得出我国食品安全风险因素和风险后果识别。

3. 风险识别的核心任务及挑战　进行风险识别时要掌握相关的和最新信息,必要时包括适用的背景信息。偏离预期的人为及组织因素也应被纳入风险识别的过程中。

(1)核心任务:收集获取事件演化过程中的实时数据、分析数据,识别突发事件的可能前兆,在复杂多变的偶然性中发现潜在的必然性。在影响因素的不确定性以及认知的模糊性的状况下,对突发事件进行情景构建和规律认知。

(2)挑战:事件发展趋势和源起的认知难以确定,存在多个不确定情境。事件持续时效性不确定,影响因素不确定性,以及认知的模糊性,使得对风险的认知难以达成共识。

风险识别是一项持续和系统的工作。风险识别服务于事件/灾害应对,事件/灾害应对带动危机传播,危机传播又推动风险识别,从而形成一个首尾相接、不断重复的循环。

(三)风险分析

风险分析是指认识风险属性,并确定风险水平的过程。

风险分析大多数都基于定性分析或以定性为基础的定量方法,对发生可能性及后果严重性进行估计或赋值。风险分析所需的详细程度取决于特定的用途、可获得的可靠数据,以及组织决策的需求。风险分析为风险评价、决定风险是否需要应对以及应对策略和方法提供信息支持。

1. 澳大利亚/新西兰风险管理标准(AS/NZS 360：2004)风险分析模型

$$R＝H×V－AC$$

式中:R(Risk)—风险;

H(Hazard,危害)—危害因素(危险源)。

$$H＝L×I$$

式中:L(Likelihood)—风险发生的可能性;

I(Impact)—危害的影响程度;

V(Vulnerability)—脆弱性(敏感程度);

AC(absorptive capacity /adaptive capacity)—风险控制和适应能力。

脆弱性是一个相对的、动态的概念,其概念起源于对自然灾害问题的研究。主要用来描述相关系统及其组成要素易于受到影响和破坏,并缺乏抗拒干扰和恢复的能力。

脆弱性是由个体、组织、系统的内部结构和特征决定的,会随着系统内部结构和特征的改变而改变。内外部风险扰动或人为的行为对系统脆弱性程度具有放大或缩小作用,是影响系统脆弱性属性显性化的直接原因,但不是决定因素。敏感性高、抵抗能力差和恢复能力低是脆弱性事物的显著表征。

由于不同应用领域间研究对象和学科视角的不同,不同应用领域对"脆弱性"这一概念的界定角度、方式及所运用时的内涵均有很大差异。卫生应急学科视角的脆弱性属性包括:人群暴露病因的易感性;致病、致伤残、致死的严重程度及心理精神脆弱性的严重程度;卫生资源被冲击、生活环境和公共卫生基础设施破坏或造成次生灾害的严重程度;统筹卫生资源能力差或困难的严重程度。

控制力是指医疗救援能力、技术储备、卫生资源及其扩充能力、公共卫生基础设施、卫生应急能力、自救互救能力等,以及对风险的认知、态度和行为等。承受力是指群众的心理承受能力,以及饮用水、食品供给及环境状况等。

2. 风险分析原理　风险分析要考虑导致风险的原因和风险源。风险分析除了考虑风险造成或可能造成的损失(包括有形损失和无形影响)和风险发生的可能性外,还必须综合考虑社会的脆弱性以及对风险的承受、控制和应对能力。通过对每一个主要风险因素进行分析、估计,得出风险事件的发生概率、影响程度,进而测算出相应的风险程度(图 4 - 5)。

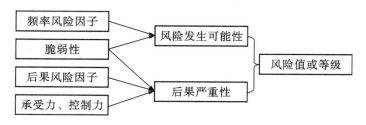

图4-5 风险分析的基本原理及流程

在某些情况下,风险可能是一系列事件叠加产生的结果,或者由一些难以识别的特定事件所诱发,这种情况下,重点分析系统各组成部分的重要性和薄弱环节。

3. 发生可能性分析　对突发事件公共卫生风险及其他次生、衍生的公共卫生风险,可以结合事件背景、各类监测信息、历史事件及其危害等,对风险发生的可能性进行分析。

(1)可能性风险因素分析:发生可能性分析可以从建立相应的频率风险因子和脆弱性因子指标体系入手,定性分析发生的可能性,也可以给出每个指标权重,进行主观定量分析。

为了能有一个相对直观的认识,表4-3给出了化学中毒事件发生可能性分析的指标体系和权重系数。

表4-3 化学中毒事件风险因素(可能性分析)

评估因子	指标	权重
化学物性质 (0.1095)	物理特性:稳定性、挥发性,气体＞挥发性液体＞粉尘	0.500
	化学毒性:急性毒性	0.500
暴露水平 (0.5815)	暴露方式:呼吸道＞消化道＞皮肤,多种方式暴露＞单种方式	0.2833
	暴露场所污染水平(毒物浓度)、化学物泄漏量	0.3369
	暴露持续时间、暴露频率	0.2382
	多种化学物暴露?(除非两种化学物确有中和或拮抗作用,通常两种以上化学物毒性为相加)	0.1416
安全防护 (0.3090)	安全管理措施、工程防护技术(通风、除尘、净化等)	0.2911
	应急救援设施(冲淋器、洗眼器等)	0.1731
	个人防护用品及使用	0.2911
	安全意识及防护知识、应急处置技能	0.2448

说明:本表不作为标准,仅作为举例或参考。权重也仅仅根据部分专家的主观估计,利用层次分析法得出,不具代表性。

此类表单(包括影响程度分析表单)可以组织专家提前设计完成,也可根据具体事件临时建立,并就指标给出主观权重值。由于专家的经验、知识不同,构建的指标体系及权重甚至或有相当大的差异。尤其新发传染病或者发生频率很低的事件,其评估指标体系建立困难,权重更是难以估计。

（2）概率估计

①客观概率估计：客观概率估计是指应用客观概率对风险进行的估计。客观概率是实际发生的概率，可以根据历史统计数据或是大量的试验来推定。客观概率估计法最大的缺点是需要足够的信息。客观概率只能用于完全可重复事件，因而并不适用于大部分现实事件。

②主观概率估计：主观概率估计是基于经验、知识或类似事件比较的专家推断概率。当有效统计数据不足或是不可能进行试验时，主观概率是唯一选择。

主观概率估计方法：一是利用故障树、事件树、因果分析等技术来预测可能性；二是系统化和机构化利用专家观点来估计可能性，常用德尔菲法、层次分析法等。

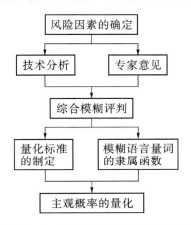

图 4-6　主观概率量化方法和步骤

如果某些事件过去发生的频率很低，则任何可能性的估计都是不确定的，这一点尤其适用于从未发生的事件、情况或环境。

（3）分级：导致损失事件发生可能性的概率为 0～1。由于突发公共卫生事件成因复杂，风险又具有很大的不确定性，兼之不同事件情景的风险评估因子也不同，因此相应的风险评估指标体系难以建立或建立的指标体系不全面，权重更是难以估计。往往通过专家的知识、经验进行模糊定性评判或定量评级。

在实际情况下，精确地度量所有风险的可能性，难度相当大，面对无法量化的风险，可以将风险进行等级划分。根据发生的可能性大小，将风险可能性分为五级：A＝极少发生（事件在极少情况下有发生的可能），B＝不太可能发生（事件在很少情况下会发生），C＝可能发生（事件在一些情况下可能会发生），D＝很可能发生（事件在大部分情况下有可能会发生），E＝几乎确定发生（事件在一般情况下肯定会发生）五个等级，并可根据需要进行赋值（如分别对应 1～5 分）。

4. 后果分析　基本分析思路：假设某个事件、情况或环境已经出现，在不同的事件情景下，可能会产生一系列不同严重程度的影响，也可能影响到一系列目标和不同利益相关方，通过对影响程度（后果）分析，确定风险影响的性质和类型。

后果分析较为灵活，可以是对后果的简单描述，也可能是制定详细的数据模型等。对后果的描述可表达为有形或无形的影响。在某些情况下，可能需要多个指标来确切描述不同时间、地点、类别或情形的后果。

（1）影响后果的风险因素分析:后果严重性分析可以从建立相应的后果风险因子、脆弱性因子、风险承受力和控制力指标体系入手(例见表4-4),定性分析事件发生后果的严重性。也可以给出每个指标权重,进行主观定量分析。

表4-4　传染病疫情/事件风险因素(影响程度分析)

评估因子	指标	权重
病原体	生物学特征:病原体繁殖能力、致病能力、毒力、变异性、耐药等固有的特性	—
传染病特征	传染力、续发率	—
	是否新发/再发传染病?	—
	潜伏期的长短	—
	有效传播途径?	—
	疾病严重程度:病死率、重症比例,致残致畸等	—
	有无有效治疗措施?	—
	有无有效的治疗药物、疫苗?	—
	疾病负担?	—
人群脆弱性	人群易感水平	—
	有无特殊的高危人群?	—
	公众心理承受力	—
控制能力	处置应对能力、医疗救援能力	—
	技术储备、卫生资源及其扩充能力	—
	干预措施及效果	—
社会关注及影响	大众和媒体关注、国际关注	—
	社会、经济的影响	—

说明:本表不作为标准,仅作为举例或参考。

后果分析应将风险后果与最初目标联系起来,对马上出现的后果和经过一段时间可能出现的后果要同等重视。频繁轻微的问题可能具有很大的累积或长期效应,因此不能忽视次要后果。

（2）风险事件影响(严重程度)估计:可能性损失事件的严重程度概率为0~1。同样,不同事件情景的风险后果评估因子也不同,与可能性评估因子一样,只能建立相对全面、科学、完整的指标体系及赋予相应权重。

影响突发事件风险等级分类的因素复杂众多,从客观和主观两方面看,主要涉及以下因素:①危机事件影响范围,包括地域因素、危害覆盖面积大小等。②危害程度,包括对物质、人员、环境等因素的危害。③扩散要素,自然因素以及风险扩散的传输渠道等。④事件因素,发生的特定时间点以及持续的时间长短均可能扩大风险的影响程度和范围。⑤认知程度,依赖于对突发事件发生机理、处置机理的研究程度,与风险等级成反比关系。⑥社会影响程度。⑦公众心理承受力,公众心理承受度越高,风险等级越低,反之则反。⑧资源保障程度,保障越充分,风险系数越低,反之,风险等级增加。

　　根据事件发生将会产生的后果及其严重程度,包括客观损失(人员伤亡、经济损失等)和主观影响(敏感程度、社会影响等),一般将风险后果分为五级:1＝几乎无影响(可忽略),2＝一般(中等),3＝较大,4＝重大,5＝特别重大(灾难性的)。

　　5. 指标权重　确定指标权重的方法有主观法和客观法2大类。

　　主观法是由决策分析者对各指标的主观重视程度而赋权的一类方法,主要有专家调查法、循环评分法、二项系数法、层次分析法等。

　　客观赋权法则依据评价对象各指标数据,按照数学上的计算准则得出各评价指标权重,如熵值法、最小二乘法以及最大方差法等。由于突发公共卫生风险事件的复杂性和不确定性,用精确的数学模型来求取指标权重的难度很大。如过分相信数学模型,对风险事件不能系统分析,反而使权重不合理。

(四) 风险评价

　　风险评价是将风险分析结果与预先设定的风险准则相比较,或者在各种风险的分析结果之间进行比较,确定风险等级的过程。风险评价包括单因素风险评价和整体风险评价。

　　1. 风险准则　风险准则是用于评价风险重要程度的标准。风险准则应尽可能在风险管理过程开始时制定,并持续不断地检查和完善。

　　确定风险准则时要考虑以下因素:①可能发生的后果的性质、类型以及后果的度量;②可能性的度量;③可能性和后果的时限;④风险的度量方法;⑤风险等级的确定;⑥利益相关者可接受的风险或可容许的风险等级;⑦多种风险的组合影响。

　　突发事件公共卫生风险评估中,可能并没有明确的风险准则,或者尚未设立明确的风险准则,此时,风险评价将主要依据风险分析结果,对照其可能接受的风险水平来确定具体的风险等级。

　　风险准则一般分为五个等级:对于罕见、几乎无潜在影响和脆弱性很低的风险,定为极低风险;对于不容易发生、潜在影响小、脆弱性低的风险,定为低风险;居于高水平和低水平之间的定为中等风险;对于易发生、潜在影响大、脆弱性高的风险,定为高风险;对于极易发生、潜在影响很大、脆弱性非常高的风险,定为极高风险(例见表4-5)。

表4-5　急性传染病风险等级标准(五级风险定量)

定性方法		量化评分
风险等级	说明	
极高	几乎确定发生传染病暴发、流行,甚至大流行;传播途径易实现;控制力弱;疾病结果非常严重;造成巨大的经济损失和严重社会恐慌	5
高	很可能发生传染病暴发或流行;疾病结果严重;引起社会高度关注;造成较大的经济损失;造成一定的社会影响和国际影响	4
中等	可能发生传染病暴发或流行;疾病结果较严重;公众不同程度关注;产生局部社会影响	3
低	不太可能发生传染病暴发或流行;控制能力较强;有一定的社会影响	2
极低	几乎不可能发生传染病暴发或流行;传播途径局限;控制能力强;公众关注程度低;社会影响小	1

说明:本表仅作为举例或参考使用,不作为标准。

2. 风险估计 风险估计是对风险发生概率及后果进行赋值的过程。

结合系统风险承受力和控制力,分析风险的可能性与后果,确定风险等级。通过风险分级,明确哪些风险需要控制,哪些风险可被接受,确定风险处置的优先级。根据风险等级和可控性,分析存在的问题和薄弱环节,确定风险控制策略。基于"可能性—不利后果"的风险级别划分见表4-6。

表4-6 基于"可能性—不利后果"的风险级别划分

		不利后果				
		1 几乎无	2 一般	3 较大	4 重大	5 特别重大
可能性	A 极少	低	低	低	中	高
	B 不太可能	低	低	中	高	极高
	C 可能	低	中	高	极高	极高
	D 很可能	中	高	高	极高	极高
	E 必定	高	高	极高	极高	极高

资料来源:澳大利亚/新西兰风险管理标准(Risk Management,AS/NZS 4360:2004)。

依据有效性、可行性和经济性等原则,从降低风险发生的可能性和减轻风险危害等方面,提出预警、风险沟通及控制措施的建议。以特定的颜色分别进行风险预警标识:极高风险(红色预警)、高度风险(橙色预警)、中等风险(黄色预警)、低度风险(蓝色预警)。

风险评价的结果应满足风险应对的需要,否则应做进一步分析,对进一步分析的危害风险,提出专题评估议题、目标。

四、风险应对

风险应对是完成风险评估后,选择并执行一种或多种改变风险的措施,包括改变风险事件发生的可能性和/或后果。防范风险的本质是减少损失概率或降低损失程度。

风险应对措施可包括:决定停止或退出可能导致风险的活动以规避风险;增加风险或承担新的风险以寻求机会;消除具有负面影响的风险源;改变风险事件发生的可能性的大小及其分布的性质;改变风险事件发生的可能后果;转移风险、分担风险、保留风险等。

风险应对决策应当考虑各种环境信息,包括:风险承受度;法律、法规、社会责任和生态环境方面的要求;风险应对措施的实施成本与收益;内部和外部利益相关者对风险的认知、利益诉求、价值观,以及对某一些风险应对措施的偏好;选择几种应对措施,将其单独或组合使用。

风险应对是一个递进的循环过程,实施风险应对措施后,应根据风险准则,重新评估新的风险水平是否可以承受,从而确定是否需要进一步采取应对措施。执行风险应对措施会引起组织风险的改变,需要跟踪、监督风险应对的效果和组织的有关环境信息,并对变化的风险进行评估,必要时重新制定风险应对措施。

风险应对可能引起次生风险,对次生风险也需要评估、应对、监督和检查。在原有的风险应对计划中要加入这些次生风险内容,而不应将其作为新风险而独立对待。为此需要识别并检查原有风险与次生风险之间的联系。

第三节　风险评估技术

突发事件公共卫生风险评估以定性分析为主，以定量计算评估为辅。具体采用何种形式开展风险评估，不仅依赖于风险管理过程的背景，还取决于所使用的风险评估技术和方法。不同类型的突发公共卫生事件，其风险差异较大，因此风险评估通常涉及多学科方法的综合应用。

一、分类

（一）按照评估的基础分类

1. 基于知识的分析方法　主要依靠知识和经验进行，通过特定途径收集相关知识和信息，识别存在的风险，定量或定性分析风险的可能性，并对该风险造成的影响和危害程度进行评估，提出相应结论和建议。

基于知识的分析方法关键是具备相对完整详细的评估信息，主要方法有问卷调查、会议讨论、人员访谈、资料回顾等。

2. 基于模型的分析方法　是在具有相应评估模型的基础上，对风险识别、分析和评估等环节，进行系统分析。通过借鉴和论证、调整系统参数，建立和运行风险评估模型，测量出风险等级，提出相应的措施和建议。

风险评估模型作为风险评估时的主要或辅助工具，可用于单病种事件的风险评估。建立风险评估模型，往往需要有长期、完善的监测系统和可靠的监测数据支持。

（二）根据评估过程中评价、赋值方法的不同分类

1. 定性分析　主要是根据专业人员的知识、经验和直觉，或者业界的标准和惯例，来评估已识别风险的影响（后果）和可能性的过程。定性分析不需要对风险及各相关要素分配确定的数值，而是赋予一个相对值，或定性描述。通常通过问卷、面谈及研讨会的形式进行数据收集和风险分析。

定性分析方法是目前采用较为广泛的一种方法，其实施较为便捷，准确性稍好，但带有一定的主观性，精确度也不高。

2. 定量分析　是根据一定的算法和规则对各风险因素及相互作用的关系进行赋值计算的方法。通过对构成风险的各个要素和潜在损失的程度赋予数值，度量风险的所有要素，计算风险的程度，并用直观的数据表示出来。若分析对象内部关系复杂、覆盖范围很广、不确定因素较多，定量分析的算法和精度就难以控制。定量风险评价比较复杂，因此难以确定一个统一的风险评估模型。定量分析的方法多在火灾、泄漏、爆炸等危险因素确定和比较单纯的事件中单独进行研究。

通常突发公共卫生事件风险的相关信息和数据不够全面、翔实，且不确定因素较多，在此种情况下，定量分析难以开展或没有必要，而基于专业知识和经验的半定量或者定性分析可能足够有效。

3. 定性与定量结合分析　定性与定量相结合的分析方法大多数建立在实际经验的

基础上,对一些可以量化表达的风险要素赋予数值,对难于赋值的要素使用定性方法,这样不仅更清晰地分析了风险因素,同时也极大简化了分析的过程,加快了分析进度。

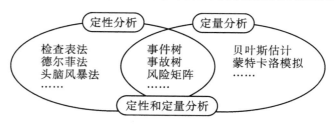

图 4-7　风险分析方法分类

二、主要风险评估方法

(一)头脑风暴法

头脑风暴法是一种激发性思维的方法,又称智力激励法、自由思考法,常用来泛指任何形式的小组讨论,包括一系列旨在确保人们的想象力因小组内其他成员的观点和言论而得到激发的技术。

正式的头脑风暴法要求组织化程度较高,参与人员需要提前进行充分准备,而且会议的目的和结果都很明确,有具体的方法来评价讨论思路。非正式的头脑风暴法则组织化程度较低,但通常针对性更强。

1. 基本过程

(1)会前准备:确定议题后,可在会前做一些必要的准备工作。具体包括:与议题有关的背景资料的收集;准备好与会议讨论有关的系列问题及思考提示;确定专家人选,一般以 8~12 人为宜;明确主持人和记录员(秘书)分工等。

(2)会议实施步骤:会商程序与规则保证了讨论的效率和效果,构成了头脑风暴法能否有效实施的关键因素。

利用头脑风暴法组织会商的关键环节:主持人公布会议议题及需要解决的问题,并解释规则;围绕议题,启发引导专家根据所评估的内容及相关证据,结合自身的学识、经验和判断力等进行充分讨论,"自由"发表意见和建议;对会议进程进行有效控制和调节,使讨论不断进入新的阶段;筛选和捕捉讨论中产生的新设想和新议题;某一方向的问题已经充分发掘或讨论偏离主题过远时,引导进入新的方向;引导专家达成一致性或倾向性的意见和结论;记录员及时记录与会者的所有的发言内容。

(3)会后归纳整理:根据专家发言的核心内容,会商组织者归纳整理,形成风险评估报告。

2. 优点及局限性

(1)优点:组织实施相对简单、快速;不同领域专家可以充分交换意见,有助于进行全面沟通;通过专家间充分讨论,能有效开阔思路,激发灵感,有助于发现新的风险和全新的解决方案;集思广益,评估时考虑的内容可能更加全面。

(2)局限性:对组织者的知识背景、主持技巧、会议节奏把控等要求较高;意见和结论容易受到少数"权威"专家的影响;参与评估的专家不同,得出的结果也可能会有所不同;

若组织不当,易形成辩论会或出现专家发言不均,无法达成一致结果或造成评估结果的偏性。

(二)德尔菲法

德尔菲法(专家调查法)是依据一套系统的程序在一组专家中取得可靠共识的技术。

该方法使用统一问卷,采用专家独立、匿名发表意见的方式,进行多轮次专家咨询,依次对专家意见进行统计、处理、分析和归纳,对大量难以采用技术方法进行定量分析的因素做出合理估算。

1. 基本过程

(1)组建专家团队,可能是一个或多个专家组。专家组成员由熟悉该风险因素现状和发展趋势的专家及有经验的工作人员组成。

(2)编制第一轮问卷调查表。

(3)将问卷调查表发给每位专家组成员,要求由每个专家独立使用书面形式定期返回。

(4)对第一轮专家答复的信息进行分析、对比和汇总,并再次下发给专家组成员,让专家比较自己同他人的不同意见,修改或完善自己的意见和判断。在此过程中,只给出各种意见,但并不提供发表意见的专家姓名。

(5)专家组成员重新作出答复。

(6)循环以上过程(一般 3～4 轮),直到达成共识。

2. 优点及局限性

优点:采用匿名、独立发表意见的方式,所有观点都获得同等重视,避免权威专家占主导地位和话语权的问题;经过多次反馈,客观地综合多数专家经验与主观判断;专家专业领域较为广泛,所受时空限制较小,结论较可靠;设计科学、过程控制好,对风险估计有很好的适应性 。

局限性:准备过程较复杂,评估周期较长,所需人力、物力较大。

(三)情景分析

情景分析是指通过假设、预测、模拟等手段,对未来可能发生的各种情景以及各种情景可能产生的影响进行分析的方法,是规划未来的情景模拟过程。情景分析建立在大量信息资料基础上,类似"如果—那么"的直观定性分析方法。

模拟情景过程就是一个讲故事的过程,给情景安排、演练了许多细节,这些细节最好是具体、合理、全面的。组织所有人员在明确的目标导向下,通过共同学习认真研究组织面临的内外部环境及其可能变化,从中识别主要影响因素,构建出若干未来可能态势,并对其展开深入分析和筛选,将这些可能减少到最少的几种,并由此制定相应的对策。

情景分析使我们能够"预见"未来,承认未来的发展是多样化的,对未来的不确定性有一个直观的认识,促使组织考虑哪些情景可能发生(如最佳情景、最差情景,以及期望情景),有助于组织提前对未来可能出现的情景进行准备。

1. 基本过程　情景分析没有固定的方法和步骤,但究其实质,都是对情景关键因素的分析。

以直觉逻辑情景分析法为例,大致可分为六个步骤:

(1)明确目标,界定决策焦点问题:在不同的突发事件情景下,组织的行动计划,预期达成的目标侧重点不同。焦点问题应具备重要性和不确定性两个特点。焦点问题必须难以预测,并会产生不同的结果。如果问题十分重要但结果是能够确定的,则不能作为焦点。

(2)识别关键风险因素及其不确定性:罗列、分析、比较所有风险因素,包括对风险来源、风险事件和风险征兆的识别和记录,依据影响程度和不确定程度,对这些因素进行排序。明确风险识别的范围和重点,特别关注影响程度严重而又最不确定因素。

(3)建立情景框架:基于突发事件的发生、发展及演化规律,以情景内容的主体构架,"前推式"构建开发一系列的情景。在周期短及数据充分的情况下,可以从现有的情景中推断出可能出现的情景。对周期长或数据不充分的情况,情景分析的有效性更依赖于合乎情理的想象力。创造的事件情景应能够涵盖所有的发展态势及其不确定因素的各种后果。

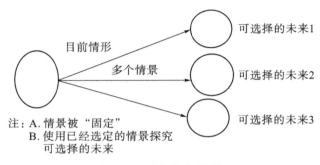

图 4-8 "前推式"情景

(4)模拟情景:选择确定二到三个情景,这些情景包括所有的问题焦点。对每个情景的关键因素都进行分析,充分考虑情景中所有可能发生的细节,形成一系列全面、详细、合理的"故事"。对所讲述的"故事"充分推敲,利用脚本技术完善情景故事描述,分析"故事"发生带来的影响。

(5)开发合理的"情景—应对"方案:将策略映射到情景,分析组织现行策略在新情景下的成功概率。对每个情景的焦点问题或应对策略进行评估,选择有效或适应性最好的策略。

"情景—应对"策略需要分析:①外部情况的变化;②将要做出的决定可能产生的各种不同后果;③利益相关方的需求以及需求可能需要的变化。当情景正在发生变化时,可以找出一些能够表明变化的先行指标,监测先行指标并做出反应。

(6)提出政策建议和行动方案:情景分析法的价值在于它能使组织对一个事件做好准备,并采取积极的行动,将负面因素最小化,正面因素最大化。

2. 优点及局限性

(1)优点:面对未来高度不确定环境条件时,对未来环境条件的判断更具准确性。可用来帮助决策并规划未来战略,也可以用来分析现有活动,适用于各类(长期、短期)风险分析。

通过开发情景、预演未来,有利于系统、全面地识别风险,更加充分、详细地认识风险/事件演化发展趋势,其预测结果也是多维的。如果积极后果和消极后果的分布存在较大的差异,情景分析的应用效果会更为显著;直觉逻辑情景分析法主要依靠专家的判断分析,对资料的依赖性不是特别强烈。

(2)局限性:大多数的未来情景对我们而言并非清晰可见。在存在较大不确定性的情况下,有些情景可能不现实。所有情景可能缺乏充分的基础,也很难用精确的数学语言进行定义。情景分析无法发现将来可能出现,而目前看起来不切实际的情景结果。直觉逻辑情景分析法缺乏特别科学严谨的验证。

案例:基于"情景—应对"决策范式构建我国埃博拉出血热应急防控策略

背景:2013年12月,埃博拉疫情开始席卷西非5国,成为有史以来最为严重的埃博拉疫情。2014年又先后在欧洲和北美出现感染病例,引起了全球性的危机和恐慌。我国同样面临埃博拉出血热的严峻防控形势。

基于系统思考、开放式未来思考、策略性思考的原则,构想、筛选出多样化的未来可能发展情景,通过严密分析,制定相应的对策。

(1)情景一:埃博拉出血热疫情在境外持续蔓延,我国境内无埃博拉出血热。

目标:防止疫情输入,即"堵"在国门之外。

识别、分析关键因素:疫情最新进展;传染源分布情况;风险人群数量及在疫区的暴露情况;病例可能输入方式;临床诊断、实验室诊断及治疗;公众或媒体的关注程度;国内已经开展的防控工作和落实情况。

应对策略:①开展埃博拉出血热输入病例的应急监测,强化检疫,重点强化从疫区入境人员的发热症状监测;②启动联防联控机制,以专业力量为主,加强口岸重点城市防控,确保在第一时间发现可疑病例;③做好收治病人的医院及医疗设备、器械、药品等准备;④加强能力建设,做好专业人员的应急培训,落实早期发现、流行病调查、实验室检验与诊断和救治病人的各项技术储备。

(2)情景二:我国境内发生散在埃博拉出血热输入性病例,但本地无二代病例发生,尚未造成扩散。

目标:早期发现风险源,防止本地出现二代病例。

识别、分析关键因素:早期发现能力:包括监测系统敏感性、诊治鉴别能力;易感人群(密切接触者)暴露几率;传播途径有效性;疫苗和药物的应用及效果;疾病严重程度:病死率、重症比例;干预措施及效果;社会关注及公众恐慌等。

应对策略:坚持外堵输入、内防扩散的防控策略。开展病例搜索和风险人群管控,在继续落实好情景一的各项防范和应对工作基础上,重点强化医疗救治和防止扩散等措施。具体措施:①完善预案和工作方案。防控专家组根据疫情形势,进一步完善预案和各类相关工作技术方案。②出现输入病例的地区,做好病例隔离救治、转运和院感控制。③开展密切接触者追踪,对密切接触者采取隔离医学观察措施。④做好个人防护和消毒措施,加强院感防控工作。⑤开展应急监测与风险评估。及时启动应急监测,开展风险评估,在旅游、教育、外事、外贸及相关涉外机构等部门间强化信息互通,适时调整监测和应对策略。⑥医疗机构应做好预检分诊、发热门诊各项工作,并做好转运病人的准备。

（四）危害分析与关键控制点

危害分析与关键控制点（HACCP）是指为了防止食物中毒或其他食源性疾病的发生，对食品生产过程中各个环节（生产、加工、销售、食用等）进行危害分析，找出关键控制点，采取有效的预防措施和监控手段，使危害因素降到最低程度。

HACCP通过"分析—控制—监测—校正"的系统方法，保证了食品的安全卫生，所以HACCP方法被称为HACCP系统。

1. 基本过程　HACCP包括以下七项原则：

（1）危害分析：首先要从原料生产、加工工艺步骤及销售、消费的每个环节可能出现的风险（包括物理、化学及微生物）进行识别，分析危害因素，评估其危害程度。

（2）确定关键控制点：关键控制点是指那些若控制不力就会影响产品的质量，从而危害消费者身体健康的环节。

关键控制点的选择是HACCP系统的主要部分。一旦被确定为关键控制点，都要进行监测。关键控制点一般要少于6个。

（3）确定关键限值：建立每一关键控制点的有效管制界限。对已经确定的每一个关键控制点，都必须制订出相应的管制标准和适当的检测方法。每个关键控制点必须在具体的参数范围内运行，这样才能保证危险得到控制。

（4）建立HACCP监控程序：建立每一关键控制点的监控程序。程序内容包括监控什么、如何监控、监控频率和谁来监控等，以确保关键限值得以完全符合。建立标准设定后，每一个关键控制点都必须进行例行监测，以确保每一环节都维持在适当的管制状态下。每次关键控制点检测的结果都要进行认真记录、存档，便于今后对可能出现的事故进行分析鉴定。

（5）建立纠偏措施：当发现某一个关键控制点超出管制标准，应有临时性修正计划。该计划包括如何使关键控制点恢复到再管制状态，以及建议在关键控制点超出管制标准期间所生产的产品如何处理。

（6）建立记录存储系统：建立所有程序之资料记录，并保存文件，以利记录、追踪。

（7）建立HACCP系统的检验程序：HACCP的验证程序包括：验证各个关键控制点是否按照HACCP计划严格执行；确保整个HACCP计划的全面性和有效性；验证HACCP体系是否处于正常、有效的运行状态。

2. 优点及局限性

（1）优点：HACCP提供了一种系统性强、结构严谨、有多向约束、适应性强、适用范围广、安全性高、针对性强的控制食品的生物、化学和物理性危害的手段。

HACCP作为预防为主的质量控制方法（系统），侧重危害评价，克服了传统食品安全控制方法（现场检查和终成品测试）的缺陷，可以最大限度地减少产生食品安全危害的风险。

（2）局限性：HACCP需要应用于从食品原料到消费的全过程，才能显出其巨大效果，这是难度较大的系统工程。

对HACCP的理解未形成一致看法，对危害物也一直缺乏一致的认定意见。

HACCP只强调已知的安全问题，却不包括目前未知的危害。

缺乏对数据的有效分析方法。将结果机械地表示"是"与"非"，无法体现出被监测参数与对应危害间的相关性，不利于数据的有效利用，当出现偏离关键限值时难以对其结果进行科学的评估，以采取适当的纠正措施。

案例：基于突变模型的我国食品安全风险评估

从食品产业链视角，食品安全风险主要存在于生产、流通和消费三大环节，每个环节又有其特有的关键风险问题。

充分考虑关键指标的全面性、灵敏性、实用性和可操作性及动态性，借鉴食品安全的预警体系，结合食品安全的监测检验项目，设计了食品安全总体风险关键控制环节及风险指标体系（参见表4-7）。

表4-7　食品安全总体风险的关键控制环节及风险评估指标体系

目标层	准则层	操作层	指数层
食品安全风险度	生产环节	兽药残留抽检合格率（%）	禁用兽药；激素残留量；抗生素残留量
		蔬菜农药残留抽检合格率（%）	禁用农药；允许农药残留量
		水产品（氯霉素）抽检合格率（%）	氯霉素检出率
		生猪（瘦肉精）抽检合格率（%）	瘦肉精检出率
	流通环节	食品卫生监测总体合格率（%）	总菌群数；大肠菌；海藻毒素；食品添加剂
		食品化学残药检测合格率（%）	禁用农药；允许农药残留量
		食品微生物合格率（%）	细菌总数；大肠菌群；致病菌超标数
		食品生产经营单位经常性卫生监督合格率（%）	生产经营单位不符合卫生标准及相关规范要求
	消费环节	食物中毒事件数（件）	食物中毒事件数
		食物中毒病例数（例）	导致食物中毒的病例数
		食物中毒死亡人数（例）	导致食物中毒的死亡人数

注：该案例主要引自陈秋玲，马晓姗，等.基于突变模型的我国食品安全风险评估.中国安全科学学报[J].

基于以上指标体系收集数据。指标数据来源于《中国卫生统计年鉴（2001—2009）》《中国统计年鉴》《中国食品工业年鉴》以及相关文献（见表4-8）。

表4-8 食品安全总体风险的关键控制环节及风险评估指标体系

环节	指标	年份								
		2000	2001	2002	2003	2004	2005	2006	2007	2008
生产环节	兽药残留抽检合格率(%)	67.1	69.1	77.0	81.0	70.3	72.8	75.0	79.2	81.7
	蔬菜农药残留抽检合格率(%)	68.9	62.5	83.6	82.7	91.0	91.5	93.0	95.3	96.3
	水产品(氯霉素)抽检合格率(%)	—	72.9	83.0	87.0	95.0	97.5	98.8	99.8	94.7
	生猪(瘦肉精)抽检合格率(%)	71.2	71.7	94.2	97.8	96.0	97.2	98.5	98.4	98.6
流通环节	食品卫生监测总体合格率(%)	88.9	88.1	89.5	90.5	89.8	87.5	90.8	88.3	91.6
	食品化学残留检测合格率(%)	87.1	87.2	88.9	90.5	91.0	93.6	89.2	88.2	91.5
	食品微生物合格率(%)	74.4	74.4	79.1	85.0	85.6	86.6	90.2	80.9	89.1
消费环节	食品生产经营单位经常性卫生监督合格率(%)	91.3	90.8	89.1	90.0	88.3	88.6	86.2	91.1	91.7
	食物中毒事件数(件)	150	185	128	379	397	256	589	506	431
	食物中毒病例数(例)	6 273	15 715	7 127	12 876	14 000	9 021	18 063	13 280	13 095
	食物中毒死亡人数(例)	150	146	138	323	283	235	196	258	154

根据表4-7,生产环节(4个控制参数)、流通环节(3个控制参数)、消费环节(4个控制参数)分别是蝴蝶突变、燕尾突变和蝴蝶突变。常见的四种突变模型见表4-9。

表4-9 常见的三种突变模型

突变类型	控制参数	突变函数	归一公式
折叠突变	1	$f(\chi) = \chi^3 + \alpha\chi$	$\chi_a = \alpha^{1/2}$
尖点突变	2	$f(\chi) = \chi^4 + \alpha\chi^2 + b\chi$	$\chi_a = \alpha^{1/2}, = b^{1/3}$
燕尾突变	3	$f(\chi) = \chi^5 + \alpha\chi^3 + b\chi^2 + c\chi$	$\chi_a = \alpha^{1/2}, \chi_b = b^{1/3}, \chi_c = c^{1/4}$
蝴蝶突变	4	$f(\chi) = \chi^6 + \alpha\chi^4 + b\chi^3 + c\chi^2 + d\chi$	$\chi_a = \alpha^{1/2}, \chi_b = b^{1/3}, \chi_c = c^{1/4}, \chi_d = d^{1/5}$

注:突变函数$f(\chi)$表示一个系统的状态变量χ的势函数,状态变量χ的系数α、b、c、d表示该状态变量的控制变量。

用线行比例变化法,将表4-8进行标准化处理为0~1之间的无量纲数值。生产环节、流通环节及消费环节的第一个指标为指标为正向指标,则修正公式为:$y_{ij} = (\max P_{ij} - P_{ij})/(\max P_{ij} - \min P_{ij})$。消费环节的后三个指标为逆向指标,则修正公式为:$y_{ij} = (P_{ij} - \min P_{ij})/(\max P_{ij} - \min P_{ij})$。

生产环节、流通环节、消费环节分别是蝴蝶突变、燕尾突变和蝴蝶突变,按照表4-9中的归一公式,计算其相应的χ_a、χ_b、χ_c和(或)χ_d(见表4-10)。

表 4-10 互补突变类型的突变隶属函数值

环节	指标	年份								
		2000	2001	2002	2003	2004	2005	2006	2007	2008
生产环节	兽药残留抽检合格率(%)(χ_a)	1.00	0.93	0.57	0.22	0.88	0.78	0.68	0.41	0.00
	蔬菜农药残留抽检合格率(%)(χ_b)	0.93	1.00	0.72	0.74	0.54	0.52	0.46	0.31	0.00
	水产品(氯霉素)抽检合格率(%)(χ_c)	—	1.00	0.89	0.83	0.65	0.54	0.44	0.00	0.66
	生猪(瘦肉精)抽检合格率(%)(χ_d)	1.00	1.00	0.69	0.49	0.63	0.55	0.33	0.37	0.00
	总生产环节	0.98	0.98	0.72	0.57	0.67	0.60	0.48	0.27	0.17
流通环节	食品卫生监测总体合格率(%)(χ_a)	0.82	0.92	0.72	0.52	0.66	1.00	0.44	0.90	0.00
	食品化学残留检测合格率(%)(χ_b)	1.00	0.99	0.90	0.78	0.74	0.00	0.88	0.94	0.69
	食品微生物合格率(%)(χ_c)	1.00	1.00	0.92	0.76	0.73	0.69	0.00	0.88	0.51
	总流通环节	0.94	0.97	0.84	0.69	0.71	0.56	0.44	0.90	0.40
消费环节	食品生产经营单位经常性卫生监督合格率(%)(χ_a)	0.27	0.41	0.69	0.56	0.79	0.75	1.00	0.33	0.00
	食物中毒事件数(件)(χ_b)	0.36	0.50	0.00	0.82	0.84	0.65	1.00	0.94	0.87
	食物中毒病例数(例)(χ_c)	0.00	0.95	0.52	0.87	0.90	0.70	1.00	0.88	0.88
	食物中毒死亡人数(例)(χ_d)	0.56	0.53	0.00	1.00	0.95	0.88	0.79	0.92	0.61
	总消费环节	0.30	0.60	0.30	0.81	0.87	0.74	0.95	0.77	0.59

生产环节、流通环节、消费环节,其各自的指标之间存在明显的关联作用,指标为互补关系,应取诸控制变量的相应的突变级数量的均值作为环节总突变隶属函数值,即食品安全各个环节的总风险度。生产环节和消费环节:$\chi=(\chi_a+\chi_b+\chi_c+\chi_d)/4$。流通环节:$\chi=(\chi_a+\chi_b+\chi_c)/3$(表 4-10)。

生产环节、流通环节、消费环节三个子系统是互补关系,用归一公式对的其风险度逐步向上综合,直至"食品安全风险总值"(见表 4-11)。

表 4-11 2000—2008 年度的食品安全总风险值

指标	年份								
	2000	2001	2002	2003	2004	2005	2006	2007	2008
χ_a(生产环节)	0.99	0.99	0.85	0.75	0.82	0.77	0.69	0.52	0.41
χ_b(流通环节)	0.98	0.99	0.94	0.88	0.89	0.82	0.76	0.97	0.74
χ_c(消费环节)	0.74	0.88	0.74	0.95	0.97	0.93	0.99	0.94	0.88
总风险值	0.90	0.95	0.84	0.86	0.89	0.84	0.81	0.81	0.68

采用世界通行标准法、极值—均值法、专家经验判断法、综合分析法等确定食品安全

风险度量归一处理标准(见表4-12、表4-13)。

表4-12　食品安全子系统风险度划分标准

目标	准则	划分标准				
		潜在风险	轻度风险	中度风险	重度风险	极高风险
食品安全风险度	生产环节	0~0.23	0.23~0.47	0.47~0.67	0.67~0.88	0.88~1.00
	流通环节	0~0.47	0.47~0.62	0.62~0.76	0.76~0.90	0.90~1.00
	消费环节	0~0.38	0.38~0.54	0.54~0.71	0.71~0.87	0.87~1.00

表4-13　食品总安全风险度划分标准

安全度U	安全等级	等级判定及说明	
0.92~1.00	Ⅰ级	食品安全处于极高风险区,风险最大	风险安全度阈值在0~1之间。越接近1表示风险度越高,安全度越低。越接近0表示风险度越低,安全度越高。
0.85~0.92	Ⅱ级	食品安全处于重度风险区,风险很大	
0.78~0.85	Ⅲ级	食品安全处于较重风险区,风险较大	
0.71~0.78	Ⅳ级	食品安全处于中度风险区,风险一般	
0.5~0.71	Ⅴ级	食品安全处于轻度风险区,风险较小	
0.0~0.5	Ⅵ级	处于安全区,存在潜在风险	

对子系统风险评价结果(表4-10)、食品安全风险度总体评估结果(表4-11),分别与食品安全子系统风险度划分标准(表4-12)、食品总安全风险度划分标准(表4-13)进行比较,得出2000—2008年食品安全子系统风险和食品总安全风险等级(表4-14)。

表4-14　2000—2008年食品安全子系统风险及食品总安全风险

年份	生产环节		流通环节		消费环节		总风险	
	风险值	风险度	风险值	风险度	风险值	风险度	风险值	风险等级
2000	0.98	极高风险	0.94	极高风险	0.30	潜在风险	0.90	Ⅱ级
2001	0.98	极高风险	0.97	极高风险	0.60	中度风险	0.95	Ⅰ级
2002	0.72	重度风险	0.84	重度风险	0.30	潜在风险	0.84	Ⅲ级
2003	0.57	中度风险	0.69	中度风险	0.81	重度风险	0.86	Ⅱ级
2004	0.67	重度风险	0.71	中度风险	0.87	极高风险	0.89	Ⅱ级
2005	0.60	中度风险	0.56	轻度风险	0.74	重度风险	0.84	Ⅲ级
2006	0.48	中度风险	0.44	轻度风险	0.95	极高风险	0.81	Ⅲ级
2007	0.27	轻度风险	0.90	极高风险	0.77	重度风险	0.81	Ⅲ级
2008	0.17	潜在风险	0.40	潜在风险	0.59	中度风险	0.68	Ⅴ级

（五）风险矩阵法

风险矩阵法是用于识别风险和对其进行优先排序的有效工具。建立在专家会商的基础上，采用定量与定性相结合的分析方法，对风险因素的发生概率和严重程度进行量化评分，将评分结果列入二维表矩阵进行计算，最终得出风险等级。

1. 具体实施步骤

（1）组成专家小组：按照议题所需要的知识范围，确定专家。专家人数的多少，可根据预测课题的大小和涉及面的宽窄而定，一般不超过20人。

（2）组织专家对风险因素的发生概率按照一定的标准（表4-15）进行量化评分，计算平均得分。

（3）组织专家对风险因素的影响程度按照一定的标准（表4-16）进行量化评分，计算平均得分。

（4）将各风险因素的发生概率和影响程度的得分列入二维表矩阵进行计算，得出相应的风险等级（表4-17）。

表4-15 风险发生概率的评分标准

定性方法		定量方法	
风险发生概率	说 明	风险发生的概率范围	评分
极高	几乎确定发生	90%以上	5
高	非常可能发生	71%～90%	4
中等	可能发生	31%～70%	3
低	不太可能发生	11%～30%	2
极低	几乎不可能发生	10%以下	1

表4-16 风险影响程度（后果严重性）的评分标准（以化学中毒事件为例）

定性方法		定量评分
严重程度	说 明	评分
不显著	暴露人数50人以下；或中毒人数10人以下，无死亡	1
小	一旦风险事件发生，可能有下列情形之一： （1）暴露人数在50～999人； （2）中毒人数在10人及以上且无人员死亡；或死亡1～2人	2
中等	一旦风险事件发生，可能有下列情形之一： （1）暴露人数1 000～1 999人； （2）中毒人数在100人及以上且死亡1人；或死亡3～9人	3
严重	一旦风险事件发生，可能有下列情形之一： （1）暴露人数2 000人及以上； （2）中毒人数在100人及以上且死亡2～9人；或死亡10～29人	4
特别	一旦风险事件发生，中毒人数在100人及以上且死亡10人及以上；或死亡30人及以上	5

说明：本表不作为通用标准，仅作为举例或者参考使用。

表 4-17 风险矩阵:风险等级＝风险概率×后果

风险概率	风险后果				
	特别(5)	严重(4)	中等(3)	小(2)	不显著(1)
几乎确定发生(5)	极高(25)	极高(20)	高(15)	高(10)	中(5)
非常可能发生(4)	极高(20)	高(16)	高(12)	中(8)	中(4)
可能发生(3)	高(15)	高(12)	中(9)	中(6)	低(3)
不太可能发生(2)	高(10)	中(8)	中(6)	中(4)	低(2)
基本不可能(1)	中(5)	中(4)	低()3	低(2)	低(1)

注:风险等级:极高(20～25);风险等级:高(10～16);风险等级:中(4～9);风险等级:低(1～3)。

2. 优点及局限性

(1) 优点:量化风险,显示直观,可将风险很快划分为不同的风险的等级。方法简单,易于使用。可对多种风险进行系统评估(表 4-18)。

表 4-18 2014 年南京青奥会传染病风险分析结果矩阵表

风险概率	风险后果				
	特别严重(5)	严重(4)	中等(3)	小(2)	不显著(1)
几乎确定发生(5)					
非常可能发生(4)			流感、其他感染性腹泻		
可能发生(3)		霍乱	细菌性痢疾、麻疹、甲肝	手足口病、流行性腮腺炎	
不太可能发生(2)			乙脑	基孔肯雅热、登革热、艾滋病、人感染禽流感、中东呼吸综合征、活动性肺结核、埃博拉病毒病、西尼罗病毒病	水痘、风疹
几乎不可能发生(1)			流行性出血热、疟疾、发热伴血小板减少综合征、血吸虫	布鲁氏杆菌病	

(2) 局限性:要求被评估的风险因素相对确定。

参与专家要有专业性,对评估议题及风险因素的了解程度要高,在各自领域中具有较高的权威性和代表性,而且参与评估专家必须达到一定的数量,不宜过多或过少,以免评估

结果的偏性,一般在 10～20 人。

该方法主观色彩较强,不同决策者之间的等级划分结果会有明显差别。

很难清晰地界定等级,也无法对风险进行累计叠加(无法将一定频率的低风险界定为中级风险)。

（六）因果分析

因果分析综合了故障树分析和事件树分析,通过因果图表现出来。该图运用专家分析会商的方式,集思广益,从影响事件发生的几大因素着手,形象地描述其因果关系。用这种方法分析事件(事故),可以使复杂的原因系统化、条理化,把主要原因搞清楚,也就明确了预防对策,这是一种透过现象看本质的分析方法。

因果分析图是由主要因素和次要因素组成的图形,主要因素是造成安全事故或隐患的直接因素,次要因素是对主要因素的细化。因果图又称特性要因图,因其形状特殊,又称树枝图或鱼刺图。

1. 绘制因果分析图的步骤

(1) 确定分析的某个特定问题或事故,写在图的右边,画出主干,箭头指向右端。

(2) 确定造成事件(事故)的因素项目。

(3) 按重要程度及彼此间的因果关系整理和分类。对每一类因素画出大梍箭头,方向从左到右倾斜指向主干,并在箭头尾端写上因素分类项目。

(4) 将各分类项目分别展开,每个大枝上分出若干中枝,表示各项目中造成风险事故的一个因素。一个原因画出一枝,文字记在中枝线的上下。中枝平行于主杆箭头,指向大枝。

(5) 将中枝进一步展开,细到能采取具体控制措施为止(图4-9)。

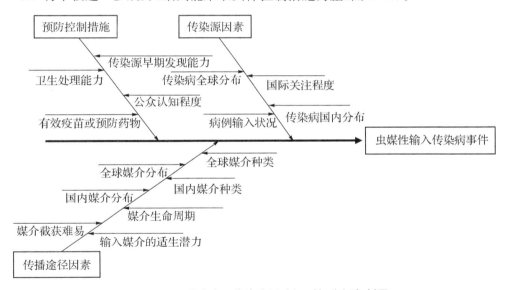

图4-9　虫媒性输入传染病风险识别与分析鱼刺图

2. 优点及局限性

(1) 优点:因果分析图体现了人的大脑对复杂问题的分解过程,一般能详尽列出影响问题的原因,反映的是某种特定事件的因果关系,具有直观、清晰、逻辑性强、因果关系明确等特点,既可以对事件总体进行分析,也可用于单项原因分析,还能对具体案例进行分析。

(2) 局限性:因果分析图只能对问题进行定性分析,不能判断各因素的影响度。因果分析要求分析人员必须具有丰富的实践经验,能准确熟练地应用分析方法。在实际应用中,往往会出现不同分析人员编制的因果分析不同的现象。

需要确定主要原因、次要原因及各个主要原因的重要性、优先程度,则需采用层次分析法,将因果分析图转化成层次结构模型,再对每一层次的因素按规定的准则进行两两比较,建立判断矩阵。

(七) 层次分析法

层次分析法(AHP)是美国运筹学家汤姆斯·萨蒂(Thomes L. Saaty)于 20 世纪 70 年代初提出的一种层次权重决策分析方法。

层次分析法的基本思路是将所要分析的问题层次化。根据问题的性质和所要达成的总目标,将问题分解为不同的组成因素,并按照这些因素间的关联影响及其隶属关系,将因素按不同层次聚集组合,形成一个多层次分析结构模型(图 4 - 10),最后对问题进行优劣比较并排序。

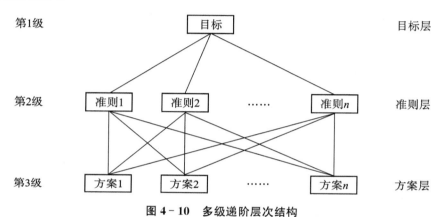

图 4 - 10　多级递阶层次结构

1. 层次分析的基本步骤

(1) 建立多级递进层次结构模型:在深入分析实际问题的基础上,将有关的各个因素按照不同属性自上而下地分解成若干层次,同一层的诸因素从属于上一层的因素或对上层因素有影响,同时又支配下一层的因素或受到下层因素的作用。

最上层为目标层,通常只有 1 个因素,最下层通常为方案或对象层,中间可以有一个或几个层次,通常为准则或指标层。当准则过多时应进一步分解出子准则层。

在该模型中,目标、评估准则和方案处于不同的层次,彼此之间有无关系可以使用线段表示。

(2) 构造出各层次中的所有判断矩阵:建立模型后,根据风险分析专家的知识、经验和判断,从第一个准则层开始向下,对同一等级(层次)的要素进行两两比较,逐步确定各层诸因素相对于上一层各因素的重要性权数,并据此建立判断矩阵。权数范围按风险大小从 1 到 9。

$$A = \begin{cases} W_1/W_1 & W_1/W_2 & \vdots & W_1/W_n \\ W_2/W_1 & W_2/W_2 & \vdots & W_2/W_n \\ \vdots & & & \\ W_n/W_1 & W_n/W_2 & \vdots & W_n/W_n \end{cases}$$

（3）层次单排序及一致性检验：所谓层次单排序，就是确定某一层次各因素对上一层次某因素的影响程度，并依此排出顺序。其方法可以根据矩阵理论，通过数学计算求得判断矩阵的特征向量，特征向量代表了该层次部分（或全部）因素对上层次某因的影响程度大小，即权重值，然后再根据这些权重值的大小进行排列，这就形成了本层单序的结果。对于矩阵特征向量的计算，可以采用方根法与和积法两种方法。方根法需首先将判断矩阵按行累乘，然后将所得的积开 n 次方，随后再将开 n 次方的向量正规化，最后计算判断矩阵的最大特征根。而和积法需要首先将判断矩阵按列正规化，再将结果按行求和。计算矩阵的最大特征值 λ_{max} 时一般使用计算机进行辅助。

所谓一致性是指判断思维的逻辑一致性。如当甲比丙是强烈重要，而乙比丙是稍微重要时，显然甲一定比乙重要，这就是判断思维的逻辑一致性。否则，判断就会有矛盾。九级比率标度法的引入，使人的判断思维数量化，形成了判断矩阵，而只有当判断矩阵基本满足一致性的条件下，应用层次分析法得出的结论（即特征向量）才是基本准确合理的。

为了保证层次分析法的结论基本合理，还必须对形成的判断矩阵进行一致性检验。依据矩阵理论，先计算判断矩阵的最大特征值 λ_{max}，然后计算一致性指标

$$CI = (\lambda_{max} - n)/(n-1)$$

如果 $CI = 0$，则表明该判断矩阵具有完全一致性；若 $CI \neq 0$，则需接着进行随机一致性比率 $CR = CI/RI$ 的计算（其中 RI 指判断矩阵的平均随机一致性指标，可查相关表）。若 $CR < 0.1$，则认为判断矩阵和单排序结果的一致性是可以接受的，否则就需要调整判断矩阵元素的取值。

（4）层次总排序及一致性检验：层次总排序就是计算确定某一层所有因素对最高层的相对重要性排序权值。

计算某层次的总排序，必须利用上一层次的总排序和本层次的单排序。而第二层对第一层的单排序同时就是第二层的总排序。总排序要从最高层到最低层逐层进行。层次总排序同样也应做一致性检验，其过程也是从高到低逐层进行。

通过一致性检验后，计算各层次因素对于所研究问题的组合权重，根据权重便可对各原因进行评分、排序和指标综合。

2. 优点及局限性

（1）优点：该方法是将与决策有关的元素分解成目标、效果、指标等层次，并在此基础之上进行定性和定量分析，利用较少的定量信息使决策的思维过程数学化，从而为多目标、多准则或无结构特性的复杂决策问题提供简便的决策。层次分析法最大的优点是提出了层次本身，具有高度的逻辑性、系统性、简洁性和实用性等特点，体现了求解复杂问题的分解、判断、综合的过程，使人们对复杂问题的判断、决策过程变得模型化、数量化，而且还有助于保持思维过程的一致性。

（2）局限性：首先，该方法很大程度上依赖人们的经验，主观因素影响较大，无法排除决策者个人可能存在的严重片面性。其次，判断过程较为粗糙，不能用于精度较高的决策问题。

案例：基于层次分析和风险矩阵法的城市供水系统风险评估

背景：W市供水设施老化、管网跑冒滴漏现象严重，供水存在严重的安全隐患。为早期识别发现供水风险，需系统查找威胁供水安全的风险源，定性描述和（或）定量评价W市供水系统发生事故的风险。

1. 建立供水系统递阶层次风险评估模型

首先建立供水系统的风险评估指标体系，然后根据指标体系，建立递阶层次模型，其中城市供水系统风险A为目标层，原水系统、制水系统、输配水系统、二次供水系统为准则层，风险因素为子准则层。

通过专家会商、德尔菲法等对各类风险因素进行分析，采用风险矩阵法对单因素风险发生的可能性 $K1$ 与严重性 $K2$ 实现标准量化，得出风险值（表4-19）。

表4-19　W市供水系统风险评估指标体系及各指标的风险值

目标	准则	指标			
		风险因素	风险发生概率	危害程度	风险值
城市供水系统风险 A	原水系统 B_1	单一水源 C_1	3	5	15
		干旱、水文条件变化 C_2	2	3.5	7
		单一输水管线 C_3	3	5	15
		单路电源 C_4	3	5	15
		水源水污染 C_5	1	4	4
		在线监测仪表 C_6	1	2	2
		设备老化、腐蚀 C_7	2	3.5	7
		运行和维修时误操作 C_8	2	2.75	5.5
		码头航运 C_9	2	3.5	7
		维护维修不到位 C_{10}	2	3.5	7
		员工培训制度 C_{11}	2	3	6
	制水系统 B_2	单一出厂总管 D_1	3	5	15
		单路电源 D_2	3	5	15
		设备老化、腐蚀 D_3	2	3.5	7
		运行和维修时误操作 D_4	2	2.75	5.5
		维护维修不到位 D_5	2	2	4
		员工培训制度 D_6	2	3	6

续表

目标	准则	指标			
		风险因素	风险发生概率	危害程度	风险值
城市供水系统风险A	输配水系统B₃	防回流装置 E_1	1	3	3
		泵站配置不足 E_2	2	3.25	6.5
		管网老化 E_3	2	3.5	7
		设备老化、腐蚀 E_4	2	3.5	7
		运行和维修时误操作 E_5	2	2.75	5.5
		维护维修不到位 E_6	2	2	4
	二次供水系统B₄	二次供水设施管理 F_1	2	1.75	3.5
		运行和维修时误操作 F_2	2	2.75	5.5
		员工培训制度 F_3	2	4	8

注:该案例数据引自黄凯宁,尚昭琪,等.基于层次分析和风险矩阵法的城市供水系统风险评估.供水技术[J].

2. 构建比较判断矩阵

(1) 1-9标度方法:判断矩阵是以上一级的某一要素作为评价准则,对本级各因素之间进行两两比较,并得到量化的判断矩阵。评价一般采用1-9标度方法(表4-20)。

表4-20　W市供水系统风险评估指标体系及各指标的风险值

标度	含义
1	表示两个因素相比,具有相同重要性
3	表示两个因素相比,前者比后者稍重要
5	表示两个因素相比,前者比后者明显重要
7	表示两个因素相比,前者比后者强烈重要
9	表示两个因素相比,前者比后者极端重要
2,4,6,8	表示上述相邻判断的中间值
倒数	因素 i 与因素 j 的重要性之比为 α_{ij},则因素 j 与因素 i 的重要性之比为 $\alpha_{ji}=1/\alpha_{ij}$

(2) 第一准则层判断矩阵:权数范围按风险大小从1到9,将表4-21中的目标(A)作为评价准则,对第一个准则层的要素(B₁~B₄)进行两两比较,并据此建立判断矩阵。

表4-21　判断矩阵A-B

A	B₁	B₂	B₃	B₄	W_A
B₁	1	1	1	2	0.2870
B₂	1	1	1	3	0.3176
B₃	1	1	1	1	0.2413
B₄	1/2	1/3	1	1	0.1542
λ_{max}(最大特征值)=4.1171,CI=0.0393,RI=0.89,CR=0.0439<0.1					

根据排序结果,可以看出制水系统风险权重最大,其次是原水系统。

（3）第二准则层（风险因素）判断矩阵：同样，权数范围按风险大小从 1 到 9，对表 4-22 中的第二个准则层的要素进行两两比较，并据此建立判断矩阵。

表 4-22　判断矩阵 B_1-C

B_1	C_1	C_2	C_3	C_4	C_5	C_6	C_7	C_8	C_9	C_{10}	C_{11}	W_{B1}
C_1	1	3	1	1	4	6	3	4	3	4	3	0.1823
C_2	1/3	1	1/3	1/3	3	3	1	2	1	2	1/2	0.0686
C_3	1	3	1	1	4	6	3	4	3	4	3	0.1823
C_4	1	3	1	1	4	6	3	4	3	4	3	0.1823
C_5	1/4	1/3	1/4	1/4	1	3	1/3	1/2	1/3	1	1/4	0.0331
C_6	1/6	1/3	1/6	1/6	1/3	1	1/4	1/3	1/4	1/3	1/4	0.0201
C_7	1/3	1	1/3	1/3	3	4	1	3	1	4	1/2	0.0778
C_8	1/4	1/2	1/4	1/4	2	3	1/3	1	1/2	2	1/3	0.0441
C_9	1/3	1	1/3	1/3	3	4	1	2	1	1/2	1/2	0.0731
C_{10}	1/4	1/2	1/4	1/4	1	3	1/2	1/3	1	1/4		0.0334
C_{11}	1/3	2	1/3	1/3	4	4	2	3	2	4	1	0.1028

λ_{max}（最大特征值）＝11.4771，CI＝0.0477，RI＝1.52，CR＝0.0314＜0.1

表 4-23　判断矩阵 B_2-D

B_2	D_1	D_2	D_3	D_4	D_5	D_6	W_{B2}
D_1	1	1	3	4	4	2	0.2963
D_2	1	1	3	4	4	2	0.2963
D_3	1/3	1/3	1	2	2	1	0.1210
D_4	1/4	1/4	1/2	1	1	1/2	0.0692
D_5	1/4	1/4	1/2	1	1	1/4	0.0617
D_6	1/2	1/2	1	2	4	1	0.1554

λ_{max}（最大特征值）＝6.0816，CI＝0.0163，RI＝1.26，CR＝0.01295＜0.1

表 4-24　判断矩阵 B_3-E

B_3	E_1	E_2	E_3	E_4	E_5	E_6	W_{B3}
E_1	1	1/3	1/4	1/4	1/2	3	0.0690
E_2	3	1	1/3	1/3	3	4	0.1549
E_3	4	3	1	1	5	6	0.3280
E_4	4	3	1	1	5	6	0.3280
E_5	2	1/3	1/5	1/5	1	4	0.0847
E_6	1/3	1/4	1/6	1/6	1/4	1	0.0355

λ_{max}（最大特征值）＝6.3107，CI＝0.0621，RI＝1.26，CR＝0.0493＜0.1

表 4-25　判断矩阵 B_4-F

B_4	F_1	F_2	F_3	W_{B4}
F_1	1	1/2	1/4	0.1365
F_2	2	1	1/3	0.2385
F_3	4	3	1	0.6250

λ_{max}（最大特征值）$=3.0183$，$CI=0.0091$，$RI=0.52$，$CR=0.0176<0.1$

（4）确定风险因素的相对重要程度，并进行一致性检验

计算一致性指标 CI。

$$CI=\frac{[\lambda_{max}(A)-n]}{(n-1)}$$

式中 n 为矩阵阶数。

平均随机一致性指标 RI。Saaty 给出不同阶数下的 RI 值（表4-26）。

表 4-26　平均随机一致性指标的取值

N	1	2	3	4	5	6	7	8	9	10	11	12	13	14	15
RI	0	0	0.52	0.89	1.12	1.26	1.36	1.41	1.46	1.49	1.52	1.54	1.56	1.58	1.59

计算一致性比例 CR。$CR=\frac{CI}{RI}$，当 $CR<0.10$ 时，认为判断矩阵的一致性是可以接受的，否则应对判断矩阵作适当修正，重新考虑模型或构造那些一致性比率较大的成对比较阵。CI 和 CR 见表4-21～表4-25。

（5）计算风险的综合重要度

根据准则层风险值＝风险因素值归一化权重矩阵，即可得到 4 个子系统的风险值。

$W_1=[15\quad 7\quad 15\quad 15\quad 4\quad 2\quad 7\quad 5.5\quad 7\quad 4\quad 6]\times W_{B1}=10.9056$

$W_2=[20\quad 20\quad 7\quad 5.5\quad 4\quad 6]\times W_{B2}=14.2588$

$W_3=[3\quad 6.5\quad 7\quad 7\quad 5.5\quad 4]\times W_{B3}=6.4137$

$W_4=[3.5\quad 5.5\quad 8]\times W_{B4}=6.7895$

根据目标层风险值＝准则层风险因素值归一化权重矩阵，即可得出供水系统的风险值。

$W=[10.9056\quad 14.2588\quad 6.4137\quad 6.7895]\times W_A=10.2531$

根据表4-17，风险矩阵（风险等级＝风险概率×后果）的判定标准，判定供水系统存在高风险。

（八）流程图分析法

流程图分析法是对流程的每一阶段、每一环节逐一进行调查分析，从中发现潜在风险，找出导致风险发生的因素，分析风险产生后可能造成的损失以及对整个组织可能造成的不利影响，而建立的一种风险评估的逻辑分析框架。

流程图分析法建立在过程分析基础上，综合了逻辑推理、层次分析、故障树、因果分析等方法，将评估对象可能呈现的各种情形进行恰当的分类，对其风险及成因进行定性分析。

1. 实施步骤

（1）按照内在逻辑联系绘成流程图。流程图的准确性决定其实施风险管理的可靠性。

（2）识别流程图上的关键环节和风险因素，并予以重点关注。

（3）针对风险及产生原因，提出监控和预防的方法。

2. 优点及局限性

（1）优点：流程图分析法可以比较清楚地显示流程的风险，逻辑性强，结构化程度高，简单易用，方便开展风险识别。基于流程图分析，专家思路易于统一，便于达成评估一致意见。组织规模越大，流程越复杂，流程图分析法就越能体现出优越性。

（2）局限性：流程图法对专家的知识经验要求较高，需要较强的专业能力和逻辑思维能力。多层次、多风险因素流程图难以表达。

该方法不能识别面临的一切风险，无法全面详细。使用效果严重依赖于专业人员的水平，且需要流程图解释的配合。

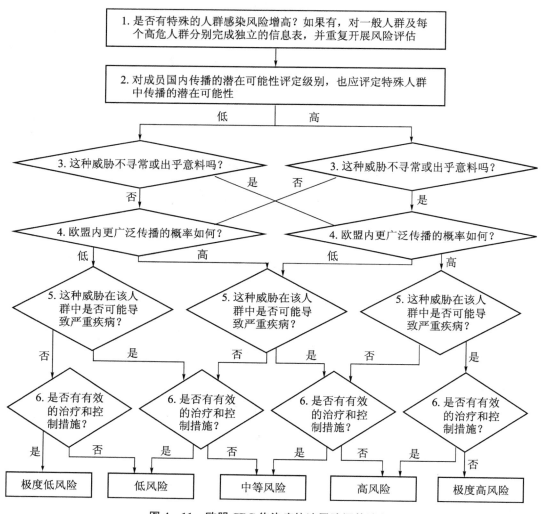

图 4-11 欧盟 CDC 传染病快速风险评估流程

（九）风险指数

指数是一个反映事物某种特征的数值。如 CPI、GDP、恩格尔系数等。

风险指数是对风险的半定量测评，是利用定序尺度（也称顺序尺度，是对事物之间等级差或顺序差别的一种测度）记分法得出的估算值。风险指数可以用来对使用相似标准的一系列风险进行评分，以便对风险进行比较，其本质上还是一种对风险进行分级和比较的定性方法，使用数字完全是为了便于操作。

该方法综合了文献法、专家认证、德尔菲法、表单表述、矩阵法模型、层次分析、权重赋值等方法，是一个综合性评分系统，涵盖了事件的整个发展过程，对全过程进行评估和预测。

1. 基本过程

（1）建立风险指数分级指标体系：收集相关基础资料，辨识、分析风险源，筛选关键风险指标，构建风险评估指标体系。该指标体系是由具有一定关联性的不同种类或者不同层级的指标构成的整体。

（2）利用定序尺度法对不同种类或者不同层级的指标进行量化分级。

（3）评估公式设计。将其各自相应的权重系数以一定的函数形式进行合成，以计算综评价指标及评价指数。

（4）历史事件的数值输入与计算。严格地讲，将数学公式用于顺序得分是无效的，因此，一旦打分系统得以建立，必须将该模型用于已知事件，以便确认其有效性。由于顺序尺度的选择在一定程度上具有任意性，因此需要充分的数据来确认指数。

（5）根据模型，就特定事件的风险指标进行评分，得出分级指数。

（6）由分级指数累积合成综合风险指数，得到较为真实的风险水平。

确定指数是一种迭代方法，在分析师得到满意的确认结果之前，可以尝试几种不同的系统，并将得分进行综合。

2. 优点及局限性

（1）优点：风险指数可以提供一种有效的划分风险等级的工具。允许将影响风险等级的一系列因素整合为单一的风险等级数字，可以确定哪些风险需要更深层次的分析以及可能进行定量评估。

（2）局限性：如果过程（模式）及其输出结果未得到很好确认，那么可能使结果毫无意义的。

如果缺乏一个基准模型来确定风险因素的单个尺度是线性的、对数的，或其他形式，也没有固定的模型可以确定如何将各因素综合起来，那么，在这些情况下使用风险指数进行下评级本身是不可靠的。

此外，输出结果是风险值这一点可能会被误解和误用。

案例：危险品道路运输分级指数法风险评估

危险品具有易燃易爆、腐蚀、氧化等特性，容易在生产、运输、储存过程中引起燃烧、爆炸、中毒等灾难事故。一旦发生事故对运输沿线的居民、动植物以及生态环境等造成极大危害。

1. 构建层次分析模型　危险品道路运输过程风险影响因素多,随机性和不确定性大,定量风险评价比较复杂,至今没有统一的风险评估模型。依据以往事故的统计资料、运输危险品的潜在危险特性和现有的安全运输措施状况,尝试由运输危险品风险等级、路线影响因素和安全措施补偿因子3部分为准则层,构建危险品运输现实风险指标体系。运输危险品风险等级由危险品加权平均风险等级和运输危险品量、泄漏点与居民区距离以及危险品扩散因子等级确定。

基于指标体系构建层次分析模型(图4-12)。

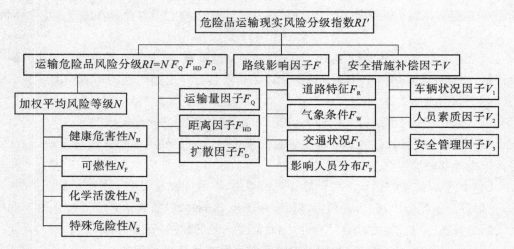

图4-12　危险品运输现实风险层次分析模型

2. 确定危险品加权平均风险等级　危险品加权平均风险等级是危险品内在危险属性分级,包含其健康危害性、可燃性、化学活性以及特殊危险性(氧化性和与水反应性)。

表4-27　危险品健康危害分级 N_H

级别	健康危害	说明
4	致死	短暂接触可致人死亡或严重伤害,或即使快速就医治疗也会有重大残留伤害,包括那些非常危险以至没有什么具体保护设施的危险物质
3	极端危害	短期接触可致人严重的暂时或残留伤害,快速就医治疗也可能引起暂时或残留伤害,包括那些需要全体防护的危险物质
2	危害	高浓度或短期接触可致人暂时失去能力或残留伤害,如果不及时就医处理可引起暂时丧失能力或可能的残留伤害,包括那些需要单独供给空气呼吸器的危险物质
1	危害较轻	短期接触能引起发炎、疼痛或过敏,如果没有及时就医治疗可能引起轻微的残留伤害,包含那些需要适当空气净化器的危险物质
0	常规物质	火灾时除一般可燃物危险外,短期接触没有其他危险

注:本案例引自任常兴,吴宗之. 危险品道路运输风险分级指数法研究. 安全与环境学报[J].

表 4 - 28 危险品可燃性分级 N_F

级别	闪点温度	说明
4	≤73F	常压和常温下,危险物质可快速彻底的蒸发,或容易扩散、燃烧
3	≤100F	多数环境温度条件下,液体和固体可以点燃;大部分可产生危害性气体,或常温下虽没有什么影响但多数情况下容易被点燃
2	≤200F	适度加热或暴露适当高温环境可能被点燃,正常条件下,不产生危害气体环境,但在高温或适度加热下,可能大量泄漏扩散形成危害气体环境
1	>200F	点燃前必须预热;常温环境下,需要足够预热才能被点燃或出现燃烧
0	不燃	不燃

表 4 - 29 危险品反应活性分级 N_R

级别	反应活性	说明
4	分解爆炸	在常温常压下自身易于爆炸分解或爆炸反应的物质,通常包括常温常压下局部热冲击或机械冲击敏感的物质
3	加热或冲击分级	本身能发生爆炸分解或爆炸反应,但需要强引发源或引发前必须在密闭状态下加热的物质,通常包括对热或机械冲击敏感的物质
2	易剧烈反应	在加温加压下易于发生剧烈化学变化的物质,通常包括 DSC 实验中,在温度<150℃时显示温升的物质
1	加热不稳定	自身通常稳定但在加热加压条件下就变得不稳定的物质,通常包括:①接触空气、受光照射或受潮时发生变化或分解的物质;②在温度为 150~300℃时显示温升的物质
0	稳定	在燃烧条件下仍能保持稳定的物质,通常包括:①不与水反应的物质;②在温度 300~500℃时用 DSC 测定显示温升的物质;③用 DSC 实验时,在温度<500℃时不显示温升的物质

表 4 - 30 危险品特殊危险性分级 N_S

级别	特殊危险	说明
2	氧化剂(OX)	属于氧化剂类,极易发生氧化,从其他组分去氢,或吸收负电子
2	遇水反应(W)	遇水反应,可快速释放能量
4	氧化剂+遇水反应	氧化剂类,遇水也发生剧烈反应

危险品本身的加权平均风险等级表达式为

$$N = (N_H^2 + N_F^2 + N_R^2 + N_S^2)/(N_H + N_F + N_R + N_S)$$

3. 确定运输危险品量 F_Q、泄漏点与居民区距离 F_{HD} 以及危险品扩散因子 F_D 等级 (表 4 - 31)。

表 4-31 危险品运输量(F_Q)、距离因子(F_{HD})、扩散因子(F_D)分级

危险品运输量（F_Q）			泄露源点与居民区距离（F_{HD}）		扩散因子（F_D）	
等级	运输数量/kg	运输容器设备	等级	距离阈值/m	等级	扩散气体分子量权重/（g·g⁻¹·mol⁻¹）
4	＞5 000	大卡车、罐车，可能全部泄漏	4	＜500	4	＞45
3	1 000~5 000	桶装，全部或部分泄漏，与桶量有关	3	500~1 000	3	34~45
2	100~999	小车辆容器或瓶装	2	1 501~5 000	2	23~33
1	10~99		1	5 001~10 000	1	15~22
0	＜10		0	＞10 000	0	＜15

4. 确定运输危险品风险分级指数

$$RI = NF_QF_{HD}F_D$$

5. 确定路线影响因子（F） 危险品运输道路特征（F_R）、气象条件（F_W）、交通状况（F_T）和沿线影响人员分布（F_P）为其路线影响因子（表 4-32）。

表 4-32 路线因变量风险扩大和减缓因素

影响因素		次要因素	相对权重	影响因素		次要因素	相对权重
路段固有特征	F1	高速公路	0.8	气象条件	F6	天气状况良好	1
		1 级公路	1.0			雨/雾	1.5
		2 级公路	1.5			雪/冰雹	2.5
		3 级公路	2.0	交通状况	F7	低密度（＜500 辆/时）	0.8
		4 级公路	2.5			中密度（＜1 250 辆/时，重型车辆＜125 辆/日）	1.0
	F2	直路	1			高密度（＞1 250 辆/时）	1.4
		弯路（半径＞200 m）	1.3			高密度（＞1 250 辆/时，重型车辆＞125 辆/日）	2.4
		弯路（半径＜200 m）	2.2				
	F3	平路	1	人口分布	F8	山区，单个房屋，没有居民群	0.8
		斜坡（＜5%）	1.1				
		陡坡（＞5%）	1.2			乡村，分散房屋，小居民群	1.0
		下坡（＜5%）	1.3				
		陡下坡（＞5%）	1.5			郊区，较多房屋，不太拥挤居民群	1.5
	F4	每向双车道	1.8				
		双车道和应急车道	1.2			城市，众多房屋，拥挤居民群	2.5
		3 车道和应急车道	0.8				
	F5	好采光直隧道	0.6				
		其他隧道	0.8				
		桥	1.2				

6. 确定安全措施补偿因子　安全措施补偿因子为运输的现行安全对策,包括车辆设备状况、人员素质和运输安全管理三个评价指标集。其中,车辆设备状况指标集由整车系统,发动机,转向系统,制动系统,行驶系统,传动系统,电气、照明、信号、仪表系统,安全防护装置,包装,容器系统等指标构成;人员素质方面由驾驶人员合格性、熟练性、稳定性、负荷因子等方面指标构成;安全管理方面由若干类指标构成。V_1,V_2,V_3 分别为车辆设备、人员素质、安全管理影响因子的实际评价分值与相应的应得总分值的比例。

7. 计算危险品运输现实风险分级指数 RI'

$$RI'=RI\prod_{i=1}^{R}F_i\times(1-\alpha\prod_{i=1}^{3}V_i)$$

式中,R 为运输危险品风险分级指数;F_i 为运输路线影响因子,分为道路固有特征、气象条件、交通状况和影响人员分布 4 类,$i=1\sim8$;V_i 为车辆状况、人员素质和安全管理影响因子;α 为其安全措施补偿调节系数,可由专家确定。

8. 根据以上风险指数法评价程序,就特定事件的风险指标进行评分,得出分级指数,与运输危险品风险分级指数对应的危险等级标准进行比较,确定特定事件的风险等级。

危险品运输风险分级指数与相应危险等级为:0~64(低)、65~128(中等)、129~192(严重)、193~256(极端严重)。

9. 实例:运输危险品 LPG(液化石油气)

健康危害分级 $N_H=1$,可燃性分级 $N_F=4$,反应活性分级 $N_R=0$,特殊危险性无,则危险品权重风险等级 $N=3.4$。

LPG 运输车辆为 10 t 罐车,单批次运输总量大于 5 000 kg,$F_Q=4$。与附近可能暴露风险的居民区距离大约 800m,$F_{HD}=3$。由于液化石油气为多种成分组成的混合物,这里选取液化石油气的主要成分丙烷,相对分子质量近似为 44,取 $F_D=4$。

由此可得,$RI=3.4\times4\times4\times4=163.2$,运输危险品风险等级为严重。

运输路线基本上为高速公路,双车道和应急车道,大部分直路,$F_R=0.8\times1.2=0.96$。天气晴朗,较好,$F_W=1.0$。运输路段车辆中密度约 1 000 辆/时,$F_T=0.9$。道路沿线为乡村区,$F_P=1.0$。

通过对车辆设备状况、人员素质、安全管理等指标进行评价得 $V_1=0.871$,$V_2=0.952$,$V_3=0.92$,这里 α 取 0.2,安全措施最多可减缓风险 20%。

$RI'=163.2\times0.96\times1.0\times0.9\times1.0\times(1-0.2\times0.871\times0.952\times0.92)=119.492$

运输危险品现实风险等级为中等。

三、综合风险评估

综合风险评估指组合使用多种方法、多种资源和多种监测手段对风险进行的评估。

任何模式或方法都具有局限性。在资料信息不可能完备、精准,运行机制难以掌控的前提下,要想更好地开展风险评估工作,不应局限于某种特定的模式或方法,应把信息和方法综合起来。

考虑到不同类型的风险差异较大,并且许多风险的识别和分析严重依赖专家的知识、经验,因此,想要得到更加合理准确的评价结果,使其更具有可操作性和现实指导意义,那么多学科方法、多种风险评估技术手段综合应用将是最优选择。

综合风险评估的概念增强了不同学科间的融合,有助于捕捉风险问题的不同方面。在实际应用时,还应考虑分析人员能力,选择简单实用、适用条件较广、分析准确性较高的风险分析方法。风险评估技术的适用性见表4-33。

表4-33 风险评估技术在风险评估各阶段的适用性

主要技术	风险识别	风险分析			险评价
		后果	可能性	风险等级	
头脑风暴法	SA	A	A	A	A
结构化/半结构化访谈	SA	A	A	A	A
德尔菲法	SA	A	A	A	A
情景分析	SA	SA	A	A	A
检查表	SA	NA	NA	NA	NA
预先危险分析	SA	NA	NA	NA	NA
失效模式和效应分析(FMEA)	SA	NA	NA	NA	NA
危险与可操作性分析(HAZOP)	SA	SA	NA	NA	SA
危险分析与关键控制点(HACCP)	SA	SA	NA	NA	NA
结构化假设分析(SWIFT)	SA	SA	SA	SA	SA
风险矩阵	SA	SA	SA	SA	A
人因可靠性分析	SA	SA	SA	SA	A
以可靠性为中心的维修	SA	SA	SA	SA	SA
压力测试	SA	A	A	A	A
保护层分析法	A	SA	A	A	NA
业务影响分析	A	SA	A	A	A
潜在通路分析	A	NA	NA	NA	NA
风险指数	A	SA	SA	A	SA
故障树分析	A	NA	SA	A	A
事件树分析	A	SA	A	A	NA
因果分析	A	SA	SA	A	A
根原因分析	NA	SA	SA	SA	SA
决策树分析	NA	SA	SA	A	A
蝶形图法(Bow-tie)	NA	A	SA	SA	A
层次分析法(AHP)	NA	A	A	SA	SA

续表

主要技术	风险识别	风险分析			险评价
		后果	可能性	风险等级	
在险值法(VaR)	NA	A	A	SA	SA
均值－方差模型	NA	A	A	A	SA
资本资产定价模型	NA	NA	NA	NA	SA
FN曲线	A	SA	SA	A	SA
马尔可夫分析法	A	SA	NA	NA	NA
蒙特卡罗模拟法	NA	NA	NA	NA	SA
贝叶斯分析	NA	SA	NA	NA	SA

注:① SA:非常适用;A:适用;NA:不适用。② 资料来源:中华人民共和国国家标准 GB/T27921—2011。

由于研究技术和研究思维的差异,风险评估尚存在以下问题:①由于风险内涵、研究方法和研究思路等大多借鉴相关研究领域和行业的成果,因此通用性有待改进。②目前对风险的内涵、认识不尽统一,往往是研究方法决定含义。③在方法自身的科学性、适用性和实用价值方面,风险的度量方法还存在不少问题。④研究体系不完整,主要停留在风险识别和度量层次,忽视了风险研究的其他构成方面。

（谭兆营　金　辉　卞琳琳）

第五章 公共卫生应急决策

在当今日益开放的社会,越来越多的突发公共卫生事件形成机理不确定,演变过程错综复杂,影响后果更加严重,难以用传统的常规方式进行研判和处置。公共卫生应急决策的目标是在尽可能获得充分的突发公共卫生事件信息的前提下,同时缩短决策时滞和决策质差,即在尽可能短的时间内迅速有效地采取各种与实际情况相符的正确决策,拟订科学的方案,采取各种有效的应急处置措施,降低突发公共卫生事件造成或可能造成的资源损失或消耗。

第一节 概 述

突发事件应对的整个过程都是以应急决策为基础的。突发事件本质上是一种不确定条件下对事态进行准确研判并采取有效应对措施的决策情景。

一、公共卫生应急决策概念和特点

(一)基本概念

应急决策是指危难之际,为了处置紧急状况,迫不得已而采取应对方案的过程。它属于非结构化决策,其主体不仅仅是政府,而是以政府为核心,包括非政府组织、媒体与公众在内的决策群。应急决策对决策者的政治洞察、决策经验、责任承担、风险认知、决断中的自由裁量、行使方式及个性心理特征,特别是临危决断能力等都是极大的考验。决策主体往往是短时间内十分紧迫地集体决策,需要极短时间内紧急研究决定并拍板,或是根本来不及商量就由一把手或第一责任人做出抉择。

公共卫生应急决策是指突发公共卫生事件发生时的决策,即在突发公共卫生事件刚刚发生,或出现某些征兆时,必须在极短的时间内,搜集、处理有关信息,明确问题与目标,应用决策理论拟定各种可行方案,经分析评价后选择一个满意的方案,组织实施并不断地跟踪检验,及时纠正决策过程中的失误,直至问题彻底解决的一个动态过程。公共卫生应急决策实质上是应急决策理论、模式或方法等在突发公共事件公共卫生应对中的一种决策形式。

(二)公共卫生应急决策的特点

公共卫生应急决策的特点:

1. 动态性 公共卫生应急决策是个高度不确定的动态决策过程,面对不确定的动态环境,必须根据局势发展不断调整已有的决策。

2. 多目标性　公共卫生应急决策是复杂条件下的多目标决策。

直接目标是追求对预案的最优选择。经过对各种方案的比较、评估,选择使突发公共卫生事件的最终处理结果损失最小、人的安全系数最高、技术人力资源投入成本最低而且能化害为利的方案。

终极目标是人的安全与发展。这不仅是公共卫生应急决策的最重要目标,也是危机决策过程中对各种预案编制、评估、选择的最重要的价值标准。

过程目标是科学。决策科学是实现上述直接目标与最终目标的根本保证。

决策需要针对最主要目标,不容许次要目标弥补或替代。为保证主要目标的实现,对一些次要目标要进行权宜处理,但这样的处理应尽量与主要目标相一致,同时,为保证眼前利益的实现,可以有限制地牺牲长远利益。

3. 协同性　公共卫生应急决策是一个组织决策过程,是由多个部门、单位与个体参与的组织决策、协调的过程。突发公共卫生事件应急处置过程中,多个部门、单位与个体参与组织协调,形成一个强有力的决策核心和执行控制系统是突发公共卫生事件应急处置是否成功的关键。

4. 多阶段性　随着突发事态及信息的演变和发展,应急决策者需要根据事态的变化将应急处置分为几个阶段,不断评估调整应急方案来面对动态的环境,在各个阶段做出阶段性决策,将损失降至最低。因此,应急决策需要决策者在面临突发公共卫生事件时作出一系列相关联的连续性决策。

5. 不确定性　应急决策者往往面对不确定的动态环境,主要包括突发公共卫生事件发生、发展、演变的不确定性,应急方案实施效果及应急处置措施在时间、资源消耗上的不确定性等方面。

6. 时效性　应急决策的科学性和时间性是矛盾的。突发公共卫生事件状态下,决策者面临的反应时间很短,加之信息极其有限或信息大量汇聚,决策难度很大,而决策主体又不可能有充分的时间条件在科学理论指导下进行深思熟虑的信号分析、危机类级评估、预案科学编制乃至最终优化抉择。决策过程必须突出实效性,不允许陷入无休止的各方利益平衡考虑与讨价还价之中,在做到不失时机的前提下,尽量使决策更合理。

三、公共卫生的应急决策与常规决策

公共卫生应急决策,就是在紧急状态和不确定性很高的情境下,受到时间、资源和人力等约束的压力,以控制危机蔓延为目标,调动有限决策资源,经过全局性考量和筹谋之后,通过非常规、非程序化手段所作的快速决断。它是一个多阶段、多主体、多层级的动态演进过程,与常规决策相比,应急决策在目标、决策主体、决策方法、决策约束条件等多个方面存在显著的差异。见表5-1。

1. 应急决策属于权变式决策。事件发生后,外在环境变动急剧,对事件的发展和可能涉及的影响没有经验性知识进行指导,或者经验型知识有限,决策者不具有相关决策状况的所有信息,决策者必须根据事态的发展,实行权变式决策。

2. 应急决策属于在有限时间内的非程序性对策性决策。在事件应对过程中,决策者同决策对象的竞争特别激烈。由于决策问题和决策背景的特殊性,决策者根本不可能也没有时间按照标准化的操作规程进行决策。因此,只要能够实现决策的目标,提高决

的效率,就可以在不损害决策合理性的前提下,适当简化一些程序,删除一些不必要的环节步骤,并把必要的环节步骤加以综合。

3. 应急决策是在决策资源有限的条件下进行的决策。常规决策可以广泛地动员公众、专家等力量,一个决策方案可以集中政府机构、社会组织、个体公众、媒体等力量进行自上而下、自下而上的反复讨论,可以采用计算机信息处理和模拟系统,甚至可以在局部地区先试点后推行。然而事件应急决策资源有限,尤其表现为应急决策信息的有限性,即信息不完全、信息不及时、信息不准确。

表 5 - 1　应急决策与常规决策的比较

比较项目	常规决策	应急决策
决策机构	常设的集体决策主体	高度集权的临时性决策主体
决策背景	常态环境下进行的规范化、程序化决策	紧急状况下进行的非程序化、快速决策
决策约束条件	决策时已获得决策需要的全部或绝大部分相关信息,是确定信息下的决策,后续获得的信息有助于决策全面性,资源约束相对宽松	决策时极度缺乏决策所需的相关信息数据,获得的信息对决策更具极大地随机性和不确定性,后续获得信息对决策更具影响,各类资源均具有较强约束
决策方法	正常状况下的常规决策方法	突发事件的预警、灾害控制、资源调用等都有独特的决策方法
决策目标	目标明确,相对稳定,相对单一	目标多样性,呈阶段动态性变化,考核相对较难
决策效果	追求最优化,不会过分偏离目标	追求满意结果,难以衡量预期目标和最终目标的一致性

第二节　公共卫生应急决策理论和方法

公共卫生应急决策理论和方法的研究尚处于探索阶段,需要不断完善基础理论,提出更适于解决问题的应急决策方法。

一、公共卫生应急决策理论

(一)模糊理论

模糊理论主要内容包括模糊集合理论、模糊逻辑、模糊推理和模糊控制等。模糊理论是建立在模糊集合基础之上的,是描述和处理人类语言中所特有的模糊信息理论,其基本思想是把经典集合中的隶属关系加以扩充,把元素对"集合"的隶属程度由只能取 0 和 1 这两个值,推广到可以取区间[0,1]中的任意数值,从而实现定量地刻画模糊性对象。

在现实问题中,往往存在许多模糊的因素,与度量指标有关的目标数据很难获得,即便获得也要付出相当大的代价,况且获得的指标很难兼顾平衡性,而模糊集合理论则可以处理模棱两可或没有得到很好定义的数据,模糊方法可以不使用明确的数字而表达被选择准则或标准的相对重要性。利用近似信息或者不确定数据来做出决策,此时通常用的不确定数有区间数、三角模糊数、梯形模糊数,来构建模糊的应急决策方法。

在实际的决策过程中,人们往往根据目标的重要程度,对其属性的权重进行赋值,通常采用"不重要""稍重要""较重要""重要"和"非常重要"五种语言性的衡量术语来估算每个指标的权重。在随后的模糊处理中,用模糊数来表示这些语言性的衡量术语。这些模糊数的定义分别为(0.0,0.1,0.3),(0.1,0.3,0.5),(0.3,0.5,0.7),(0.5,0.7,0.9)和(0.7,0.9,1.0)。

(二) 灰色系统理论

灰色系统理论是研究部分信息已知、部分信息未知的系统,通过灰色关联分析、灰色预测等方法,寻找系统中蕴含的内在规律,以确定其系统中未知的部分,进而实现对数据的管理和控制。灰色系统理论认为,尽管客观系统表象极为复杂,表征数据看似杂乱无章,但是在系统内部必然存在着联系,蕴含着内在规律。灰色系统理论把社会系统、经济系统等客观事物视为一个灰色的物质系统,在研究这些系统时,基于表征信息,利用灰色建模、灰色关联分析法等信息加工手段,探寻系统的内在规律,预见系统的发展状态,调控系统的发展速度,最后,实现系统物质和能量的优化组合。

灰色关联分析是灰色系统理论的一部分,建立在灰色空间概念的基础上,可以有效地处理灰色系统中不准确、不完整的信息。灰色关联是指系统中事物之间、要素之间,或者要素和行为间关系的不确定性。灰色关联分析方法发展迅速,已经被广泛地运用在系统分析、数据处理、建模和预测,以及控制和决策等方面。灰色关联评估系统通过计算各评价对象的灰色关联度来确定指标的等级,它只需要小样本数据,计算简单,然而预测精度却非常高,运用这种方法,可以克服传统相关分析方法不适合非线性模型的缺陷,尤其是在"贫信息"的条件下具有很好的效果.

(三) 直觉决策理论

人的决策系统有两类,一是靠直觉决策,二是靠逻辑推理进行决策(也称为理性决策)。

直觉是人类认识过程中的有机因素,是思维能动性和创造性的一种表现,是由触发、联想、想象、顿悟所构成。直觉式应急决策不是按照逻辑逐步形成决策备选方案,制定行动路线,而是通过启发式对危机情境进行快速领悟后,自动激活大脑中已有的整套应急决策方案,一旦方案与危机情境相匹配,后续的应急决策加工过程便自动展开。

应急决策的隐性知识与直觉决策相联系。在运用直觉进行决策的过程中,决策者并没有经过缜密的逻辑推理,而是基于自身的知识、经验,直接获取解决问题的能力。与理性决策相比,直觉决策占用较少的认知资源,它是一种再认过程,是现实情景与先前经验知识的再认,是一种快速的识别模式。

直觉决策适用以下八种情况:①存在高度不确定性;②极少有先例存在;③变化难以科学地预测;④"事实"有限;⑤事实不足以明确指明前进道路;⑥分析性数据用途不大;⑦当需要从存在的几个可行方案中选择一个,而每一个的评价都良好;⑧时间有限,并且存在提出正确决策的压力。

直觉决策模型中,决策主体的经验模式处于核心地位,决策主体的知识、认知模式、决策效力、情感因素都受到经验的支配或影响。直觉决策机理如图5-1所示。

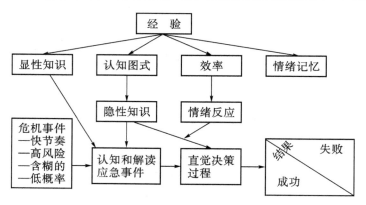

图5-1 情绪在直觉决策中的角色

直觉决策不仅可以"再认"经验,还可以通过自身大量的相关知识、经验(并非直接相关经验),激发顿悟、灵感,进行创新性决策,从而解决决策难题。

(四)多目标决策理论

多目标决策理论主要根据问题的多个属性对多个方案进行排序,从中选出最优方案。在决策过程中如果只考虑单个目标,称为单目标决策,如果需要考虑多个目标的满足程度,则是多目标决策问题。多目标决策是对两个或多个通常相互矛盾的目标进行科学评估,然后从备选方案中选取最佳方案的决策过程。要同时满足多个相互矛盾的目标是很难的,因此多目标决策实质上是在满足约束条件的前提下,寻求多个目标间的妥协,这一过程也称多目标最优化。单目标决策问题具有最优解,但多目标决策问题目标间可能存在矛盾性,通常无法找到最优解。在现实生活中,我们得到的通常是次优解,或称为非劣解。

(五)多属性效用理论

多属性效用理论(MAUT)是一种结构化、逻辑化、系统化的决策分析理论,主要用来评价在决策过程中起作用的各因素(属性)对决策结果的影响,并对其作出综合考虑,选出具有最高效用的方案。

MAUT方法解决问题的步骤如下:

(1) 确定所有考虑的属性 $X = \{\chi_1, \chi_2, \ldots \chi_n\}$;

(2) 建立起各属性效用函数的表达式 $U(X)$

(3) 确立备选方案 $A = (A_1, A_2, \cdots, A_n)$,

(4) 计算各方案的效用 $U_i(X)$,($i = 1, 2, \cdots, m$);

(5) 确定最佳方案。

· 第 i 个方案的效用 $U(Ai)$ 可按照下式计算。

$$U(Ai) = \sum_{j=1}^{n} \omega_j \upsilon_j(d_{ij})$$

式中: ω_j 为第 j 个属性的权重,且 $\omega_j \geq 0$,$\sum_{j=1}^{n} \omega_j = 1$;$\upsilon_j(d_j)$ 表示第 i 个方案第 j 个属

性的效用值,并且 $0\leqslant v_j(d_{ij})\leqslant 1,j=1,2,\cdots,n$。

计算出所有方案的总效用后,对它们的总效用进行排序,效用最大的方案便为最优方案。

二、公共卫生应急决策方法

由于应急决策问题的复杂性和决策者主观因素的影响,决定了应急决策的不确定性和分析方法的多样性。各种方法各有其优缺点及适应范围,目前任何单项应急决策方法都不足以解决突发公共卫生事件的应急决策问题,只有综合各种方法,形成较为可靠的方案排序进行决策,才能提高决策的可靠性和效率。

常用应急决策方法概括如下:

(一)经验模式应急决策

自然决策、直觉决策都是以"经验"为核心的决策过程,在突发公共卫生事件应急决策过程中,经验的运用是客观必然的,而且占有非常重要的地位。

决策者通过搜寻自己的记忆装置,将现实情景与先前经历相匹配,在此基础上运用自身经验寻找一个可行方案。在时间允许的情况下,决策者通过心理模拟对得到的方案进行分析判断,并做出最终的决策选择。如果时间不允许,决策者将会跳过心理模拟这一环节,直接实施情景识别评估阶段得到的行动方案。

决策者以自己的主观认知能力、经验及直觉作为决策分析的依据,综合运用经典决策、风险管理等理论,通过逻辑推理等认识过程,形成决策指导基本思路,包括:界定问题、确定评估标准、确认备选方案、评估备选方案、比较备选方案、方案实施等具体步骤。

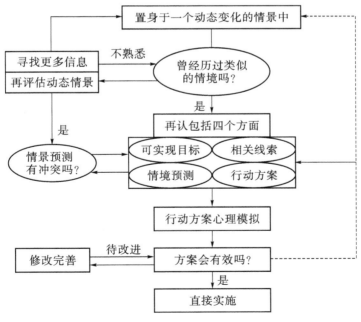

图 5 - 2 再认启动模型(RPD)

经典决策模型相比,再认启动模型(RPD)的核心是"经验",它描述了人们如何利用自己的经验来制定决策,并提出在决策过程中所进行的心理模拟是在特定情境中对方案实际实施过程的一种想象,而非对方案优、缺点的判定,决策者只是找到可行解,而非找到最优解。这个模型从决策者的角度出发,描绘了在突发公共卫生事件中决策者的心智过程,将"经验"视为决策过程的核心,也验证了经验在实际决策过程中的客观存在性。

(二)基于预案"模板"的应急决策

应急预案是基于对未来情景演变态势预测的基础上拟定的行动方案,既是应急管理的核心应急准备工作,又是突发公共卫生事件应急处置的行动指南。我国各级政府、组织、企业制定了各种应急预案,已初步建立了预案体系。不过,目前我国应急预案大多是非结构化或半结构化的文字描述,难以根据预案和应急态势自动生成应急处置方案。

基于预案"模板"应急决策的规划方法研究仅仅是起步或初级阶段,特别是如何构建应急预案模板以实现基于模板的规划还是一个新的研究领域。

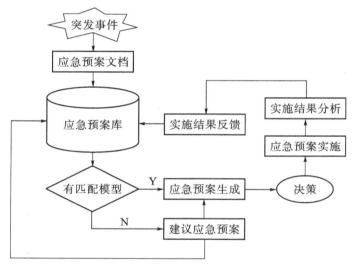

图 5 - 3　应急预案处理过程

(三)情景—应对应急决策

1. 情景与情境　情景是指决策行为主体所正在面对的突发公共卫生事件发生、发展的态势。其中"态"是指事件当前所处的状态,是事件在过去的时段里发展到现在的一个结果。"势"是指事件在当前"态"的基础上,在未来的发展趋势。

应急情景可分为经验情景、事件情景、行为情景三类。经验情景主要是指由以往处置类似突发公共卫生事件相关历史数据、案例、预案的经验数据形成的对决策者的间接刺激。事件情景主要是指由突发公共卫生事件的问题特征和任务结构形成的对决策者的直接刺激,如时间的紧迫性、可用资源的有限性及可调配性,尤其信息不对称性等。行为情景是指来自决策者交互行为和受灾人群行为方面的因素形成的对决策者的刺激,决策主体内部的行为规范和团队压力,现场受灾人群的恐慌和紧张,虽都不是突发公共卫生事件本身,但却是与如何处置事件的行为直接有关的行为场因素。

"情境"是指决策者对"情景"的感知,具体包括决策者所感知到的社会环境和自然环境。情境是在事件发生后,决策行为主体正在面对的真实境况,并且是随着时间而不断地变化的。有什么样的情景,就自然会有什么样的问题空间,面对不同的问题空间结构,决策行为主体用以生成决策规则及方式也不同。

情景信息分为当前情景态势觉察、当前情景态势理解、未来情景态势推演、未来情景态势检测等4个层次。决策行为主体通过对四个层次情景态势进行信息搜索和信息整合等情景识别与感知,然后生成应急决策情境。

2. 情景分析 又称情景规划,是通过假设、预测、模拟等手段生成未来情景,描述未来多种可能结果,并分析其对目标影响的一种方法。情景分析法能帮助决策者在应急决策中采取"情景—预测"的应对思路,发现事件变化的某些趋势并避免两个最常见的决策错误:过高或过低估计事件未来的变化及其影响。

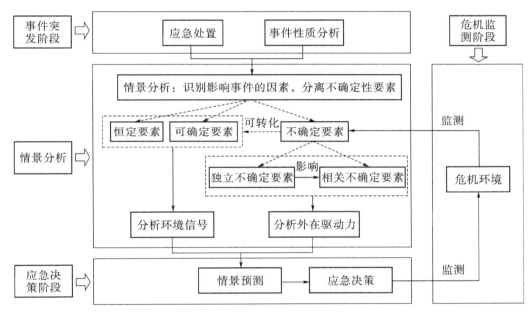

图 5-4 基于情景分析的"情景-应对"应急决策机制

情景分析方法具备以下特点:

(1)偏重定性分析:情景分析法基于驱动力及不确定性因素,描述将来可能的发展趋势,并通过情景故事的形式完成情景构建。在这个过程中,情景分析主要通过系统的思考,对现有信息进行分析判断,能够识别并分析其中非量化的因素。

(2)持续渐进的过程:突发公共卫生事件的发生与演进是一个动态的过程,需要通过实时监测和分析对其趋势和变化进行掌握,这就对应急决策提出动态性的要求。在变化的环境中,下一时段掌握的信息一定比现在更多,情景分析通过持续不断收集信息和分析,将明显不可能发生的情景剔除,使预测的情景向几种主流情景集中,得出更加细致、准确的情景描述。

(3)承认结果的多样性:情景分析法的最基本观点是未来充满不确定性,但未来有部分内容是可以预测的。其可预测的内容是多样化的,有多种可能发展的趋势,因此预测结果也将是多维的。

3. "情景-应对"应急决策方案的生成过程 基于情景分析的"情景-应对"应急决策方案生成过程,大致包括以下 3 个阶段:第一阶段是对情景态势分析,生成应急决策情境;第二阶段是决策问题空间的构建及其决策规则的生成;第三阶段是备选决策方案的生成及其评估。

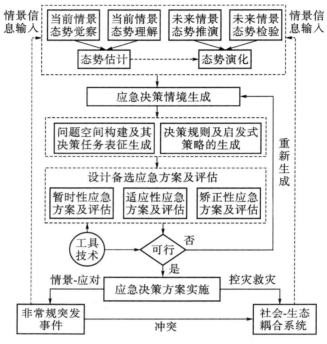

图 5-5 "情景-应对"应急决策方案生成及实施过程模型

决策行为主体处在高度不确定和紧急的环境下,受到有限时间、资源和人力等约束条件带来的压力。决策规则和决策方案生成一般是建立在生态理性和快速节俭启发式决策规则的基础上。

(四)案例推理法应急决策

案例推理是计算机人工智能领域发展比较成熟的一个技术分支。该方法借助计算机人工智能,将出现的事件状况作为求解目标,设定决策目标或者条件,检索调用相关的案例数据库,通过相似度和偏离度两个指标对历史案例进行匹配并得到候选案例,最后通过案例合并和案例剪枝等方法对候选案例进行调整,得到最终的案例模型,挖掘共同的知识和技术,制订出符合现场实际的应对方案。应急决策建模方法流程如图 5-6 所示。

贝叶斯网络具有丰富的概率表达能力、不确定性问题的处理能力以及多源信息的融合能力,因此,将贝叶斯网络技术应用于突发公共卫生事件的案例推理应急决策,有利于提高决策效率。

贝叶斯网络的特点对突发公共卫生事件应急决策具有如下优势:

(1) 贝叶斯网络能够表示和融合多源信息。

(2) 贝叶斯网络可以表达不确定性因果关系,这符合突发公共卫生事件的不确定性

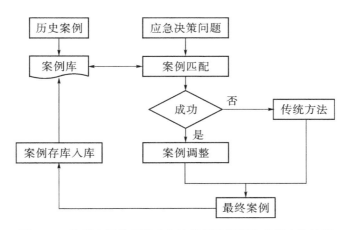

图 5-6　基于案例推理的应急决策贝叶斯网络建模方法流程

的特点,有利于在不确定情况下做出决策。

(3) 贝叶斯网络具有全局更新能力,可以随着突发公共卫生事件的发展而不断更新各种信息。

(4) 贝叶斯网络具有直观的图像表达能力,易于相关决策人员的使用。

目前,贝叶斯网络建模方法主要有以下三类:

(1) 基于领域专家的建模方法,即由领域专家确定贝叶斯网络的结构和参数。

(2) 基于数据学习的建模方法,即使用一定的算法从数据中自动学习并生成贝叶斯网络结构和参数。

(3) 基于知识库的建模方法,即使用推理技术基于知识生成贝叶斯网络的结构和参数。

(五) 层次分析法

层次分析法(AHP)是美国运筹学 A. L. Saaty 教授在 20 世纪 70 年代末提出的一种定性与定量分析相结合,系统化、层次化分析问题的多目标决策方法。通过确立系统总目标,建立层次分析结构,构造判断矩阵,确定递阶结构中相邻层次元素间相关程度,计算合成权重进行总排序 5 个步骤,来计算各层次构成要素对于总目标的组合权重,从而得出不同可行方案的综合评价值。

应急对策方案选择建立的层次分析结构如下:

(1) 目标层:表示决策问题所追求的总目标。

(2) 准则层:表示评判方案优劣的准则,也称因素层。

(3) 方案层:表示决策问题的可行方案。

据上述层次划分,给出建立的应急对策层次分析模型。

(六) 逼近于理想解排序法

逼近于理想解排序法(TOPSIS 法)作为经典的多目标决策方法之一,最早是由 Hwang 和 Yoon 提出来解决多目标决策问题中方案优选问题的方法。TOPSIS 法借助于多目标决策问题的"理想解"和"负理想解"进行排序。所谓理想解是一个假设得最好的解,它的各个指标值都达到各候选方案中最好的值,而负理想解是另一设想的最坏的解,它的各指标值都达到候选方案中最坏的值。其基本原理是被选方案应该与正理想解有最短距离,且和负理想解有最远距离。也就是说,TOPSIS 法通过最小化正理想解距离并最大化负理想解距离来选择最佳方案。最后所选方案根据相对贴近度的大小来进行排名。自 TOPSIS 方法产生以来,许多 TOPSIS 的扩展和改进方法得到了很大的发展。

（七）多属性效用分析方法

多属性效用分析方法可以帮助决策者考虑分析应急决策中所考虑到的相关因素,用效用的方式表达每个属性对方案的贡献,可以有效地帮助决策者从备选方案中作出科学的选择。

四、公共卫生应急决策理论和方法研究

（一）突发公共卫生事件应急管理亟待解决的研究问题

突发公共卫生事件应急管理的三个亟待解决的研究问题:①突发公共卫生事件多源异构数据的整合方法研究;②支持信息智能分析的多目标动态决策模型研究;③突发公共卫生事件动态应急决策方法研究。

（二）应急决策研究的主要问题

随着信息技术与计算技术的突破性进展,多属性决策和多目标决策等组成的多准则决策理论与方法,以及不确定性决策理论与方法等现代决策理论,得到了飞速发展。

根据突发公共卫生事件内涵和主要特征刻画,应急决策可以从以下五个方面展开研究(图 5-7)。

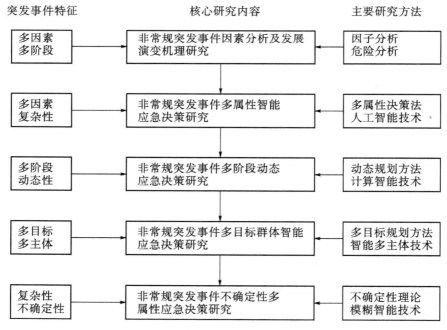

图 5-7 基于特征刻画的非常规突发事件应急决策研究框架

第三节　公共卫生应急决策体系

建设和完善突发公共卫生事件应急指挥决策体系,不断研究丰富理论体系,夯实其应用基础,逐步提高应对突发公共卫生事件的决策指挥和快速反应能力,是当前公共卫生应急的重要任务之一。

一、公共卫生应急决策系统

在公共卫生应急管理系统中,目标系统是核心,信息系统是关键。综合智囊系统的信息,管理者可以据此作出决策。

由于突发公共卫生事件本身具有动态演进的生命周期特征,其发生、发展过程及结果难以预测与掌握,因此,在决策执行的过程中,需要决策者采取动态视角观察事态发展变化情况及应对战略的效果,把信息反馈到信息系统,管理者根据信息的变化调整决策目标,再次综合智囊系统作出决策调整,形成一个如图 5-8 所示的动态循环系统。

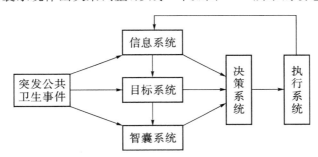

图 5-8　卫生应急动态系统图

虽然突发公共卫生事件的紧急性与高度不确定性等特点影响应急决策的科学性和时效性,但动态理性决策仍是公共卫生应急决策的必然选择。实现科学合理的公共卫生应急理性决策,必须优化整个决策系统。如图 5-9 所示,明确决策目标系统,优化决策主体系统,完善决策支持系统,强化决策保障系统是实现动态理性决策的重要环节,其中,优化决策主体系统和决策支持系统是保证理性决策成功的关键。

二、公共卫生应急决策目标

直接目标是追求对预案的最优选择。经过对各种方案的比较、评估,选择使突发公共卫生事件的最终处理结果损失最小,人的安全系数最高,技术人力资源投入成本最低,而且能化害为利的方案,是应急决策的最直接价值取向。

终极目标是人的安全与发展。这不仅是应急决策的最重要的目标,也是危机决策过程中对各种预案编制、评估、选择的最重要的价值标准。

过程目标是科学。决策的科学是实现上述直接目标与最终目标的根本保证。

决策目标和策略只能是渐进式的满意决策,而不可能实现决策结果的最优化。

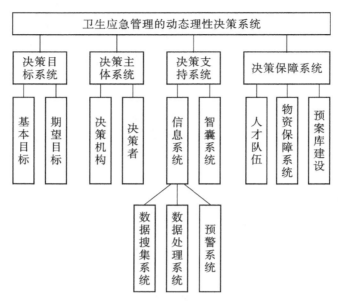

图 5-9 卫生应急动态系统图

三、决策主体系统

（一）多元主体应急决策

公共卫生应急决策主体集中和动员了国家与社会的各种力量与资源，充分吸纳多元主体的参与，形成以政府为主导，军队系统、社会组织和广大公民等积极参与的多元应急决策体系。公共卫生应急决策既涉及政府体系内的不同地区和不同部门，又涉及政府体系外的其他各类组织。主体包括：①卫生行政部门，各级卫生与计划生育委员会为公共卫生应急决策的主体，承担综合协调、统一指挥的重任，并就公共卫生应急决策承担责任。②各级各类专业机构，如医疗机构、疾控机构、监督机构等，主要承担技术支持及协助应急决策。③专家咨询委员会，各类突发公共卫生事件的专家咨询委员会，提供决策咨询服务。④其他辅助机构，如高校、研究院所、社会团体等。

在公共卫生应急决策过程中，应处理好多元主体的权责边界，明确政府在应急决策中的主导地位，构建其他主体的参与机制，充分发挥各领域专业人员的专长，使社会资源得以充分整合。

（二）多层级主体应急决策

突发公共卫生事件，尤其是各种重特大突发公共卫生事件的公共卫生应急决策，通常遵循由事发现场到后方，由低层到高层的多层级动态演进过程。突发公共卫生事件首先发生在地方，由地方负责处置，属于地方性事务，随着事态不断发展，决策的层级不断提高，直至上升到由国家最高层领导，事件性质也由"地方性事务"升级为"国家性事务"。根据国家高层领导和官僚组织的介入程度两个指标，公共卫生应急决策可分为地方主导型、官僚主导型、政治主导型三类。

从层级来看，公共卫生应急决策指挥包括战略决策、战役指挥、战术行动三个层级。在"命令-控制"集权模式的多层级公共卫生应急决策链中，决策权通常属于位于决策链后端的上层,而位于决策链前端的中层和下层更多的承担执行、操作、反馈等职能。决策链前端的中层和下层,主要为那些承担战术行动和战役指挥职责的人员,即在突发公共卫生事件发生后的第一时间、第一现场承担先期处置和信息报告等任务的人员。决策链后端主要为承担战略决策的人员,即实际承担决策指挥权的上级人员。

从信息与决策的关系角度而言,作为决策链前端的第一响应人员和应急决策者之间形成"上报-决策-下达"链条。

突发公共卫生事件发生后应急决策的核心任务:①第一响应人员及时、准确地收集、研判各种事态信息,迅速、准确、全面地向上级决策者上报;②上级应急决策者根据第一响应人员所上报的信息进行研判和决策,并向第一响应人员下达应急处置指令或赶赴突发公共卫生事件现场进行指挥。

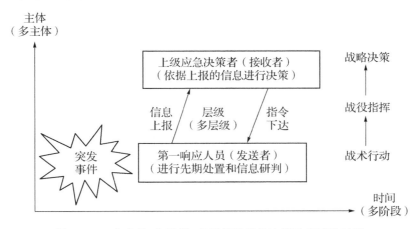

图 5-10　多主体、多阶段、多层级的应急决策动态演进过程

四、决策支持系统

建立公共卫生应急决策支持系统是突发公共卫生事件应急决策水平的最有效方法。决策支持系统主要有信息系统和智囊系统。

(一)信息系统

在突发公共卫生事件应对过程中,信息系统要能够实现应急指挥决策的信息采集、信息统计、信息分析、信息展现等功能。理性决策信息系统建设既要强调信息的搜集提供,也应该根据管理科学,设置相应的参数和处理程序,在提供准确有用信息的同时,提供相应的智能决策结果,实现通信指挥调度、医疗救治资源管理、医疗救治情况分析、健康随访分析、物质保障分析、政府文件管理、疫情动态分析等。

(二)智囊系统

各类专家库和智囊团作为政府决策的"思想库",为突发公共卫生事件应急决策提供专业技能和知识、经验支持,帮助政府制定战略规划和应急计划,使政府公共卫生应急决策和危机管理建立在科学的基础上。智囊系统的基本功能:①收集信息,进行科学预测,充当政府的"望远镜";②拟订方案,进行综合分析和评价,充当政府的"外脑";③跟踪检查,提高反馈信息,充当政府的"耳目";④独立调查,公开甄别事件诱因,充当政府的"监督员";⑤培训、储备和交流人才,充当政府决策人才的储存机构。

各项决策牵涉面很广,组织不可能对决策涉及的每个方面、每项技术要求都有充分了解。特别是在危机发生时,组织更应该集思广益,充分发挥智囊机构的作用。一方面,智囊机构由于其工作性质的缘故,经常遇到大量复杂的问题,并对解决这些问题的各种途径不断进行观察,逐渐地积累分析复杂问题的宝贵经验和探求答案的某种方法。另一方面,在分析复杂问题时,智囊机构同该组织传统做法无关,也不会因循守旧,它们作为第三者和旁观者的独立意见是十分宝贵的,这些建议通常容易引起组织领导者的重视。

五、保障系统

协同联动的保障体系包括资源保障和组织保障。

决策理论大师西蒙认为,决策是由"情报-设计-选择-审查"四个阶段构成的。情报活动是决策过程的第一个阶段,首要、关键的资源保障是情报资源保障。突发公共卫生事件发生后,决策者最为重要的工作是依据既定的信息对问题进行界定,从而在准确研判的基础上迅捷有效采取各种应急处置措施。可以通过对情报资源进行整体规划,实现情报资源的分布式建设、统一调度和配置,使资源的利用率和效率大大提高。

公共卫生应急决策组织体系由政府牵头,形成覆盖应急管理相关的各部门、各专业领域的全方位、立体化的综合协调联动系统,并与应急指挥体系实现协同。目前,公共卫生应急决策中实现协同联动主要有两种方法:一是从组织体制的角度,建立一个统一指挥多部门联动应对突发公共事件的政府决策部门,即"大部制"公共卫生应急决策模式。大部制的决策机构是常设性的、中枢性的,具有实际管理决策职能的危机状态紧急处置权,例如美国联邦应急事务管理总署(FEMA)。二是从运行体制的角度,通过详细的预案详尽规定参与主体的权责、关系和任务,为各方提供一个尽可能完备的操作手册。

六、公共卫生应急决策辅助机制

1. 构建突发公共卫生事件应急管理信息工作平台,确保决策信息与事件状态对称。

2. 公共卫生应急决策会商制度。构建会商决策网络,确保应急决策科学性。

3. 协同决策机制。建立部门间、区域间、条线的协同决策机制。公共卫生应急决策不仅仅是政府的事情,需要社会力量广泛参与,实现从中央到地方,政府有效协同,并实现与社会基础单位的有机融合,形成"强政府"与"强社会"共赢状态。

4. 公共卫生应急决策不是一种临时性工作,而是政府常规工作,必须建立风险管理机制、应急预警机制和快速反应机制。

第四节　公共卫生应急决策过程及影响因素

突发公共卫生事件应急决策生成过程是决策者对相关信息进行综合研判,形成备择方案,并迅速做出拍板决断的连续性信息处理过程。决策者进行知识提取、模板识别、经验匹配、比较选择、与对手(突发公共事件)博弈,并进行多种方案的利弊取舍,以达成连续解决当前问题的政策目标。

一、管理者应急决策维度的交互作用

应急决策通过认知-情感、受控-自动两个维度上的加工过程来实现。两维度之间相互影响,相互转化。

(一)二维结构间的关系

危机状态下,管理者的应急决策维度包括认知-情感维度与受控-自动维度。该二维结构包括三层关系:①应急决策的认知系统是受控过程还是自动过程与管理者隐性知识的多少有关,或与管理者更多地使用显性知识还是隐性知识有关。当个体应急管理工作经验丰富,拥有更多关于应急决策的隐性知识与经验,应急决策呈自动过程,相反,应急决策呈受控过程。②情感系统总是影响着个体的认知系统,情感系统是受控过程还是自动过程,与管理者的情绪激活度有关。情绪能量唤醒能够调动更多的心理资源,有利于隐性知识的启动、激活与运用。隐性知识与情绪能量唤醒相互促进,相互激发。由于应急决策的情绪紧张唤醒消耗心理资源而影响显性知识的提取与运用,所以,应急决策的受控过程是拮抗的,显性知识与情绪紧张唤醒相互制约。③认知-情感、受控-自动两个维度交互作用,主要通过决策者对危机情境拥有的知识经验来实现对应急决策的影响。在危机状态下,应急决策的自动加工过程是协调的。当个体对危机只拥有显性知识而缺乏隐性知识时,对危机处理缺乏控制力,个体处于情绪紧张唤醒状态,只能进行加工速度较慢的理性决策,而当个体对危机状态拥有较多的隐性知识时,对危机事件具有较高的控制力,个体处于情绪能量唤醒状态,并进行加工速度快的直觉决策。

(二)四种公共卫生应急决策模式

应急决策二维度之间的交互作用,体现为个体应急决策加工机制的功能整合,并共同构成危机状态下管理者应急决策的四种基本模式(表5-2)。

表5-2　危机状态下管理者应急决策的基本模式

	认知	情感
受控	认知-受控决策模式 显性知识	情感-受控决策模式 情绪紧张唤醒
自动	认知-自动决策模式 隐性知识	情感-自动决策模式 情绪能量唤醒

1. 认知-自动决策模式　危机状态下,当决策者对情境具有丰富知识经验,并且这些知识经验多以隐性知识存在时,个体执行加工速度快,且具有跳跃性的直觉决策,即认知-自动决策模式。基于隐性知识的认知-自动决策模式则成为危机状态下管理者最有效的应急决策模式之一。

2. 认知-受控决策模式　与认知-自动决策模式相反,决策者对情境缺乏知识经验,尽管危机状态下管理者有理性的追求,期望实现基于显性知识的理性决策,即认知-受控决策模式。危机发生时具有时间压力大、情境模糊,信息缺乏等特征,因此,在危机状态下,应急管理者缺乏进行理性决策的条件。

3. 情感-自动决策模式 危机状态下的情感系统与认知系统相伴随,并通过促进或阻碍认知系统来影响管理者的应急决策。管理者的情绪能量唤醒和紧张唤醒因其在应急管理领域经验的多少而异,具有丰富应急管理隐性知识的管理者在应急决策中处于情绪能量唤醒状态,即情感-自动决策模式。基于情绪能量唤醒的情感-自动决策模式,则为危机状态下管理者最有效的另一种应急决策模式。

4. 情感-受控决策模式 与情感-自动决策模式相反,具有较少隐性知识或更多依靠显性知识的管理者,在应急决策中处于情绪紧张唤醒状态,即情感-受控决策模式。情感-受控决策模式对应急决策的认知系统具有消极影响。

四种公共卫生应急决策模式不是完全孤立的,而是相互影响的,不同应急决策模式之间通过管理者对危机状态控制程度的变化而相互转化。

二、公共卫生应急决策过程

应急决策过程具有较强的艺术性,但并不否认决策结果的科学性,表现在基于决策者心理特征的行为决策过程,遵循人们的认知心理学、情绪心理学以及行为科学的本质规律。

(一)行为决策的心理过程

应急决策是决策任务在知识表征系统中的定位过程。一方面是外界决策信息在头脑中的内部表征过程,另一方面是已有应急决策信息表征的激活与匹配过程。应急决策者对突发公共卫生事件进行情景表征、风险认知、经验提取、信息参照、研判互动、政治考量、策略生成和风险抉择共八个应急决策,有序系列组合而成的过程集合,称为应急决策生成机理。

决策者情绪会影响人们的认知和判断心理。决策信息的加工与处理过程中带有很强的个体判断与选择色彩。与一般程序化的常规决策相比,应急决策更强调个体运用启发式策略的直觉判断,极有可能会出现系统性偏差,导致在决策过程中产生过度自信、厌恶损失以及厌恶后悔等现象。而作为社会群体中社会成员的决策者,又很容易受到群体情绪的感染而难以自控。

除了认知心理与情绪心理之外,意志心理也会对应急决策行为产生十分重要的影响。

情境认知和判断心理过程主要包含以下三方面内容:①通过感觉、视觉、听觉等对数据的感知,即对突发公共卫生事件的第一印象;②对数据的理解、筛选以及对不相关数据的删除从而提取有用信息,这些信息是指可以合成、综合、可定义的对用户有用的信息,即对突发公共卫生事件的深层次理解;③根据认知、理解的程度,对未来发展做出预测,即对突发公共卫生事件的走势判断。

(二)公共卫生应急决策的行为过程

决策是一门科学,也是一门艺术。突发公共事件应急决策是一种非程序化决策,决策者在有限的时间、资源、人力等约束条件下完成应对危机的具体措施。

应急决策可分为危机事前决策、危机事中决策及决策后反馈、闭环修正的全过程的循环往复、周而复始、连续演进的序贯过程。危机事前决策是指对风险型决策和不确定性决策中各种可能出现的结果提供最大限度的预案。危机事中决策是指危机发生后在紧急响应与现场处置中临场生成对策方案或应对策略的动态过程。危机事后决策反馈则是动态跟踪前期方案，并根据对策方案实施的评估结果适时调整前期方案的过程。

1. 事前决策　危机事前决策应该要多方参与，在时间允许、信息充分的情况下，应当通过集体决策、评估以作出最优的决策。

事前决策包括以下几个步骤：①确认决策面临的问题。决策者必须清醒地认识到预期情境与实际情况之间总有差距这一问题。②确认决策标准和"事实"。决策者对决策主张及约束进行分析，在明确决策内容及标准的前提下作出决策。③决定评估标准、方式、权重。基于某一标准在诸多标准中的相对地位选择决定评估标准。每一标准的权重和含义应通用于计划决策方案及其备选方案，权重值可以是任何数字。④制定和评估备选方案。决策者可以通过头脑风暴法以及专业咨询，形成所有可能的备选方案。一旦大多数完整的替代方案形成，决策者就需要评估它们各自对有效解决问题的贡献。⑤选择和执行备选方案。从替代方案中挑选出最优备选方案。决策者向受影响人群及决策行动的人们传达决策结果。⑥评估决策程序以及决策结果的影响。决策者需要检验评估决策制定程序与决策影响。

危机事前决策运作程序，类似于常规决策过程中一个完整的标准化的操作规范，这种决策模式是基于决策者的理性思考产生的。

2. 事中决策　在危机情境下，时间有限，信息不完全或不确定，而决策者又必须在有限的时间里迅速作出重大决策，这时快速决策尤为必要。事中决策更倾向于构建简单模式而不是复杂模式，很多情况下，决策者会制定"满意的"或是"次优"的决策。

理论上，应急决策生成过程一般包括以下八个主要阶段：①对应急决策情景进行感知和识别，形成应急决策情境；②基于应急决策情境，针对突发公共事件具体状况构建成问题空间；③对应急决策涉及的应对与处置行动，从任务结构角度做出内部表征；④针对应急决策任务，根据以往经验建构备选方案；⑤对备选方案的每种可能后果进行评估；⑥对影响应急决策后果的事件状态进行预测，并形成相应的假设；⑦对关于后果的种种可能假设进行综合分析研判，排除最差后果的方案；⑧对各种备选方案做出应急决断，选择相对有效方案。在这八个阶段中，应急决策者、决策情境、算法规则及启发式策略是应急决策生成过程中的四个核心要素。

3. 事后决策　应急决策效果评估是事后决策的最重要的组成部分。利用调查手段全面收集有关决策制定和执行的第一手资料，并在此基础上进行系统的整理、分类、统计和分析，采用恰当的评估方法，根据评估标准，对决策的制定和执行状况做出客观、公正的评价。在实施评估过程中，评估者要始终坚持材料的完整性和分析的科学性，要力争避免各种主观因素的影响，以求全面、正确地反映出领导决策的实际效果。

三、公共卫生应急决策的影响因素

（一）情境因素

应急决策过程实质上可看作对相关信息的收集、整理、分析和运用的过程。突发公共卫生事件发生后，决策者最为重要的工作是依据既定的信息对问题进行界定，通过对信息数据的理解、筛选，以及对不相关数据的删除，提取有用信息，启发形成对突发公共卫生事件的深层次理解,进而实现从应急决策情景(客观存在的紧急事态)到应急决策情境(主观意识到的紧急程度)的转换。

应急决策情境的领悟又直接受限于时间、空间、资源等约束。突发公共卫生事件情境下,信息资源稀缺性是突发公共卫生事件情景下决策者面临的最基本约束条件,而信息的准确获取与有效传递又直接受限于信息源是否清晰和信息渠道是否畅通。

(二)决策者因素

应急决策权一般由少数人或临时组成的小集体掌握,决策层中的个体特征因素(如生活经历、教育程度、信仰及价值观、决策风格等)对应急策略和方案的产生以及临场指挥决策都具有十分明显的影响。

决策者经验和理性决策技能之间的有效联结,将有助于决策者的决策过程。研究表明,随着人们经验的增加,情境评估中的信息编码过程和反应方式的选择过程更加趋于平行,从而使决策者在掌握环境信息后能够快速地采取反应方式。

此外,突发公共卫生事件的应对复杂,一般存在层次性,高层级决策对下层的决策也会产生约束性影响。

第五节　公共卫生应急决策执行与效果评价

公共卫生应急决策付诸实施,转变为实际行动,需要强力、准确、有效的执行来保证。而任何一项决策是否正确,最终还需要实践来检验。

一、公共卫生应急决策执行

公共卫生应急决策执行过程包括决策执行计划、指挥和协调等过程。

(一)决策执行计划

决策执行计划是指根据实际情况,科学、及时地制定出达到决策目标的行动方案。

其内容主要有:①对决策总目标进行分解,分清目标结构主次,明确行动方向;②分析决策执行的主客观条件,编制决策执行的计划,进行人力、物力、财力的统筹安排,合理配置资源;③确定出时间期限,制定出较为周密、具体的行动措施;④确定实施程序、方法及有关的具体制度,规定人员的岗位职责要求等。

(二)决策执行指挥

决策执行指挥是指执行决策的领导者,按照既定决策目标和计划,对下层管理活动进行指示、引导、监督和控制的过程。决策执行指挥是保证决策执行协调有序进行的重要手段。首先设立纵向指挥层面,每一级指挥层成立相应的功能性小组,每一级指挥层听从上一级指挥层的指挥,向上一级指挥层负责,确保决策顺利执行。其次,根据突发公共卫生事件分级响应的原则,建立分级执行机制。

(三)决策执行协调

决策执行协调是指在突发公共卫生事件应对过程中,不同的管理主体为了达到共同的目标,在决策执行过程中建立相互信任、互助合作、配合默契的良好关系。决策执行中的协调可以避免不同管理部门和管理人员之间发生互相扯皮、互相推诿的现象,避免内耗,达到和谐一致,保证突发公共卫生事件应对工作的有序运转。

二、公共卫生应急决策效果评价

公共卫生应急决策效果是指突发公共卫生事件发生后,采取某项或一系列决策行为所带来的结果和影响。不同的决策行为往往产生不同的决策效果。

(一)基于"质量-时间"的公共卫生应急决策效果分类

根据决策质量和决策时间两个指标,可对公共卫生应急决策效果进行分类。

决策质量是指决策过程中实施的各种应对行为措施所产生的实际效果,本质上体现的是结果的满意程度,体现的是决策行为的质量高低。

决策质量可用以下几个维度来进行测量:①决策效率,即决策者在较短时间内对信息的有效整合能力与效率,用"产生新方案的数量/备选方案的数量"表示;②决策过程,即决策者对决策过程的满意程度,用自我评价的方式来评价决策者决策思考过程的有效性;③决策效果,即决策者对决策结果的自信程度,用自我评价的方式来衡量决策目标的实现程度。

决策时间是指从预警信息出现或突发公共卫生事件暴发到最终进行正确决策、完成正确方案选择、采取有效的应急处置措施整个过程所耗费的时间,即决策者在多长时间内对事态做出准确判断并采取有效应对措施,它体现的是应急决策的时滞长短。

(二)基于"质量-时间"的公共卫生应急决策效果评价

突发公共卫生事件发生后,决策者第一时间采取的决策措施(可能是正确有效的,也可能是错误无效的)的时点称为"实际决策点"。决策者理论上应采取的正确有效的决策措施的时点称为"理论决策点"。"实际决策点"与"理论决策点"之间的差距称为"决策质差"。

突发公共卫生事件发生后,决策者第一时间所采取的决策措施的时点称为"初始决策点"。最终进行正确的决策、完成正确方案选择、采取有效的应急处置措施的时点称为"正确决策点"。"初始决策点"与"正确决策点"之间的时间差称为"决策时滞"。

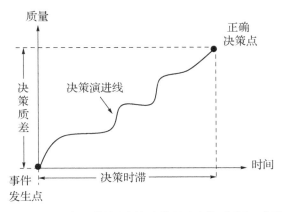

图 5-11　应急决策的"决策时滞"和"决策质差"示意图

基于决策质量和决策时间的不同,可将突发公共卫生事件发生后的应急决策情形分为四类:①满意型决策(决策时滞短、决策质差小),在最短的时间内做出正确的决策,及时有效地采取各项应对措施,在较短时间内有效控制了事态的发展。②弥补型决策(决策时滞长、决策质差小),决策者决策时间较长,未能及时有效地做出反应,处置不够果断,但能在经历较长时间的延误后做出正确的决策,采取了有效的应急处置措施,在一定程度上弥补了决策滞后所导致的各种损失。③抵消型决策(决策时滞短、决策质差大),决策者虽然在很短的时间内迅速做出决策,并采取各项应急处置措施,但这些措施效果有限,未能有效地控制事态的发展,致使突发公共卫生事件继续升级扩大。④失效型决策(决策时滞长、决策质差大),决策者在长时间内未能采取有效的决策措施,导致突发公共卫生事件不断升级、扩大,甚至失控,突发公共卫生事件应对工作陷入被动的不利局面。

总之,与西方相比,我国在应急决策理论研究和实践积累方面都比较有限。现阶段国内研究主要都是立足于西方的管理学与决策学理论,研究更多的是着眼于"应用",而较少地涉及"基础",同时存在着"范式"不明确和理论"粗糙"等问题。

(金 辉 谭兆营)

第六章 突发公共卫生事件现场调查和应急处置

突发公共卫生事件发生后,卫生应急相关部门依据法规和预案,在当地政府的统一协调下,依据事件级别,按照职责分工启动应急响应机制,迅速开展事件原因调查及事件应急处置,尽最大可能地控制和消除突发公共卫生事件的危害,保障公众身体健康与生命安全。

第一节 现场调查

现场调查是指利用流行病学的基本原理和方法,对突发公共卫生事件展开的调查。现场流行病学调查首要应考虑其科学性,同时也应考虑现场限制条件、社会压力和工作责任对调查人员的影响。在任何情况下,调查人员必须正确面对各种复杂问题,协调各种利益冲突,科学地提出合理的研究设计、调查结论和建议。

一、概　述

(一)现场调查的目的和任务

现场调查一般有以下几个主要目的:①查明"原因未明"事件病因,或寻找病因线索及危险因素,为进一步调查研究提供依据;②确定高风险人群;③为控制事件,防止进一步扩散、蔓延提出后续的防控措施和建议;④预测事件的发生、发展(或疾病暴发或流行)的趋势;⑤评价控制措施效果,为制定或修改相关控制策略提供依据;⑥完善已有的监测系统或为建立新的监测系统提供依据;⑦回答政府、公众、媒体关心的热点问题;⑧提供现场流行病学培训、锻炼机会,锻炼和提高专业人员现场调查的能力和水平。

现场调查主要有两大任务:①描述流行病学任务,即对病人的临床特征、流行病学特征进行描述,提出病因或病因线索及可能的传播途径或方式,初步辨别有可能发病的危险人群或危险因素。②分析流行病学任务,若临床、实验室、环境调查结果及已获得的流行病学证据无法形成病因假设或不明显支持病因假设时,需要利用病例对照研究、队列研究、实验流行病学等方法进行深入分析性研究。

(二)现场调查有别于预先有计划的流行病学研究的特点

1. 现场调查之初通常没有明确的病因假设,因此在运用分析性研究方法之前,需要采用描述性研究方法形成假设。

2. 突发公共卫生事件发生后,首要任务是保护人群健康并解除公众疑虑。现场调查一开始不仅仅要收集分析资料,查明原因,而且要及时采取公共卫生措施。

3. 现场调查不必为了回答更多的问题而不断收集资料,持续不断地展开调查。调查资料能够说明所采取的措施科学合理即可。

(三)现场调查的原则

1. 快速响应　突发公共卫生事件发生后,特别是危害严重事件,应尽快做出应急响应。首先根据已经掌握的情况,尽快判定事件性质,评估其危害度,并选择适宜的应急处置措施。采取适当措施的同时,应尽快查明致病原因。

2. 病原学与流行病学调查并重　查找事件原因非常重要。特别在怀疑为中毒事件时,迅速查清致病原因,对于抢救中毒患者、给予特异、针对性的治疗以及保护处于危险之中的人群至关重要。但有些不明原因疾病,特别是新出现的传染病暴发时,很难在短时间内查明原因,或即使查明了病原也无法于短期内找到控制疫情蔓延的有效措施,这时查明传播途径及主要危险因素就成为控制疫情的关键。

3. 调查与控制兼顾　坚持调查和控制并举。在事件的不同阶段,调查和控制的侧重点有所不同。若流行病学病因(主要是传染源或传染来源、传播途径或暴露方式、易感人群)不明,无论病原是否清楚,均难以采取有针对性的控制措施,因此该阶段应以调查为重点,尽快查清事件的原因,在流行病学病因查清后,应立即采取有针对性的控制措施。特别是在病原不明时,应强调控制和调查并重。

表 6-1　群体性事件病因调查与控制措施之间的关系

病原学病因	流行性病学病因	
	未知	已知
未知	调查＋＋＋	调查＋＋＋
	控制＋	控制＋＋＋
已知	调查＋＋＋	调查＋
	控制＋	控制＋＋＋

注:①"调查"指现场调查。多数群体性事件的调查包括:具体的病原或致病因子调查;传染源/污染源或传播方式/暴露方式调查。②"控制"指迅速实施预防和控制措施。③调查和控制的反应程度:"＋"为低,"＋＋"为中,"＋＋＋"为高。

4. 规范调查　要明确病因,就必须按现场流行病学调查的思路和步骤规范调查。首先,从描述疾病的临床特征和流行病学三间分布特点入手,结合背景资料,提出各种可能的病因假设,然后通过分析流行病学调查、实验室特异性检测进行验证或排除。

5. 及时发布信息与正确引导公众　突发事件调查处置过程中,应做好与媒体、患者及其家属、社区的沟通,依法、依规及时发布有关事件的信息,充分发挥媒体的积极作用,妥善应对社会传言,防止事件演变为危机。

(四)现场调查面临的挑战

突发公共卫生事件的发生难以预料,而调查者又必须迅速对事件作出反应,因此现场调查通常没有时间进行科学缜密的设计,研究方法也受到紧急情况的制约,深度调查受限。

1. 资料来源问题　现场调查资料常有不同来源。这些资料的目的并不是为了流行病学研究,其完整性和准确性在病人之间、机构之间和部门之间有很大的差异。现场调查无法标准化,必须根据资料来源做出选择,而这些资料来源又不易控制,且每天每时不断变化,资料的完整性和系统性受到限制。

2. 小样本问题　突发公共卫生事件一般涉及人数相对较少,调查对象难以达到严格的统计学抽样及其所要求的样本含量。较小的样本给研究设计、统计学把握度和其他分析带来了诸多限制,这些限制反过来又影响现场调查得出的推理和结论。

3. 样本采集问题　现场调查者往往是在突发公共卫生事件发生后抵达现场,通常无法采集到必要的环境和生物学标本,尤其疾病急性期样本具有重要的检测意义,却难以获得。

4. 公众和传媒问题　突发公共卫生事件本身就是新闻热点和公众焦点,现场调查必须面对公众和传媒。积极的新闻报道有助于获得信息,确定病例并促进控制措施的落实;反之,大众传媒可能导致病人和事件(疫情)波及人群对事件原因形成预见,从而对现场调查结论产生偏倚,甚至导致病因探索难以进行。现场调查工作者有责任与媒体和公众进行沟通,树立可信形象,传递公众健康关切、事件进展及措施落实等,尽可能防范传媒的误导和公众认识的偏差。

5. 合作性问题　突发公共卫生事件,常常涉及跨专业、跨行业、跨地区乃至跨国界等问题,需要多部门间的配合与协作,联合有序开展调查,尤其是传染病暴发疫情,现场调查越来越趋于多地区、多部门乃至国内外的紧密合作。

现场调查者实施调查和查阅有关记录时,同样需要事件相关单位的自愿参与和密切配合。在当事方不愿意协助时,将不利于资料的收集,也很难保证资料的质量,极易产生偏倚并降低统计效率。

6. 调查和控制的矛盾问题　在突发公共卫生事件调查处理时,流行病学工作者常常面临"需要进一步调查"和"立即采取控制措施"的两难抉择。当事件原因不明,事件潜在影响不清晰时,采取勉强的控制措施,可能会引起事件相关方的质疑。推迟采取措施,可以争取到进一步调查的时间,获得前期控制措施是否有效的更确切信息,但这种推迟可能会引起额外的发病。

现场调查需要将调查与处理相结合,即在收集和分析资料,寻求科学调查结果的同时,积极采取公共卫生措施。所采取的措施既不能影响调查结论,又要有助于突发公共卫生事件的平息。只顾调查寻找事件原因,而不采取措施,一方面会招致公众误解,甚至引起法律诉讼;另一方面会延误对事件的遏制,带来更多的不良影响。

7. 突发公共卫生事件的复杂性问题　针对急慢性疾病(传染病或非传染病、古老的或新发的疾病等)、食物中毒和职业中毒、生化恐怖等突发公共卫生事件,要解决的问题复杂多样。

现场调查必须同时应对各种局面。突发公共卫生事件初期常以原因不明事件或疾病的面貌出现,病因调查是一个循序渐进、逐步深入的过程,有时需要对某些地方或人员进行反复多次的调查,这样会使一些调查对象不理解、不合作,或受传媒的影响使病人或社区人群对群体发病的原因形成偏见,影响调查的质量。

现场调查还涉及责任追究、法律诉讼,甚至国内外合作等复杂问题。在依法依规调查的前提下,既要保证调查的可行性,又要保证调查结果的真实性、可靠性,科学公正地做出调查结论,必然面对复杂性的挑战。

二、现场调查方法

现场调查必须按照调查目的、调查内容和调查对象特点选取不同的调查方法。调查方法选择运用的是否合理,对调查结果影响甚大。如果调查方法运用适当,其结果可信度就高,反之,则会降低调查结果的准确程度。

现场调查方法可以分为定量调查和定性调查两种。在现场调查时,在进行定量调查之前常常要以适当的定性调查开路,利用定性调查来发现线索,建立假设,提供调查线索,定性调查也可用于解释由定量调查所得的结果,弥补定量调查的不足。根据不同的研究目的,将定量和定性调查结合运用可以相得益彰。

常用的定性调查形式主要包括集体讨论法和深度访谈等。定量调查的形式主要包括通信调查或自填式问卷调查、电话调查、面对面访谈等。

1. 集体讨论法　又称小组座谈法,是由一个有经验的主持人以一种无固定程序的自然形式与一个小组的被访者交谈,通过交谈和讨论对一些问题做深入的定性调查。

集体讨论法的一般步骤为:确定调查对象、拟定调查提纲、座谈准备、进行座谈、事后整理等。

集体讨论法的缺点:调查者控制力比较弱;参加座谈的“权威人士”易形成话语强势;座谈会成员相互影响,造成集体思维;讨论内容杂乱,无法形成主线;小组讨论会的结果对总体没有代表性。

2. 电话调查　是指调查者通过电话号码簿查找电话号码或直接设计电话号码,用电话的形式向被调查者进行询问,以达到搜集调查资料目的的一种专项调查方式。

电话调查较面对面的访谈等调查方式具备快速、成本低、敏感性好(比如快速揭示某一种问题是否存在)、合作性好(特别是针对一些敏感性疾病如性病、艾滋病的调查)等优点。若条件允许,电话调查的应答率要比通信调查应答率高,但达不到面对面访谈的应答率。例如通过电话进行流行病学个案调查,包括被隔离的密切接触者调查等,利用电话调查,可以不受在医院内开展调查需要的防护、消毒等条件的限制,减少接触机会,可以重复调查。

3. 问卷调查　是现场调查中最常用的一种方法。按照问卷的填写形式,可以有两种方法:①调查员按照问卷向被调查者询问(访谈),然后将对方的回答记入问卷;②调查员将问卷交给被调查者,说明填写方法,请对方填写,叫自填式问卷法。可以当场填写完毕,也可以约定以后某个时间调查员再来收取问卷(也叫留置问卷调查法)。

4. 访谈　可对传统的定量调查起到补充作用。常用的有专题小组访谈和个人深入访谈。访谈前需要拟定调查提纲,所列问题不能繁杂,要有较强的针对性。调查提纲包括两部分,一部分是给被访者的简要提纲,列出准备讨论问题的清单;另一部分是访谈员或主持人使用的详细提纲。

访谈方式调查可以使调查人员具体观察被调查者,便于判断被调查者回答问题的实事求是的态度,以及正确的程度。另外,访谈方式调查的问卷回收率较高,样本代表性强,有助于提高调查结果的可信程度。

5. 混合式调查 将以上几种方法结合起来运用,称为混合式调查。例如,调查人员可先用电话"筛选"符合条件的调查对象,然后预约面对面访谈。又如,可以先采用一种比较经济的方法开始调查,然后针对未应答者,再采用另一种应答率较高的方法进行调查。

三、现场调查的主要步骤

（一）现场调查的准备

1. 组织和实施调查方面的准备 针对调查目的和具体调查任务,首先成立现场调查组。明确的传染病疫情一般由流行病学、病原微生物学、临床专业人员组成;突发中毒事件一般由中毒控制、毒物鉴定检测、临床救治专业人员组成;核和放射事故（事件）一般由放射医学、辐射防护、辐射剂量、临床专业人员组成;自然灾害和事故灾难事件一般由公共卫生、临床、心理卫生专业人员组成。必要时还应增加其他卫生专业和管理人员。现场调查组应有负责人,组织协调调查组在现场的调查工作。

建立现场调查组内部工作机制,根据现场实际情况和需要,合理调整工作组内部分工和职责。建立组内信息交流和工作会商制度。建立同主管单位和领导、技术支持单位和有关人员的沟通协调、合作机制,确定联络方式、频次和时限等。

2. 知识和技术准备 制定现场调查工作方案,选择科学、可行的调查方式、方法,编制调查问卷等,必要时设计抽样方法并选择样本。

应尽量收集已知病例的临床表现及发病/中毒经过等信息,通过查阅资料和文献,咨询专家,分析可能的致病因子范围,了解既往类似事件的危险因素,为本次调查提供借鉴和帮助。

3. 相关物资和后勤保障的准备 赶赴现场前应准备必需的资料和物品。一般包括相关调查表（有时需要在现场根据初步调查结果现场设计调查表用于调查）和调查器材、现场预防控制器材、采样设备和相应的采样试剂、现场联系资料（联系人及联系电话）、电脑、照相机和个人防护用品等。

（二）确定事件的存在

应根据国家制定的各类突发公共卫生事件的判定标准,结合相应的监测系统报告,判断突发公共卫生事件是否存在、事件的性质和严重程度、发展趋势和所处的发展阶段。但是,正确判断并非易事,一方面监测系统本身存在一定的质量问题,另一方面许多人为的因素也影响判断,如出于某种目的而瞒报、迟报、漏报或谎报、误报等。

（三）核实诊断

核实诊断的目的在于排除医务人员的误诊和实验室检验的差错。

核实诊断可以利用疾病的临床表现、实验室检测结果和流行病学证据三个方面的资料进行综合分析作出判断,如发生了什么类型的突发公共卫生事件,发病数、死亡数和暴露人群的范围和大小等。核实资料的来源及其准确性、可靠性、完整性、时效性,尽可能排除误诊。

在调查阶段,应选用标准的实验室技术,不要试图应用新引进的、试验性的或没有被广泛认可的检验技术作为核实的方法。

并不是每个病例都需要实验室确诊,如果大多数病人的体征、症状与诊断符合,或许只有 15%～20% 由实验室确诊,无需更多的实验室核实。

(四) 建立病例定义

只有制定了合理明确的病例定义,才能确定突发公共卫生事件中受影响的人数,确定事件规模和涉及范围,从而正确判断事件的严重程度,并为查清事件原因提供线索。

病例定义要简单、客观和易操作。对于法定传染病、食源性疾病以及职业病等,应尽量采用国际或国内统一的病例定义。可根据突发公共卫生事件的实际情况以及漏诊或误诊所带来的后果,考虑病例定义的灵敏度和特异度,即病例定义的"宽泛"或"严格"。现场调查早期建议使用"较为宽松"的病例定义,以便发现更多可能的病例。随着现场调查逐步深入,可进一步提高病例定义的特异度。如:仔细界定有针对性的暴露史和临床表现,采用更准确的实验室检测结果,使病例定义更加完善;精确的掌握高危人群,使确定的病例数更准确,从而更准确地界定突发公共卫生事件波及的范围;更加系统地收集和分析突发公共卫生事件的原因,揭示事件和疫情的发生机制。

现场调查中的病例定义应包括四项因素:患者的时间、地点、人间分布特征,以及临床表现和/或实验室信息等。病例定义应分层次,如疑似病例、可能病例和确诊病例等。

病例定义不是一成不变的,可根据现场调查的进程及其目的有所变动。

(五) 病例搜索和个案调查

1. 病例搜索 按照病例定义搜索、核实、确定是否为病例,属于哪一类病例,并确定每一类病例的数量。发现病例可以通过系统的方法搜索,如加强已有的被动监测系统,或者建立主动监测系统,提高发现病例的能力。对于那些没有被报告的病例,可以通过与特定医师、医院、实验室、学校、工厂直接接触,或者利用一些宣传媒体发现。有时为发现病例还需要做一些细致的工作,如医师询问调查、电话调查、入户调查、病原体分离和培养、血清学调查等。

2. 个案调查 主要通过访问和现场调查收集资料。除需要收集病例的基本信息,如年龄、性别、住址、职业、发病日期、临床表现等,并询问可疑因素接触频率、接触方式及时间、有关疾病传播危险因素等问题,同时还应包括病例的核实诊断。核实病例的目的在于根据病例定义尽可能发现所有可疑的病例,并排除非病例。发现并核实病例后,可以将收集到的病例信息列成一览表,以便进一步计算病例数量和相关的信息。

(六) 描述性分析

应在全面调查的基础上,正确使用统计图表,准确、形象、直观、通俗易懂地展现突发公共卫生事件的时间、地区、人群分布特征与事件相关重要信息,提示风险的可能来源或暴露途径、传播方式,预测可能受累及的人群及数量,此外还可以通过分析高危人群的特征,发现特异的影响因素。

由于假设形成越早越有助于资料收集和疫情控制,因此,三间分布分析无需待所有病例都调查清楚再进行。

1. 时间分布 在时间分布方面注重流行曲线的绘制和分析。以适当的间隔时间(x 轴,一般为一个流行周期)描述所发生的病例数(y 轴),用直方图表示,这种直方图称为"流行曲线"。根据流行曲线的形状可提出传播途径或暴露方式(点源暴露、持续暴露、间隔暴露或人传播人等)的病因假设。甚至可推测致病因子性质(如传染性与非传染性、感染性与化学性等)。

可在"流行曲线"上标出各种异常情况或特殊事件出现的时间序列。如：①病例和接触者出现的时间；②致病因子和危险因素的暴露时限；③给予治疗的时间；④采取应急措施的时间，产生效果的时间；⑤可能的有关事件或异常情况出现时间；⑥结果。

2. 地区分布　地区分布方面注重标点地图和等值区域地图的绘制和分析。可根据实际情况按居住地、工作地点、学校、娱乐场所、旅行地点等进行聚集性分析。也可用加点地图和图表表示疾病和暴露发生的地点，或按地理特征描绘成罹患率分布图。有时疾病发生在社区中一个独特的地方，如果能观察到这点，对病原体和暴露特性可提供重要的线索和证据，并可提出其潜在暴露因素的来源和途径的假设。

3. 人群分布　按人群特征（如年龄、性别、职业、文化程度、经济状况、居住条件、生活习惯、生活方式等）分别计算其发病率、死亡率，进行流行病学分布分析，目的在于全面描述病例特征。这将有助于提出与危险因素有关的宿主特征。如果发现一个特别的特征，通常会对查找危险人群提供重要线索，可以有助于提出特异的暴露因素或传染源、传播方式等病因假设。

（七）建立并验证假设

1. 建立假设　通过对突发公共卫生事件三间分布特征描述与分析，结合临床、实验室检测及其他学科的观测结果，可以形成对事件发生原因的初步认识或解释，从而提出突发公共卫生事件发生的初步线索或假设。

一个假设中应包括以下几项因素：危险因素来源；传播的方式和载体；引起疾病的特殊暴露因素；高危人群。

假设应该具备如下特征：合理性；被调查中的事实所支持（包括流行病学、实验室和临床特点）；能够解释大多数的病例。

建立假设的过程中应注意：注重现场的观察；始终保持开放的思维；请教相关领域和专业的专家。

2. 验证病因假设　针对形成的假设，采用分析流行病学方法，包括病例对照研究与队列研究（大多为回顾性队列研究），开展进一步深入调查，以验证该假设是否成立。选择哪一种方法需要依据暴露因素和暴露人群是否容易被确定和是否能全部或绝大部分被调查到。若较易实现应首选回顾性队列研究，否则选择病例对照研究。也可同时选用两种方法，或根据实际情况选用其他研究方法，如干预实验研究法。

针对烈性的、后果可怕的，以及公众非常关心的致病因子假设，应尽早采取可靠的检测手段予以排除或证实。此外，也可以用事实，即突发公共卫生事件中详细的环节和典型病例，对假设进行验证。

如果通过验证，提出的假设是错误的，则必须重新考虑或修订假设，进行另外的研究，有的群体性不明原因疾病要反复多次，方能找到原因。

（八）卫生学调查

现场调查的不同阶段，都要开展现场卫生学调查，但因各阶段调查的侧重点不同，现场卫生学调查的内容会有所不同。

现场调查早期，首先需要对现场环境进行调查，并采集相关的环境标本，现场卫生学调查获得的信息可帮助调查人员形成病因假设。在采用分析流行病学验证假设阶段，仍需要继续开展相关的现场卫生学调查，以提供更多的证据，进一步验证该假设。

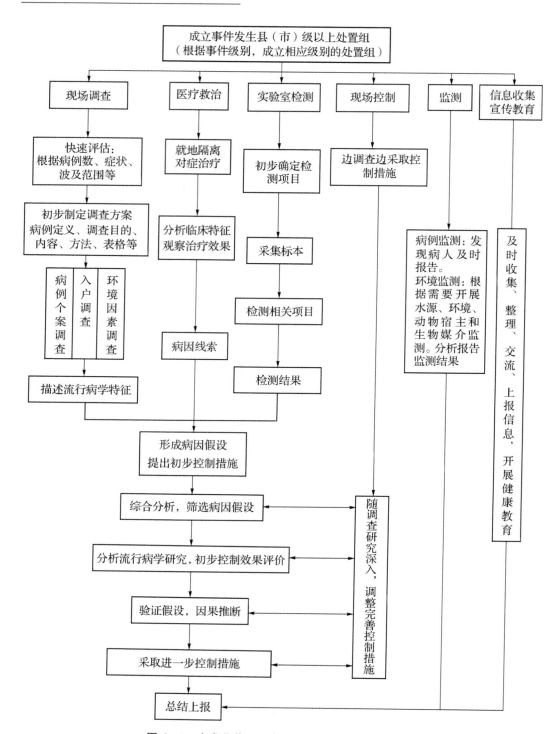

图 6-1 突发公共卫生事件调查处置技术流程图

（九）采取控制措施

根据流行病学病因假设，提出初步的控制措施。在突发公共卫生事件的现场调查过程中，需要边调查边采取控制措施，控制措施贯穿于始终并不断地进行调整。

现场调查初期可以根据经验或常规知识先提出简单的控制和预防措施，措施多为一般性、非特异性的，对进一步深入调查影响不大。随着调查的逐步深入，当形成病因假设后，就要采取有针对性、特异性措施，同时观察采取措施后的效果，用于验证前期的病因假设，同时也为进一步改进和完善控制措施提供依据。

第二节　病因分析思路

任何突发公共卫生事件，其发生初期均表现为"原因不明"。查找病因是一个循序渐进的过程，随着调查的不断深入，绝大多数"原因不明"事件或疾病可以揭示出真正的原因。

一、病因分析的总体思路

（一）初步病因分析

1. 从临床特征入手　根据起病方式（缓急）、病例的临床表现、病情进展情况、严重程度、常规实验室检测结果、病程等，先按感染性与非感染性两类查找病因线索，然后逐步细化。

若判定为感染性疾病可能性大，可根据患者的症状、体征、实验室检测结果，以及试验性治疗效果，判定是细菌性、病毒性，还是其他病原微生物的感染，并判定有无传染性。感染性疾病首先考虑常见病、多发病，再考虑少见病、罕见病，最后考虑新出现的疾病。

如考虑为非感染性疾病，需先判定是否中毒，再考虑是否心因性、过敏性、放射性（辐射）或其他的原因。

2. 从流行病学特征入手

（1）背景资料：现场环境、当地生活习惯、方式、嗜好、当地动物发病情况，以及其他可能影响疾病发生、发展、变化的因素。

（2）归纳疾病分布特征，形成病因假设：通过三间分布，提出病因假设，包括致病因子、危险因素及其来源、传播方式（或载体）、高危人群等。

提出可能的病因假设，可以不止一个假设，适宜的病因假设应能回答导致暴发、流行的疾病是什么？传染源及传播途径、传播方式有哪些？谁是高危人群？需要注意的是提出病因假设后，在验证假设的同时，应尽快实施有针对性的预防和控制措施。

3. 综合分析研判　综合描述和分析临床症状、体征、接触史、常规实验室检测结果、临床治疗转归以及流行病学调查资料，对"不明原因"疾病的病因、目前所处阶段、影响范围、病人救治和干预（控制）措施的效果等方面进行研判，得出初步结论，同时对病人的预后、疾病发展趋势及其影响进行分析和预测。

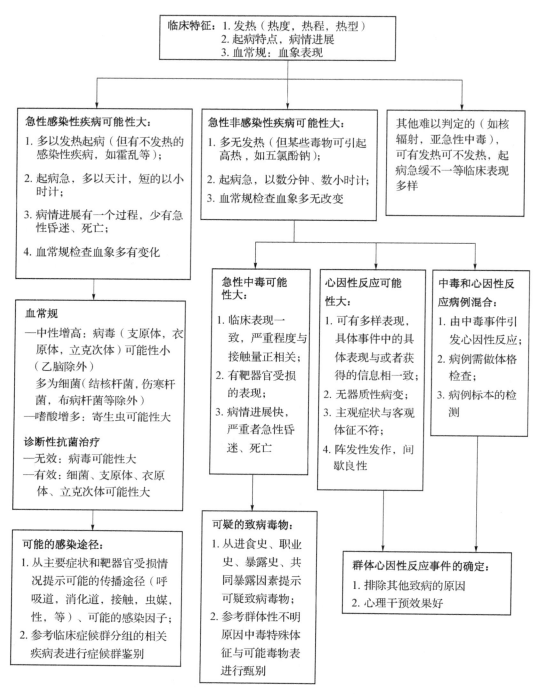

图 6-2 根据临床特征进行病因推断

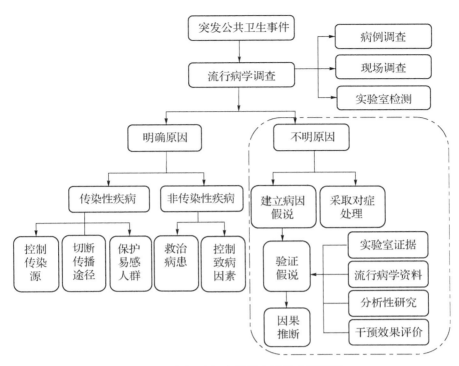

图 6-3　根据流行病学调查进行病因推断

（二）进一步判断和验证病因（病因推断与判定）

病因推断是确定所观察到的病因与事件之间的联系是否可能为因果联系的过程。

当观察到某因素与所研究的事件/疾病有关联时，还不能轻易做出两者之间有因果关联的结论，需要进一步综合生物学、临床医学和流行病学三方面的研究结果，利用病因推断标准做出因果推断和病因判定。

1. 实验室检测　通过对患者血、尿、粪便、分泌物、脑脊液、组织，以及食物残留等的实验室检测，进一步确定病因（病原微生物、毒物等）。

2. 流行病学因果判断　通过分析流行病学调查研究，得到相对危险度 RR 和比值比 OR，以及显著性检验的统计学结果，在排除偏倚、混杂和误差的可能后，就应考虑联系的因果关系。

（1）根据患者暴露在可疑因素中的时间关系（暴露先于疾病），确定暴露因素与疾病联系的时间先后顺序。但在回顾性研究中，对暴露因素与疾病的关系判断可能会出现困难。

（2）根据关联的强度和剂量-反应关系，了解该疾病的发生与某种暴露因素的数量间的关系。一般说来，某暴露与某疾病的关联强度越强，为因果关系的可能性越大。相反，弱的关联更可能是未识别的偏倚所致，作病因推断需谨慎。当暴露与疾病的联系呈现剂量-反应关系时，则为因果关系的可能性很大。

（3）根据疾病地区、时间分布特征，分析疾病病因分布与疾病的地区、时间分布关系。若暴露的分布和疾病的分布（人、地、时）相一致时，则为因果关系的可能性更大。

表6-2 不同类型突发公共卫生事件的特点

	传染性疾病	中毒	群体性癔病
临床特点	①起病急,多数病人有发热(发热的类型可有多种表现)。 ②皮疹是很多传染病的特征之一。虽然种类繁多,形态与大小不一,但其出现日期、分布部位、发展顺序、存在的形态等在不同传染病中常各具特点。 ③有靶器官受损的症状与体征	起病急,以呕吐、神经系统症状、肝脏、肾脏损伤等中毒症状为主	①以头痛、头晕、全身乏力等自觉症状为主; ②症状的轻重与体征不相符; ③隔离观察每一例病人,给予安慰剂及心理健康咨询,症状很快消失
流行病学特点	①有类似病例接触史,或共同暴露史; ②具有传染性,一个平均潜伏期后仍不断有续发病人出现,如得到及时、有效控制时,流行曲线为单峰型,但带有拖尾现象,在得不到有效控制时,可反复在人群中暴发,形成多峰型的流行曲线。 ③人群发病有明显的季节性、地方性。如肠道传染病通常在夏秋季出现暴发或流行,呼吸道疾病常在冬春季发病,媒介昆虫所致疾病常在媒介昆虫生长温度适宜时期及地区发病。 ④有一定的人群或家庭聚集性	①无明显的人—人传播。 ②若中毒源及时消除,平均潜伏期后无病人出现,曲线仅为一个峰。 ③有共同暴露史	多发生在集体场合,发生的时间和地点高度集中,无明显的季节性和年龄特点,女性和儿童多见
实验室检测	大多数有中性粒细胞的升高(细菌性)或降低(病毒性)	大多数有肝、肾功能酶谱的改变	多数检测结果正常

（4）观察不同的人群、不同的地区和不同的时间,判定暴露因素与疾病联系的可重复性。

（5）根据所掌握的生物医学等现代科学知识,合理地解释暴露与疾病的因果关系,即对于关联的解释与现有理论知识不矛盾,符合疾病的自然史和生物学特性。受科技发展水平以及评价者知识背景和能力的局限,一些看似不合理的因果关系也不一定不成立。

（6）观察暴露因素与疾病的关联是否具有特异性,是否存在着一对一的关系或其他关系。这点仅适用于有特异性致病因子的感染性疾病和急性中毒。

（7）观察可疑致病因素的变化(增加、减少或去除)和疾病发生率变化(升高或下降)关系,进一步确定暴露因素与疾病的因果联系。危险因素的去除(终止效应)会带来疾病发病率的下降,这是因果关系推断中一个强有力的流行病学证据。有关逆向效应或终止效应的证据可来自干预措施的实施或自发性改变的观察资料。

（三）病因确定中的有关问题

1. 中毒事件的毒物判定　毒物检测结果的判定要非常谨慎,首先要知道使用的检测方法,是化学法还是仪器分析法;检测的物质是总量,还是有机或无机元素;同时需要与本底比较,排除人体内代谢产物等。特别要注意分析检出的毒物及其含量所产生的危害是否与现场调查情况及患者的临床表现相符合,必要时进行毒性试验。

2. 病因确定中的流行病学与实验室研究的关系　通过流行病学调查研究,可以或可能确定事件发生的危险因素,但不能直接查找到最终的致病因子,必须借助实验室手段来寻找致病因子。反之,通过实验研究,从病人或其他来源标本找到的病原体、毒物等致病因子,则必须通过流行病学研究来进一步确定两者之间的因果关系。只有将流行病学与实验室研究结合起来,才能最终确定群体性不明原因疾病病因的全貌。

二、传染性疾病的病因分析路径

初步提出病因假设为传染性疾病时,可进一步按照肠道传染病、呼吸道传染病、虫媒及人畜共患病、血源及性传播传染病分类,查找病因来源,确定病原微生物。

分离到的病原微生物是否是导致本次疾病流行的病原,应遵循传染病病因确定的Henle-Koch原则:①在相应疾病患者中总能检出该病原体(必要病因);②在其他疾病的患者中不能检出该病原体(充分病因);③从疾病患者体内分离到该病原体,在适当培养基中培养后,人为地将其引入正常动物宿主体内,疾病可被再现,病原体可从新宿主体内重新获得;④能从患该疾病的动物中分离到相同病原体。

但是在实际工作中,只要能满足以下条件基本可以确定病因:①从一定量的病人中分离到该种病原体;②大多数病人感染发病后能产生针对该病原的抗体;③用该病原体作为病因能较好的解释大部分病例的临床表现和该起事件的流行病学特点。

(一)肠道传染病

肠道传染病的病因调查需要流行病学调查和实验室病原学检测相结合(图 6 - 4)。

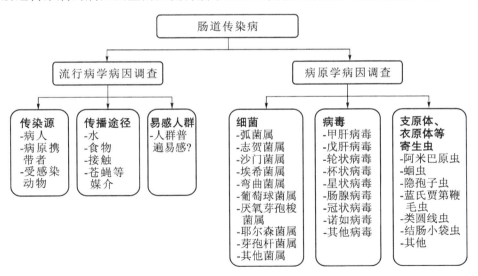

图 6 - 4　肠道传染病的病因分析路径

(二)呼吸道传染病

呼吸道传染病病因调查需要流行病学调查和实验室病原学检测相结合(图 6 - 5)。

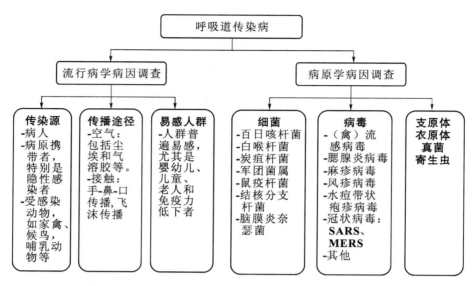

图 6-5　呼吸道传染病病因分析路径

（三）虫媒传染病

虫媒传染病的病因分析关键是通过流行病学调查和虫媒病因检测（图 6-6）。
初步判定为传染病突发事件后，仍需要深入调查和进一步查明病因（见本书第七章）。

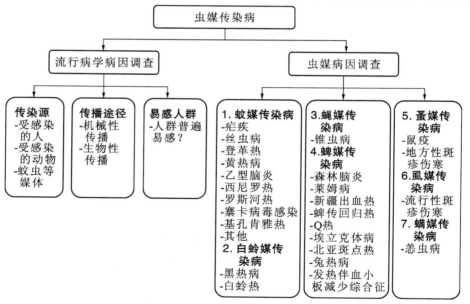

图 6-6　虫媒传染病病因分析路径

三、非传染性疾病的病因分析路径

非传染性疾病事件包括重大食物和职业中毒、其他严重影响公共健康的事件（群体
心因性反应、恐怖事件、预防接种与预防服药性异常反应等）（图 6-7）。

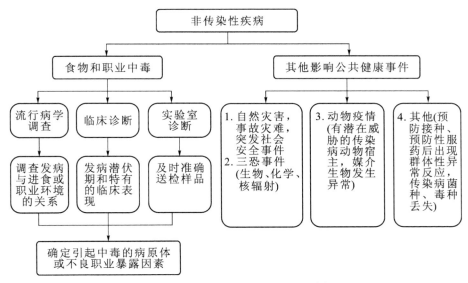

图 6 - 7　非传染性疾病病因分析路径

（一）食物和职业中毒事件

结合进食史、职业暴露史、临床症状和体征、发病过程等,判定是否中毒,以及可能引起的中毒物。

初步判定为中毒事件后,仍需要深入调查和进一步查明病因(见本书第九章、第十一章)。

（二）群体心因性反应

群体心因性反应是一种群体精神性反应,是一种与刺激、功能丧失或改变有关的神经系统异常而出现的精神反应,也可称为"流行性癔病""群体精神性疾病""群体性癔病"或"群体社会性疾病"。通常具有明显的诱发因素。

1. 诱发因素

（1）刺激因子的作用:在一种"危险因素"(如注射刺激、可能暴露于有害气体或有毒食品的恐惧等)出现后,由此激发的群体的极度焦虑,当紧张和压力超负荷时,便产生心理冲突,诱发癔症。

群体心因性反应常见于疫苗接种、药物服用后。因学生饮用牛奶、豆浆、纯净水或在食堂进餐后,引发的食物中毒样群体心因性反应最为多见。成人在聚餐、宴请后,出现的食物中毒样群体心因性反应也时有报道。

（2）中心人物的扳机作用:先是某一个人出现反应,很快影响群体中的其他人发病。

（3）渲染作用:领导对接种或药物反应过于关心、医疗措施不当(包括输液、各种检查、医生语言暗示等)、新闻媒体的不当导向等具有渲染作用。

2. 临床表现和流行特征　群体心因性反应往往发病急骤、症状多样(以自主神经功能紊乱为主)、症状短暂且反复出现,没有相应的组织器官或功能的变化(表 6 - 3)。

表 6－3　群体心因性反应的临床表现和流行病学特征

临床表现	流行病学特征
运动障碍：痉挛或抽搐发作、肢体疼痛、震颤、瘫痪、缄默症和失音症等	发生的时间和地点高度集中
感觉障碍：感觉缺失或过敏、失明、耳聋等感觉障碍	发病在相互熟悉，具有内聚力的群体中流行
躯体障碍：发热、头痛、头晕、厌食、恶心、呕吐、腹痛、腹泻、皮肤瘙痒、烧灼感、麻木感、蚁走感、尿频、尿急等症状	有明确的诱因（如食物异味、预防接种、考试紧张、受到训斥……）或组织者、实施者有鼓励不要害怕等暗示性语言
精神障碍：意识模糊、情感暴发、神游症、假性痴呆、木僵、遗忘症等	发病在疑似诱因出现后不久出现（潜伏期短），病人出现的先后顺序与其服药或接种疫苗的先后顺序不一致
绝大多数病人症状相似，症状持续时间较短，症状消失快	病例非单峰分布
病例间歇、反复发作，几次的表现可以完全一样，如演员表演一样	未接种疫苗或未接触疑似病因者也发病
主观症状与客观体征不符（如述说腹痛，但压痛者少；自觉发热者体温不高等）	目睹首发病例后发病；听说后发病；新闻报道或社会风传后发病；无反应者因家人、教师等追问有无"不适"后发病
不支持生物学因素引起的发病	好发于儿童、青少年女性，成人病例中多为女性
人群疏散后症状减轻；隔离治疗后症状减轻；心理暗示症状减轻	如为预防性服药或接种，同批次药物或疫苗在其他地点接种后无同样反应
非特异性治疗有效（如维生素 C、注射、补液）	禁止使用/食用后病例仍出现
先治愈/自愈者无明显的后遗症	发生地为乡村、山区或偏远地区

2. 群体性心因反应事件的分析路径（见图 6－8）。

（三）群体性疑似预防接种异常反应

疑似预防接种异常反应（Adverse Event Following Immunization，AEFI）是指在预防接种后发生的怀疑与预防接种有关的反应或事件。群体性 AEFI 是指短时间内同一接种单位的受种者中，发生 2 例及以上相同或类似临床症状的严重 AEFI，或短时间内同一接种单位的同种疫苗受种者中，发生相同或类似临床症状的非严重 AEFI 明显增多。

AEFI 可分为一般反应、异常反应、疫苗质量事故、接种事故、偶合症和心因性反应。一般反应是指在预防接种后发生的，由疫苗本身所固有的特性引起的，对机体只会造成一过性生理功能障碍的反应，主要有发热和局部红肿，同时可能伴有全身不适、倦怠、食欲不振、乏力等综合症状；异常反应指合格的疫苗在实施规范预防接种过程中或者实施规范预防接种后造成受种者机体组织器官、功能损害，相关各方均无过错的药品不良反应；疫苗质量事故指由于疫苗质量不合格，预防接种后造成受种者机体组织器官、功能损害；预防接种事故指由于在预防接种实施过程中违反预防接种工作规范、免疫程序、疫苗使用指导原则、预防接种方案，造成受种者机体组织器官、功能损害；偶合症指受种者在预防接种时正处于某种疾病的潜伏期或者前驱期,预防接种后巧合发病;心因性反应指在预防接种实施过程中或预防接种后因受种者心理因素发生的个体或者群体的反应。

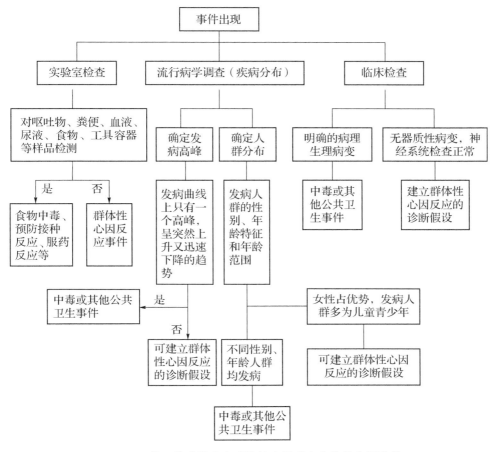

图6-8 基于排除性建立群体性心因反应事件的分析路径

1. 常见群体性AEFI类型

(1)接种疫苗后感染:接种疫苗后感染多是由于注射器或针头消毒不当、疫苗或稀释液被污染、稀释后疫苗搁置时间过长等原因所致,可引起注射部位局部化脓、脓肿、蜂窝织炎、全身性感染、脓毒血症、中毒性休克综合征、感染乙型肝炎等血液传播性疾病等。

(2)卡介苗接种事故:卡介苗接种事故除因疫苗质量问题外,大多是因为接种工作人员责任心不强,造成接种途径错误、接种剂量过大或误将卡介苗作为其他疫苗和药物使用等所致。可引起接种局部红肿破溃、淋巴结肿大和溃烂,少数人可伴有体温升高、乏力、烦躁不安、食欲减退等全身症状。

(3)群发性癔症:在开展群体性预防接种时,有可能引起群发性癔症。

2. AEFI的调查

(1)证实报告:采集患者病史(或临床记录)中的资料,根据病史和书面资料详细核对病例的反应情况,获得群体性AEFI报告遗漏的细节等。

（2）调查和收集资料

①关于病人：免疫接种史；病史，既往健康状况、过敏史、家族史等。

②关于反应：病史、临床描述、任何与群体性 AEFI 有关的实验室结果和反应的诊断；治疗（无论住院与否）和结果。

③关于疫苗：疫苗供应渠道、疫苗种类、生产企业、批号、效期；疫苗运输条件，目前储存条件和冰箱温度记录；疫苗送达基层接种单位前的储存情况。

④关于其他人：其他人是否接种相同的疫苗和发病；其他人如接种疫苗，是否发生类似疾病；调查当地免疫接种服务情况。

（3）审核免疫服务情况：疫苗（包括打开疫苗安瓿）储存、分发和处理；稀释液储存和分发；疫苗稀释（过程和保存时间）；注射器和针头使用消毒情况；免疫接种实施和接种员培训情况；免疫接种人数是否超过正常；冰箱是否放其他物品；免疫接种是否规范；观察免疫实施：打开的疫苗何时用完；是否做到安全注射。

（4）提出工作假说：通过以下问题可能有助于原因鉴定：这种反应的发生率如何（常见/罕见/无报道）？已知类似反应与其他疾病同时发生吗？已知这种反应与疫苗有关吗？这种反应可用疫苗的生物学特性解释吗？疫苗-反应的时间间隔符合吗？患者过去有类似症状吗？患者在接种疫苗的同时或以前使用过其他药物治疗吗？患者有任何伴随或既往情况吗？有何其他起作用的因素吗？

（5）检验工作假说：病例分布符合工作假说吗？实验室检测是否对工作假说有帮助。

（6）结束调查：得到关于原因的结论；完成 AEFI 调查表；采取纠正行动，建议进一步行动。

3. 群体性 AEFI 的诊断

（1）接种疫苗后的感染：多发生在同一接种地点，由同一原因所引起的多人感染。可分为局部感染和全身感染两种（局部感染的临床表现见表 6-4，全身感染的临床表现见表 6-5）。

表 6-4　局部感染的临床表现

类型	临床表现
局部脓肿	①以浅部脓肿多见，即在注射部位有炎症表现；脓肿局限后，中央部位较软，轻压有波动感。②脓肿浸润边缘不清，有明显压痛。③可伴有全身疲乏、食欲减退、头痛、体温升高，有时有寒战等症状。④深部脓肿极少见，多发生在局部感染后因治疗不及时而延伸到深部所致。可有局部疼痛和压痛，全身症状和患肢的运动障碍明显
脓疱病	①是一种皮肤浅表的高度接触性传染病，可由链球菌或葡萄球菌引起。②可感染正常的皮肤，或合并一些潜在的疾病，如疥疮、湿疹或急性真菌感染。它通常发病于面部的口、鼻周围，并迅速向身体其他部位扩散。③发生在面部可见多数针头大至蚕豆大水疱，疱液浑浊，脓液沉积于疱底部，呈半月形积脓现象，为本病的特征。因脓疱壁薄易破溃，故多见渗液干燥结成的蜜黄色痂性皮损，去痂为鲜红糜烂面
脓疱性脓疱病	在年龄较大的患者中，以脓疱损害为主，全身扩散少见。该病常与噬菌体Ⅱ组葡萄球菌有关，很多对青霉素耐药

类型	临床表现
蜂窝织炎	①它是实质性(非空腔)组织和一种弥漫性扩展急性炎症,以充血、白细胞浸润和水肿而无细胞坏死和化脓为其特征。②最常见的部位为皮肤和皮下组织,但亦可累及较深部位。多由局部化脓病灶(A组和β-溶血性链球菌最常见)扩展而引起,多沿淋巴管和血流传播导致。③注射侧的上肢或颈部蜂窝织炎症,局部皮肤温度高、红肿,常有表皮浸润而形似橘皮,但不像丹毒那样鲜明,边缘不清,有时发生组织的坏死和溃疡。④可伴有全身疲乏、食欲不振、头痛和发热等症状
丹　毒	①链球菌由污染处入侵,通过淋巴管向周围扩散。感染可局限在皮肤,也可扩展到皮下组织。它通常侵犯面部和腿部。感染可以从患者手上转移到身上被搔抓的部位。②经过不到1个月的短潜伏期,疾病突然发作,伴全身症状。数小时内,在入侵部位出现肿胀不适和烧灼感,随后很快出现片状红斑,并迅速向外扩展。扩展的边缘很明显,有可触及的隆起。水疱可在红斑中心区出现并破裂,留下粗糙的渗出区。③面部丹毒常起自一侧面颊部,越过鼻子扩展到对侧,形成特征性的蝶翅样表现。偶尔也可见到丹毒局限于一侧。④急性期可出现眼睑肿胀以致眼不能睁开,眼睫毛可被脓性分泌物粘连在一起。该病易与眼部疱疹混淆。但疱疹伴偏头痛,可防止诊断错误。⑤一旦感染被控制,炎症消退,受累部位会留下色素沉着。如果暴露在冷风或强光下,可致局部皮肤发红数月。⑥感染可扩散到皮下组织,形成丹毒蜂窝织炎。大水疱常见,可破裂排出浆液性脓液。有时发生坏死。色素沉着和脱屑是显著特征。淋巴管的损害阻塞淋巴回流,引起持续性水肿,使患者未来易于再次发作

表 6-5　全身感染的临床表现

类型	临床表现
毒血症	高热、头痛、头晕、纳差、脉细小而快,可有黄疸和贫血等症状
败血症	寒战、高热,一般稽留热在40℃,出现多汗、皮下瘀点、鼻出血、黄疸、肝脾肿大、贫血等症状。小便检查有蛋白质、管型、红细胞或白细胞。严重者出现昏迷
脓毒血症	和败血症大致相同,但寒战较多,体温呈弛张热,极为严重者体内脏器和皮下组织可发生转移性脓肿

　　在预防接种中,尤其是接种吸附疫苗引起的无菌性脓肿常与感染引起的有菌性脓肿相混淆。两种不同脓肿的治疗方法完全不同,可按表 6-6 的要点进行鉴别。

表 6-6　无菌性脓肿与有菌性脓肿的鉴别要点

鉴别要点	无菌性脓肿	有菌性脓肿
原因	吸附剂量过大,未摇匀或注射过浅	不安全注射,皮肤感染或化脓感染
潜伏期	最短 7~10 天,长至数月	数小时至 1~2 天,最长 3~5 天
局部症状	色红或暗紫,有波动感,一般不破溃	局部红、肿、热、痛,易破溃
脓液	稀薄,灰白或有少许血丝,淡粉色	多浓稠或稀薄,白色或带黄色
发热	无	轻者无发热,稍重即有
全身症状	无	有时伴有全身症状
抗生素	无效	有效
扩创	一般不扩创,用注射器反复吸脓	扩创,切开排脓
痊愈	病时长	经治疗后短时好转
细菌培养	无菌	有化脓菌生长

（2）卡介苗接种事故

①接种局部红肿和溃疡:皮内卡介苗误种皮下,大部分儿童可发生局部的严重反应,一般在接种后 10~16 日,平均 12 日即在局部发生 1~2 个凸起的直径 20 mm 左右的较硬结节,日渐扩大,局部无红肿痛热感觉,约 1 个月后在结节中心开始软化,形成溃疡穿孔,溃疡向其他方向延伸,渐呈窦道或瘘管,若溃疡面基底为白色,覆有渗出物,上有淡红色肉芽组织增生。病程较长,最长达 6 个月至 1 年以上。如卡介苗误注入肌肉内,则在肌肉深部形成寒性脓肿。

②局部淋巴结肿大和溃破:一般发生在误种后 2~7 日,局部腋下或全身浅表淋巴结肿大,有少数儿童于正常接种后 1 个月至数月,接种同侧锁骨下也出现淋巴结肿大。可分为以下三型:干酪型:淋巴结单纯肿大超过 10 mm,不与周围皮肤粘连,早期可移动,稍有硬感。病理检查显示有大量浸润及坏死组织。脓肿型:肿大淋巴结内有脓液,轻压有波动感,淋巴结与周围皮肤粘连,皮肤可以呈紫红色。窦道型:淋巴结破溃成瘘管,个别长达 1 年以上方能愈合,同时有结缔组织增生。

伴有体温升高,低热者较多见,大部分在 37.8~38.5℃,少数在 38.5℃以上,同时伴有乏力、烦躁不安、食欲减退等症状。个别儿童可有干性或湿性啰音,X 线检查可见肺纹理增加、肺门阴影增多或出现肺部异常阴影,但很少有引起肺结核者。

4. 群体性 AEFI 的病因分析　如已确定是一起群体性 AEFI,可按图 6-9 的路径进行原因调查,以判明事件的性质。

判定与接种疫苗的因果关系,可用表 6-7 的方法进行判定。

四、其他

恐怖事件(生物、化学、核辐射)是一种特殊的社会安全事件。如果初步判定为生物恐怖,按照传染病病因分析思路查找病因和应急处置(见第七章);如为化学恐怖,则按照中毒事件进行病因分析和处置(见第九章、第十一章);如为核辐射事件,则结合生活或职业暴露史、临床症状和体征、发病过程等,可判定是否辐射病,并进行处置(见第十二章)。

　　自然灾害、事故灾难、突发社会安全等突发事件的病因调查和分析,以及后续的应急处置,可根据其衍生的突发公共卫生事件不同,分类调查分析和处置。

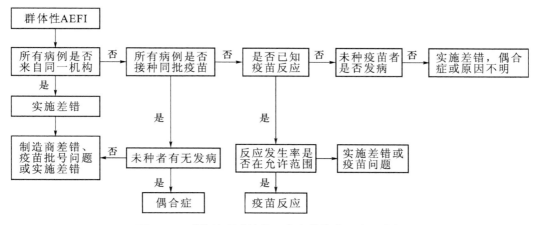

图 6-9　群体性预防接种不良事件的病因分析路径

表 6-7　判定是否与接种疫苗有关的预防接种不良反应因果关系记分表

问　　题	记分		
	是	否	不详
该事件以前是否已有报告	+1	0	0
本例不良事件是否在使用疫苗后出现	+2	−1	0
当疫苗停用后,使用特异的对抗剂之后不良事件是否改善	+1	0	0
再次使用该可疑疫苗,不良事件是否再出现	+2	−1	0
是否有其他原因(药物之外)引起这种事件	−1	+2	0
当给安慰剂后这种事件是否能再出现	−1	+1	0
血(或其他体液)的疫苗浓度是否为已知的中毒浓度	+1	0	0
当增大疫苗剂量,反应是否加重;减少疫苗剂量,反应是否减轻	+1	0	0
患者以前用过相同或类似的疫苗是否也有相似的反应	+1	0	0
该不良事件是否有客观检查予以确认	+1	0	0

　　注:总分≥9分,可判断与接种疫苗肯定有关;5～8分,很可能有关;1～4分,可能有关;≤1分,可疑。

第三节　突发公共卫生事件的分级响应与应急处置

　　各级卫生行政部门在本级人民政府统一领导下,按照分级响应的原则,负责组织、协调本行政区域内突发公共卫生事件调查处理工作。

一、分级与应急响应

(一) 分级

根据突发公共卫生事件的性质、危害程度、涉及范围,划分为特别重大(Ⅰ级)、重大(Ⅱ级)、较大(Ⅲ级)、一般(Ⅳ级)四级。

1. 有下列情形之一的为特别重大突发公共卫生事件(Ⅰ级)

(1) 肺鼠疫、肺炭疽在大、中城市发生并有扩散趋势,或肺鼠疫、肺炭疽疫情波及 2 个以上的省份,并有进一步扩散趋势。

(2) 发生传染性 SARS 型肺炎、人感染高致病性禽流感病例,并有扩散趋势。

(3) 涉及多个省份的群体性不明原因疾病,并有扩散趋势。

(4) 发生新传染病或我国尚未发现的传染病发生或传人,并有扩散趋势,或发现我国已消灭的传染病重新流行。

(5) 发生烈性病菌株、毒株、致病因子等丢失事件。

(6) 周边以及与我国通航的国家和地区发生特大传染病疫情,并出现输入性病例,严重危及我国公共卫生安全的事件。

(7) 国务院卫生行政部门认定的其他特别重大突发公共卫生事件。

2. 有下列情形之一的为重大突发公共卫生事件(Ⅱ级)

(1) 在一个县(市)行政区域内,一个平均潜伏期内(6 天)发生 5 例以上肺鼠疫、肺炭疽病例,或者相关联的疫情波及 2 个以上的县(市)。

(2) 发生传染性 SARS 型肺炎、人感染高致病性禽流感疑似病例。

(3) 腺鼠疫发生流行,在一个市(地)行政区域内,一个平均潜伏期内多点连续发病 20 例以上,或流行范围波及 2 个以上市(地)。

(4) 霍乱在一个市(地)行政区域内流行,1 周内发病 30 例以上,或波及 2 个以上市(地),有扩散趋势。

(5) 乙类、丙类传染病波及 2 个以上县(市),1 周内发病水平超过前 5 年同期平均发病水平 2 倍以上。

(6) 我国尚未发现的传染病发生或传人,尚未造成扩散。

(7) 发生群体性不明原因疾病,扩散到县(市)以外的地区。

(8) 发生重大医源性感染事件。

(9) 境内外隐匿运输、邮寄烈性生物病原体、生物毒素造成我境内人员感染或死亡的。

(10) 省级以上人民政府卫生行政部门认定的其他重大突发公共卫生事件。

3. 有下列情形之一的为较大突发公共卫生事件(Ⅲ级)

(1) 发生肺鼠疫、肺炭疽病例,一个平均潜伏期内病例数未超过 5 例,流行范围在一个县(市)行政区域以内。

(2) 腺鼠疫发生流行,在一个县(市)行政区域内,一个平均潜伏期内连续发病 10 例以上,或波及 2 个以上县(市)。

(3) 霍乱在一个县(市)行政区域内发生,1 周内发病 10~29 例,或波及 2 个以上县(市),或市(地)级以上城市的市区首次发生。

（4）一周内在一个县（市）行政区域内，乙、丙类传染病发病水平超过前5年同期平均发病水平1倍以上。

（5）在一个县（市）行政区域内发现群体性不明原因疾病。

（6）市（地）级以上人民政府卫生行政部门认定的其他较大突发公共卫生事件。

4. 有下列情形之一的为一般突发公共卫生事件（Ⅳ级）

（1）腺鼠疫在一个县（市）行政区域内发生，一个平均潜伏期内病例数未超过10例。

（2）霍乱在一个县（市）行政区域内发生，1周内发病9例及以下。

（3）县级以上人民政府卫生行政部门认定的其他一般突发公共卫生事件。

（二）应急反应原则

发生突发公共卫生事件时，事发地的县级、市（地）级、省级人民政府及其有关部门按照分级响应的原则，作出相应级别应急反应。同时，要遵循突发公共卫生事件发生发展的客观规律，结合实际情况和预防控制工作的需要，及时调整预警和反应级别，以有效控制事件，减少危害和影响。要根据不同类别突发公共卫生事件的性质和特点，注重分析事件的发展趋势。对事态和影响不断扩大的事件，应及时升级预警和反应级别；对范围局限、不会进一步扩散的事件，应相应降低反应级别，及时撤销预警。

国务院有关部门和地方各级人民政府及有关部门对在学校、区域性或全国性重要活动期间等发生的突发公共卫生事件，要高度重视，可相应提高报告和反应级别，确保迅速、有效控制突发公共卫生事件，维护社会稳定。

突发公共卫生事件应急处理要采取边调查、边处理、边抢救、边核实的方式，以有效措施控制事态发展。

事发地之外的地方各级人民政府卫生行政部门接到突发公共卫生事件情况通报后，要及时通知相应的医疗卫生机构，组织做好应急处理所需的人员与物资准备，采取必要的预防控制措施，防止突发公共卫生事件在本行政区域内发生，并服从上一级人民政府卫生行政部门的统一指挥和调度，支援突发公共卫生事件发生地区的应急处理工作。

（三）分级响应

1. 特别重大突发公共卫生事件（Ⅰ级）　国务院卫生行政部门接到特别重大突发公共卫生事件报告后，应立即组织专家调查确认，并对疫情进行综合评估，必要时，向国务院提出成立全国突发公共卫生事件应急指挥部的建议。同时负责组织和协调专业技术机构开展现场调查和处理，指导和协调落实医疗救治和预防控制等措施，做好突发公共卫生事件信息的发布和通报等工作。

地方各级卫生行政部门在本级人民政府的统一领导下，按照上级卫生行政部门统一部署做好本行政区域内的应急处理工作。

2. 重大突发公共卫生事件（Ⅱ级）　省级人民政府卫生行政部门接到重大突发公共卫生事件报告后，应立即组织专家调查确认，并对疫情进行综合评估。必要时，向省级人民政府提出成立应急指挥部的建议。同时，迅速组织应急卫生救治队伍和有关人员到达突发公共卫生事件现场，进行采样与检测、流行病学调查与分析，组织开展医疗救治、病人隔离、人员疏散等疫情控制措施。同时分析突发公共卫生事件的发展趋势，提出应急处理工作建议，按照规定报告有关情况；及时向其他有关部门、毗邻和可能波及的省、自治区、直辖市人民政府卫生行政部门通报有关情况；向社会发布本行政区域内突发公共卫生事件的信息。

国务院卫生行政部门应加强对省级人民政府卫生行政部门突发公共卫生事件应急处理工作的督导,并根据需要组织国家应急卫生救治队伍和有关专家迅速赶赴现场,协助疫情控制并开展救治工作,及时向有关省份通报情况。

3. 较大突发公共卫生事件(Ⅲ级) 市(地)级人民政府卫生行政部门接到较大突发公共卫生事件报告后,应立即组织专家调查确认,并对疫情进行综合评估。同时迅速与事件发生地县级卫生行政部门共同组织开展现场流行病学调查、致病致残人员的隔离救治、密切接触者的隔离、环境生物样品采集和消毒处理等紧急控制措施,并按照规定向当地人民政府、省级人民政府卫生行政部门和国务院卫生行政部门报告调查处理情况。

省级人民政府卫生行政部门接到较大突发公共卫生事件报告后,要加强对事件发生地区突发公共卫生事件应急处理的督导,及时组织专家对地方卫生行政部门突发公共卫生事件应急处理工作提供技术指导和支持,并适时向本省有关地区发出通报,及时采取预防控制措施,防止事件进一步发展。

国务院卫生行政部门根据工作需要及时提供技术支持和指导。

4. 一般突发公共卫生事件(Ⅳ级) 一般突发公共卫生事件发生后,县级人民政府卫生行政部门应立即组织专家进行调查确认,并对疫情进行综合评估。同时迅速组织医疗、疾病预防控制和卫生监督机构开展突发公共卫生事件的现场处理工作,并按照规定向当地人民政府和上一级人民政府卫生行政部门报告。

市(地)级人民政府卫生行政部门应当快速组织专家对突发公共卫生事件应急处理进行技术指导。

省级人民政府卫生行政部门应根据工作需要提供技术支持。

(四) 应急反应的措施

1. 各级人民政府 各级人民政府应急反应措施,主要包括:

(1) 组织协调有关部门参与突发公共卫生事件的处理。

(2) 根据突发公共卫生事件处理需要,调集本行政区域内各类人员、物资、交通工具和相关设施、设备参加应急处理工作。涉及危险化学品管理和运输安全的,有关部门要严格执行相关规定,防止事故发生。

(3) 划定控制区域:甲类、乙类传染病暴发、流行时,县级以上地方人民政府报经上一级地方人民政府决定,可以宣布疫区范围。经省、自治区、直辖市人民政府决定,可以对本行政区域内甲类传染病疫区实施封锁。封锁大、中城市的疫区或者封锁跨省(区、市)的疫区,以及封锁疫区导致中断干线交通或者封锁国境的,由国务院决定。对重大食物中毒和职业中毒事故,根据污染食品扩散和职业危害因素波及的范围,划定控制区域。

(4) 依法采取疫情控制措施:当地人民政府可在本行政区域内采取限制或者停止集市、集会、影剧院演出及其他人群聚集的活动,如停工、停业、停课等;封闭或者封存被传染病病原体污染的公共饮用水源、食品以及相关物品等紧急措施;临时征用房屋、交通工具以及相关设施和设备。

(5) 实施交通卫生检疫:组织铁路、交通、民航、质检等部门在交通站点和出入境口岸设置临时交通卫生检疫站,对出入境、进出疫区和运行中的交通工具及其乘运人员和物资、宿主动物进行检疫查验,对病人、疑似病人及其密切接触者实施临时隔离、留验和向地方卫生行政部门指定的机构移交。

（6）按照有关规定，发布突发公共卫生事件信息。信息发布要及时主动、准确把握，实事求是，正确引导舆论，注重社会效果。

（7）街道、乡（镇）以及居委会、村委会协助卫生行政部门和其他部门、医疗机构，做好疫情信息的收集、报告、人员分散隔离及公共卫生措施的实施工作。

（8）组织有关部门保障商品供应，平抑物价，防止哄抢；严厉打击造谣传谣、哄抬物价、囤积居奇、制假售假等违法犯罪和扰乱社会治安的行为。

2. 卫生行政部门　卫生行政部门应急反应措施，主要包括：

（1）组织医疗机构、疾病预防控制机构和卫生监督机构开展突发公共卫生事件的调查与处理。

（2）组织突发公共卫生事件专家咨询委员会对突发公共卫生事件进行评估，提出启动突发公共卫生事件应急处理的级别。

（3）根据需要组织开展应急疫苗接种、预防服药。

（4）组织督导检查：国务院卫生行政部门组织对全国或重点地区的突发公共卫生事件应急处理工作进行督导和检查。省、市（地）级以及县级卫生行政部门负责对本行政区域内的应急处理工作进行督察和指导。

（5）做好信息发布与通报。

（6）制订技术标准和规范：国务院卫生行政部门对新发现的突发传染病、不明原因的群体性疾病、重大中毒事件，组织力量制订技术标准和规范，及时组织全国培训。地方各级卫生行政部门开展相应的培训工作。

（7）普及卫生知识：针对事件性质，有针对性地开展卫生知识宣教，提高公众健康意识和自我防护能力，消除公众心理障碍，必要时组织开展心理危机干预工作。

（8）进行事件评估：组织专家对突发公共卫生事件的处理情况进行综合评估，包括事件概况、现场调查处理概况、病人救治情况、所采取的措施、效果评价等。

3. 应急处置专业技术机构　各级医疗机构、疾病预防控制机构、卫生监督机构、出入境检验检疫机构，依据各自职责（第二章第三节），在卫生行政部门的统一指挥和调度下，开展应急处理工作。

4. 非事件发生地区的应急反应措施　未发生突发公共卫生事件的地区，应根据其他地区发生事件的性质、特点、发生区域和发展趋势，分析本地区受波及的可能性和程度，重点做好以下工作：

（1）密切保持与事件发生地区的联系，及时获取相关信息。

（2）组织做好本行政区域应急处理所需的人员与物资准备。

（3）加强相关疾病与健康监测和报告工作，必要时建立专门报告制度。

（4）开展重点人群、重点场所和重点环节的监测和预防控制工作，防患于未然。

（5）开展防治知识宣传和健康教育，提高公众自我保护意识和能力。

（6）根据上级人民政府及其有关部门的决定，开展交通卫生检疫等。

二、突发公共卫生事件处置

突发公共卫生事件的调查处置是一个连续过程。事件（疾病）发生初期，危害源（传染源）、传播或危害途径以及事件（疾病）的特征等信息，很难在短时间内全部明确，因此难以采取有针对性、有效的预防控制措施，处理措施实施的适宜度也很难把握，通常采取边调查、边处理、边抢救、边核实的方式，随着调查深入，不断修正、补充和完善控制策略和措施。推荐和采取的预防控制措施也具有阶段性。

（一）应急处置程序

1. 信息报告　特别重大或者重大突发公共事件发生后，各地区、各部门要立即报告，最迟不得超过 4 小时，同时通报有关地区和部门。应急处置过程中，要及时续报有关情况。

2. 先期处置　突发公共事件发生后，事发地的省级人民政府或者国务院有关部门在报告特别重大、重大突发公共事件信息的同时，要根据职责和规定的权限启动相关应急预案，及时、有效地进行处置，控制事态。

在境外发生涉及中国公民和机构的突发事件，我驻外使领馆、国务院有关部门和有关地方人民政府要采取措施控制事态发展，组织开展应急救援工作。

3. 应急响应　对于先期处置未能有效控制事态的特别重大突发公共事件，要及时启动相关预案，由国务院相关应急指挥机构或国务院工作组统一指挥或指导有关地区、部门开展处置工作。需要多个国务院相关部门共同参与处置的突发公共事件，由该类突发公共事件的业务主管部门牵头，其他部门予以协助。现场应急指挥机构负责现场的应急处置工作。

4. 应急反应终止　突发公共卫生事件应急反应的终止需符合以下条件：突发公共卫生事件隐患或相关危险因素消除，或末例传染病病例发生后经过最长潜伏期无新的病例出现。

特别重大突发公共卫生事件由国务院卫生行政部门组织有关专家进行分析论证，提出终止应急反应的建议，报国务院或全国突发公共卫生事件应急指挥部批准后实施。特别重大突发公共事件应急处置工作结束，或者相关危险因素消除后，现场应急指挥机构予以撤销。

特别重大以下突发公共卫生事件由地方各级人民政府卫生行政部门组织专家进行分析论证，提出终止应急反应的建议，报本级人民政府批准后实施，并向上一级人民政府卫生行政部门报告。

上级人民政府卫生行政部门要根据下级人民政府卫生行政部门的请求，及时组织专家对突发公共卫生事件应急反应的终止的分析论证提供技术指导和支持。

（二）现场干预措施的选择

预防控制措施应以证据为基础，根据事件的严重程度、调查结果（病因、传播方式或来源）的确定性、所建立因果关系的可信性、干预措施的可操作性及逻辑可靠性，选择科学性好、特异性强、成本效益高、易接受的干预手段，且相关措施要保证时效性、可行性、合法性，并符合伦理学要求。

经典的预防控制干预措施主要分为三类：①针对宿主、环境、疾病病因或伤害原因的特异性干预措施；②一级、二级、三级预防措施；③Haddon 伤害预防模式，该模式表明了事件前期、事件期和事件后期的各阶段的干预策略。

1. 针对传染源的措施　主要包括：治疗感染者或治疗感染动物；追踪和隔离感染者；暴露人群的检疫；污染场所和污染源的检疫；划定防疫区域、关闭公共场所、停止人群聚集（停止或限制流动、减少暴露或感染人群可能的聚会）；收集和销毁食品、物品、动物和其他传染源;污染表面和环境场所的清洁和消毒;通过媒介控制,进行环境整治;通过限制和控制污染物整治环境;矫正行为,减低自身和他人的危险性;通过民事诉讼和刑事起诉进行威慑。

2. 针对易感者的措施　主要包括:实行暴露后预防;提前进行免疫和疫苗接种;从疫苗接种人群中找出非接种疫苗者;采用屏障技术;划定防疫区域、关闭公共场所、停止人群聚集(停止或限制流动、减少暴露或感染人群可能的聚会);矫正行为,减低自身和他人的危险性;启用庇护场所(反向检疫);采取接触者追踪、同伴告知以及治疗措施;发布政府公告、健康警示以及其他减低危险性的信息。

(三) 不同类型的突发公共卫生事件的应急处置

1. 有传染性的不明原因疾病的处置　在病因不明的情况下,主要采取隔离传染源,减少与暴露因素的接触,保护易感/高危人群等措施。对传染病病人、疑似病人、病原携带者及其密切接触者进行追踪调查,查明传播链,并向相关部门和机构通报情况。按有关技术规范采集足量、足够的标本,分送应急处理功能网络实验室检测,查找致病原因。对事件进行认真调查、核实和确证,并进行全面分析和科学推断下对事件做出正确的综合评估。随着调查的深入,对传播途径或病原有了一定的了解或得到明确后,应及时调整控制措施。

传染病突发事件的调查和应急处置详见第七章。

2. 疑似中毒或放射事件的处置

(1) 疑似食物中毒:对于未能确定具体中毒毒物的,现场处置工作一般采用停止食用可疑中毒食品,立即封存可疑食物和制作原料,积极救治病人,并在用药前采集病人血液、尿液、吐泻物标本送检等常规措施。

随着调查的逐步深入,一旦明确为食品安全相关问题,应按照食品安全事故的调查处置执行(详见第九章)。

(2) 疑似化学中毒或放射事件:在中毒毒物或放射源不明的情况下,要迅速对事件的危险度进行评估。主要采取的措施:首先要迅速将患者移离现场,防止毒物继续吸收或放射源持续辐射,职业中毒应立即关闭作业场所;对患者采用对症、支持治疗和促进毒物排出的临床急救措施;对可疑毒物及污染物、放射源及放射污染物进行无害化处理;尽快疏散可能继续受致病源威胁的群众;对中毒病人、放射病患者及毒物或放射污染物接触者做好洗消工作(详见第十章、第十一章、第十二章)。

3. 群体性心因反应事件处置　通过临床、流行病学专家进行现场调查,如明确为群体性心因性反应事件,应首先妥善处置病人,将患者隔离治疗,避免患者之间互相影响及效仿,增加症状的顽固性和丰富性。其次,消除或撤离使患者产生情绪激动的精神因素或环境,同时要注意消除周围环境的不良暗示影响,如家属或周围人对疾病惊恐焦虑,对患者过分照顾等。医务人员必须认真负责地先作详细检查(避免重复检查),然后结合具体情况解释病情,使患者及其家属对治疗建立信心,并且以简短有力、充满信心的话对患者进行鼓励和保证,采用一些安慰剂和语言良性暗示。第三,进行心理卫生知识宣传。

对群体性心因反应事件的心理干预方法和技术,可参看第十六章突发事件心理应激和危机干预管理。

4. 群体性 AEFI 的处理

（1）接种疫苗后的感染

局部感染的治疗：①初起时，可用热毛巾、4％硼酸液或5％硫酸镁作局部湿热敷，3～5次/日，每次15～20 min。②外敷鱼石脂软膏、消炎止痛膏。③脓肿形成后，可用较大针头反复抽脓，并注入青霉素于局部脓腔，每天或隔天1次，至痊愈为止。如全身症状明显则切开排脓。④应用抗生素类药物，以青霉素为首选。

全身感染的治疗：①应早期、足量选用敏感抗生素治疗，一般可先选青霉素钠静滴，剂量应加倍。以后可根据情况更换抗生素。②早期彻底处理局部感染病灶，切开引流，保持通畅。③必要时补液，严重贫血可酌情输血及其他支持疗法。

（2）卡介苗接种事故

全身治疗：①口服异烟肼，儿童按每日每千克体重8～10 mg，1次顿服，每日总量最多不得超过300 mg，至局部反应完全消失或局部已化脓破溃再停药。同时服维生素 B_6 10 mg，每日3次，以减少异烟肼的不良反应，如在服异烟肼的同时加服利福平，则效果更好。②反应较重者可肌内注射链霉素，儿童按每日每千克体重40～60 mg，分1～2次注射，约需注射1个月。③适当补充营养和维生素。

局部治疗：①立即用链霉素作局部封闭，越快越好，可使局部不发生溃疡或淋巴结肿大等异常反应。方法是用链霉素0.25～0.50 g或异烟肼50 mg加入0.5％普鲁卡因溶液于注射局部作环状封闭，每日1次，连续3次后，改为每3日1次，共计8～10次。②溃疡面较严重者，在用异烟肼液冲洗后，可撒异烟肼粉或利福平粉于溃疡面上。③淋巴结肿大或破溃者（干酪型）的治疗：局部热敷，每日3～4次，每次10 min。早期热敷能使肿大的淋巴结自行消散。同时口服异烟肼，直至淋巴结缩小稳定为止。一般需服药1～2个月。也可用中药阿魏膏外贴，可逐渐消散。④淋巴结肿大或破溃者（脓肿型）的治疗：用无菌注射器将脓液抽出，并用5％异烟肼溶液冲洗，同时注入链霉素10～20 mg，必要时隔7～10日重复抽脓冲洗。严禁热敷（因易致破溃）和切开引流（因不易收口）。如淋巴结已有破溃倾向时，应及时切开引流。因手术切口常较自然破溃的破口整齐，引流通畅，愈合较快。如淋巴结已破溃，应作扩创，排除豆渣样坏死组织，并以凡士林纱布蘸链霉素粉或异烟肼粉或碘仿甘油引流，并用5％异烟肼软膏或20％对氨基水杨酸软膏外敷，每2～3日换药1次，直至创口愈合为止。⑤淋巴结肿大或破溃者（窦道型）的治疗：用20％对氨基水杨酸软膏或5％异烟肼软膏局部涂敷，通常1～3个月可痊愈。⑥在治疗局部溃疡或淋巴结脓疡时，肉芽组织增生会影响创面愈合，可用枯矾少许撒于创面上包好，创面即成清洁的较浅溃疡，再以1％金霉素软膏外敷，创面渐平，且肉芽组织不再增生而收口，也可用硝酸银棒腐蚀或剪除，在创面撒5％异烟肼粉。

三、突发公共卫生事件的后期评估

（一）卫生学评价

1. 目的　掌握突发公共卫生事件控制后当地卫生学状况，为政府及卫生行政部门决策提供科学依据，确保受灾地区群众尽快恢复生产和生活秩序。

2. 评价对象　对突发公共卫生事件可能波及的场所均应进行卫生学评价，包括公共场所、工作场所、医院、教学场所和生活场所，以及其他可能影响到的场所。

3. 评价的重点　评价公共、生产、经营、工作、教学等场所卫生质量和健康影响因素是否已达到并符合有关卫生标准和卫生要求。

4. 评价内容　所有与污染源接触的相关物品均应当进行生物学、物理学和化学指标的卫生质量评价。进行病原学监测与鉴定，并建立检测质量控制体系。

对污染源还应当进行潜在危害作用和其他危害作用等的评价。

对中毒物除进行卫生质量评价外，还必须进行成分、毒理和协同功效的评价。

5. 卫生学评价的程序　后期的卫生学评价目的明确后，应首先设计调查计划，确定调查内容、指标。

卫生学评价小组进行现场流行病学调查和卫生学调查，收集有关卫生学资料；根据评价对象类别和评价内容，对现场进行一系列的物理、化学、生物等卫生学指标的样品采集、测定、检验、分析。

卫生学评价除对事件的危险因素进行评价外，还应对现场调查、流行病学调查、实验室检测、危害性因素的危险度评定、实验和健康检查资料进行综合分析，并形成书面报告。

评价报告内容包括评价依据、评价标准、评价方法、符合标准和要求的情况、存在问题、处理建议等，并结合事件初期检测结果作出综合评价，及时将调查评估报告报突发公共卫生事件处置指挥部。

6. 卫生学评价引用法规、标准　卫生学评价要根据现有技术法规、标准情况和评价要求选择引用法规、标准。原则上是引用权威性技术法规、标准，必要时可引用两个或两个以上标准进行评价。

为突发公共卫生事件指挥中心提供行政决定依据的卫生学评价，有时需要医疗卫生机构根据需要和可能制定暂时的、强制性技术规范、标准。

7. 评价工作的质量控制　由卫生学评价小组内进行质量控制。评价指标有程序规范率、内容完整率、报告规范率、差错率、争议率。

通过对事件的发生发展及现状的分析，突发公共卫生事件处置指挥部根据突发公共卫生事件终期的现场评估，对控制措施作出评价，对事件趋势进行预测。

（二）健康状况评价与随访观察

通过对定量的健康评测资料分析，医务人员对患者早期干预和治疗提供有益的参考，对接触者健康状况进行量化评估，实现对受影响人群健康的全面综合评测。

1. 目的　事件发生后期，医疗卫生部门应对患者及接触者进行健康状况评价，以明确是否需要进一步随访及制定随访方案。

2. 评价对象　对所有在突发公共卫生事件中影响的人员均进行评价，包括治愈和仍在治疗中的患者，以及危险因素接触者。

3. 评价的重点　患者是否得到有效的救治，以及救治效果，事件发生过程中接触者的身体健康状况的变化。

4. 评价的内容　个体健康状况评价应包括人体生理评估、心理分析评估、社会适应分析、疾病的治疗和随访、定期检查计划、健康促进措施，以及事件中对健康不利的危害因素分析等。

人群健康状况评价包括常用的疾病与残疾评价的指标，如疾病频度指标、疾病构成指标、疾病严重程度指标、残疾指标等。

5. 评价的程序　对事件中患者及接触者的健康状况进行测评，首先要收集个体基本健康信息，包括既往史、现病史等，然后对评价对象进行心理行为评价，再依据实验室的分析、化验、实验检查等，对个体健康信息进行系统、全面的科学分析，形成一份具指导意义、详细的健康测评报告。

同时，健康状况评估要从个体的健康指标分析，形成宏观整体的群体健康系列分析，及时进行总结，并以书面形式报应急指挥部。

6. 评价的质量控制　健康状况评价方法以具备个性化的、综合性、动态的健康测评特点为原则。

四、调查报告

现场调查报告、医学论文的撰写和/或发表是现场流行病学调查工作的重要组成部分，也是促进现场流行病学调查工作不断完善，推动疾病控制工作不断向前发展的重要手段。现场调查报告是现场调查结果的集中展示，对时效性、实用性的要求较高，真实性、科学性是各类调查报告的基本要求。

（一）调查报告的分类及撰写要求

按照《国家突发公共卫生相关信息报告管理工作规范》要求，根据传染病突发事件的发生发展过程、调查进展及相关调查报告的撰写时间，调查报告可以分为：初次报告、进程报告、阶段小结和结案报告。

1. 初次报告　初次报告是指在事件发生后或到达现场对事件进行初步核实后，根据事件发生情况及初步调查结果所撰写的调查报告，强调的原则是"快""简要"。

2. 进程报告　用于动态反映某事件的事态发展及趋势、调查处理过程的主要进展、预防控制效果，以及对前期工作的评价和对后期工作的安排或建议。报告内容主要是体现调查工作最新进展，发现新问题、得出新结论等，对初次调查报告的内容进行补充和修正。重大、特别重大突发公共卫生事件至少按日进行进程报告。

进程报告要求在获取最新信息后短时间内完成，强调"快捷""更新"。

3. 阶段小结　事件调查处理已经持续了较长一段时间，就要每隔一段时间对调查事件进行阶段性总结报告，主要用以对前期调查研究工作进行全面回顾，对事件处理情况进行阶段性评价，并对事件发展趋势及后期工作进行展望，对重大的措施进行分析论证，提出建议。阶段小结要求"快捷""全面"。

4. 结案报告　在事件调查处理结束后，对整个事件调查处理工作的全面回顾与总结。涵盖发生报告、进程报告、阶段报告内容，新增并强调问题、建议等内容，纠正前述报告中不成熟的结果与结论。结案报告要求"全面""完整"。

达到《国家突发公共卫生事件应急预案》分级标准的突发公共卫生事件结束后由相应级别卫生行政部门组织评估，在确认事件终止后 2 周内，对事件的发生和处理情况进行总结。

（二）调查报告的基本格式及其范文

现场调查报告在撰写格式上较为灵活，没有严格的字数上的规定。一般来讲，调查报告可分为标题、摘要、前言、正文、结论/结语、署名和日期、参考文献等。

正文包括事件的背景、现场调查方法、现场调查结果（临床特点、流行特征、现场卫生学调查结果、实验室检测结果、病因或流行因素推测与验证）、防制措施与效果评价、问题与建议。

（王　蓓　王莉娜　张徐军　朱凤才　谭兆营）

第七章　突发急性传染病事件(疫情)

　　传染病始终威胁着人类健康,每一次重大传染病暴发或流行,都会严重侵害人类生命健康,干扰正常社会秩序,造成巨大的经济损失。随着人类对环境的掠夺性开发、城市化进程的不断加速、全球气候变化导致媒介生物分布的改变、国际旅行和贸易日益发达和畜牧模式的革新以及病原体耐药变异加速,这一系列因素使得我国面临传染病流行的风险日益上升。当今世界,传染性疾病仍然是威胁人类社会发展的最严重问题之一。

第一节　概　　述

　　传染病病原体繁杂,感染途径多样。传播过程除了病原体和易感宿主之间相互作用的影响,还受到诸多环境因素的影响。在传染病突发事件的防控实践中,既需要掌握传染病、流行病学的基本理论、知识,还需要具备解决大量实际问题的能力。

一、传染病基础知识

(一)传染病的传播模式

　　1. 三角模型(图7-1)　"病原体-宿主-环境"三角模型,强调病原体传播是三者相互作用的结果。

　　2. 环状模型(图7-2)　"病原体-储存宿主-排出门户-传播途径-侵入门户-易感者"的环状模型,强调病原体实现传播的路径和要素。

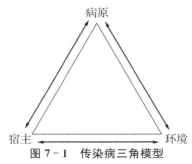

图7-1　传染病三角模型

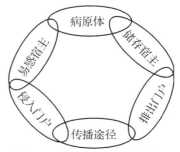

图7-2　传染病的环状模型

(二)传染病的感染过程和疾病过程

　　病原体进入人体后,有的发生定殖,有的造成感染。定殖是指病原体附着于人体皮肤或黏膜表面,没有任何临床症状和体征。感染是病原体进入易感宿主体内复制或生长发育的过程。

1. 潜伏期　是指从病原体侵入宿主到宿主出现临床表现的间隔期。由于个体差异，每个人感染病原体后的潜伏期不尽相同。在全人群中，疾病的潜伏期近似于正态分布（图7-3）。

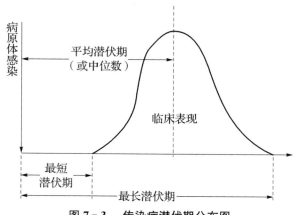

图7-3　传染病潜伏期分布图

疾病的潜伏期可用于制定监测或病例搜索的病例定义、推断可疑暴露时间、确定检疫期限、判断疫情终止等。实践中，通常用宿主暴露于病原体与临床发病之间的间隔来测量潜伏期。

2. 潜隐期　是指病原体侵入宿主到该宿主可以排出新的病原体的间隔期。潜隐期可用于明确病例传染期的开始时机，从而有针对性地采取必要的感染控制措施等。若某种传染病的潜隐期小于潜伏期，即在疾病仍处于潜伏期过程时，感染宿主已具备排出病原体的能力，存在传播病原体的可能，该类传染病仅对临床病例进行隔离、治疗不能有效控制病原体在人群中的传播，应同时考虑采取对暴露者实施检疫措施。

3. 传染期　是指感染宿主可以持续传播病原体的时期。积极治疗病人，通过清除患者体内病原体，可以缩短患者的传染期。

传染病的感染与疾病过程示意图（图7-4）。

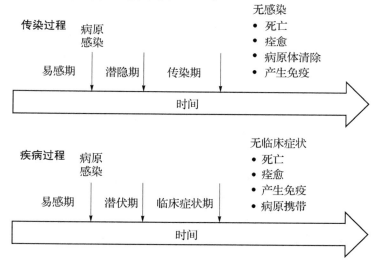

图7-4　传染病的潜伏期、潜隐期和传染期示意图

（三）传染病的传播动力学

代间距是从原发病例的发病日期与其传播感染导致的续发病例发病日期的间隔。常用于描述可以人间传播疾病的传播情况。代间距的长短与病原体的潜隐期、潜伏期密切相关（图7-5）。代间距越短，表明该传染病有效传播速度越快，疫情容易迅速在人群中播散。

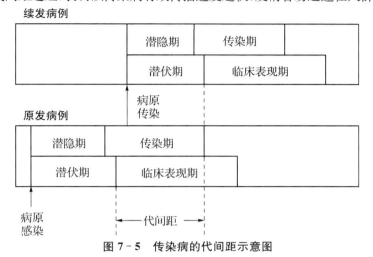

图7-5　传染病的代间距示意图

再生数是用来描述某传染病在人群中传播能力的指标，可以分为基本再生数（R_0）和实际再生数（R）。基本再生数（basic reproduction number）指的是一个病例进入到易感人群中，在理想条件下可感染的二代病例个数。它取决于病例单位时间内接触人数、每次接触实现传染的概率和该病传染期的长短。理论上可表述为：

$$R_0 = 单位时间内接触人数 \times 每次接触传播的概率 \times 传染期$$

常见传染病的基本再生数见表7-1。现实中，当人群中有一定比例的个体具有对该病的免疫能力，或对一定比例的病例实施了隔离等措施时，原发病例引起的续发病例数将下降，此时的再生数称为实际再生数（R）。

$$R = XR_0（X 为校正系数）$$

表7-1　常见传染病的基本再生数（R_0）

病种	基本再生数 R_0
麻疹	12～18
百日咳	12～17
白喉	6～7
风疹	6～7
天花	5～7
脊髓灰质炎	5～7
流行性腮腺炎	4～7
SARS	2～5

R 可以用于判断疫情发生发展趋势。当 $R<1$ 时,疫情将呈现下降趋势;$R=1$ 疫情将呈现平稳;$R>1$ 疫情将呈现持续上升。传染病在人群流行过程中,可能因为人群自然感染产生群体免疫、感染宿主死亡等因素,R 可以从 >1 逐渐转为 <1,进而流行自然终止。

若要认为使得 $R<1$,可用多种措施。如在易感宿主中接种足够的疫苗或开展群体性预防服药;隔离足够数量的患者;治疗患者以缩短传染期;减少人群相互接触的频率等。

以群体接种疫苗为例,根据 R 和 R_0 可以进行某种疾病控制时需要的人群疫苗接种率 f 的计算。要保证该疾病呈现下降趋势或者不发生暴发,人群免疫接种率 f 应该大于以下计算值:根据 $R=XR_0=(1-f)R_0<1$,从而 $f>(1-1/R_0)$

假设麻疹 $R_0=15$,那么要保证人群不发生麻疹暴发,人群的麻疹接种率应为 $f>(1-1/15)=93\%$。即:人群的麻疹疫苗接种率需要在 93% 以上方可保证人群不会发生麻疹暴发(此处未考虑疫苗接种失败率的因素,如果考虑疫苗接种失败率,此比例还需提高)。

对于没有疫苗的传染病,可以计算至少需要有效隔离多少病例可控制流行。假定 SARS 的 $R_0=3$,隔离 SARS 病例 $f>(1-1/3)=67\%$,可以达到控制流行的目的。

二、传染病相关概念及特点

(一)突发急性传染病

1. 突发急性传染病的概念 突发急性传染病是指在短时间突然发生,重症和死亡比例高,具有潜在的大规模传播流行风险,需要采取紧急控制措施的一类传染性疾病,主要包括鼠疫等传统烈性传染病,传染性非典型肺炎(SARS)、人感染禽流感等新发传染病,埃博拉出血热、黄热病等输入性传染病,群体性不明原因疾病,及其病原可用于生物恐怖的相关急性传染性疾病。

我国对突发急性传染病的命名采纳权威专家的意见,并借鉴世界卫生组织或其他国家的称谓等方式。

2. 突发急性传染病的主要特点

(1)突发急性传染病具有发病急、传播快、致病微生物新或致病原不明等特点。

(2)突发急性传染病发生后,易导致大规模暴发或流行,出现重大传染病疫情,或构成突发公共卫生事件,必须采取紧急应对措施。

(3)重症和死亡比例高,受到的关注程度较既往明显增加,易造成严重的社会、经济和政治影响。

(4)通常早期识别困难,缺乏特异和有效的防治手段。

(二)新发传染病

1. 新发传染病的概念 是指在一个国家或地区新出现的,或已存在的,但发病率或发病地域迅速增加的传染病。

2. 分类 新发传染病的病原体大致可分三类:①在早已知道的疾病中发现了新的病原体,如消化性溃疡的幽门螺旋杆菌;②人间可能早已存在的传染病,但近年才被发现和认识,并发现了相应的病原体,如戊型肝炎病毒等;③既往人类中不存在的、新出现的传染病病原体,如 O139 霍乱弧菌等。前两种传染病,特别是第二种传染病的病原体,在人间可能早已存在,未及时发现的主要原因是这些传染病过去在人间的发生不像现在这样频繁,或由于分离培养、检测技术的限制,过去无法识别其病原体,以致未受到人们的关注。因此,这些疾病也可视为新发传染病。微生物进化是导致出现新病原体的内在因素,同时如环境变化、经济活动、生活方式、生产方式、卫生保健、基础设施、防制措施等诸多因素对新发传染病的发生和传播也有着重要作用。

3. 新发传染病的特点

（1）发生和出现不确定性,可呈大流行、点状暴发或散发,大流行时来势汹、传播快,易造成跨国界、跨洲界甚至全球性传播。

（2）病原体种类及宿主种类多样,病原体具有较强的变异性,传播途径复杂。

（3）人体除了天然屏障外,缺乏特异性免疫力。

（4）常呈现人兽共患性,新发传染病中超过 3/4 是人畜共患病。

（5）早期发现及诊断较为困难,缺乏特异性治疗方法,部分新发急性传染病病死率居高不下。如埃博拉出血热等在 90％ 左右,尼巴病毒性脑炎在 48％ 左右。

（6）发生疫情时缺乏针对性防制措施与建议,政府决策者无法及时做出决策。

（7）公众得不到有效的宣传和教育,易对新发传染病产生恐慌心理,造成社会的不稳定。

（三）输入性传染病

1. 概念　凡本国（地区）不存在或已经消除的疾病,由国外（地区外）输入时,称为输入性疾病。在一个国家内,某种疾病由一地区传入另一没有该病或已经消除了该病的地区,则不称为输入性,而称为带入性。

2. 输入方式

（1）传染源输入：是指通过从国外入境的病例和隐性感染者的输入。如本国人员在境外感染后回国,或外国人作为传染源入境造成输入传播。

（2）病原体的其他输入方式：病媒生物（媒介生物或动物宿主）可通过长途旅行交通工具从一地到达另一地,并导致一些病媒传染病的暴发流行。国家（或地区）间动物及其制品的合作与交流日益频繁。动物作为重要的病原携带载体,病原体在人与动物间、国家与国家间不断传播。

3. 输入后疾病的结局

（1）局限于输入个案,不能引起本地传播。这类疾病主要是一些需要医学昆虫作为媒介的自然疫源性疾病,以及需要中间宿主才能完成生活史的寄生虫病,而本地缺乏疾病传播所需的媒介或中间宿主。

（2）输入后有引起本地传播的可能,但尚未导致本地传播,仅限于输入个案。

（3）输入后引起本地传播,但得到有效控制和消除。如我国大多数登革热为输入性的,但由于我国具有登革热传播的媒介和环境,输入病例易引起我国登革热本地传播。

（4）输入后引起本地传播,并成为输入地的主要传染病。

4. 输入性风险因素

（1）传染病本身的传播能力、致病力、严重程度等。

（2）传入的机会：国际商务、旅游、劳务等人员的往来,国际贸易的货物跨运输等均可增加输入或输出的机会。

（3）对新发传染病缺乏认知和免疫力。

（4）当地的自然环境、气候等是否适合输入性传染病的流行。

（5）针对输入性传染病的综合防控能力。

（四）生物恐怖

1. 概念　生物恐怖是指恐怖分子为了达到其政治、经济、宗教、民族等目的,利用传染性病原体或其产生的毒素等(生物战剂)作为恐怖手段,通过一定的途径散布,企图造成人群中传染病的暴发或流行,导致人群失能或死亡,以期引发人们的心理恐慌和社会动荡的事件。

可能导致生物恐怖的病原,统称为生物恐怖病原。尽管任何致病微生物或生物毒素都可以用于生物恐怖,但是最有可能用于生物恐怖的病原是那些致病性强,获取方便、制备容易,毒性强,播撒后可导致人死亡和国家安全隐患的病原。

2. 可用作生物战剂的病原体特点

(1) 能被作为生物战剂研制、生产、储存、施放。

(2) 感染剂量低、毒性高,可通过不同途径进入机体引起感染或中毒,尤其是通过呼吸道途径。

(3) 具有高度传染性。

(4) 所致疾病的潜伏期短、发病率高,危害大,常引起失能或死亡。

(5) 缺乏可广泛使用的有效防治措施(如疫苗、免疫血清、抗生素),在环境中稳定性好、持续存在时间长、早期难以检测或鉴定等特性。

根据病原的危险性强弱、致死率高低一般分为三大类:即甲类、乙类和丙类病原(表7-2)。

表7-2　可能使用的主要生物恐怖病原

甲类恐怖病原	乙类恐怖病原	丙类恐怖病原
天花病毒	α病毒*	汉坦病毒
埃博拉病毒	布氏杆菌	登革病毒
马尔堡病毒	霍乱弧菌	黄热病毒
拉沙病毒和胡宁病毒	大肠杆菌 O157:H7	蜱媒性脑炎病毒
炭疽芽胞杆菌(炭疽)	产气荚膜梭菌 α 毒素	Nipah 病毒
鼠疫耶尔森菌(鼠疫)	蓖麻毒素	多种耐药结核菌
土拉弗朗西斯菌(土拉菌病)	相思豆毒素	鹦鹉热衣原体
肉毒毒素(肉毒中毒)	金葡菌肠毒素 B	T-2 毒素
志贺氏毒素	贝氏柯克斯体(Q 热)	荚膜组织胞浆菌和球孢子菌

*:指东马、西马和委马脑炎病毒。

3. 生物恐怖的流行病学特点

(1) 传染源难以追查:一般生物恐怖引起的传染病是通过人工撒布气溶胶、污染水源和食品,或由媒介生物而引起的,由于攻击点具有不确定性和分散性,对于这种突发性的传染病流行,很难确定最初的传染源。

(2) 传染途径隐蔽:在正常的情况下,每种传染病都有特定的传播途径,但在生物恐怖袭击中,通常采用气溶胶方式经呼吸道感染,这种反常的传播途径给疾病的诊断和治疗增加了难度。

(3) 人群免疫力普遍缺乏:生物恐怖分子往往选择目标人群缺乏免疫力的病原体。并随着生物技术的发展,一些传统的病原微生物经过改造和修饰,使其增强致病力并获得某些抗药性,或者将多种微生物的毒力因子杂交到一起,增加了防治难度。

（4）流行形式特殊：通常情况下，除了通过食物和水污染造成的传染病流行曲线呈陡然上升而缓慢下降的特点外，一般传染病的病例数都是逐渐增多，然后达到高峰。而在生物恐怖袭击后，受攻击区域的人群可同时大批感染，出现暴发性流行，发病人数在短期内迅速达到高峰。

生物恐怖引起的传染病不受流行地区、季节限制，没有明显职业性差异，任何接触到病原体的人都可能感染。

第二节　传染病的分类与特征

根据传染病性质，按照传播途径不同，把传染病分呼吸道传染病、肠道传染病、自然疫源及虫媒传染病、血源及性传播传染病等类型。

一、呼吸道传染病

呼吸道传染病是指由病毒、细菌、支原体、衣原体、真菌等病原体通过呼吸道传播、感染的疾病。

（一）传染源

病人是呼吸道传染病最主要的传染源，隐性感染者或健康带毒（菌）者也是重要的传染源，同时一些动物也可成为呼吸道传染病的传染源（如禽鸟类是人感染高致病性禽流感的重要传染源）。

（二）传播途径

主要通过空气中的飞沫、尘埃、气溶胶等传播，多数亦可通过直接接触或手—鼻/口等间接接触而感染。病人或病原携带者在呼吸、咳嗽、喷嚏时将带有细菌或病毒的呼吸道分泌物散布到空气中，易感的人随呼吸吸入或接触等方式感染后，经过一定时间的潜伏期使靶器官发生病变。

（三）群易感性

人群普遍易感，尤其婴幼儿、儿童、老年人和免疫力低下者。病原体型别较多或发生变异，都可造成类似病原体传染病的再次流行。由于人群累计感染率或免疫水平不同，可表现为不同人群对某些传染病的罹患率不同。

（四）呼吸道传染病暴发和流行特点

1. 多数呼吸道传染病有较显著的季节性，主要以冬、春季高发，所以在流行病学三间分布特征的描述中，应观察其季节性分布的特点。

2. 患者多分布在传染源周围，呈聚集性，离患者越近，接触越密切，被感染的机会越大，发病率越高。

3. 群体性发生多见，在短时间内罹患率可升到较高水平。

4. 疾病的发生常与居住、生活条件有关。居住拥挤，飞沫、尘埃浓度高，容易传播。好发于集体单位如学校，托幼机构等。

5. 人们常在儿童时期感染这些疾病，如麻疹、流行性脑脊髓膜炎等，常被称为"儿童传染病"。流行性感冒虽没有明显儿童发病率高的特点，但仍容易在学校出现暴发。

常见呼吸道传染病的病原学特点、临床表现及流行病学特征见表7-3。

表7-3 常见呼吸道传染病病原学特点、临床表现及流行特征

病名	病原学特点	临床表现	流行病学特征
流行性脑脊髓膜炎	1. 病原体：脑膜炎奈瑟菌。 2. 病原体特性： (1) 主要致病成分为内毒素，内毒素作用于小血管和毛细血管，引起坏死、出血、皮肤黏膜淤点、淤斑，严重者造成微循环障碍，大量内毒素释放可造成DIC及中毒性休克。(2) 外环境抵抗力低	1. 潜伏期：数小时至10天。 2. 主要症状、体征：(1) 发热、头痛、呕吐、脑膜刺激征。重症患者可有不同程度的意识障碍和(或)感染中毒性休克。(2) 皮肤、黏膜出现淤点、淤斑。 3. 临床分型：(1) 普通型：可分为上呼吸道感染期、败血症期和脑膜炎期，但不易严格区分；(2) 暴发型：可分为休克型、脑膜炎型和混合型，病情凶险，进展迅速；(3) 轻型：表现为低热、轻微头痛、咽痛等上呼吸道症状，皮肤黏膜可有少量细小出血点，亦可有脑膜刺激征	1. 传染期：潜伏期开始至发病后10天。 2. 传染源：(1) 患者和带菌者是本病的传染源。流行期人群带菌率可达50%~70%。(2) 多数病人由自体带菌感染。 3. 传播途径：(1) 空气飞沫传播；(2) 同接触传播有重要意义。 4. 人群易感性：(1) 人群普遍易感，与本病内特异性保护性抗体水平密切相关。新生儿可从母体获得保护性抗体。(2) 2岁以下婴幼儿密切接触传播机会多；(3) 15岁以下是多发年龄，6个月~2岁发病率最高。 5. 暴发和流行特点：(1) 全年均可发生，主要发生于冬春季的11月~5月，2~4月为高峰；(2) 发病多分布于中小城市及乡镇；(3) A群为优势株，B群以散发为主
人感染禽流感	1. 病原体：H5N1、H7N9 等。 2. 病原体特性： (1) 致病力：H5N1 为高致病性禽流感病毒，能引起严重的禽类疾病；H7N9 对禽类来说属于低致病性，但这两种病毒人类感染后目前多表现为重症肺炎。(2) 毒力位点：HA裂解位点和受体位点，PB2 627位点，NS1 蛋白和 PB1—F2 蛋白都是该病毒的毒力位点。对致病性都有贡献。(3) 变异：都属于甲型流感病毒，变异率高。(4) 传染能力：一般认为，还不具备持续的人传人能力。(5) 理化特性：对乙醚、氯仿、丙酮等有机溶剂敏感，常用消毒剂也容易将其灭活	1. 潜伏期：潜伏期通常为2~8 d，中位数为3.3天，报道最长可达17天。 2. 主要症状、体征：主要为发热、咳嗽，多数病例在一周内出现呼吸困难，重症病例病情进展迅速，呼吸衰竭是最主要的并发症，许多病例快速进展为急性呼吸窘迫综合征(ARDS)和多器官功能衰竭	1. 传染期：携带禽流感病毒的水禽能够长期排毒。人感染禽流感病毒后能够在呼吸道分泌物中检测到病毒的存在，报道可长达数月。 2. 传染源：主要为感染禽流感病毒的鸡、鸭、鹅等家禽。H7N9 有报道传染源为鸽子、鹌鹑等。 3. 传播途径：主要通过呼吸道飞沫传播，也可通过密切接触病例或感染禽流感病毒的禽类及其分泌物、排泄物、病毒污染的水等被感染。 4. 人群易感性：(1) 人群普遍易感，病例的密切接触者为高危人群。从事禽类相关工作的职业人群，病例在冬春季，每年10月至关的职业人群、病例的密切接触者为高危人群。 5. 暴发和流行特点：(1) 主要发生在冬春季，每年10月至次年4月为流行季节。病例以散发为主，偶有家庭聚集性病例发生。H7N9 发病人群以青年和儿童为主。H7N9 发病人群以中老年男性为主

续表

病名	病原学特点	临床表现	流行病学特征
传染性非典型肺炎	1. 病原体：SARS病毒，属于冠状病毒β属B亚组。 2. 病原体特性：(1) 传染性强；(2) 该病毒的抵抗力和稳定性要强于其他人类冠状病毒，但对乙醚、氯仿、甲醛和紫外线等均敏感	1. 潜伏期：1～16天，常见为3～5天。 2. 主要症状、体征：发热，头痛，肌肉酸痛，乏力，干咳少痰，腹泻，部分患者进展为呼吸窘迫综合征。 3. 临床分期：(1) 早期：一般为首发症状。1～7天。起病急，以发热为首发症状。(2) 进展期：病情于10～14天达到高峰，发热、乏力等感染中毒症状加重，并出现频繁咳嗽，气促和呼吸困难。(3) 恢复期：病程进入2～3周后，发热渐退，其他症状与体征减轻乃至消失	1. 传染期：发病后至康复前。 2. 传染源：患者为主要传染源。 3. 传播途径：(1) 短距离的飞沫传播；(2) 通过消化道传播；(3) 接触传播；(4) 患者粪便中的病毒污染了建筑物的污水排放系统和排与气系统造成环境污染，可能造成局部流行。 4. 人群易感性：(1) 人群普遍易感。发病者以青壮年居多，儿童和老人少见。(2) 患者家属和医务人员属高危人群。患病后可获得一定程度的免疫力。 5. 暴发与流行特征：(1) 主要流行于人口密集的大都市，农村地区甚少发病。(2) 流行发生于冬末春初。有明显的家庭和医院聚集发病现象。(3) 社区发病以散发为主，偶见点状暴发流行
中东呼吸综合征	1. 病原体：中东呼吸综合征冠状病毒（MERS CoV）属于冠状病毒β属C亚组。 2. 病原学特征：该病毒被发现时间较短，其病原学特征尚不完全清楚，该病毒受体为二肽基肽酶4(DPP4)，主要分布于人深部呼吸道组织，可以部分解释中东呼吸综合征临床症状严重性	1. 潜伏期：2～14天。 2. 主要症状、体征：发热，畏寒，咳嗽，气短，肌肉酸痛，在肺炎基础上，临床病变进展迅速，很快发展为呼吸衰竭、ARDS或多器官功能衰竭(MODS)，特别是肾衰竭，甚至危及生命。二代病例病情相对较轻，也可无症状感染	1. 传染期：发病后至康复前。 2. 传染源和传播途径：目前认为单峰骆驼可能是该病原的中间宿主。人可能通过接触含有病毒的单峰骆驼的分泌物、排泄物(尿、便)、未煮熟的乳制品或肉而感染。而人际间主要通过飞沫经呼吸道传播，也可通过密切接触患者的分泌物或排泄物而传播。 3. 人群普遍易感。 4. 暴发与流行特征：目前的病例均来自中东地区。主要为沙特阿拉伯。当地流行以冬春季为主。家庭成员间密切接触和医院感染引起的聚集性病例是主要暴发疫情所在。尚未出现社区持续传播性传染病疫情

病名	病原学特点	临床表现	流行病学特征
麻疹	1. 病原体：麻疹病毒。 2. 病原体特性： （1）只有一个血清型；（2）含脂蛋白包膜，是主要的致病后物质；（3）在体外抵抗力较弱，对热、紫外线，及一般消毒剂敏感	1. 潜伏期：6～21天，平均为10天左右。接种过麻疹疫苗者可延长至3～4周。 2. 主要症状、体征：发热、咳嗽、流涕及眼结合膜炎，特征性表现为口腔麻疹黏膜斑及皮肤斑丘疹。 3. 临床分型：（1）典型麻疹分为前驱期，出疹期，恢复期。（2）非典型麻疹分为轻型麻疹，重型麻疹，异型麻疹。异型麻疹主要发生在接种麻疹灭活疫苗后4～6年，在接触麻疹患者时出现	1. 传染期：发病前2天至出疹后5天内。 2. 传染源：麻疹患者。 3. 传播途径：（1）经呼吸道飞沫传播为主要传播途径；通过污染病者的手传播，通过污染的衣物间接传播很少见。 （2）经污染病毒的手传播很少见。 4. 人群易感性：（1）人类对麻疹病毒普遍易感，病后可获得持久免疫力。（2）6个月以内婴儿因可从母体获得抗体很少患病，该病主要在6个月至5岁小儿间流行。近年成人麻疹病例增多。 5. 暴发与流行特征：发病季节以冬、春季为多见，但全年均可发生
肺结核	1. 病原体：结核分枝杆菌。 2. 病原体特性： （1）包括人型、牛型、鸟型和鼠型等类型。对人致病的主要为人型，牛型少见。（2）含脂类、蛋白质和多糖类。（3）对外界抵抗力强，耐干燥；对热、紫外线、乙醇比较敏感。（4）在一些特定的条件下，结核杆菌的形态、致病力，药物敏感性等特性可发生改变	1. 潜伏期：肺结核病的潜伏期因人而异，短的数月，长的数年甚至数十年，但以感染两年之内发病的最为常见。 2. 主要症状、体征：长期低热，咳嗽，咯血等。 3. 临床分型：原发性肺结核，血行播散型肺结核，继发性肺结核，结核性胸膜炎，肺外结核	1. 传染期：肺结核病的传染期长短不一，理论上讲，只要患者痰中带有结核菌就可以造成传染。 2. 传染源：排菌的患者和动物（主要是牛）。 3. 传播途径：（1）以飞沫传播为主。（2）其他途径如饮用带菌的牛奶经消化道感染，患病孕妇母婴传播及经皮肤伤口感染均少见。 4. 人群易感性：普遍易感。婴幼儿，青春后期及老年人发病率较高。 5. 暴发与流行特征：结核病多呈散发状态，无特别明显的季节性和周期性。但在通风不良环境下集体学习、生活的人群中，一旦有人发生肺结核病，其他人常可受到结核菌感染，可呈现结核病的局部聚集或暴发

续表

病名	病原学特点	临床表现	流行病学特征
百日咳	1. 病原体：百日咳杆菌。 2. 病原体特性：（1）外膜蛋白中的凝集抗原、黏附素和外毒素等具有诱导宿主产生保护性抗体的作用。（2）该菌对理化因素抵抗力弱，对紫外线和一般消毒剂敏感。	1. 潜伏期：2～21天，平均7～10天。 2. 主要症状和体征：阵发性、痉挛性咳嗽，咳嗽终止时伴有鸡鸣样吸气吼声。	1. 传染期：潜伏期开始至发病后6周。 2. 传染源：百日咳患者、隐性感染者和带菌者。 3. 传播途径：由呼吸道飞沫传播，咳嗽、说话、打喷嚏时由分泌物散布在空气中形成气溶胶，通过吸入传染。 4. 人群易感性：（1）人群对百日咳普遍易感，5岁以下小儿发病率最高。（2）百日咳病后不能获得终生免疫。 5. 暴发与流行特征：百日咳多见于温带和寒带，一般为散发。在儿童集体机构、托儿所、幼儿园等也可引起流行。
白喉	1. 病原体：白喉杆菌。 2. 病原体特性：（1）细菌分泌的外毒素足以致病的主要物质。（2）对冷冻、干燥抵抗力强，对湿热及化学消毒剂敏感。	1. 潜伏期：1～7天，多为2～4天。 2. 主要症状和体征：咽，喉部灰白色假膜和全身毒血症症状。 3. 临床分型：咽白喉、喉白喉、鼻白喉和其他部位白喉。	1. 传染期：潜伏期末即开始。 2. 传染源：患者和带菌者。 3. 传播途径：主要经呼吸道飞沫传播，也可经损破的皮肤传播。偶尔可经食物、玩具及物品间接传播。 4. 人群易感性：（1）人群普遍易感，新生儿经胎盘及母乳获得免疫力。（2）患病后可产生针对外毒素的抗体，免疫力持久。 5. 暴发与流行特征：（1）该病见于世界各地，以散发为主。（2）一年四季均可发病，以冬、春季多发。
猩红热	1. 病原体：A组β型溶血性链球菌（GAS）。 2. 病原体特性：（1）M蛋白是GAS的主要致病因子，M蛋白抗原变异是M分型的基础。（2）该病菌的致病力来源于细菌本身及其产生的毒素和蛋白酶类。（3）该菌对热及干燥抵抗力不强。	1. 潜伏期：1～7天，一般为2～3天。 2. 主要症状和体征：发热、咽峡炎、全身弥漫性鲜红色皮疹和疹后明显脱屑。 3. 临床分型：普通型、脓毒型、中毒型、外科型。	1. 传染期：咽拭子培养阳性者均有传染性，一般自治疗之日起至病后7天。 2. 传染源：患者和带菌者。 3. 传播途径：主要经空气飞沫传播，也可经皮肤创伤或产妇产道传播。 4. 人群易感性：（1）普遍易感。（2）感染后产生抗菌免疫和抗毒素免疫。 5. 暴发与流行特征：本病多见于温带，冬春季多见，以儿童为主。菌种及其毒力变化易引起暴发和重症病例。

续表

病名	病原学特点	临床表现	流行病学特征
流行性感冒	1. 病原体:流感病毒。 2. 病原体特征: (1)病毒包膜有血凝素和神经氨酸酶两种糖蛋白,与其致病力有关;(2)流感病毒易发生抗原变异,与抗原漂移与抗原转变是主要的抗原变异形式;(3)传染性强,对一般消毒剂敏感,100℃2分钟可杀死	1. 潜伏期:通常为1~3天(数小时至4天)。 2. 主要症状及体征:发热、乏力、头痛、全身肌肉酸痛等中毒症状,可伴咽痛、咳嗽、流涕等。 3. 临床分型:典型流感、轻型流感、肺炎型流感、其他类型	1. 传染期:潜伏期至发病三天内传染性强。 2. 传染源:患者和隐性感染者。 3. 传播途径:(1)主要通过飞沫经呼吸道传播。(2)通过接触被污染的手、日常用具等间接传播。 4. 人群易感性:人群普遍易感,感染后获得对同型病毒免疫,但持续时间短,各型及亚型之间无交叉免疫,可反复发病。 5. 暴发与流行特征:(1)突然发生,迅速传播。甲型流感病毒变异,产生一个新的亚型,可引发世界性的大流行。(2)乙型流感病毒只有抗原漂移,以局部流行为主。约相隔5~6年发生一次,丙型流感则为散发。(4)四季均可发生,以秋、冬季为主。南方在夏、秋季也可见到流感流行
流行性腮腺炎	1. 病原体:腮腺炎病毒。 2. 病原体特征:(1)该病毒抗原结构稳定,只有一个血清型。(2)抵抗力低,紫外线、甲醛和56℃均可灭活	1. 潜伏期:14~25天,平均为18天。 2. 主要症状及体征:腮腺非化脓性炎症,腮腺区肿痛	1. 传染期:腮腺肿大前7天至肿大后9天约两周时间内。 2. 传染源:早期患者及隐性感染者。 3. 传播途径:主要通过飞沫传播。 4. 人群易感性:人群普遍易感,大多数患者为1~15岁少年儿童。 5. 暴发与流行特征:本病呈全球性分布,全年均可发病,但以冬、春季为主

续表

病名	病原学特点	临床表现	流行病学特征
风疹	1. 病原体:风疹病毒。 2. 病原体特性: (1) 风疹病毒仅有一个血清型,可在胎盘或胎儿体内生存。(2) 理化特性:病毒在体外的生活力弱,对紫外线、乙醚、氯化铯、去氧胆酸等均敏感	1. 潜伏期:14~21天,平均为18天。 2. 主要症状和体征:低热、全身皮疹,常伴有耳后、枕部淋巴结肿大。风疹病毒易发生垂直感染,孕妇妊娠早期初次感染风疹病毒后,病毒可通过胎盘屏障进入胎儿,常可造成流产或死胎,还可导致胎儿发生先天性风疹综合征,引起胎儿畸形	1. 传染期:出疹前1周到出疹后4天。 2. 传染源:患者。 3. 传播途径:主要通过飞沫传播。 4. 人群易感性:人群普遍易感,大多数患者为1~15岁少年儿童。一次得病,可终身免疫。 5. 暴发与流行特征:本病呈全球性分布,全年均可发病,但以春季为主
水痘和带状疱疹	1. 病原体:水痘-带状疱疹病毒。 2. 病原体特性:(1) 属疱疹病毒科,仅有一个血清型。(2) 传染性较强。(3) 不能产生胸腺嘧啶激酶的病毒不能造成潜伏感染而引起带状疱疹。(4) 病毒对外界抵抗力弱,不耐热和酸,不能在痂皮中存活,能被乙醚等消毒剂灭活	水痘: 1. 潜伏期:10~24天,以14~16天为多见。 2. 主要临床症状和体征:全身性丘疹、水疱、奇痒,过后结痂,一般不留瘢痕。 带状疱疹: 1. 在人体免疫力下降时发生。 2. 主要临床症状和体征:沿身体单侧体表神经分布出现的相应皮肤呈带状的成簇水疱,常伴有局部神经疼痛	1. 传染期:发病前1~2天至皮疹完全结痂为止。 2. 传染源:患者。 3. 传播途径:(1) 通过呼吸道飞沫;(2) 直接接触传播。 4. 人群易感性:(1) 人群普遍易感。(2) 病后可获得持久免疫,二次感染发病者较少见。带状疱疹病后仍可复发。 5. 暴发与流行特征:一年四季均可发生,以冬、春季为高
军团菌病	1. 病原体:军团菌。 2. 病原体特性:现已发现超过30种军团菌,34个血清型对人有致病性。嗜肺军团菌种,包括14个血清型可以引起急性呼吸道炎症	1. 潜伏期:2~10天,通常5~6天。 2. 主要症状及表现:轻症患者病程自限性,感染也可从肺部播散至肺外其他系统。 3. 临床分型:肺炎型和庞蒂亚克热型	1. 传染来源:人工水系统,如冷热水管道系统、空调冷却塔水、旋流池水、蒸发冷凝器、加湿器等是军团菌感染的主要来源。 2. 人群易感性:主要通过呼吸道吸入人感染。 3. 高危人群:中老年男性是军团菌病的易感人群,有吸烟史和慢性肺部疾病者易患此病。 4. 暴发与流行特征:多发生于夏末和秋初,大多数病例为散发,人群密集场所的空调系统污染可导致暴发

二、肠道传染病

肠道传染病是病原体经口侵入肠道并引起腹泻和（或）其他脏器及全身性感染的一类疾病。

（一）传染源

受感染的人或动物（包括携带者）作为传染源的意义更大。

（二）传播途径

肠道传染病的许多病原体可经水、食物、日常生活接触以及昆虫或其他媒介传播。一般通过粪—口途径感染人或动物。

（三）人群易感性

人群普遍易感。婴幼儿、儿童、老年人及免疫力低下人群，一旦感染发病，其症状更为严重。部分病原体感染后产生的免疫力不持久，造成类似病原体再次感染。

（四）暴发与流行特点：

1. **经水传播的特点**　病例分布与供水范围一致，有饮用同一水源史；除哺乳婴儿外，无职业、年龄及性别的差异；如水源经常受污染，则病例长期不断；停用污染源或采取消毒、净化措施后，暴发或流行即可平息。

2. **经食物传播的特点**　病人有食用相同食物史，不进食者不发病；患者的潜伏期短，一次大量污染可致暴发流行；停止供应污染食物，暴发或流行即可平息。

3. **肠道传染病的发病和流行是众多因素综合作用的结果**　社会因素如居民的生活条件、卫生设施、风俗习惯、战争、饥荒等，自然因素如气温、降雨量、相对湿度、水旱灾害等，均可直接或间接影响肠道传染病的发病强度。而个人卫生习惯、机体免疫水平及病原体变异或传入新菌型等，对发病强度影响也很大。

常见肠道传染病病原学特点、临床表现及流行病特征见表 7－4。

三、自然疫源及虫媒传染病

以节肢动物（如蚊、蜱、螨、虱、白蛉等）为媒介而传播的传染病称为虫媒传染病。而把可以同时感染人和其他脊椎动物，并可在动物与人之间传播的传染病称为人兽共患传染病。其中不依赖人类可长期在自然界的动物中存在和流行的疾病，又称为自然疫源性疾病。

（一）传染源

人或动物为传染源和储存宿主。在虫媒及人兽共患传染病中，传播疾病的动物不仅可作为人类疾病的传染源，而且还具有保持病原体在自然界长期存在的作用，称为病原体的宿主。对于大多数虫媒传染病来说，病原体必须在传播疾病的吸血节肢动物中繁殖后才能进行传播，因而媒介节肢动物是疾病自然循环中的必要组成部分。

（二）传播途径

传播途径有机械性传播和生物性传播两种。机械性传播指节肢动物对病原体的传播只起携带和输送作用，对这一类病原体来说媒介节肢动物并非是必需的，即病原体还有其他的传播方式，如蝇传播的霍乱。生物性传播即病原体必须在媒介节肢动物体内经过发育或/和增殖阶段才能传播到新的宿主，媒介节肢动物对这一类病原体的传播是必需的，如由蚊传播的蚊媒传染病都属于生物性传播。

表7-4　常见肠道传染病病原学特点、临床表现及流行病特征

病名	病原学特点	临床表现	流行病学特征
霍乱	1. 病原体：霍乱弧菌。 2. 病原体特性：(1)霍乱弧菌有耐热的菌体(O)抗原和不耐热的鞭毛(H)抗原，其中O抗原是霍乱弧菌分群和分型的基础。(2)霍乱弧菌可产生霍乱毒素，霍乱毒素是霍乱弧菌致病的关键物质。(3)霍乱弧菌对热、干燥、酸，以及一般消毒剂均甚敏感	1. 潜伏期：数小时至5天，通常2~3天。 2. 主要症状、体征：剧烈水样腹泻、呕吐、脱水，电解质平衡失调，代谢性酸中毒。 3. 临床分型：典型病例、非典型病例(轻型)、中毒型病例(干性霍乱)	1. 传染源：患者和带菌者。 2. 传播途径：(1)患者及带菌者的粪便或排泄物污染水源或食物后可传播。(2)日常生活接触和苍蝇亦起传播作用。 3. 人群易感性：(1)人群对霍乱弧菌普遍易感。性感染较多。(2)病后可获得一定免疫力，能产生抗菌抗体和抗肠毒素抗体，但亦有再感染的报告。 4. 暴发和流行特点：(1)在我国霍乱流行季节为夏、秋季，以7~10月为多。(2)发病以成人为主，无明显显性别差异，流行形式主要为散发、暴发等
甲/戊肝	1. 病原体：甲型/戊型肝炎病毒(HAV/HEV)。 2. 病原体特性：(1)电镜下见实心和空心颗粒，实心颗粒为完整的HAV，有传染性；空心颗粒为未成熟的不含RNA的颗粒，无传染性。(2)HAV对外界抵抗力较强，耐酸碱，对紫外线、氯、甲醛敏感。(3)戊型肝炎病毒在碱性环境下较稳定，对热、氯仿、氯化物敏感	1. 潜伏期：甲肝30天，戊肝40天。 2. 主要症状及体征：疲乏、食欲减退、厌油、肝功能异常，部分出现黄疸。 3. 临床分型：急性肝炎、慢性肝炎、重型肝炎(肝衰竭)、淤胆型肝炎、肝炎肝硬化	1. 传染期：起病前2周至血清丙氨酸转氨酶高峰则后一周。 2. 传染源：急性期患者和隐性感染者。 3. 传播途径：主要由粪-口途径传播。 4. 人群易感性：抗HAV/HEV阴性均易感。易感人群，甲肝发病后可获持久免疫力，抗HEV多在短期内消失，少数可持续1年以上。 5. 暴发与流行特点：(1)水源或食物污染可致暴发流行。(2)农村高于城市，发展中国家高于发达国家
伤寒和副伤寒	1. 病原体：伤寒沙门菌/甲、乙、丙型副伤寒沙门菌。 2. 病原体特性：(1)伤寒沙门菌具有脂多糖菌体抗原和鞭毛抗原，可刺激机体产生特异性、非特异性IgM和IgG抗体。(2)伤寒沙门菌裂解所释放的内毒素在发病机制中起重要作用	1. 潜伏期：伤寒通常为8~14天，副伤寒甲、乙为6~10天，副伤寒丙内为1~3天。 2. 主要症状及体征：持续发热，表情淡漠，相对缓脉、玫瑰疹、肝脾肿大和白细胞减少等。 3. 临床分型：典型伤寒，其他类型包括轻型、爆发型、迁延型、逍遥型	1. 传染源：带菌者和患者。 2. 传播途径：通过粪-口途径传播。 3. 人群易感性：(1)未患过伤寒或接种过伤寒菌苗的个体，均易感。(2)伤寒发病后可获得较稳固的免疫力，第二次发病少见。 4. 暴发与流行特点：(1)伤寒可发生于任何季节，但以夏秋季多见。(2)发病以学龄前儿童和青年多见

病名	病原学特点	临床表现	流行病学特征
细菌性痢疾	1. 病原体:志贺菌。 2. 病原体特性: (1) 志贺菌属分为4个血清型(痢疾志贺菌、福氏志贺菌、鲍氏志贺菌、宋内志贺菌; (2) 志贺菌所有菌株都能产生内毒素,是引起全身反应的重要因素,外毒素又称为志贺毒素,有肠毒性、神经毒性和细胞毒性	1. 潜伏期:一般为1~4天,短者数小时,长者可达7天。 2. 主要症状及体征:腹痛、腹泻、排黏液脓血便以及里急后重等。 3. 临床分型:急性菌痢包括普通型、轻型、重型、中毒性菌痢;慢性菌痢包括慢性迁延型、急性发作型、慢性隐匿型	1. 传染源:急、慢性菌痢患者和带菌者。 2. 传播途径:(1) 粪-口途径传播;(2) 生活接触传播。 3. 人群易感性:人群普遍易感。病后获得一定的免疫力,但持续时间短,不同菌群及血清型间交叉保护性免疫,易反复感染。 4. 暴发与流行特征:各地菌痢发生率差异大,终年散发,有明显的季节性
阿米巴痢疾	1. 病原体:溶组织内阿米巴原虫。 2. 病原体特性:有滋养体和包囊两个时期。滋养体是溶组织内阿米巴的致病性形态,是溶组织内阿米巴的感染形态	1. 潜伏期:一般为3周,亦可短至数天或长达余年。 2. 主要症状及体征:发热、腹痛、腹泻,果酱样黏液血便,右下腹压痛。 3. 临床分型:无症状型、急性阿米巴痢疾、慢性阿米巴痢疾,其他型阿米巴病	1. 传染源:慢性患者、恢复期患者及症状包囊携带者。 2. 传播途径:经口途径感染是主要传播途径。 3. 人群易感性:(1) 人群对溶组织内阿米巴内感机会相对较少。(2) 人群感染易感,但婴儿与儿童感染对象高,但不具保护性抗体作用,故可重复感染。 4. 暴发与流行特征:本病分布全球,以热带、亚热带温带地区为高,感染率高低与当地的经济水平、卫生状况及生活习惯有关。
脊髓灰质炎	1. 病原体:脊髓灰质炎病毒。 2. 病原体特性: (1) 根据抗原不同可分为Ⅰ、Ⅱ、Ⅲ血清型,各型间很少交叉免疫。(2) 脊髓灰质炎病毒,在外界环境中有较强的生存力	1. 潜伏期:5~35天,一般为9~12天。 2. 主要表现为发热,上呼吸道症状、肢体疼痛,部分患者可发生弛缓性神经麻痹,并留下后遗症。 3. 临床分型:无症状型者、顿挫型、无瘫痪型、瘫痪型	1. 传染源:患者隐性感染者和病毒携带者。 2. 传播途径:(1) 通过粪-口途径传播;(2) 通过空气飞沫传播。 3. 易感人群:(1) 人群对本病普遍易感,感染后获得持久免疫力并具有型特异性。(2) 6个月至5岁小孩发病率较高。 4. 暴发与流行特征:本病遍及全球,多见于温带地区,但在普种疫苗地区发病率明显降低,也少有流行

续表

病名	病原学特点	临床表现	流行病学特征
手足口病	1. 病原体：手足口病病原体多样。肠道病毒71型、柯萨奇病毒、埃可病毒的某些血清型。 2. 病原体特性：（1）由核酸蛋白衣壳构成，无表面包膜；（2）传染性强，对多种氧化剂、甲醛和碘酒等比较敏感；（3）对多种氧化剂、甲醛和碘酒等比较敏感	1. 潜伏期：3～7天。 2. 主要症状及体征：典型表现为手、足、口腔等部位皮肤黏膜的皮疹、疱疹、溃疡。 3. 临床分型：轻症、重症	1. 传染源：患者和隐性感染者。 2. 传播途径：主要经粪—口途径传播，其次经呼吸道飞沫传播。 3. 易感人群：（1）人群对手足口病的肠道病毒普遍易感。（2）机体可先后或同时感染多种不同血清型或亚组病毒。 4. 暴发与流行特征：（1）热带和亚热带地区一年四季均可发生，温带地区冬季感染较少，夏、秋季为5～7月可有一明显的感染高峰；（2）任流行期间，常可发生幼儿园和托儿所集聚和家庭集聚发病，有时可在短时间内造成较大范围的流行
感染性腹泻（沙门氏菌性肠炎）	1. 病原体：除伤寒及甲、乙、丙型副伤寒以外的所有沙门菌。 2. 病原体特性：（1）不产生芽胞，无荚膜，绝大多数有鞭毛、能运动、抗原结构复杂。（2）对外界的抵抗力强	1. 潜伏期：4～24小时。 2. 主要症状及体征：恶心、呕吐、腹痛、腹泻，里急后重及黏液脓血便	1. 传染源：病人、带菌者、患病及带菌动物。 2. 传播途径：以食源性和医源性传播为主，也可通过水源、接触传播。 3. 易感人群：人群普遍易感。幼儿（尤其1岁以内）为甚。 4. 暴发与流行特征：（1）本病在5～10月份较多，7～9月份可易发生。（2）病例可散发，有时集体发病

续表

病名		病原学特点	临床表现	流行病学特征
感染性腹泻	肠致泻性大肠杆菌肠炎	1. 病原体：大肠杆菌。 2. 病原体特征： (1) 引起感染性腹泻的有5个病原群：肠致病性大肠杆菌（EPEC），肠产肠毒素性大肠杆菌（ETEC），肠侵袭性大肠杆菌（EIEC），肠出血性大肠杆菌/产志贺毒素大肠杆菌（EHEC/VTEC），肠集聚性黏附大肠杆菌（EAggEC）；(2) 能产生志贺样毒素，具有神经毒、细胞毒、肠毒素作用；(3) 本菌为人和动物肠道正常寄居菌，特殊条件下致病；(4) 对酸有较强抵抗力，对高温和化学消毒剂敏感	1. 潜伏期：数小时至数天、数周。 2. 主要症状及体征：恶心、呕吐、腹泻、血样便、低热或不发热	1. 传染源：病人及及带菌者。 2. 传播途径：类一口途径。 3. 易感人群：人群普遍易感，但以幼儿多见。 4. 暴发与流行特征：(1) 5~6月份为发病高峰。(2) 病例可散发、有时集体发病
	致泻性弧菌肠炎	1. 病原体：副溶血性弧菌、河弧菌、拟态弧菌、霍乱利斯弧菌等。 2. 病原体特征： (1) 有芽孢；(2) 对酸敏感；(3) 致病菌株能溶解人及家兔红细胞，称"神奈川"实验阳性	1. 潜伏期：本病潜伏期2小时至4天，平均15小时。 2. 主要症状及体征：起病急骤，腹泻、腹痛、恶心、呕吐、发热，重症可脱水、循环衰竭，少数有中毒性休克	1. 传染源：带菌期海产品，近海淡水鱼带菌较高。 2. 传播途径：主要通过食物传播。 3. 易感人群：各年龄均易感，以青壮年居多。 4. 暴发与流行特征：(1) 本病在5~10月份较多，7~9月份尤易发生。(2) 病例可散发、有时集体发病
	弯曲菌肠炎	1. 病原体：弯曲菌。 2. 病原体特征： (1) 引起人类腹泻的主要是空肠弯曲菌、结肠弯曲菌；(2) 对外界抵抗力较弱	1. 潜伏期：平均潜伏3~5天。 2. 主要症状及体征：发热、腹泻、腹痛，少数伴有呕吐，类便呈黄色水样便，部分为黏液便和脓血便。典型者脐周呈痉挛性绞痛	1. 传染源：人畜共患病，主要传染源是家畜、家禽、家畜和鸟类，急性期患者和带菌者。 2. 传播途径：经食物和水传播，也可接触传播。 3. 易感人群：人群普遍易感。 4. 暴发与流行特征：(1) 全年均可发生，夏秋季多见。(2) 病例可散发、有时集体发病

续表

病名	病原学特点	临床表现	流行病学特征
耶尔森菌肠炎	1. 病原体：耶尔森菌。 2. 病原体特性： (1) 可产生热稳定肠毒素；(2) 煮沸、干燥及常规消毒剂可杀灭	1. 潜伏期：4～10天。 2. 主要症状及体征：突然发热，腹痛，腹泻，部分可有类似于阑尾炎症状，慢性反应性关节炎及结节性红斑以及败血症、突眼性甲状腺肿等	1. 传染源：患者，带菌者，患病和带菌动物。 2. 传播途径：(1) 进食被细菌污染的食物而传播。(2) 人与动物的密切接触也可传播。 3. 易感人群：人群普遍易感。 4. 暴发与流行特征：(1) 全年均可发病，以秋、冬、春季较多；(2) 病例可散发，有时集体发病
感染性腹泻 轮状病毒肠炎	1. 病原体：轮状病毒。 2. 病原体特性：感染肠黏膜细胞并产生肠毒素，引起肠胃炎，导致严重腹泻	1. 潜伏期：2～3天。 2. 主要症状及体征：腹泻和呕吐，可伴发热和/或呼吸道症状。严重者常伴有脱水及代谢性中毒，常并发肺炎、心肌炎、脑炎及病毒血症	1. 传染源：患者和无症状携带者。 2. 传播途径：粪-口途径传播。也可经接触和呼吸道传播。 3. 易感人群：普遍易感。 4. 暴发与流行特征：轮状病毒每年在秋冬季节流行
诺如病毒肠炎	1. 病原体：诺如病毒。 2. 病原体特性： (1) 无包膜，表面粗糙。表面结构呈高度遗传变异	1. 潜伏期：多在24～48小时，最短12小时，最长72小时。 2. 主要症状及体征：主要表现为腹泻、腹痛、恶心、呕吐，可伴有低热、头痛、肌痛、乏力及食欲减退	1. 传染源：患者和隐性感染。 2. 传播途径：粪-口途径。 3. 人群易感性：普遍易感。 4. 暴发与流行特征：常在社区、学校、餐馆、医院、托儿所、孤老院及军队等处暴发流行
感染性腹泻 肠腺病毒肠炎	1. 病原体：腺病毒。 2. 病原体特性：病毒体呈类似通信卫星样结构。腺病毒对酸碱及温度的耐受范围较宽，对脂溶剂有较强的抵抗力，紫外线照射30min或56℃30min可被灭活	1. 潜伏期：3～10天。 2. 主要症状及体征：以腹泻为主，可伴呕吐，发热，亦可有呼吸道感染症状，粪便呈水样便或稀水便，少数可有黏液	1. 传染源：患者和隐性感染者。 2. 传播途径：接触、粪-口途径及和呼吸道传播。 3. 人群易感性：婴幼儿多发。 4. 暴发与流行特征：(1) 无明显季节性，秋冬季节多发；(2) 以散发和地方性流行为主

续表

病名	病原学特点	临床表现	流行病学特征
蓝氏贾第鞭毛虫感染性腹泻	1. 病原体:蓝氏贾第鞭毛虫。 2. 病原体特性: (1) 人体肠道感染的常见寄生虫之一。 (2) 寄生在小肠、胆囊,主要在十二指肠	1. 潜伏期:1~2周。 2. 主要症状及体征:自限性腹泻,无症状带虫,慢性腹泻以及相关的吸收障碍和体重减轻。腹泻为突发性恶臭样便、糊状或块状状便	1. 传染源:排出包囊的人和动物。 2. 传播途径:可经水、食物,接触以及苍蝇等媒介传播。 3. 人群易感性:感染以小儿为多见。 4. 暴发与流行特征:(1) 全年均可发病,夏秋季高发。(2) 我国各地均有发生,但以南方多见
隐孢子虫病	1. 病原体:隐孢子虫。 2. 病原体特性:隐孢子虫是一种专性细胞内生长的机会致病寄生虫。隐孢子虫原虫,史包括卵囊、子孢子、滋养体、裂殖体、雌雄配子体及合子等阶段,仅需单一宿主即可完成,整个生活史约5~15天完成	1. 潜伏期:平均潜伏期7天。 2. 主要症状及体征:腹泻、腹痛、恶心、呕吐、厌食、乏力及体重下降等,可伴有低热。免疫功能缺陷者,尤其是艾滋病患者,缓慢起病、腹泻持续	1. 传染源:感染隐孢子虫的动物和人以及无症状带虫者为传染本病的主要传染源。 2. 传播途径:粪-口、手-口途径为主。 3. 人群易感性:农民、兽医及实验室工作人员多发。 4. 暴发与流行特征:全年均可发病,但温暖、潮湿夏秋季节多见
肠道病毒脑膜炎	1. 病原体:常见的肠道病毒包括埃可病毒6、9、30型,柯萨奇病毒B3、B5型等。 2. 病原体特性: (1) 小核糖核酸病毒科(Picornaviridae)的成员,主要在肠道内复制。(2) 它们在酸性环境中稳定	1. 潜伏期:平均为7天。 2. 主要症状及体征:不同程度的发热、头痛、呕吐、意识障碍、表情淡漠、嗜睡;较快出现颈部强直及典型的脑膜刺激征。重症者神志不清、谵妄、昏迷,有时可出现局限性或全身性抽搐	1. 传染源:患者和隐性感染者。 2. 传播途径:肠道病毒可以在感染的人的粪便和呼吸道分泌物中发现,人们可以通过直接接触这些粪便、分泌物或接触被这类粪便或分泌物污染的物体(如水杯、电话等)而感染。 3. 人群易感性:人类对肠道病毒普遍易感,儿童是肠道病毒性疾病的高发人群。 4. 暴发与流行特征:全年均可发生,4~7月是肠道病毒性脑炎的发生高峰
急性出血性结膜炎	1. 病原体:肠道病毒70型或科萨奇病毒A24型变种,腺病毒某些型 2. 病原体特性:CA24v和EV70都属于微小核糖核酸病毒科(Picornaviridae)肠道病毒属(Enterovirus),具有肠道病毒的一般理化及生物学特性	1. 潜伏期:一般为24小时左右,最长不超过3天。 2. 主要症状及体征:双眼出现剧烈的异物感、眼痛、怕光、流泪、眼睑肿胀、结膜下出血等	1. 传染源:患者。 2. 传播途径:通过直接或间接接触传染。 3. 人群易感性:人类对本病普遍易感。 4. 暴发与流行特征:多发于夏秋季节

（三）人群易感性

人群普遍易感。感染来源与有无自然疫源地旅行史、动物接触史、病媒昆虫叮咬史密切相关。

（四）暴发或流行的特点

大多数经吸血节肢动物传播的传染病具有以下流行特征：

1．地区性。病例分布与吸血节肢动物分布一致。

2．季节性。病例季节性升高与吸血节肢动物活动季节一致或稍后。

3．某些传染病有明显的职业特点，如森林脑炎多见于伐木工等野外作业人员。

4．发病有年龄特点，老疫区病例多见于儿童，新疫区病例无年龄差异。

5．一般无人直接传人的情况。常见自然疫源及虫媒传染病的病原学特点、临床表现及流行病特征，见表7-5。

四、血源及性传播疾病

血源及性传播疾病是病原体存在于携带者或患者的血液或体液中，通过应用血制品或性行为传播的一类疾病。

（一）传染源

患者或隐性感染者、病原携带者是传染源，其中隐性感染者和病原携带者作为传染源的公共卫生意义更大。

（二）传播途径

主要通过性传播、血液传播和垂直传播，有时可通过被污染的物品引起间接接触传播。

（三）人群易感性

人群普遍易感，感染与暴露的风险高低有关，暗娼、嫖客、男男性行为者、多性伴者、吸毒人员、经常输血或透析治疗者等人群发病风险高。

（四）流行特点

呈全球性分布，存在明显区域差异，发展中国家发病水平高于发达国家。多无季节性流行特征。多为散发，偶有医源性感染引起的暴发报道。暴露频次较高的高危人群发病风险高。我国流行因素复杂。

（五）血源及性传播传染病特征

血源及性传播传染病包括法定乙类报告传染病中的乙型/丙型病毒性肝炎、艾滋病、梅毒、淋病、疟疾，按照甲类管理的埃博拉出血热，以及非法定报告传染病中的软下疳、非淋菌性尿道炎、生殖器疱疹、尖锐湿疣等，其中病毒性肝炎、艾滋病、梅毒、淋病位列我国法定甲、乙类传染病中前五位（表7-6）。

表7-5 常见自然疫源及虫媒传染病病原学特点、临床表现及流行病特征

病名	病原学特点	临床表现	流行病学特征
鼠疫	1. 病原体：鼠疫杆菌。 2. 病原体特性： (1) 产生两种毒素，一种为外毒素（鼠毒素，一种为蛋白质），对小鼠和大鼠有很强的毒性。另一种为内毒素（脂多糖），能引起发热、DIC、组织器官内溶血、中毒休克、局部及全身施瓦茨曼反应。(2) 外界抵抗力较弱	1. 潜伏期：腺鼠疫2～5天，原发性肺鼠疫数小时至3天，曾经接受预防接种者，可长达9～12天。 2. 主要症状、体征：(1) 发病急剧，寒战，高热，体温骤升至39～41℃，呈稽留热。(2) 重症患者早期即可出现血压下降，意识不清，谵妄等。 3. 临床分型：(1) 腺鼠疫：除具有鼠疫的全身表现之外，受累部位所属淋巴结肿大为其主要特点。(2) 肺鼠疫：原发性肺鼠疫起病急，寒战高热，咳嗽，咳大量粉红色泡沫血痰，在起病24～36小时内可发生剧烈胸痛，继发性肺鼠疫是在腺鼠疫和败血症型鼠疫基础上，病情突然加剧出现原发性肺鼠疫呼吸系统表现。(3) 败血症型鼠疫：最凶险的一型，病死率极高。皮肤广泛出血、淤斑、发绀、坏死，故死后尸体呈紫黑色，俗称"黑死病"。(4) 轻型鼠疫：又见于小鼠疫，多见于流行初、末期或预防接种者。(5) 其他类型鼠疫：皮肤鼠疫、肠鼠疫、眼鼠疫、脑膜炎型鼠疫、扁桃体型鼠疫等，均少见。	1. 传染源：(1) 主要是鼠类和其他啮齿动物。(2) 各型鼠疫患者。 2. 传播易途径：(1) 动物和人间鼠疫的传播，鼠蚤叮咬是主要的传播途径。(2) 经皮肤传播。(3) 呼吸道飞沫传播。 3. 人群易感性：(1) 人群对鼠疫普遍易感，存在一定数量的隐性感染。(2) 病后可获得持久免疫，可降低易感性。(3) 预防接种可获得一定免疫力。 4. 暴发和流行特点：(1) 人间鼠疫以非洲、亚洲、美洲发病最多。我国近年发病最多的是滇西黄胸鼠疫源地和青藏高原喜马拉雅早獭疫源地。(2) 多由疫区通过交通工具向外传播，形成外源性鼠疫，引起流行。(3) 人间鼠疫多在6～9月，肺鼠疫多在10月以后流行。(4) 人间鼠疫多由野鼠传至家鼠，由家鼠传染于人引起
炭疽	1. 病原体：炭疽杆菌。 2. 病原体特性： (1) 革兰氏阳性需氧芽胞杆菌，在宿主体内形成荚膜，荚膜具有抗吞噬作用和很强的致病性。(2) 细菌产生三种外毒性蛋白，有保护性抗原、水肿因子和致死因子。而细胞有很强的抵抗力。(3) 芽胞有很强的抗力，对热和普通消毒剂非常敏感	1. 潜伏期：一般为1～5天，也可短至几个小时，长至2周左右。 2. 主要症状：(1) 皮肤炭疽典型症状为局部皮肤无痛性非凹陷性水肿，焦痂溃疡等；(2) 肺炭疽特点是肺部X线表现为出血性纵隔炎和纵隔阴影增宽；(3) 肠炭疽特点是出血性肠炎。 3. 临床分型：(1) 皮肤炭疽：最常见的临床类型，约占90%以上；(2) 肺炭疽：较罕见，其症状包括高热、剧烈腹痛、腹泻、吸血、黑便，并很快出现腹水；(4) 炭疽败血症：常继发于肺、肠道和严重皮肤炭疽	1. 传染源：主要为患病的草食动物，如牛、羊、马、骆驼等。人与人之间的传播极少见。 2. 传播途径：(1) 直接或间接接触病畜或其排泄物以及染菌的动物皮毛、肉、骨粉等；(2) 吸入带芽胞的粉尘或气溶胶；(3) 进食被炭疽杆菌污染的肉类和乳制品。 3. 人群易感性：(1) 人群普遍易感。(2) 大部分炭疽病例为散发病例，大规模的流行少见。(3) 病后可获得持久的免疫。 4. 暴发和流行特点：(1) 炭疽在牧区呈地方性流行。(2) 季节性明显，5月份开始上升，7～9月份达到高峰，10月份下降。(3) 参与动物屠宰、制品加工，动物饲养以及兽医等为高危人群。

续表

病名	病原学特点	临床表现	流行病学特征
布鲁氏菌病	1. 病原体：布鲁菌。 2. 病原体特性： (1) 分为6个种19个生物型，牛种、羊种、猪种和犬种对人类致病，羊种、猪种在致病中起重要作用。(2) 脂多糖在致病中起重要作用。(3) 在自然环境中生存力较强	1. 潜伏期：一般1~3周，平均2周，也可长达数月甚至1年以上。 2. 主要症状：发热（典型的为波浪热，多汗（夜间或凌晨热退时）、乏力、游走性关节痛、睾丸肿痛等。 3. 临床分型：(1) 急性感染：患病3个月以内；(2) 亚急性感染：3个月到1年；(3) 慢性感染：患病1年以上；(4) 局灶性感染：可以局限在几乎所有的器官，最常局限在骨、关节、中枢神经系统；(5) 复发：经抗菌治疗后约10%的患者出现复发，任往发生在初次治疗结束后3~6个月，复发与细菌在细胞内的耐药性、细菌的嗜回定位以及不规范治疗有关	1. 传染源：主要是羊、牛及猪。 2. 传播途径：(1) 经皮肤及黏膜接触传染；(2) 经消化道传染；(3) 经呼吸道传染；(4) 其他：如苍蝇携带、蜱叮咬也可传播本病。 3. 人群易感性：(1) 人群普遍易感，病后可获较强免疫力。(2) 因不同种布鲁菌之间存在交叉免疫，因此再次感染者很少。 4. 暴发和流行特点：(1) 有明显的职业性，凡与病畜、染菌畜产品接触多者发病率很高。(2) 一年四季均可发病。羊种菌有明显的季节性高峰，高峰在2~4月，人间发病高峰在4~5月。牛种则夏季稍多些，猪种季节性不明显。北方牧区羊群在产羔季节多发
狂犬病	1. 病原体：狂犬病毒。 2. 病原体特性： (1) 属弹状病毒科拉沙病毒属。(2) 为单股负链RNA病毒。(3) 糖蛋白决定了病毒的嗜神经性，能刺激机体产生保护性免疫。(4) 易被紫外线、苯扎溴铵、碘酒、高锰酸钾、乙醇、甲醛等灭活	1. 潜伏期：大多在3个月内发病，潜伏期可长达10年以上。 2. 主要症状：对声、光、风等刺激敏感而有喉头紧缩感，具有诊断意义的早期症状是在愈合的伤口及其神经支配区有痒、痛、麻及蚁走等异样感觉。 3. 临床分型：(1) 狂躁型；(2) 麻痹型	1. 传染源：带狂犬病毒的动物，主要是病犬。 2. 传播途径：(1) 主要通过咬伤传播，也可由带毒犬的唾液，经各种伤口和抓伤、舔伤的黏膜和皮肤侵入。(2) 蝙蝠群居洞穴中的含病毒气溶胶也可经呼吸道传播。(3) 器官移植也可传播狂犬病。 3. 人群易感性：人群普遍易感。 4. 暴发和流行特点：(1) 在世界范围内广泛分布。(2) 秋季报告的病例明显高于其他季节，与夏秋季节人畜外出活动增多有关

病名	病原学特点	临床表现	流行病学特征
人感染猪链球菌病	1. 病原体：猪链球菌。 2. 病原体特性： (1) 目前为止共有35个血清型，最常见的致病血清型为2型。 (2) 主要毒力因子包括溶菌酶释放蛋白、细胞外因子、荚膜多糖以及溶血素等，前两者是猪链球菌2型重要毒力因子	1. 潜伏期：4小时～7天。 2. 主要症状：突起畏寒和发热，多为高热伴全身不适、头痛、身痛、关节痛。部分患者出现恶心、呕吐、腹泻，皮肤出现淤点、淤斑、血压下降、脉压缩小，很快出现腹痛，休克。 3. 临床分型：(1) 普通型。(2) 脑膜炎型或脑膜脑炎型。患者常在发热后出现明显头痛、伴呕吐和意识障碍、脑膜刺激征阳性。(3) 休克型：进展迅速，病死率高。发病数小时内出现呼吸困难、心慌，以及链球菌中毒性休克综合征。(4) 混合型：同时具有脑膜炎型和休克型的表现	1. 传染源：主要是猪，尤其是病猪和带菌猪是基本的传染源。到目前为止未发现人传人病例。 2. 传播途径：(1) 开放性伤口传播，人皮肤或黏膜的创口接触病死猪的血液和体液引起发病；(2) 经口传播；(3) 呼吸道传播。在猪与猪之间通过呼吸道传播和密切接触传播。 3. 人群易感性：人群普遍易感。 4. 暴发和流行特点：(1) 疫情呈散在分布，相对聚集的暴发疫情，发病地区均为经济相对不发达农村地区。(2) 发病时间相对集中在6～8月的高温季节。(3) 发病者多有与动物尤其是猪接触的职业特点。
流行性乙型脑炎	1. 病原体：乙脑病毒。 2. 病原体特性： (1) 属黄病毒科黄病毒属，呈球形，有包膜。(2) 基因为单股正链RNA。(3) 包膜中E蛋白是病毒的主要抗原成分。(4) 易被常用消毒剂所杀灭，不耐热	1. 潜伏期：4～21天，一般为10～14天。 2. 主要症状：一般分为初期、极期、恢复期和后遗症期。高热、抽搐和呼吸衰竭是乙脑极期的严重表现，呼吸衰竭为引起死亡的主要原因。 3. 临床分型：(1) 轻型：体温在39℃以下、神志清醒。病程7～14天。多无恢复期症状。(2) 普通型：体温39～40℃，有意识障碍。(3) 重型：体温持续在40℃以上，昏迷、反复或持续抽搐。常有恢复期症状。(4) 极重型：起病急骤、体温1～2天内升至40℃以上，病死率高	1. 传染源：猪为主要传染源，人与多种动物（如猪、马、牛、羊、鸡、鸭、鹅等）都可成为本病的传染源。 2. 传播途径：主要通过蚊叮咬而传播，三带喙库蚊是主要传播媒介。 3. 人群易感性：(1) 人群普遍易感。感染后可获得较持久的免疫力。(2) 主要集中在10岁以下儿童。婴儿可从母体获得抗体而具有保护作用。 4. 暴发和流行特点：(1) 我国除东北、新疆、青海、西藏外均为本病流行，发病农村高于城市。(2) 在热带地区全年均可发生，在亚热带和温带地区有严格的季节性。80%～90%的病例集中在7,8,9三个月。(3) 集中发病少，呈高度散发性。

续表

病名	病原学特点	临床表现	流行病学特征
肾综合征出血热	1. 病原体:汉坦病毒。 2. 病原体特性:(1) 属布尼亚病毒科。(2) 为单股负链 RNA 病毒。(3) 至少有 20 个血清型。其中 I 型汉坦病毒、II 型汉城病毒,是我国主要流行的两型病毒。(4) 对乙醚、氯仿、去氧胆酸盐敏感,不耐热不耐酸	1. 潜伏期:4~46 天,一般为 7~14 天,以 2 周多见。 2. 主要症状:典型病例中分为发热期、低血压休克期、少尿期、多尿期和恢复期五期。热型以弛张热为多,出现伴头痛、腰痛和眼眶痛,皮肤充血潮红,呈醉酒貌。出现肾损害。 3. 临床分型:(1) 轻型:体温 39℃ 以下;(2) 中型:体温 39~40℃;(3) 重型:体温大于 40℃;(4) 危重型;(5) 非典型:发热 38℃ 以下	1. 传染源:在我国以黑线姬鼠、褐家鼠为主要宿主动物和传染源,林区则以大林姬鼠为主。 2. 传播途径:(1) 呼吸道传播;(2) 消化道传播;(3) 接触传播;(4) 垂直传播;(5) 虫媒传播。 3. 人群易感性:人群普遍易感。 4. 暴发和流行特点:(1) 主要分布在亚洲,其次为欧洲和非洲,美洲病例较少。(2) 四季均能发病,但有较明显的高峰季节。其中野鼠型传播以 11~1 月份为高峰,5~7 月为小高峰。家鼠传播以 3~5 月为高峰。(3) 人群发病高低与接触传染源几率有关
发热伴血小板减少综合征	1. 病原体:发热伴血小板减少综合征布尼亚病毒。 2. 病原体特征:(1) 属于布尼亚病毒科白岭病毒属。(2) 基因组包含三个单股负链 RNA 片段。(3) 抵抗力弱,不耐酸,易被热、乙醚、去氧胆酸钠常用消毒剂及紫外线照射等迅速灭活	1. 潜伏期:经蜱虫传播潜伏期约为 5~14 天,经血液人际传播潜伏期同传播潜伏期约为 7~12 天。 2. 主要症状:发热,体温多在 38℃ 以上,重者持续高热,可达 40℃ 以上,伴乏力、明显纳差、恶心、呕吐等,部分病例有头痛、肌肉酸痛、腹泻等,查体常有颈部及腹股沟等浅表淋巴结肿大伴压痛,上腹部压痛及相对缓脉	1. 传染源:SFTS 患者、啮齿动物,家畜家禽动物都可能成为宿主和传染源。 2. 传播途径:(1) 主要为蜱虫叮咬。(2) 血液或黏膜直接接触传播。 3. 人群易感性:人群普遍易感。 4. 暴发与流行特点:(1) 主要分布在河南、湖北、山东、安徽、辽宁、江苏等省份的山区和丘陵地带的农村。(2) 多集中在 4~10 月,高峰期为 5~7 月。(3) 任丘陵、山地、森林等地区外生产、生活的居民和劳动者以及进入该类地区户外活动的旅游者感染风险较高

续表

病名	病原学特点	临床表现	流行病学特征
埃博拉出血热	1. 病原体:埃博拉病毒。 2. 病原体特性: (1) 属丝状病毒科。(2) 为不分节段的单股负链 RNA 病毒。(3) 在室温及 4℃ 存放 1 个月后,感染性无明显变化,对紫外线、γ 射线、甲醛、次氯酸、酚类等消毒剂和脂溶剂所敏感	1. 潜伏期:2～21 天。 2. 主要症状:高热,伴乏力、头痛、肌痛、咽痛等,并可出现恶心、呕吐、腹痛、腹泻、皮疹等。进入极期后,出现不同程度的出血,严重者可出现意识障碍、休克及多脏器受累	1. 传染期:一旦开始出现症状,即具有传染性。 2. 传染源:(1) 感染埃博拉病毒病的人和非人灵长类动物为主要传染源。 (2) 患者精液、乳汁中含病毒,存在相关途径传播的可能。 3. 易感人群:人群普遍易感。 4. 暴发与流行特征:(1) 发病无明显的季节性。 (2) 主要在非洲流行
登革热	1. 病原体:登革病毒。 2. 病原体特性:(1) 属黄病毒科黄病毒属。(2) 基因组为单股正链 RNA。(3) 分为 4 个血清型,各型之间有部分交叉免疫反应。(4) 易被常用消毒剂所杀灭,不耐热	1. 潜伏期:3～15 天,通常为 5～8 天。 2. 主要症状:发热(典型的为双峰或马鞍热),伴头痛、眼球后痛、肌肉及关节痛,皮疹(多为斑丘疹或麻疹样皮疹),出血,个别病例有黄疸 3. 临床分型:(1) 典型登革热。(2) 轻型登革热。(3) 重型登革热:此型病情凶险,进展迅速,病死率高	1. 传染期:主要为发病前 6～18 小时至发病后第 3 天。 2. 传染源:主要为患者和隐性感染者。 3. 传播途径:主要通过蚊叮咬而传播。埃及伊蚊和白纹伊蚊是主要传播媒介。 4. 人群易感性:新流行区发病以成人为主;地方性流行区发病以儿童为主;感染后对同型病毒有巩固免疫力,对异型病毒也有 1 年以上的免疫力。 5. 暴发和流行特点:(1) 在我国主要发生于海南、台湾、香港、澳门、广东、广西。登革病毒常先流行于市镇,后向农村蔓延。(2) 主要发生于夏、秋雨季。(3) 在地方性流行区有隔年发病率升高的趋势

续表

病名	病原学特点	临床表现	流行病学特征
黄热病	1. 病原体：黄热病毒。 2. 病原体特性：(1)属黄病毒科黄病毒属。(2)为单股正链RNA病毒。(3)易被热、酸、常用消毒剂等灭活	1. 潜伏期：3～6天，也可长达14天。 2. 主要症状：主要为发热、黄疸、出血等。分为感染期（发热、皮肤、结膜和牙龈充血、舌边尖红伴白苔为特征性舌苔改变；肝大和上腹压痛）、缓解期（体温下降）、中毒期（体温再次升高、黄疸逐渐加重、上腹痛、频繁呕吐、可出现多部位出血、蛋白尿和血尿等肾脏功能异常）和恢复期	1. 传染源：城市型的主要传染源是病人和隐性感染者，丛林型的主要传染源是猴和其他灵长类动物。 2. 传播途径：经蚊叮咬传播。 3. 人群易感性：(1)人群普遍易感。(2)感染或接种疫苗可获得持久免疫力。 4. 暴发与流行特点：(1)主要流行于非洲和中南美洲的热带地区。(2)在流行地区全年均可发病，蚊媒活跃季节高发
寨卡病毒病	1. 病原体：寨卡病毒。 2. 病原体特征：(1)属黄病毒科黄病毒属。(2)为单股正链RNA病毒。(3)分为亚洲型和非洲型两个基因组。(4)抵抗力不详	1. 潜伏期：3～12天。 2. 主要表现为皮疹、中低度发热，并可伴有非化脓性结膜炎、肌肉和关节痛、全身乏力以及头痛。(2)婴幼儿感染还出现神经系统、眼部和听力等改变。(3)孕妇感染可能导致胎儿宫内发育迟缓、胎死宫内和新生儿小头畸形。(4)也有与感染相关的格林-巴利综合征病例报道	1. 传染源：患者、隐性感染者和感染病毒的非人灵长类动物是可能的传染源。 2. 传播途径：(1)伊蚊叮咬是主要的传播途径；(2)母婴传播（包括宫内感染和分娩时感染）；(3)血源传播；(4)性传播。 3. 人群易感性：人群普遍易感，曾感染过的人可能对再次感染有免疫力。 4. 暴发与流行特点：(1)在热带和亚热带地区，一年四季均可发病；(2)疫情高峰多出现在夏秋季，发病季节与当地媒介伊蚊季节消长有关

病名	病原学特点	临床表现	流行病学特征
裂谷热	1. 病原体：裂谷热病毒。 2. 病原体特性： （1）布尼亚病毒科白蛉病毒属。 （2）为单股负链 RNA 病毒。 （3）对酸、脂溶剂、去污剂和甲醛敏感	1. 潜伏期：为 2～6 天，有时甚至不超过 24 小时。 2. 主要症状：表现为发热，伴畏寒、寒战、头痛、乏力、肌肉关节疼痛等。仅有少数患者可出现相当严重的症状，表现为以下三种综合征中的一种或多种：视网膜炎，出血综合征和脑膜脑炎	1. 传染源：多种家畜如绵羊、山羊、牛、水牛、骆驼等为主要传染源。 2. 传播途径：（1）直接接触感染动物的组织、血液、分泌物和排泄物。（2）食用未煮熟的肉、奶等。（3）蚊虫叮咬传播。（4）气溶胶导致的实验室感染，但很少见，尚未有人－人传播的报道。 3. 人群易感性：人群普遍易感。 4. 暴发与流行特征：（1）主要分布于东部和南部非洲，埃及、沙特阿拉伯、也门也有本病的报道。（2）一年四季均可流行，季节分布与主要与媒介的活动有关
疟疾	1. 病原体：疟原虫。 2. 病原体特性：可感染人类的疟原虫包括间日疟原虫、卵形疟原虫、三日疟原虫和恶性疟原虫 4 种	1. 潜伏期：间日疟和卵形疟的潜伏期为 13～15 天，三日疟为 24～30 天，恶性疟为 7～12 天。 2. 主要症状：突发性寒战、高热和大量出汗。 3. 特殊临床类型：（1）脑型疟：恶性疟的严重临床类型，病情凶险，病死率很高。（2）输血疟：主要为同日疟，愈后的 1～4 周，可多次出现。（4）复发：愈后的 3～6 个月，只见于间日疟和卵形疟	1. 传染源：疟疾患者和带疟原虫者。 2. 传播途径：（1）经雌性按蚊叮咬人体传播。（2）输血传播或母婴传播。 3. 人群易感性：人群普遍易感，感染后虽可获得一定程度的免疫力，但无特久。 4. 暴发与流行特征：（1）主要流行于热带和亚热带，其他温热带。（2）流行区全年均可发病，其他地区发病以夏、秋季较多。（3）我国除云南和海南省为间日疟和恶性疟混合流行外，主要以间日疟流行为主

续表

病名	病原学特点	临床表现	流行病学特征
黑热病	1. 病原体:杜氏利什曼原虫。 2. 病原体特性:生活史中有前鞭毛体(存在于白蛉消化道)和无鞭毛体(人和哺乳动物单核-吞噬细胞内)两个时期	1. 潜伏期:长短不一,10天至9年,平均3~5个月。 2. 主要症状:发热,肝、脾及淋巴结肿大,贫血及营养不良。 3. 特殊临床类型:(1)皮肤型黑热病:大多分布于平原地区,多数患者有黑热病史,亦可发生在任何黑热病程中。(2)淋巴结型黑热病:较少见,多无黑热病史,亦可与黑热病同时发生少数为无黑热病史的原发患者。	1. 传染源:患者与病犬为主要传染源。 2. 传播途径:主要通过白蛉叮咬传播,偶可经口腔黏膜、破损皮肤、胎盘或输血传播。 3. 人群易感性:人群普遍易感。病后有较持久的免疫力。 4. 暴发与流行特征:(1)属地方性传染病。(2)无明显季节性。(3)人源型主要见于平原地区,以较大儿童及青壮年发病居多。犬源型主要见于丘陵山区,10岁以下的儿童多见。自然疫源型主要见于某些荒漠地区,内蒙古、新疆,以2岁以内的婴儿多见
流行性斑疹伤寒	1. 病原体:普氏立克次体。 2. 病原体特性: (1)立克次体属斑疹伤寒群。 (2)对热、紫外线及一般消毒剂均敏感,但在干燥的鼠粪中能存活数月	1. 潜伏期:10~14天。 2. 主要症状:急性起病,稽留型高热,剧烈头痛,周身肌肉疼痛,面部及眼结膜充血,斑丘疹或瘀点、瘀斑,约90%的患者出现脾大。 3. 临床分型:(1)典型斑疹伤寒;(2)轻型;(3)复发型斑疹伤寒多为此型	1. 传染期:潜伏期末至热退后数天,病后第1周传染性最强,一般不超过3周。 2. 传染源:患者是唯一的传染源。 3. 传播途径:(1)经虱叮咬传播;(2)虱粪中的立克次体随尘埃经呼吸道、口腔或眼结膜感染。 4. 人群易感性:人群普遍易感,病后可获得相当持久的免疫力,存在再次感染和复发。 5. 暴发与流行特征:多发生于干燥冷地区的冬春季节,以散发为主
地方性斑疹伤寒	1. 病原体:莫氏立克次体。 2. 病原体特性:与普氏立克次体相似	1. 潜伏期:1~2周。 2. 主要症状:同流行性斑疹伤寒,但症状轻,病程短。	1. 传染源:家鼠为主要传染源。患者及牛、羊、猪、马等也可作为传染源。 2. 传播途径:(1)经鼠蚤叮咬传播;(2)蚤粪内的病原体偶可形成气溶胶、经呼吸道吸入而感染。 3. 人群易感性:人群普遍易感;与流行性斑疹伤寒病后有交叉免疫。 4. 人群免疫力:病后可获得较强而又持久的免疫。 5. 暴发与流行特征:全球散发;多见于热带和亚热带,晚春和秋季多见

续表

病名	病原学特点	临床表现	流行病学特征
恙虫病	1. 病原体：恙虫病东方体。 2. 病原体特性：(1) 恙虫病东方体与变形杆菌 OX$_k$ 株有交叉免疫原性。(2) 恙虫病东方体抗原性弱，有自然失活、裂解倾向，不易保存	1. 潜伏期：4~20天，常为10~14天。 2. 主要症状：起病急骤，1~2天内可达39~41℃，伴头痛、全身酸痛、疲乏、嗜睡、食欲不振、面色潮红、结膜充血，焦痂或溃疡、淋巴结肿大、皮疹、肝脾肿大等症状。叮咬处特异性的焦痂和溃疡是本病特异性体征	1. 传染源：鼠类是主要传染源，患者作为传染源的意义又大。 2. 传播途径：恙螨幼虫叮咬传播。 3. 人群易感性：人群普遍易感。 4. 暴发与流行特征：(1) 一般为散发，但亦可发生流行。(2) 南方多发生于夏、秋季，见于5~11月，以于6~8月为高峰；但北方多发于秋、冬，发病以于9~12月为高峰，流行高峰出现在10月
钩端螺旋体病	1. 病原体：钩端螺旋体。 2. 病原体特性：(1) 全世界已发现24个血清群，200多个血清型。(2) 我国波摩那群分布最广，是洪水型和雨水型的主要血清菌群，黄疸出血群型田型的主要致病性也不同，其毒力群毒力最强，是稻田型的主要致病性也不同。(3) 抵抗力弱	1. 潜伏期：7~14天，长至28天，短至2天。 2. 主要症状：(1) 早期：主要为全身感染中毒表现，"三症三红"，即"寒热、酸痛、全身乏力，眼红、腿痛、淋巴结"。(2) 中期：出现器官损伤，根据不同器官损伤的临床表现又可以分为不同的临床类型。(3) 后期：常见发热、眼白发黄，反应性脑膜炎等后发症。 3. 临床分型：分流感伤寒型（最多见）、肺出血型、黄疸出血型、肾衰竭型、脑膜脑炎型	1. 传染源：主要是鼠类和猪类。 2. 传播途径：(1) 直接接触病原体是主要的途径。接触污染的水是主要感染方式，也可接触病畜或带菌性畜的排泄物、血液和脏器等而受感染。(2) 经口腔和食管黏膜而感染。(3) 经鼠、犬咬伤、护理患者、实验室工作人员感染。 3. 人群易感性：人群普遍易感，感染后可获得较强同型别免疫力。 4. 暴发和流行特点：(1) 我国两南和南方各省多见。(2) 主要流行于夏、秋季，6~10月发病最多。(3) 多发生于农民、渔民、屠宰工人、野外工作者和矿工。青壮年为主，男性高于女性
莱姆病	1. 病原体：伯氏疏螺旋体。 2. 病原体特性：(1) 对常用化学消毒剂敏感；(2) 对青霉素、四环素、红霉素敏感，对庆大霉素、卡那霉素不敏感	1. 潜伏期：3~20天，平均为9天。 2. 主要症状：主要表现为皮肤、神经、关节和心脏等多脏器、多系统受损。早期以慢性游走性红斑为主，中期表现为神经系统及心脏受损，晚期主要表现关节炎	1. 传染源：主要是鼠类。 2. 传播途径：(1) 主要通过蜱虫叮咬传播。(2) 因蜱粪中螺旋体污染皮肤伤口而传播。 3. 人群易感性：人群普遍易感。 4. 暴发与流行特征：(1) 主要流行地区是东北林区，内蒙古林区和西北林区。(2) 全年均可发病，但6~10月呈高峰，以6月季节可发病，以6月最为明显。(3) 发病与职业关系密切，室外工作人员患病危险性较大

表7－6　常见血源及性传播传染病病原学特点、临床表现及流行病特征

病名	病原学特点	临床表现	流行病学特征
乙肝/丙肝	1. 病原体：乙型/丙型病毒性肝炎病毒（HBV/HCV）。 2. 病原体特性： （1）HBV 为嗜肝 DNA 病毒，包括 4 个主要亚型：adw,ayw,adr 和 ayr。Dane 颗粒是有感染性的完整 HBV 颗粒。抵抗力很强，对热、低温、干燥、紫外线及一般消毒剂均能耐受。65℃ 10h，煮沸10min 或高压蒸气均可灭活 HBV。含氯制剂、环氧乙烷、戊二醛、过氧乙酸和碘伏等也有较好的灭活效果。（2）HCV 是一种有包膜 RNA 病毒，至少存在 6 种不同的基因型和大约 100 个亚型。对有机溶剂敏感，10%氯仿可杀灭 HCV。煮沸、紫外线等可使 HCV 灭活	1. 潜伏期：乙肝通常 45～180 天，平均 60～90 天。丙肝为 2 周～6 个月，一般 6～9周。 2. 主要症状及体征：肝区不适或隐痛，全身倦怠感或乏力，畏寒、发热，食欲减退，恶心，厌油，腹泻，肝病面容，肝掌，蜘蛛痣和肝，脾肿大，黄疸等。重型肝炎主要表现为极度疲乏，严重消化道症状如频繁呕吐或呃逆，黄疸迅速加深加重，肝脏进行性缩小，皮肤或粘膜出血，肝性脑病，肝肾综合征，腹水等严重并发症 3. 临床分型：急性肝炎、慢性肝炎、重型肝炎（肝衰竭）、淤胆型肝炎、肝炎肝硬化，病原携带者	1. 传染期：乙肝：所有 HBsAg 阳性均具有潜在传染性。在出现首发症状之前的数周时间已具有传染性。在疾病的整个急性临床过程中均有传染性。丙肝：出现首发症状前的 1 周或数周即有传染性。大多数病人的持续存在。 2. 传染源：病人和病原携带者。 3. 传播途径：经血液（体液）传播、性传播、母婴传播。可能存在接触传播。 4. 人群易感性：人群普遍易感。HBsAg 阳性、抗－HBs 阴性者具有保护性免疫力。对于 HCV，感染后能产生多少免疫力尚不清楚，可能会发生重复感染。 5. 暴发和流行特点：乙肝：（1）全球分布，地区性差异大；（2）一般散发为主；（3）无明显季节性；（4）散发性男性多于女性；（5）有家庭聚集性；（6）医院性传播可引起暴发。丙肝：（1）全球分布；（2）发病主要集中在高危人群，15 岁以下人群感染率最低，15 岁以后随着年龄增加，感染率上升；（3）无明显季节性；（4）散发为主，偶可见到丙肝源性传播引起的暴发

病名	病原学特点	临床表现	流行病学特征
艾滋病	1. 病原体:人类免疫缺陷病毒(HIV)。 2. 病原体特性: (1) HIV是一种能攻击人体免疫系统的反转录RNA病毒。根据基因差异,可分为HIV-1和HIV-2型;(2) HIV病毒变异性很强,以env基因变异率最高。(3) HIV具有包膜,对热敏感,56℃30分钟灭活,100℃立即死亡。能被75%乙醇、2%次氯酸钠、10%漂白粉、2%戊二醛、4%甲醛等消毒剂灭活,对紫外线、γ射线不敏感,在室温下可保存7天,仍保持活性。(4) 致病力强,病死率高	1. 潜伏期:长短不等,可短至数月,长至15年或更长,平均约9年。 2. 主要症状、体征:HIV本身并不会引发任何疾病,而是当免疫系统被HIV破坏后,人体由于抵抗能力过低,丧失复制免疫细胞的机会,从而感染其他疾病,在发病以前,可以没有任何症状。发展为病人后,患者临床表现不同,会感染的病原体不同,种多样。 3. 临床分型:急性期,无症状期,艾滋病期	1. 传染期:尚不明确,推测传染期可能从感染HIV开始到生命结束前,感染后第一个月传染性较高,当病毒载量增高,临床表现恶化,伴其他性传播疾病时,传染性会增加。 2. 传染源:艾滋病人和HIV病毒感染者,无症状的感染者是最危险的传染源。 3. 传播途径:性接触传播、血液传播和母婴传播。 4. 人群易感性:人群普遍易感。男男同人式性行为(MSM)人群,静脉吸毒者、商业性行为人群,接受不安全血液及血制品者及与以上高危人群有性关系者等是艾滋病的高危人群。 5. 暴发和流行特点:(1) 广泛分布于全球,70%分布在发展中国家,以撒哈拉沙漠以南的非洲国家为主;(2) 我国流行特征为:疫情上升趋势,但上升速度有所减缓;性传播持续成为主要传播途径,同性间的传播、上升速度明显,全国艾滋病总体呈低流行态势,部分地区疫情严重,全国艾滋病受影响人群增多、流行模式多样化
淋病	1. 病原体:淋病奈瑟菌,简称淋球菌。 2. 病原体特性: (1) 淋球菌适宜生长条件为35~36℃,pH 7.2~7.5,含5%~7%CO_2的环境;(2) 离开人体后不易生存,对理化因子的抵抗力较弱,42℃可存活15分钟,52℃只能存活5分钟,60℃1分钟内即死亡;在完全干燥的环境中1~2小时即死亡,但在不完全干燥的环境和脓液中则能保持传染性10余小时甚至数天;对一般消毒剂很敏感	1. 潜伏期:2~10天,平均3~5天。 2. 主要症状、体征:(1) 无症状淋病:男性淋菌性尿道炎,女性淋菌性尿道、宫颈炎,女童淋病;(3) 有并发症淋病:淋菌病;生殖器外的淋病:淋菌性眼结膜炎、淋菌性咽炎、淋菌性直肠炎;(4) 播散性淋病	1. 传染期:潜伏期末具有传染性,未经治疗的患者可持续数月,有效治疗可在数小时内结束其传染性。 2. 传染源:人是淋球菌的唯一宿主。现症患者或无症状带菌者均可以成为传染源,其中女性无症状带菌者占重要地位。 3. 传播途径:淋病淋球菌通常寄居于染污的衣裤、床上用品、毛巾、浴盆等间接传播;亦可通过染病的柱状上皮细胞内,通过接触性传播或新生儿结膜炎,亦多从产道感染。 4. 人群易感性:人群普遍易感。暗娼、嫖客、男男性行为者、性乱者等人群感染风险较高。 5. 暴发和流行特点:(1) 在全球广泛流行;(2) 以青壮年性活跃人群为主;男性多于女性,暗娼、嫖客、男男性行为者、性乱者等人群高;(3) 暴发少见

续表

病名	病原学特点	临床表现	流行病学特征
梅毒	1. 病原体：苍白螺旋体又名梅毒螺旋体。 2. 病原体特征： (1) 厌氧微生物，离开人体不易存活；(2) 对阳光、肥皂水、煮沸、干燥和一般消毒剂（如乙醇、新洁尔灭饺等）甚为敏感；(3) 在潮湿环境内可存活数小时，在-78℃中可存活数年且能保持其形态、活力和获病力	1. 潜伏期：10天~3个月，通常为3周。 2. 主要症状、体征：多系统受侵犯的疾病，症状多种多样。获得性梅毒：一期梅毒常表现为硬下疳和硬化性淋巴结炎；二期梅毒表现为皮肤黏膜及系统性损害；三期梅毒常表现为结节性梅毒疹、梅毒性树胶肿、骨梅毒、心血管梅毒、神经梅毒等，对胎儿的健康影响很大，病死率高。先天梅毒，或经短暂的不彻底治疗后症状自行消失，患者外表显健康，但并未完全痊愈，梅毒血清反应仍为阳性。 3. 临床分型：获得性梅毒、先天梅毒、隐性梅毒	1. 传染期：一期、二期梅毒患者的黏膜和皮肤存在潮湿的伤口时即有传染性。感染1年后很少有传染性；在美国，有传染性的早期梅毒通常定义为感染后的第一年；母婴传播通常发生在母亲感染梅毒的早期，但潜伏期也会传播。 2. 传染源：梅毒的唯一传染源是梅毒患者，患者的皮损、血液、精液、乳汁和唾液中均有螺旋体存在。 3. 传播途径：性接触是最主要的传播途径，还有垂直传播。患者通过直接接触传染，极少数可通过间接接触被污染的毛巾、玩具、衣服、餐具和医疗器械等传染。冷藏3天以内的梅毒患者血液仍具有传染性，输入此种血液可发生感染。 4. 人群易感性：人群普遍易感。男男性行为者、性乱者等人群感染风险较高；母亲孕前或孕早期同感染梅毒的婴儿经治疗或者治疗不彻底会导致出生的婴儿患先天梅毒。 5. 暴发和流行特点：(1) 在全球流行；(2) 以青壮年性活跃人群为主，暗娼、嫖客、吸毒者、性乱者等人群高发；(3) 暴发少见。
软下疳	1. 病原体：软性下疳嗜血杆菌，即杜克雷嗜血杆菌。 2. 病原体特征： (1) 无芽胞杆菌，需氧，对二氧化碳、氧气、人工培养必须供给新鲜血液才能生长；(2) 对温度较敏感，43~44℃以上温度则失去抵抗能力，20分钟即可死亡。在37℃中可活6~8天，10~20℃之间可生存7~10天。对寒冷抵抗力较强，5℃中可生存1周，冻干时可能生存1年，对干燥的抵抗性弱	1. 潜伏期：3~5天，最长14天。 2. 主要症状、体征：局限在生殖器部位的急性细菌性感染，临床表现为感染部位的一个或多个疼痛性、坏死性溃疡，常伴局部淋巴结肿痛和化脓。最轻的损害可发生在阴道壁或子宫颈。女性症状可无症状或症状轻微。已有生殖器外损害报道	1. 传染期：在疾病痊愈之前都有传染性。只要原发性损害或局部淋巴结存在病原体就有传染性。若不经抗生素治疗，会持续数月或数天。 2. 传染源：患者或无症状感染者。 3. 传播途径：直接性接触，患者直接接触损害处开放的脓性排出物和淋巴结合的脓液或嫖客、男男性行为者、性乱者等人。 4. 人群易感性：普遍易感。男男性行为者、暗娼、嫖客、性乱者感染风险较高。 5. 暴发和流行特点：(1) 在热带和亚热带地区非常流行；温带地区少见；(2) 男性发病数可能高于女性；(3) 暴发少见。

续表

病名	病原学特点	临床表现	流行病学特征
非淋菌性尿道炎	1. 病原体:主要由沙眼衣原体引起,尿素分解尿原体、生殖器支原体等也可引起。 2. 病原体特征: (1) 沙眼衣原体是一类在细胞内寄生的微生物;(2) 不耐干燥,在室温下迅速丧失其传染性。加温至50℃,30分钟即可将其杀死,而温至-70℃下能存活数年;(3) 四环素、红霉素、氯霉素、新霉素对它有抑制作用。而链霉素、新霉素则无效;(4) 常用的消毒剂敏感	1. 潜伏期:尚不确定,可能7~14天或更长。 2. 主要症状、体征:男性主要表现为尿道炎,女性主要表现常与宫颈感染。尿道炎的临床表现常与淋病难以区分,症状包括尿痛和排尿困难或少量脓性黏液、痒等和排尿烧灼感;女性表现为子宫颈黏液脓性分泌物,伴水肿、红斑及在宫颈状上皮发炎症引起的宫颈出血,约70%女性感染衣原体引起的宫颈炎无症状	1. 传染期:尚不清楚,可能常有复发。 2. 传染源:患者或无症状感染者。 3. 传播途径:性传播。 4. 人群易感性:普遍易感,已证实无获得性免疫力。 5. 暴发和流行特点:(1) 全球性分布;(2) 暴发少见
生殖器疱疹	1. 病原体:单纯疱疹病毒1型(HSV-1)和2型(HSV-2),主要为HSV-2。 2. 病原体特征:疱疹病毒科,HSV-1主要由口唇病灶获得,HSV-2可从生殖器病灶分离到	1. 潜伏期:2~12天。 2. 主要症状、体征:女性原发病灶部位主要为宫颈和阴道,会阴皮肤、腿和臀部;男性病灶常累及阴茎头或包皮,有肛门/生交史者的肛门和直肠;其他部位,与男女性行为都有关。原发和复发感染都可能无症状	1. 传染期:原发性口腔炎或生殖器损害出现后2~7周,无论有无临床表现,黏膜可持续多年,甚至终生间歇性排出HSV;复发感染传染性时间短,通常5天后就分离不到病毒。 2. 传染源:患者或无症状感染者。 3. 传播途径:性传播、垂直传播。 4. 人群易感性:普遍易感。 5. 暴发和流行特点:(1) 全球性分布;(2) HSV-2感染始于性生活开始的年龄;(3) 暴发少见
尖锐湿疣	1. 病原体:人类乳头瘤病毒(HPV)。 2. 病原体特征:属DNA病毒的乳头瘤病毒组,至少有70个型别。HPV与特异的临床表现有关。20多种HPV型能感染生殖道,大多数生殖道能感染是无症状和亚临床感染或未被识别的,可见于生殖器疣通常是HPV6型或11型	1. 潜伏期:大约2~3个月,可在1~20个月之间。 2. 主要症状、体征:生殖器、会阴或肛门周围,出现多个粉红色、灰白色或灰褐色丘疹,或乳头状、鸡冠状、菜花状赘生物,少数患者有痒感、异物感、压迫感或灼痛感,可因皮损脆性增加而出血,女性可有阴道分泌物增多	1. 传染期:不详,可能至少与破损可见的时间一样。 2. 传染源:患者或无症状感染者。 3. 传播途径:性传播。 4. 人群易感性:普遍易感;多见性活跃期年轻成人、免疫抑制病人的疣状病率高。 5. 暴发和流行特点:(1) 全球性分布;(2) 暴发少见

续表

病名	病原学特点	临床表现	流行病学特征
巨细胞病毒性疾病	1. 病原体:人巨细胞病毒(HCMV)。 2. 病原体特征:(1)是人类疱疹病毒组中最大的病毒,人群中感染广泛,只能在人成纤维细胞的组织培养中增殖;(2)不耐酸,不耐热,在20%乙醚中最多存活2h。pH<5或置于56℃30分钟或紫外线5分钟即可将其灭活	1. 潜伏期:接受移植或输血感染,其潜伏期3周~8周。出生过程获得感染,第一次证实其潜伏期为分娩后3~12周。 2. 主要症状、体征:能引起泌尿生殖系统,中枢神经系统、肝脏、肺、血液循环等全身组织器官病变。 3. 临床分型:先天性感染,周生期感染,后天获得性感染	1. 传染期:原发感染后,尿液和唾液中排出病毒会持续数月,可持续数年,或间断断时续地长达几年。新生儿感染后,病毒排出可达5~6年。成人病毒排出时间似乎较短,但作为隐性感染而持续存在。 2. 传染源:患者或无症状感染者。 3. 传播途径:垂直传播、性传播、医源性传播,水平传播主要通过黏膜接触直接暴露于感染的组织、分泌物和排泄物。 4. 人群易感性:普遍易感。人是唯一宿主;胎儿是唯一接受受异体器官移植的,使用免疫抑制约的人,尤其是免疫抑制约的人,更易出现显性和重症感染。艾滋病病人、体弱有病者、使用免疫抑制剂约的组织(肾、心脏、骨髓)和 5. 暴发和流行特点:(1)全球性分布;(2)多数人在幼年或青年时期获得感染;(3)随着年龄增长,抗体阳性率逐渐升高;(4)无季节性特征,无性别差异;(5)暴发少见
毛滴虫病	1. 病原体:阴道毛滴虫。 2. 病原体特征:是一种寄生虫,但是肉眼看不见。(2)对不同的环境适应力很强,能在25~42℃条件下生长繁殖。3~5℃的低温可生存21天,在46℃时仍能生存20~60分钟,脱离人体后在室温半干燥的条件下也可生存数小时的pH值5.5~6,最适宜生长生长的pH值5.5~6,如pH为5以下或7.5以上则毛滴虫的生长会受到抑制	1. 潜伏期:4~20天,平均7天,多数为无症状带虫者。 2. 主要症状、体征:主要表现为女性阴道炎。阴道黏膜有大量、稀薄、泡沫状、黄绿色有腥臭味的分泌物。该病可引起尿道炎或膀胱炎,但常无症状。男性主要表现为非淋菌性尿道炎	1. 传染期:在持续感染的情况下都有传染性,可以持续多年。 2. 传染源:患者或无症状感染者。 3. 传播途径:性交时;接触感染者阴道和尿道分泌物而传播。 4. 人群易感性:普遍易感,但临床发病多见于女性。 5. 暴发和流行特点:(1)全球性分布,成人常见病之一;(2)16~35岁女性发病率最高,约20%的女性在生殖期会感染念滴虫病;(3)暴发少见

注:埃博拉出血热和症疾见表7.1。

第三节 现场调查

针对传染病暴发或流行展开调查,旨在查明疫情发生的原因(传染来源、传播途径和病原体),确定高危人群,以便及时采取针对性措施,控制疫情发展。

一、现场调查准备

(一)核实疫情信息

核实的主要内容包括:查阅突发公共卫生事件网络直报系统;病例的临床特征、诊断、治疗方法和效果;发病经过和特点:发病数、死亡数及三间分布等;样品采集种类、方式、时间及保存、运输方法等;实验室检测方法、仪器、试剂、质控和结果;危及人群的范围和大小;疾病性质判断及其依据;目前采取的措施和效果。

(二)调查人员安排和工作要求

卫生行政部门或疾控部门接到报告后应立即派出专业组(包括流行病学或卫生学、临床、检验等专业人员)赴现场调查处置,并做好赴现场前的物资与技术准备。

二、确定暴发或流行的存在

根据核实结果综合分析,要判定群体性不明原因疾病是否存在。

对于已建立完善的疾病监测系统而言,确定暴发或流行的存在需要有比较的观点,需将当前观察到的病例数与历史同期的基线水平相比或与前期的数据相比较,以判断当前观察到的病例数是否超过阈值。报告的病例数超过暴发或流行的阈值,并不意味着一定发生了疾病的暴发或者流行,还要进一步分析疾病的增加是否是人为原因导致的虚假升高。

某些疾病没有监测资料,确定暴发或流行的存在可能比较困难,需通过多种途径作出疫情强度分析判断及应对建议。

若确认疫情存在,应对疾病的性质、规模、种类、严重程度、高危人群、所处的发展阶段和趋势进行初步评估,并制定初步的调查方案和处置原则。

三、核实诊断

核实诊断可以通过检查病例、查阅病史及核实实验室检验结果进行。然后核实其诊断的正确性,通过访视病例和查阅病历资料,以了解病例的临床症状/体征,将病例的各种临床特征做成频数分布图,描绘疾病谱,判断临床特征与诊断是否一致。

如果临床特征与诊断疾病有不符之处,需高度注意,是由于诊断错误还是其他原因所致。例如:在调查轮状病毒引起某社区腹泻流行疫情时,发现病例主要临床表现为腹泻、呕吐和发热,但是大约1/3的病例具有咳嗽、流涕、鼻塞等上呼吸道症状。文献报道的轮状病毒感染病例的临床症状是以腹泻、呕吐和发热为主,并不包括上呼吸道症状。经核实发现病例的实验室诊断正确,上呼吸道症状均发生在腹泻、呕吐和发热症状前,且多数病例在出现上呼吸道症状时曾去过某社区医院就诊，提示医院感染可能是病例感染轮状病毒的原因。同时，尚需将所诊断的疾病与其潜伏期、传染期等综合分析判断疫情发生的规模。

四、病例定义、病例搜索和个案调查

1. 病例定义　病例定义要适度。现场调查早期通常使用"较为宽泛"的病例定义，以便发现更多可能的病例，防止疫情扩散，后期则使用较为狭窄的病例定义，以免误诊，造成不必要的恐慌。如在 SARS 发生之初，采用的主要 SARS 报告病例（SARS RUI）分类法（一种灵敏的、非特异性的病例分类，依据的仅仅是临床和流行病学标准）。但随着对SARS 认识的深入，特别是实验室检测能力的提高，病例定义采用了 SARS 相关冠状病毒（CoV）诊断标准（一种更为特异的病例分类，其依据是选择后的临床和流行病学标准或实验室诊断）。

例如：SARS RUI 病例定义：SARS RUI-1：病例可能是最早受冠状病毒感染影响的病人，但没有和 SARS-CoV 的病人清楚的流行病学接触史或去过 SARS-CoV 可能实现的传播途径的地方；SARS RUI-2：病例符合轻度至中度临床诊断而且有可能的流行病学暴露史；SARA RUI-3：病例符合重症的临床诊断而且有可能的流行病学暴露史；SARS RUI-4：病例符合早期的或轻度至中度的临床诊断而且有很大可能的流行病学暴露史。

例如：SARS 相关冠状病毒（CoV）诊断标准：SARS 冠状病毒可能病例：病例符合严重的呼吸道疾病的临床诊断标准和很大可能的 SARS-CoV 流行病学暴露史；SARS 冠状病毒确诊病例：实验室确认的临床诊断疾病。

在现场突发急性传染病事件的流行病学调查中，由于不确定性因素太多及事件的复杂性，常分不同的层次制定病例定义。一般病例定义分为三个层次：确诊病例、临床诊断病例、疑似病例。并可根据实际工作的进展情况，适时调整病例定义。

例如：在一次菌痢暴发调查中，制定了三个级别的病例定义：疑似病例：2011 年 5 月1 日～10 日期间，某村居民出现腹泻（≥3 次/24 小时者）；可能病例：疑似病例中，伴有发热或呕吐症状者；确诊病例：疑似或可能病例中，粪便或肛拭子标本志贺菌培养阳性者。

由于影响病例定义的因素较多，即使制定了最终病例定义，也有可能无法解释所有的病例，但对所制定的病例定义应能解释大多数发病者的情况，即应有统计学检验效能，而对不符合最终病例定义的发病者应做出合理解释。

2. 病例搜索　很多暴发或流行疫情，报告的病例仅是全部病例的一部分，不能反映疾病波及地区范围和受累人群特征，需按照统一的病例定义，采用系统的方法，尽可能发现所有病例。

3. 个案调查　搜索病例后，需采用统一的个案调查表对病例进行流行病学个案调查，收集病例的基本信息。

个案调查的病例一般为传染病病人，也可以是非传染病病人或病因未明疾病的病例，以及其他与事件有关的受害者等，具体对象需根据具体事件而定。如果为单个传染病病例时，实际上就是对疫源地的调查。

个案调查可以进一步核实患者的疾病诊断并进行健康指导。

对于传染病的病例特别需要进行以下流行病学史的调查和判定：①是否与类似病人

有密切接触史,接触的地点、方式、时间,特别是最初和最后一次接触的具体日期;②是否有与可疑动物(如宠物、鼠、野生动物,特别是生病动物)接触史,以及可疑媒介(蚤、蜱、蚊、蝇)的情况等;③发病前是否去过某些特殊的地方,是否为某类疾病的流行区或疫区;④患者免疫接种史及本地区的人群易感情况;⑤发病季节及发病年龄是否符合该传染病特征,若不是可考虑有无生物恐怖的可能;⑤近期是否有外出人员回来或外地人员进入,以确定可能感染地点,推断可能疾病。

五、描述性分析

统计病例的发病病例数、患病病例数、死亡数。计算疾病频率指标(发病率、罹患率或累积发病率、二代发病率、人时发病率、患病率、死亡率,病程等),描述病例的三间分布及特征。

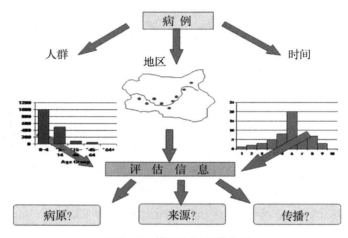

图 7-6　描述流行病学分析

(一)时间分布

在对流行病学资料进行分析时,必须始终考虑到时间要素。考虑时间的时候,需要明确提出有关的时段或时期,弄清暴露和传染病事件之间的时间关系,做好时间资料的来源及资料的处理。在适当的间隔时间(潜伏期的 1/8~1/3,通常为 1/4)内描述疫情时间分布特征的一种方法,常用直方图表示。这种直方图称为"流行曲线",横轴(x 轴)是病例的发病时间,纵轴(y 轴)描述所发生的病例数。

流行曲线的主要用途如下:

1. 判断疾病的传播模式　流行曲线有几种典型的图形,包括点源、持续同源和增殖型,通过流行曲线的形状可推断疾病的传播模式。

点源流行曲线的特点:快速上升伴相对缓慢下降的单峰曲线,对于已知病原体的疫情,流行曲线的首末病例发病间隔应小于最长潜伏期减去最短潜伏期的 1.5 倍(图 7-7)。

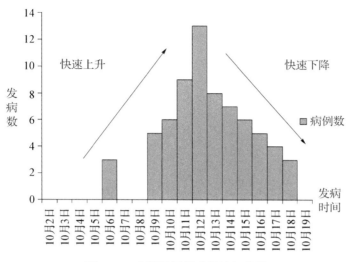

图7-7　点源暴露模式的流行曲线

　　持续同源性流行曲线的特点:快速上升,然后保持一个高峰平台期,当传染来源去除,对人群采取保护措施或易感人群减少后,病例数快速下降。如果暴露不是持续存在,而是间断发生的,则流行曲线成为不规则的曲线(图7-8)。

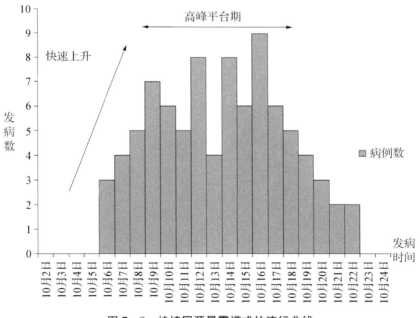

图7-8　持续同源暴露模式的流行曲线

　　增殖型流行曲线的特点:呈现明显周期性,疫情缓慢上升,达到高峰后迅速下降。增殖型流行曲线可以是人和人之间的直接传播,也可以是是通过媒介在人和人之间传播的疾病。当在较大的范围内发生增殖性传播时,周期性则不是非常明显(图7-9、图7-10)。

227

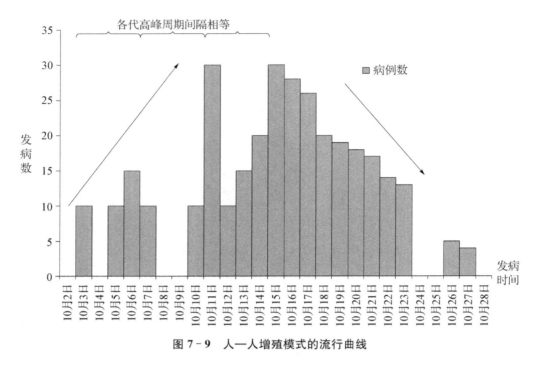

图 7-9 人—人增殖模式的流行曲线

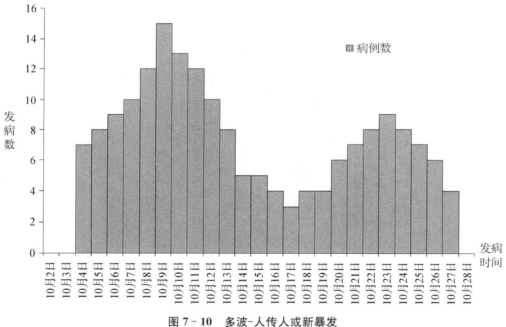

图 7-10 多波-人传人或新暴发

并非每次暴发和流行的曲线都会呈现上述典型特征,有时特征不是很明显,有时也会呈现上述典型流行曲线的混合类型。

2. 推断可能的暴露时间、潜伏期 如果推定的暴露时间已知,流行曲线可以用来估计疾病的潜伏期,这可能有助于病原体的确定。如果涉及疾病的潜伏期已知的同源暴发,流行曲线可以帮助确定可能的暴露时期,即从首例病例的发病时间往前推一个最短潜伏期,中位数病例的发病时间往前推一个平均潜伏期,末例病例的发病时间往前推一个最长潜伏期,推断的时间范围为可能的暴露时间范围(图 7 - 11)。

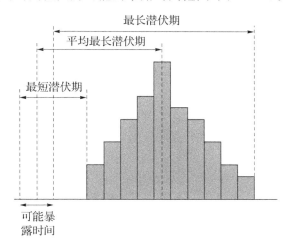

图 7 - 11　病原已知的点源流行曲线可推断可能的暴露时间

3. 识别异常病例　若流行曲线上显示某些病例的发病时间与多数病例的时间间隔较长,则称为"异常病例"。对于异常病例,首先要核实病例的发病时间是否因错误编码或数据输入错误引起的。如不存在以上错误,可从异常病例中提取重要信息。

例如:某高校晚餐后发生的胃肠炎暴发,流行曲线提示有 2 例发病特别早和特别晚的病例,通过对这 2 例特殊病例的调查,发现他们曾食用过晚餐中的香草冰淇淋,为假设形成提供了非常重要的信息(图 7 - 12)。

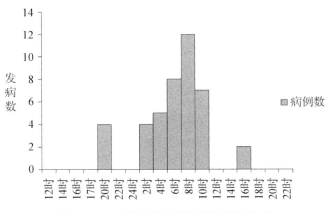

图 7 - 12　某高校胃肠炎暴发的流行曲线

4. 评价控制措施的效果和应急响应的速度　很多疫情的暴露,即使在不采取任何措施的情况下,也会自然结束,因此,不能仅仅依靠采取控制措施后出现疫情下降的趋势,就作出控制措施有效的结论。但是如果采取控制措施后疫情仍然上升,则需考虑所采取的措施是否有效。如人感染 H7N9 禽流感暴发时,采取关闭活禽市场这一措施后,疫情有明显下降趋势,说明关闭活禽市场可有效防控 H7N9 措施;相反,如发生一起皮肤出现斑疹、丘疹、水疱等多形疹,病情进展部分皮肤柔软部位还出现焦痂,考虑为皮肤炭疽,而服用青霉素 G,发现病情并未好转,需考虑其他如恙虫病等出疹性疾病。

(二)地区分布

地区分布特征可提示卫生事件的地区范围,有助于建立有关暴露地点的假设。

地区资料包括居住地(例如通过人口调查追踪)、工作地点、学校、娱乐场所、旅行地点或其他有关资料,及更深入描述该地区活动的特殊资料(如在建筑物内部或办公室活动的详细情况,有关人员在该地停留的时间等)。

有时疾病发生在社区中一个独特的地方,如果能观察到这点,对病原体和暴露特性则可获得大量的线索和证据。如供水系统、牛奶供应、垃圾处理排出口、风向、建筑物间的气流以及传播媒介的生态习惯,在传播微生物或病原体和确定疾病的危险人群中扮演着重要角色。

把病例按地理特征描绘成图,则可能会发现其潜在暴露因素的来源和途径,还可以帮助鉴定传播媒介或途径。如图 7-13,可见二代病例集中在旅行团成员所集中的区域。

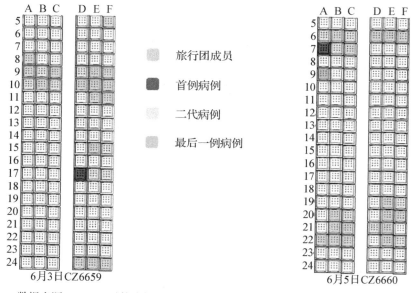

数据来源CFETP四川某旅行团甲型H1N1暴发

图 7-13　四川某旅行团甲型 H1N1 暴发地区分布

(三)人群分布

按人群特征进行流行病学分析的目的,在于全面描述病例特征,并发现病例与普通人群的不同,这将有助于提出与危险因素有关的宿主特征,其他潜在危险因素以及传染源、传播方式和传播速度的假设。

有些疾病首先侵犯一定的年龄组或种族。有些疾病与职业明显相关。分析患者年龄、性别、种族、职业或其他任何有用的描述病例特有的特征,如果发现"痛点"的特征,通常会对查找危险人群提供一个线索,甚至找出一个特异的暴露因素。对疾病宿主、传播途径、高危人群认识越多,你将获得更特异和准确的信息,以决定如何防治疾病。如图所示:通过年龄分布特征可见,5 岁以下儿童是手足口病的高发人人群。6 月龄以下可能由于母传抗体的保护作用或社会活动范围有限，发病率低于 5 岁以下的其他年龄组。

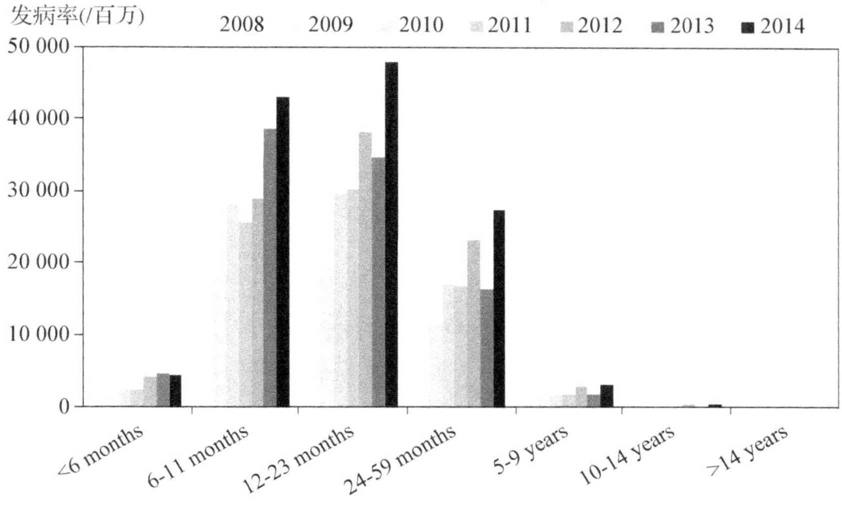

图 7 - 14　2008—2014 年手足口病年龄别的发病率

六、形成病因假设

以一起人感染猪链球菌病疫情为例，讲解如何形成假设。

（一）疫情情况

1998 年 7 月下旬和 8 月上旬，某省相邻的四个县（市）同时发生临床症状相似的 25 例病例。病人起病急，病情重，多表现为突发高热（体温高达 42℃）、呼吸急促、腹绞痛、腹泻、烦躁不安、眼结膜充血，颈下、耳根、腹部皮肤出现紫红色的出血斑，1～2 天内病情加重，出现多器官损害和衰竭，休克乃至死亡。

（二）从病例临床特征入手，进行病因分析

经初步调查，所有病例基本表现为两种临床特征：一是中毒性休克综合征（STSS），另一种为脑膜脑炎综合征。

中毒性休克综合征病例的主要临床表现为：突起高热（占 100％），最高体温达 42℃；伴有头痛（占 56.25％）、腹泻（占 68.75％）；皮肤瘀点、瘀斑（占 81.25％）。瘀点主要分布于四肢与头面部，不高出皮肤，无溃疡等；最终为休克（占 100％）、少尿（肾衰，占 81.25％），而死亡（占 81.25％）。

脑膜炎型综合征病例的主要临床表现为：头痛（占 100％），高热（占 55.56％），脑膜刺激症状（占 100％），具体为颈项强直（占 100％）、克氏征阳性（占 71.43％）和布氏征阳性（占 42.86％），未见腹泻等胃肠道症状，也未见瘀点、瘀斑、休克、少尿等症状、体征。

中毒性休克综合征死亡患者尸体解剖可见：多部位、多脏器有不同范围、不同程度的出血，尤以胃腔和肾上腺为重；大脑、小脑及脑干的软脑膜充血及脑实质充血、水肿；心肌间质灶性出血；各内脏微细血管及全身血液不凝固并有细菌感染；肝细胞变性及点状灶性坏死等。

脑膜炎综合征的尸解可见：主要病理变化与中毒性休克综合征相似，即多部位、多脏

器出血,DIC,全身血液不凝固等。

病因分析:高度怀疑为感染性疾病(细菌性? 病毒性?),病原体能致全身多部位、多脏器出血。

(三)从流行病学特征入手,进行病因分析

1. 动物疫情特征　当地在人间疾病出现之前,即有大量生猪病死,病、死猪数量均为往年同期的十余倍。其中某县生猪病、死疫情最为严重,7~8月份,病、死猪共有14246头,占当地生猪存栏数的1.5%左右;与此同时,该市的人间发病数也最多,共发生病人16例。

2. 三间分布特征

(1)时间分布:中毒性休克综合征最早发生的病例为7月20日,最后一例为8月8日。7月20~25日发生5例,7月26~31日发生5例,8月1~5日发生3例,8月6~8日发生3例。

脑膜炎型综合征发病日期为7月21日1例,7月30日3例,8月1日2例,8月2日1例,8月3日1例,8月5日1例。此期间为该地区的高温季节。

(2)地区分布:病例分布于相邻的四个县(市)。总共25例病人分布于23个乡(镇)、25个村庄,其中有2例中毒性休克综合征分布于1个乡(镇)的2个村庄,2例脑膜炎型综合征分布于1个乡(镇)的2个村庄。25例病人均居住农村。其病例的地区分布特点是相对集中,高度散发。

(3)人群分布:各病例之间均没有明显的接触史。16例中毒性休克综合征和9例链球菌脑膜炎型综合征均为男性,以青壮年男性为主,最小年龄29岁,最长者75岁,30岁组3例,40岁组8例,50岁组7例,60岁组4例,70岁组2例。

25例病人有5人为职业屠夫,有3人为销售猪肉者,有17人在发病前仅有一次接触病、死猪史。

病人在发病前2日内均与病、死猪或来源不明猪肉有直接接触史,其中有11人在发病前2日内有屠宰自家病、死猪史(占44.0%);有8个屠宰他家病、死猪,即共有19人有屠宰病、死猪史(占76.0%);有3人有销售猪肉史(占12.0%),但销售猪肉来源广泛,无法查清猪肉性质;另有3人有洗、切死猪肉或剥猪头皮史(占12.0%)。25人中有7例有明显的手指皮肤破损史,有20例病家周围有病死猪发生史。

所有病例病家及周围均未见其他动物(如老鼠、鸡、羊、牛、狗)突然死亡现象发生,也未见有明显不洁食源和水源接触史。

病因分析:高度怀疑病、死猪是危险因素来源,最可能是通过直接接触而感染,屠宰、销售及其他与病、死猪有职业或生活接触的人群为高危人群。

七、验证病因假设

综合生物学、临床医学和流行病学三方面的研究结果,利用病因推断标准做出因果推断和病因判定。

(一)实验室检测

从病人血液、脑脊液和病死猪的无菌部位中共分离到7株链球菌,经API20Strep生化系统鉴别,皆为猪链球菌Ⅱ型。

用随机引物 PCR 技术分析,结果人源菌株和猪源菌株同源,中毒综合征患者和脑膜炎患者病原一致,分离自病人血源和脑脊液的菌株同源。经菌体脂肪酸分析得到进一步确认,即基因型和表现型高度一致。

(二)临床病理特征

两种临床类型患者的病理特征与现场解剖病死猪的病理特征也相似。

(三)病例对照研究

1. 病例和对照的选择　根据链球菌感染性综合征的诊断标准,选择临床症状典型、诊断依据较为可靠的链球菌中毒性休克综合征和链球菌脑膜炎型综合征病例作为本次研究的病例。

对每例病人,选择同村、性别相同、年龄相差不超过 5 岁的健康人 2 名,同时选择同村或同乡、性别相同、年龄相差不超过 10 岁的屠夫 2 人以上作为对照。

2. 病例组和对照组各种因素频数分布　共调查病人 27 例,对照 142 例。病例组和对照组各种因素频数分布见表 7-7。

表7-7　病例组和对照组各种因素频数分布情况

分组		家有病死猪	动物死亡	屠宰史	加工史	皮肤破损	食、喂、埋病死猪
病例	例数	13	1	17	3	10	2
	%	48.15	3.70	62.96	11.11	37.04	7.41
对照	例数	9	3	12	1	4	3
	%	6.34	2.11	8.45	0.70	2.82	2.11

3. 单因素分析(表 7-8)

表7-8 单因素分析结果

因素	β	U 值	P 值
家庭有病死猪	2.470 3	4.115 0	0.000 0
其他动物死亡	1.116 8	0.782 6	0.433 9
屠宰病死猪	2.882 2	5.063 9	0.000 0
加工病死猪	2.717 0	2.321 3	0.020 3
皮肤破损	3.305 3	4.216 6	0.000 0
食、喂、埋病死猪	1.356 5	1.466 8	0.1424

4. 多因素分析(表 7-9)

表7-9　多因素分析结果

因素	β	U 值	P 值
家庭有病死猪	1.823 3	2.377 6	0.017 4
屠宰病死猪	1.813 5	2.728 3	0.006 4
皮肤破损	2.144 9	2.339 9	0.019 3

单因素、多因素分析结果提示:家庭有病死猪、屠宰病死猪、皮肤破损是疫情发生的

危险因素,具有统计学差异($P<0.05$)。

八、病因推断与判定

(一)病因推断与判定

本起事件是由于直接接触病、死猪导致的人感染猪链球菌(Ⅱ型)综合征疫情,是一起人畜共患病。

本次调查还证实,猪链球菌引起的链球菌感染综合征在人群中没有传染性。

(二)推断依据

1. 关联的时间顺序 本病发生于7月底、8月初。病例发生在有生猪疫情的地区,生猪疫情在前,人间疫情在后。

2. 关联的一致性 猪疫情最严重的地方,其人间发病人数最多,猪疫情较轻的县(市)人间发病人数也较少。

3. 关联的特异性 所有发病病人均有与病、死猪接触史。未见与其他动物、食物、水源等有明显的接触史。

4. 终止效应 采取禁宰病、死猪等综合性措施后,人间疫情迅速下降。

5. 关联的合理性及实验依据 所有患者均为平时"从不生病的健康人",这与链球菌主要侵犯青壮年健康人的特性相吻合,这可能与机体的易感性有关。

6. 其他 部分患者有明显的皮肤破损。另外,所有患者均可能因蚊虫叮咬而存在隐性皮肤破损。

7. 病例分布高度散在,没有二代病例发生,没有发现人与人之间的传播,发病仅与接触病、死猪有关(无人群中传染的主要依据)。

九、现场卫生学调查

现场调查的不同阶段,都需要开展现场卫生学调查,但因各阶段调查的侧重点不同,现场卫生学调查的内容会有所不同。

现场调查早期,首先需要对现场环境进行调查,如水源位置及周边环境情况,病例工作场所环境、食品加工场所的条件等,并采集相关环境标本,如水源标本、可疑食物标本、物体表面涂抹拭子等。

随着调查的深入,形成传染来源和传播途径的假设,并采用分析流行病学加以验证,此时,还需要继续开展相关的现场卫生学调查,以提供更多的证据,进一步验证该假设。

现场卫生学调查都是为了能找到暴发的真正根源所在,这样才能采取有针对性的防控措施,防止类似暴发的再次发生。

第四节 暴发(流行)的控制措施

传染病暴发流行时,可采取的预防控制措施多种多样。主要措施包括消除传染源、减少或阻断与暴露因素的接触、防止进一步暴露和保护易感/高危人群等。

在疫情的不同阶段,疫情控制措施的侧重点也均有所不同。初期可以根据疾病的特征,基于经验或常规知识先提出简单的预防控制措施,随着调查深入和病因逐步清晰,采取更有针对性的对策或措施组合,最终达到控制、终止暴发或流行的目的。

原则上呼吸道传染病应以控制传染源、保护易感人群为主,肠道传染病应以切断传播途径为主,虫媒及自然疫源性传染病应以控制传播媒介为主,血液及性传播疾病以推广避孕套、杜绝吸毒和共用注射器等措施为主。

一、针对传染源的措施

（一）病人

坚持"早发现、早诊断、早报告、早隔离、早治疗"原则,分别对病人和疑似病人隔离治疗,必要时就地设立医疗救治、传染源隔离点。若转运病人,需设固定车辆转运病人。

1. 治疗　治疗传染病患者,能降低疾病病死率,降低病原体载量,减少传染源数量,达到控制其暴发流行的目的。事件发生的最初,最紧迫、最重要的任务就是对伤员进行及时的诊断和救治,根据事件病人的临床特征,对病人进行隔离治疗。

针对不同的传染病,治疗传染源达到控制其传播的公共卫生意义有所不同。该措施特别适用于贮存宿主比较单一、传播途径较难阻断的人传人（或人与动物间传播）传染病,同时感染或疾病状态易于识别、传染期较长,以及其他控制措施效果较差的传染病。例如,结核病和艾滋病。

对于病原体存在于外环境的或储存宿主比较广泛的传染病,或是传播途径不是人传人直接传播的传染病,仅治疗患者和感染者对控制暴发流行的效果较差。如主要通过水或食物传播的霍乱、伤寒。

传染病病例治疗应遵循治疗、护理与隔离、消毒并重的原则。

2. 隔离　隔离是将处于传染病期的传染病病人、疑似病人安置在指定的地点,暂时避免与周围人群接触,便于治疗和管理。通过隔离,可以最大限度地缩小污染范围,减少传染病传播的机会。决定传染病病人隔离期限的重要依据是传染期,即病人排出病原体的整个时期。

隔离措施对人传人疾病（特别是飞沫传播）控制效果较好。尤以隐性感染和轻型患者少、潜伏期没有传染性、没有环境和动物宿主的人传人的传染病,采取隔离病人的措施效果更佳。例如严重急性呼吸综合征潜伏期没有传染性,代间距较长（8～10 天）,仅人与人飞沫传播,隐性感染和轻型患者较少,隔离措施是控制其暴发流行的有效公共卫生措施。

对于没有人传人、隐性感染比例较高的传染病,隔离属于无效措施。如肾综合征出血热、钩端螺旋体病、布鲁菌病病人可不必隔离,因为这些传染病很少人传人,传染源主要是动物。

隔离措施在医院实施比较容易,但在社区实施比较困难。按照传染病防治法规定,甲类（鼠疫、霍乱）及按照甲类传染病管理的传染病（肺炭疽）,其病人或疑似病人必须在指定场所（主要是医疗机构）实施隔离治疗,必要时可请公安部门协助。乙类或丙类传染病病人或疑似病人根据病情可在医院或家中隔离。

根据传染病传染的强度及传播途径的不同,应当采取不同的隔离方法。

（1）严密隔离：适用于霍乱、肺鼠疫、肺炭疽、SARS 等甲类或传染性极强的乙类传染病。具体隔离方法：①患者住单间病室，同类患者可同住一室，禁止陪伴和探视；②进入病室的医务人员戴口罩、帽子，穿隔离衣，换鞋，注意手清洗与消毒，必要时戴手套；③患者分泌物、排泄物、污染物品、敷料等严格消毒；④室内采用单向正压通气，室内的空气及地面定期喷洒消毒液或紫外线照射。

（2）呼吸道隔离：适用于流行性感冒、麻疹、白喉、水痘等通过空气飞沫传播的传染病。具体隔离方法：①同类患者可同住一室；②室内喷洒消毒液或紫外线照射；③患者口鼻、呼吸道分泌物应消毒；④进入病室的医务人员戴口罩、帽子，穿隔离衣。

（3）消化道隔离：适用于伤寒、细菌性痢疾、甲型肝炎等通过粪—口途径传播的疾病。具体隔离方法：①同类患者可同住一室；②接触患者时穿隔离衣、换鞋，手清洗与消毒；③患者粪便严格消毒，患者用品、餐具、便器等单独使用并定期消毒，地面喷洒消毒液；④室内防杀苍蝇和蟑螂。

（4）接触隔离：适合于狂犬病、破伤风等经皮肤伤口传播的疾病。具体隔离方法：①同类患者可同居一室；②医务人员接触患者穿隔离衣、戴口罩；③患者用过的物品和敷料等严格消毒。

（5）昆虫隔离：适用于通过蚊子、蚤、虱、蜱、恙螨等昆虫叮咬传播的疾病，如疟疾、斑疹伤寒等。具体的隔离方法主要是病室内有完善防蚊设施，以预防叮咬及杀灭上述病媒昆虫。

（二）隐性感染者、病原携带者登记、管理和随访

慢性病原携带者常有间隙性排出病原体的现象，因此一般连续 3 次检查阴性时，才能确定病原携带状态解除。伤寒、霍乱、细菌性痢疾等病原携带者，暂时离开饮食服务行业、供水企业、托幼机构等单位工作。艾滋病、乙肝、丙肝、疟疾等病原携带者严禁献血。

（三）接触者

1. 检疫　检疫是对暴露者的隔离措施，是对已暴露或有可能暴露处于传染期患者的接触者（健康的人或动物）采取限制活动的措施，以预防其感染后在潜伏期内传播疾病，并及早发现患者，及时治疗。

检疫措施适用于潜伏期和前驱期具有传染性，隐性感染少，疾病和暴露易于定义识别的传染病。对暴露者检疫的时间长短取决于疾病的最长潜伏期。

根据检疫措施的程度可分为绝对检疫（严格检疫）和适度检疫。

（1）严格检疫（留验）：是对目前健康的暴露人群采取严格限制活动自由的措施，即要求其在指定的场所完成诊察、检验和治疗，限制其活动范围。根据疾病和疫情特点，除了国家相关法律法规规定需要采取检疫措施的传染病外，发生不明原因疾病，且疾病后果较为严重时，为了有效控制疫情蔓延，可考虑采取检疫措施。

（2）适度检疫：通常根据已知或推测的易感性差异及疾病传播危险性不同，对接触者的活动自由有选择地进行限制。包括：①医学观察。即接触者可以正常的工作或学习，不限制其活动，但必须接受体格检查、病原学检查和必要的卫生处理，以便及时发现其感染或疾病状态，而一旦发现感染或发病，立即采取措施。对病人家属和密切接触者进行医学观察，隔离期限根据流行病学调查的潜伏期和最后接触日期决定。②人群隔离。当难以分清某个场所人群或动物群中哪些是暴露者，哪些是非暴露者时，有时采取对整个场所的所有人群或动物等实施隔离。如对某个村庄人群采取检疫措施,以控制疫情蔓延。

国境卫生检疫是预防传染病由国外传入国内或由国内传出国外的重要措施。每个国家都按自己的需要规定了需要检疫的病种。例如《中华人民共和国国境卫生检疫法》规定检疫的传染病有鼠疫、霍乱、黄热病以及国务院公布的其他传染病,并在国境处(如国际通航的港口、机场以及陆地入境处和国界江河的口岸)设立国境卫生检疫站,配备专业医务人员代表国家执行检疫任务,对检疫传染病患者、可疑患者及密切接触者都要进行隔离或留验。需要检疫的病种,可根据具体情况随时调整,如天花原来是各国均要进行检疫的病种,但由于天花已在全世界消灭,故这一病种已无检疫的必要,种痘证明也随之取消。

疫区检疫及地区间交通卫生检疫是指当国内发生烈性传染病,如鼠疫、霍乱时,为了防止检疫传染病流行、扩散,对出入检疫传染病疫区的交通工具及其乘运的人员、物资实施查验、医学检查、紧急卫生处理等措施。

2. 应急接种和药物预防　为了减少、降低和减轻易感者暴露于病原体后的感染、发病和疾病严重程度,可以采用接种疫苗、免疫球蛋白和服用化学药物对易感者实施保护的医学措施。

(1) 化学药物预防:是采用化学药物及抗生素预防暴露者的感染和发病,或消除病原体携带状态,以预防病原体传播。主要的适用条件是可能出现严重疾病,发现携带状态较为困难的传染病,同时再次暴露病原体的风险较小。药物预防不能盲目扩大人群范围,需要根据风险评估结果,对传染源的接触人群或同源暴露人群进行药物预防,如对有可能暴露于艾滋病病毒污染的血和其他体液的人员尤其是医务人员,可使用齐多呋啶和拉米呋啶药物,以预防感染的发生;对流行性脑脊髓膜炎的密切接触者,特别是家庭、同宿舍接触者,可给予化学药物预防;对细菌性痢疾、大肠埃希菌肠炎的暴露者,不推荐使用抗生素进行预防,某些抗生素甚至可增加出现溶血性尿毒综合征的危险性。

(2) 应急疫苗接种:对于发生在社区范围或集体单位内的、能引起广泛传播的急性传染病,在较大范围内开展应急接种可以产生人群免疫屏障,阻断传播链,从而加速疫情的控制进程。

较大范围的应急接种,一般需要在目标人群范围内达到较高的接种率水平,才能达到较好的控制效果。由于对已经有免疫力的人进行再次接种一般没有风险,因此开展应急接种不需要通过血清学检测来发现易感者而选择性接种。

对于疫苗可预防疾病引起的暴发或流行而开展应急接种等措施,并无简单的、统一原则可以遵循,需要根据具体的疾病特点、疫情规模和趋势、流行病学特征、资源的可利用性和现场实施的可行性来综合决定。

并不是所有疫苗均适用于暴发疫情的应急接种或暴露后的预防。对于密切接触者等个体而言,如疾病的潜伏期相对较长,而且疫苗接种后能迅速产生免疫力,暴露后应尽早对易感者进行预防接种可以获得一定保护。如被疑似患狂犬病的动物咬伤后、麻疹病例的密切接触者应尽早接种疫苗或(和)免疫球蛋白。

常见的疫苗可预防疾病在暴发情况下的应急接种,使用原则如下:

①麻疹:社区内开展应急接种,应在尽可能短的时间(如一个最短潜伏期)内完成(争

取 3 天内接种率达到 95% 以上)。目标人群的选择需要依据人群免疫状况评估、年龄别罹患率等资料综合分析确定,应特别关注常规免疫服务难以覆盖的人群、上次强化免疫未覆盖儿童、医院和其他卫生机构的工作人员等。当发生暴发的人群以成人为主时,建议可覆盖至 1978 年之后的出生队列。为有针对性控制疫情,在未做出实验室诊断前开展应急接种的,建议采用含麻疹—风疹成分的联合疫苗。在暴发疫情经实验室确诊后,可使用相应单价疫苗或联合疫苗,在条件允许的情况下优先考虑使用联合疫苗。当发生自然灾害或其他原因导致人员大量集中的情况发生时,麻疹疫苗是需要优先考虑接种的疫苗。

②脊髓灰质炎:当发生脊灰野病毒、脊灰疫苗衍生病毒(VDPV)、脊灰疫苗高变异株病毒疫情时,应当根据风险评估结果,适时开展脊髓疫苗应急强化免疫或查漏补种活动。发现 $VDPV_s$ 或携带者,需要至少以县为单位开展两轮应急强化免疫或查漏补种。当发现脊灰野病毒病例、$cVDPV_s$ 病例、脊灰疫苗高变异株循环病例,以及在环境或健康人群中发现脊灰野病毒,需要至少以地(市)为单位开展两轮应急强化免疫或查漏补种。接种对象为 5 岁以下儿童或结合实际适当扩大年龄组,接种率至少达到 95% 以上,推荐使用本次疫情所针对的单价脊髓灰质炎疫苗。

③甲型病毒性肝炎:在暴发的情况下是否推荐甲肝疫苗大范围接种,要根据疫情的流行病学特点和开展大范围疫苗接种的可行性来决定。在相对较小的独立社区,如在暴发的早期开展应急接种,并在多个年龄段都达到较高接种率(70%)的情况下,可有效控制社区范围的甲肝暴发。年龄组的选择要综合考虑疫情的流行病学特点、常规免疫未覆盖的儿童、现场调查发现的高危人群等。密切接触者应采取暴露后预防措施,于暴露后 2 周内尽快接种甲肝疫苗和免疫球蛋白。免疫球蛋白和甲肝疫苗可以同时在不同部位注射。暴露之前至少 1 个月接受过 1 剂量甲肝疫苗接种的人不需要注射免疫球蛋白。

④流行性脑脊髓膜炎:当发生流脑流行时,应根据流脑病例实验室诊断、人群免疫监测和菌群监测等结果,决定相应型别的流脑疫苗并尽快组织对病例周围高危人群开展应急接种工作。在目标人群确定时,应考虑病例的地理分布、年龄别罹患率以及可用的资源,使干预措施对预防疾病和死亡产生最大的影响。因为化学药物预防效果较好,所以很少推荐对密切接触者进行免疫接种。

⑤水痘:暴露后的易感者如无疫苗禁忌证应立即接种疫苗以预防和控制水痘的暴发流行。暴露后 3 天内,甚至延长到 5 天内接种水痘疫苗,可以预防发病或减轻疾病的严重程度,因此,推荐易感者暴露后接种水痘疫苗。

⑥流行性感冒:流感疫苗难以控制暴发疫情,但在流感流行时,对高危人群及卫生工作人员每年进行免疫接种,能够部分地减轻流感流行对社区高危人群的严重影响。

⑦对某些人畜共患传染病,通过给动物宿主接种相应疫苗,可预防动物感染从而成为人类疾病的传染源,特别适用于只有动物宿主的传染病,如狂犬病、布病。

二、针对传播途径的措施

(一)污染物及污染环境的清洗和消毒等处理

对病原体污染的物体表面和污染环境进行清洁和消毒是控制传染病暴发流行经常采取的措施。

1. 清洗　清洗是使用水、肥皂、防腐剂、去污剂擦洗或用真空吸尘器，去除病原体或物体表面有利于病原体生存及繁殖的有机物，虽然清洗不能杀灭病原体，但可以降低病原体数量和传播危险。

2. 消毒　消毒指用化学、物理、生物等方法消除或杀灭外界环境中致病性微生物的一种措施。包括预防性消毒和疫源地消毒两大类。

（1）预防性消毒：是在没有发现明确传染源时，对可能受到病原微生物污染的场所和物品实行的消毒，属预防性措施，如饮水消毒、乳制品消毒、空气消毒等。

（2）疫源地消毒：是对现有或曾经有传染源存在的场所进行的消毒，其目的是杀灭传染源排出的病原体。疫源地消毒又分为随时消毒和终末消毒。

随时消毒是当传染源还存在于疫源地时所进行的消毒，对传染源的排泄物、分泌物或被污染的物品、场所进行的及时消毒。

终末消毒指当传染源痊愈、死亡或离开后对疫源地所进行的彻底消毒，目的是完全消除传染源所播散在外环境中的病原体。只有对外界环境抵抗力较强的病原微生物才需要进行终末消毒，如霍乱、鼠疫、伤寒、病毒性肝炎、结核、炭疽、白喉等。对外界环境抵抗力较弱的病原体，如水痘、流感、麻疹等，一般不需要进行终末消毒。

3. 其他　对以水、食物或相关产品等为病原体载体而传播的传染病，经过追踪溯源，对水和食物等采取召回、消毒、销毁和禁止使用等处理措施后，可有效地控制相关传染病的传播和蔓延。

（二）媒介生物和动物传染源的控制

媒介生物和动物传染源的控制是从传播途径和传染源两个环节入手有效控制传染病暴发和流行的重要措施和手段。

1. 媒介生物的控制　媒介生物控制方法包括环境治理、物理防治、化学防治、生物防治、遗传防治和法规防治等，一般要根据不同的控制对象和情形选择合适的防治方法进行综合防治，同时应做好工作人员和居民的个人防护。

在传染病暴发流行时，应当采用应急防治原则，即以化学防治为主，辅以孳生地处理和物理防治措施，迅速降低媒介生物密度，使病原体不能继续传播流行。

一般来说，防治成蚊、成蝇可以选择在活动高峰期进行超低容量喷雾，防治蚊蝇的幼虫可以在孳生地使用灭幼缓释剂，防治跳蚤等可以进行滞留喷洒，防治鼠类可以使用慢性抗凝血类杀鼠剂。

在化学防治的同时，应同时进行孳生地处理。孳生地处理是各项防治方法中治本的措施，通过孳生地处理来防治媒介生物可起到事半功倍的效果，并且防治效果能得到较长时间的维持。

在采用上述措施的同时可选择使用一些物理和生物防治措施，如使用电蚊拍、鼠夹等。

2. 动物传染源的控制　对危害大且经济价值不大的动物传染源应予彻底消灭。对危害大的病畜或野生动物应予捕杀、焚烧或深埋。对危害不大且有经济价值的病畜可予以隔离治疗。此外还要做好家畜和宠物的预防接种和检疫。

三、针对易感者的措施

在传染病流行前,主要通过预防接种提高机体免疫力,降低人群对传染病的易感性。

在传染病流行过程中,通过药物预防、免疫预防和个人防护等保护易感人群免受病原体侵袭和感染。

在传染病暴发流行时,当地政府或卫生行政部门可通过风险沟通和健康教育,使公众正确认识传染病流行的风险,掌握相应传染病防治知识,主动改变行为。如养成良好的卫生习惯,饭前便后要洗手,可以预防以直接接触或间接接触传播的传染病;不吃生的食物,食品在吃前要煮熟、煮透,所有烹饪器具和食具使用后应洗涤干净可以预防食源性传染病;保持居室通风良好,减少到人群聚集的地方,必要时佩戴口罩等可以预防呼吸道传染病等;虫媒传染病流行时应使用防护蚊帐、驱避剂等;使用安全套可有效地预防性病和艾滋病的传播。

针对易感者采取防范措施,将有利于控制疫情的进一步蔓延。

四、传染病暴发、流行的紧急措施

对于传染力强、传播速度快、危害严重的烈性传染病,在紧急情况下应以最严格的要求采取如下应急处置措施。

(一)工作人员的保护性预防措施

现场处置人员进入疫区时,应先喷洒消毒、杀虫剂,开辟工作人员安全通道。参加事发现场应急处理的所有工作人员必须严密着装,防护服每天使用后应彻底消毒。工作人员每天工作结束后用水彻底清洗身体,并接受医学检诊。

(二)隔离治疗患者

根据疾病的分类,按照相应的呼吸道传染病、肠道传染病和虫媒传染病隔离病房要求,对病人和疑似病人立即就地隔离治疗或送隔离医院治疗。病人治疗前,根据需要采集有关检验标本。在转运中要注意采取有效的防护措施。

(三)病家及密切接触者管理

立即封锁病家,对病家和可能污染区进行现场采样、现场检测,同时进行彻底的消杀灭。

对病人家属和密切接触者进行医学观察,观察期限为一个最长潜伏期。

(四)现场疫区划定

根据流行病学调查结果,初步确定疾病影响的范围和人群。依据《传染病防治法》第二十六条划定传染病流行区域,宣布疫区范围,必要时可实施疫区封锁。

《传染病防治法》规定甲类、乙类传染病暴发、流行时,县级以上地方人民政府报经上一级人民政府决定,可以宣布本行政区域部分或者全部为疫区。国务院可以决定并宣布跨省、自治区、直辖市的疫区。省、自治区、直辖市人民政府可以决定对本行政区域内的甲类传染病疫区实施封锁。但是封锁大、中城市的疫区,或者封锁跨省、自治区、直辖市的疫区,以及封锁疫区导致中断干线交通或者封锁国境的,由国务院决定。因此,疫区封锁措施应慎重选择,需进行认真评估后提出。

《传染病防治法》还规定传染病暴发、流行时,县级以上地方人民政府可以采取下列紧急措施：限制或者停止集市、影剧院演出或者其他人群聚集的活动；停工、停业、停课；封闭可能造成传染病扩散的场所等。这些措施属于人群隔离措施，在疫情传播较快，疾病性质和后果无法预测时，为降低传染病传播速度，缓解由于大量患者出现而在单位时间内对医疗服务系统和社会资源的冲击，可采取关闭公共场所和停止大型集会措施，如SARS和流感大流行时。

（五）疫区紧急措施

1. 对大、小隔离圈内的人群同时进行全面的检诊检疫。发现病人和密切接触者，分别送往隔离医院治疗或隔离场所留验。在检诊检疫的同时，酌情采取化学预防或其他预防措施。

2. 疫区内所有家禽、家畜应一律圈养。如有必要，报经当地政府同意后，对可能染疫的野生动物、家禽家畜进行控制或捕杀。

3. 疫区内重点地区要开展经常性消毒或杀虫。对可能被污染的物品、场所、环境、动植物等进行消毒、杀虫、灭鼠等卫生学处理。设立的隔离场所必须事先完成消杀灭工作和配置必要的隔离防护设施。对病家小隔离圈和现场的临时隔离场所检测消杀灭的效果。现场处理结束时要对疫源地进行终末消毒，妥善处理医疗废物和临时隔离点的物品。

（六）其他

1. 由卫生、交通、民航、检疫等部门对已离开疫源地的传染源、病原携带者和密切接触者进行追踪、监测。

2. 在确保安全的前提下，开展尸检采集相关标本。根据需要捕捉媒介生物和动物传染源，进行标本检测。

3. 针对性开展卫生知识宣传，普及防病常识，提高人群自我保护能力。

五、控制措施的效果评价

对控制措施的效果评价是暴发疫情处置中非常重要的环节，可以达到优选调整方案、优化资源配置，追究责任和提出改善建议的目的。传染病暴发疫情处置中控制措施的效果评价是最基础的评价内容，常用传染病新发病例出现的快慢、发病率、致残率、死亡率、病死率等有关指标来衡量。这些评价指标可以与历史对照、随机同期对照、非随机同期对照、自身前后对照等的相应评价指标进行比较，以得出干预措施是否有效的结论。

在控制措施评价基础上，还应当对疫情发生的原因、经过、损失及其事前、事中、事后全过程的应对和处置工作进行评价，此评价可以界定疫情本身的性质、责任的认定和损失的补偿，也可用于改进各个环节，包括卫生应急机制、预案、预警、应急响应、现场调查与处置、善后措施及应急保障等。

利用暴发疫情处置的机会，还可以验证某些特定的干预措施的有效性。如通过病例对照研究、队列研究等评价洗手、戴口罩、应急接种等干预措施是否有效。经过验证的特定干预措施可在类似情形下的疫情中直接应用。

（胡建利　嵇　红　许　可　张雪峰　马　涛）

第八章 突发急性传染病应急检测

应急检测是指为处置突发急性传染病疫情需要即时开展的实验室检测,其有别于实验室常规检测,具有特殊性。在突发疫情处置初始阶段,病因往往不明确,参与处置的部门和实验室可能有多个,需要检测的项目较多,样本资源不能满足所有检测的需求,需要优化检测策略,统筹安排。在疫情处置过程中,实验室可能会采用新的检测方法,需要进行方法验证,强化检测质量控制。应急检测时效性强,检测效率要求高,需要储备适合的技术方法以及试剂材料。引起重大疫情的病原体致病性较强,需要严格科学的实验室安全管理,确保生物安全。

第一节 应急检测实验室基本要求

承担应急检测任务的实验室需要具备与其职责相匹配的检测技术方法储备、必要的检测设备和关键设施、具备检测能力的人员以及试剂材料储备,保证检测工作能够随时开展。

一、技术方法储备

检测技术方法储备应满足疫情处置与防控工作对实验室的需求。这些需求主要包括:①病原学诊断。相关的检测技术有细菌、病毒等病原分离鉴定、核酸特异性扩增、抗原抗体血清学检测等。②探究传染源、传播途径。宿主动物的追溯和媒介生物的查找,需要对动物、媒介、环境等样本进行病原分离鉴定、核酸特异性扩增、病原分子分型技术等。③调查易感人群。主要通过人群血清学检测技术,揭示感染的分布状况。

技术方法储备还应满足对应急检测效率的要求,需要发展适合现场应用的快速检测技术(免疫层析方法、各种核酸等温扩增方法等)和高通量检测技术(各种多重扩增技术、生物芯片技术等)。

所有检测方法应经过验证并建立这些方法的标准操作规程。

应急检测实验室涉及的常用技术主要有以下几个方面。

(一)病原分离鉴定技术

1. 细菌分离培养鉴定 细菌分离培养技术是用人工方法提供细菌生长所需各种条件,将其从微生物混合物中培养出来的方法。通过细菌分离培养还可确定病原菌、条件致病菌及其毒力、对治疗药物的敏感性等。以细菌对氧气需求的不同,将细菌培养分为三种,即需氧培养法、CO_2 培养法、厌氧培养法。细菌鉴定涉及染色镜检、生化鉴定法、血清学分型鉴定、细菌毒素测定、核酸扩增法等。

实验室需储备细菌分离培养所需的各种培养基以及鉴定试剂、血清等。

2. 病毒分离培养鉴定　病毒的分离培养通常采用细胞培养技术、鸡胚培养技术以及动物接种。

(1) 细胞培养技术：由于不同细胞对病毒的敏感性存在差异，在进行病毒分离培养时应选择合适的细胞系，以保证病毒的检出率。实验室应建立用于病毒分离培养的细胞库。常见人类病毒的敏感细胞见表8-1。

表8-1　常见人类病毒的敏感细胞

病毒	敏感细胞系
流感病毒	MDCK、MRC5、PMK 细胞
副流感病毒	原代人胚肾、PMK 细胞最敏感；NCI-H 292 细胞亦可用于分离；其他如 Vero、Hep-2、Hela、LLC-MK2 亦可采用，但不推荐用于临床标本的病毒分离
冠状病毒	Vero-E6、MDCK、RD、人胚肾细胞、人胚肺细胞
麻疹病毒	Vero-SLAM、WI-38、B95a 细胞
风疹病毒	PMK、Vero-SLAM、Vero、BHK-21 细胞
腮腺炎病毒	HeLa、Vero-SLAM、Vero-E6、Vero 细胞
呼吸道合胞病毒	HeLa、Hep-2、PMK、A549 细胞
腺病毒	HEK、Hep-2、A549、Vero、HeLa 细胞
肠道病毒	Hep-2、RD、Vero 细胞
汉坦病毒	Vero、Vero-E6 细胞
发热伴血小板减少综合征病毒	Vero、Vero-E6、BHK-21、LLC-MK2 细胞
单纯疱疹病毒	MRC5 和 RD 细胞敏感常用，Hep-2 和 Vero 细胞的敏感性稍差
水痘-带状疱疹病毒	人二倍体细胞系和人原代培养细胞（人胚肾 HFDK、人胚肺 HFDL）分离病毒最为敏感
巨细胞病毒	MRC5、WI-38 细胞
乙型脑炎病毒	C6/36、Vero、BHK21 细胞
寨卡病毒	C6/36、Vero、BHK21 细胞
登革病毒	C6/36、Hela 细胞

注：MDCK：狗肾细胞；MRC5：人胚肺二倍体成纤维细胞；PMK：原代猴肾细胞；NCI-H 292：黏膜表皮样瘤细胞；Vero：非洲绿猴传代细胞；Hep-2：人喉表皮样癌细胞；HeLa：人宫颈癌细胞；LLC-MK2：恒河猴肾细胞；RD：人横纹肌肉瘤细胞；WI-38：人胚肺二倍体细胞；Vero-SLAM：能够表达麻疹病毒特异性受体 SLAM 的 Vero 细胞；BHK21：金黄色地鼠肾细胞；A549：人非小细胞肺癌细胞；C6/36：白蚊伊蚊细胞；HEK：人胚肾细胞；B95a 细胞：EBV 转染的猴淋巴细胞。

(2) 鸡胚培养技术：一些具有血凝特性的呼吸道病毒，如流感病毒、副流感病毒、腮腺炎病毒等可采用此法分离培养。根据病毒种类、试验目的、标本来源的不同,选择不同的途径接种鸡胚。如接种鸡胚羊膜腔和尿囊腔,分离流感病毒和腮腺炎病毒,测定血凝素;接种绒毛尿囊膜分离疱疹病毒,观察病变斑点;接种卵黄囊分离乙型脑炎病毒,观察鸡胚死亡。

（3）动物接种:动物接种分离病毒已经很少采用,但对某些病毒,特别是目前还不能采用细胞培养方法分离的病毒,以及未知的、新的病毒性疾病的病原体,实验动物仍有着其他方法不可取代的作用。

根据实验的种类和目的,选择动物的品系。根据所接种的病毒,选择合适大小、健康的敏感动物。不同病毒常用敏感动物见表8-2。

表 8-2　常见病毒的实验动物种类

病毒种类	小鼠	地鼠	大鼠	豚鼠	兔	羊	狗	猴	猩/猿	禽类
乙型脑炎病毒	+							+		
登革病毒	+							+		
森林脑炎病毒	+						+	+		
汉坦病毒	+									
新疆出血热病毒	+									
流感病毒	+							+		+(a)
麻疹病毒				+	+			+		
腮腺炎病毒								+		
呼吸道合胞病毒	+(a)									
风疹病毒	+									
单纯疱疹病毒	+			+	+					
水痘-带状疱疹病毒					+			+		
人巨细胞病毒	+(a)			+(a)					+	
脊髓灰质炎病毒	+	+						+		
柯萨奇病毒	+									
轮状病毒	+(a)				+(a)			+		
狂犬病病毒	+	+	+				+	+		+
甲型肝炎病毒	+	+	+	+				+	+	
乙型肝炎病毒	+(b)									+(a)
丙型肝炎病毒	+(b)							+	+	
免疫缺陷病毒	+(b)							+(a)	+	
T细胞白血病病毒	+(b)		+(b)		+				+	
人类乳突瘤病毒	+				+		+(a)			
朊粒	+(b)					+(a)		+		

注:（a）动物病毒感染模型;（b）转基因动物模型;

　　本表引用自齐小秋.病原微生物学检验——病毒.疾病预防控制专业人员培训系列教材.

（4）病毒鉴定:经细胞培养、鸡胚培养、动物接种分离得到能稳定传代的病原,即可认为已分离出病毒，必须进行进一步鉴定。

病毒鉴定包括初步鉴定和最终鉴定。初步鉴定可通过观察细胞病变、血球吸附试验和血凝试验等做出初步判断。最终鉴定是在初步鉴定的基础上，通过免疫学方法（主要靠血清学试验）、基因鉴定等分子生物学方法进行最后鉴定。

（二）免疫学检验技术

1. 凝集试验　将颗粒性抗原，如细菌、血细胞、乳胶等与相应抗体特异地结合后，在适量电解质作用下，经过一定时间出现肉眼可见的凝集现象，称为凝集试验。根据反应结束后是否出现凝集现象来判断样本中是否有相应的抗原或抗体存在。凝集试验包括直接凝集试验和间接凝集试验（也称为被动凝集试验）。根据间接凝集试验中载体颗粒所连接的是抗原或者抗体以及凝集反应的方式，又可以分为间接凝集试验、反向间接凝集试验、间接凝集抑制试验。

2. 酶免疫学技术　酶免疫学技术利用酶标记抗原或抗体作为主要试剂，检测样本中相应的抗体或抗原，其特点是既具有抗原抗体反应的特异性，又具有酶促催化反应的高敏感性。在酶免疫技术中，酶联免疫吸附试验（ELISA）发展最快、应用最广泛。

ELISA 可用于测定抗原，也可用于测定抗体。根据试剂的来源和样本的性状以及检测的具体条件，ELISA 又分多种类型，最常用的有双抗体夹心法、间接法、竞争法、捕获法、双抗原夹心法等。

3. 免疫层析技术　免疫层析技术是应用广泛的抗原抗体检测技术，其中胶体金法是适合现场快速检测最常用的方法。近年来，采用上转换发光的免疫层析技术在应急检测中也有应用。

4. 其他免疫检测技术　近年来化学发光、时间分辨荧光等免疫检测技术也在不断发展。如江苏省疾病预防控制中心研发的Ⅱ型志贺毒素时间分辨荧光免疫检测技术，以稀土离子为示踪材料，基于双抗体夹心法，在抗原、抗体特异性结合的前提下，综合应用了镧系离子螯合物的荧光衰变时间长、激发光与发射光之间的斯托克斯位移（Stokes 位移）大等荧光特性进行信号放大、通过时间延迟和波长分辨进行信号采集，排除了非特异性荧光的干扰，达到灵敏特异地对血清中的抗原进行定量检测的目的。与传统的免疫标记技术相比，该方法灵敏度高、特异性好、测量范围宽、操作简单，便于临床使用。

（三）核酸扩增技术

1. 聚合酶链反应（PCR）及其相关技术　PCR 技术是一种核酸体外特异扩增技术，具有敏感、特异、快速和简单等优点，是目前传染病实验室应急检测中应用最多的技术。

自 PCR 技术问世以来，派生出许多适用于不同目的的改良方法和技术，如模板为RNA 的反转录 PCR（reverse transcriptase PCR，RT－PCR）、能同时检测不同目的基因的多重 PCR（multiplex PCR）、能提高扩增反应的敏感性和特异性的巢式 PCR（nested PCR）、能对待测模板定量的实时荧光定量 PCR 以及新一代数字 PCR。

实时荧光定量 PCR 是指在 PCR 反应体系中加入荧光基团，使 PCR 产物与荧光相关，利用荧光信号积累，实时监测整个 PCR 进程，最后通过标准曲线对模板进行定量分析的方法。该技术不仅实现了 PCR 从定性到定量的飞跃，而且整个 PCR 过程可实现自动化，且耗时短、操作方便，不易污染，在微生物检验方面已广泛应用。

新一代的数字 PCR（Digital PCR）技术是基于单分子 PCR 方法来进行计数的核酸定

量技术。采用微流控或微滴化方法,将大量稀释后的核酸溶液分散至芯片的微反应器或微滴中,每个反应器的核酸模板数少于或者等于 1 个。这样经过 PCR 循环之后,有一个核酸分子模板的反应器就会给出荧光信号,没有模板的反应器就没有荧光信号。根据相对比例和反应器的体积,就可以推算出原始溶液的核酸浓度,是一种绝对定量的方法。

2. 核酸等温扩增技术　近年来,基于等温扩增的分子检测方法由于快速、灵敏且不需要温度循环仪器的特点,在现场快速检测中发挥越来越重要的作用。

等温扩增方法有很多种,近年发展比较快的有环介导的等温扩增(LAMP)技术以及在此基础上发展的多重 LAMP 检测技术、序列不依赖的等温扩增(SIIA)、重组酶介导的等温扩增(RT-RAA)等。

LAMP 技术是一种比较公认的适合现场使用的核酸等温扩增检测技术,然而由于 LAMP 扩增产物大小多样、结构复杂等因素,限制了多重 LAMP 技术的发展和应用,不能实现高通量检测。江苏省疾病预防控制中心将 LAMP 检测技术与核酸级联侵入反应一纳米金显色技术相结合,研发了两套流感、禽流感病毒的多重 LAMP 检测技术,获得成功。第一套为季节性流感 H1N1、H3N2 和乙型流感 FluB 多重检测方案,第二套为 2009 甲型 H1N1 流感、H5N1 禽流感和 H7N9 禽流感多重检测方案,病原的检测灵敏度均为 10～100 拷贝/反应。

序列不依赖的等温扩增(SIIA)技术主要用于微量 RNA 的线性扩增放大,产物主要为 RNA,也有 DNA,后续产物可用于 PCR 检测、芯片检测、高通量测序,适用于病原的筛查检测。

重组酶介导的等温扩增(RT-RAA)方法利用重组酶,在恒定温度下使引物和模板 DNA 发生链置换反应,并在不到 30 min 的时间内大量扩增模板 DNA。该技术具有反应快速,特异性好,灵敏度高等特点。与 RT-LAMP 法相比,RT-RAA 法的引物设计较为简单,反应时间更短。

(四) 生物芯片技术

生物芯片技术是将生物大分子,如寡核苷酸、cDNA、基因组 DNA、肽、抗原以及抗体等固定在诸如硅片、玻璃片、塑料片、凝胶和尼龙膜等固相介质上形成生物分子点阵,当待测样品中的生物分子与生物芯片的探针分子发生杂交或相互作用后,利用激光共聚焦显微扫描仪对杂交信号进行检测和分析。根据生物芯片上探针的分子种类而将之分为 DNA 芯片(即基因芯片)和蛋白质芯片。微生物检测基因芯片是指用来检测样品中是否含有微生物目的核酸片段的芯片。基于高通量、微型化和平行分析的特点,微生物检测基因芯片在微生物病原体检测、种类鉴定、功能基因检测、基因分型、突变检测、基因组监测等研究领域中发挥着越来越重要的作用。

(五) 微生物溯源技术

随着分子生物学技术的发展,一系列细菌基因组 DNA 多态性分型方法,如限制性核酸内切酶酶切、PCR、核酸杂交及电泳等技术,得到反映基因组 DNA 差异的指纹图谱,在菌株鉴定、分型、同源性追踪、传染病病原溯源及流行病学调查等方面发挥着越来越重要的作用。

常用的细菌 DNA 指纹图谱分析技术主要有脉冲场凝胶电泳(PFGE)、限制性片段长度多态性分析(RFLP)、扩增片段长度多态性分析(AFLP)、随机扩增多态性 DNA 分析

（RAPD）、细菌基因组重复序列 PCR 技术（rep－PCR）、核糖体分型（ribo－typing）等。此外，还有基于全基因组测序（WGS）的单核苷酸多态性分型（wgSNP）和全基因组多位点序列分型（wgMLST）等。

　　PFGE 以其重复性好、分辨力强而被誉为细菌分子分型的"金标准"，被广泛应用于细菌性传染病暴发调查和流行病学分析中。基于 WGS 的两种方法（wgSNP 和 wgMLST）是在全基因组的水平对基因序列多态性进行分型，理论上比传统分子分型方法具有更高的分辨力。同时，由于分型对象是序列信息，具有很好的分型力、重复性和实验室间可比性，便于建立分析网站和公共数据库，容易实现标准化和网络化应用。

二、试剂材料储备

（一）采样器材

　　临床标本通常采集血液、鼻咽分泌物、痰、粪便、疱疹液、脑脊液、活检组织或尸检组织等。由于传染病人的临床样本中存在活的病原微生物，有时致病原及传播途径尚未知晓，因此应严格按照实验室生物安全操作规范进行样本的采集。应配备与采集病原微生物样本所需生物安全防护水平相应装备，包括个人防护用品（隔离衣、帽、口罩、鞋套、手套、防护眼镜等）、防护器材和防护设施等。常用采样器材见表 8－3。

表 8－3　常用标本采样器材

采样种类	采样器材
呼吸道样本（鼻拭子、咽拭子、含漱液或痰液）	采样拭子、压舌板、含漱液以及痰液的收集器材等
血液标本	碘伏、压脉带、无菌棉签、棉球、真空采血针与持针器（或注射器）、各种采血管
粪便、肛拭子	采便管（灭菌容器）、采样拭子，粪便增菌还需要准备粪便增菌液、保存液、培养基等
尿液	灭菌容器
皮肤样品（皮疹、疱疹、丘疹等）	无菌棉签或拭子、玻璃涂片、灭菌容器等
脑脊液	无菌穿刺针、无菌试管或采管
活检组织或尸检组织	无菌解剖刀、无菌镊子、无菌活检针，装有相应培养基的无菌容器
环境样本（土壤、饮用水、地表水、空气、食品、涂抹样等）和媒介生物样本	无菌取样器材、增菌培养基和无菌容器

　　注：用于核酸检测的拭子不能使用棉拭子和木质拭子，应使用灭菌人造纤维拭子和塑料棒。

（二）送样相关试剂与耗材

　　根据不同样本、不同病原的检测需求，实验室应准备必需的运送培养基、保温容器、冰袋、干冰等试剂和材料；运输包装材料要符合世界卫生组织对传染性物质和诊断性样本的安全运送指南要求。

（三）检测相关试剂

根据所承担应急检测任务的不同,分类储备应急试剂。如细菌学检测相关试剂:基础培养基、选择培养基、凝集血清、诊断血清、生化条;病毒检测相关试剂:适于不同病毒分离培养的细胞株、细胞用培养液;血清学检测试剂:各种抗原抗体的 ELISA 检测试剂盒、胶体金快速检测试纸条等;分子生物学相关试剂,包括各种核酸提取试剂,荧光定量 PCR 检测试剂,普通 PCR 检测试剂,各种病原体检测引物、探针,测序试剂;细菌或病毒检测过程中可能使用的相关化学试剂。

实验室应做好应急试剂、耗材的进出库管理,遵循先进先出,发陈储新的原则,效期前更换补充。

（四）生物安全应急储备

生物安全实验室应储备下列物资以备应急使用:急救箱,消毒设备(消毒喷雾器和各种气雾消毒发生器),担架,各种工具(如逃生锤),各种标识(如生物危险标识、警告标示)等。

三、设备设施要求

（一）应急检测常用设备

分子检测相关设备:荧光定量 PCR 仪、普通 PCR 仪、核酸提取仪、电泳仪、测序仪等。
病原鉴定设备:微生物鉴定及药敏分析系统、生物侦检系统、快速病原体分子诊断检测系统、食品安全事故现场快速检测箱等。
免疫学检测设备:酶联免疫分析仪、化学发光检测仪、上转换发光检测仪、荧光检测仪、时间分辨荧光检测仪等。

（二）重要实验设施

1. 分子扩增实验室　分子扩增实验室最需要注意的问题是核酸污染(最常见的是扩增产物污染、模板通过容器和加样器污染),合理分隔实验室是防止污染发生的主要措施。实验室原则上分为四个分隔的工作区域:试剂贮存和准备区、样本制备区、扩增区和产物分析区。

2. 生物安全实验室　生物安全实验室根据实验室操作技术、安全设备和实验设施组合的不同而分为四级生物安全水平。生物安全实验室应符合国家标准 GB19489 相关要求。

四、人员要求

从事突发急性传染病实验室应急检测人员应身体健康,定期参加健康体检。必须经过规范的生物安全培训和检测相关专业技能培训,掌握生物安全防护知识和实际操作技能、实验室技术规范与操作规程,考核合格上岗。

第二节　实验室检测策略

当疫情发生后,实验室相关人员应与现场调查人员保持沟通,基于现场调查结果,提出采集标本类型、储存和检测方法,采取相应的检测策略,及时对送检标本进行病原学检测与鉴定等工作。

一、采样策略

不同类型的突发急性传染病疫情有各自的特点,决定了其采样类型、采样时间点等也有所不同。

(一)样本采集类型

表 8-4　不同疫情样本采集类型

疫情类型	疫情特点	样本类型
常见传染病	疫情发生后,经过对疾病临床特征的判断,或结合流行病学调查分析,或通过常规的实验室检测即可明确传染病的病原体	临床标本(血液、体液、分泌物) 外环境样本 动物样本 媒介生物样本
食源性暴发	通过摄食有毒有害物质等致病因子造成的疾病。包括常见的食物中毒、肠道传染病、人畜共患传染病、寄生虫病以及化学性有毒有害物质所引起的食源性疾病	临床样本(血液、粪便、呕吐物) 可疑食物 外环境样本 动物样本 媒介生物样本
水源性暴发	通常有二人以上因摄入相同饮用水或因暴露于相同水体中继而发生同种疾病	临床样本(血液、粪便、呕吐物) 可疑水样 外环境样本
不明原因疾病	不能诊断或解释病因,有重症病例或死亡病例发生的疾病。这类疾病可能是传染病(包括新发、再发传染病)、中毒或其他未知因素引起的疾病	临床样本(血液、体液、分泌物) 可疑食物 外环境样本 动物样本 媒介生物样本
输入性传染病	在本国(地区)不存在或已经消除的疾病,由国外(地区外)输入	临床样本(血液、体液、分泌物) 可疑物品
生物恐怖事件	能够造成生物恐怖的生物战剂分传染性(各种病原微生物)和非传染性(生物毒素)两类	临床样本(血液、体液、分泌物) 可疑物品
自然灾害后的传染病	突发性自然灾害发生后,肠道传染病、虫媒传染病、呼吸道传染病的发生率大大增加	临床样本(血液、体液、分泌物) 可疑食物 外环境样本 动物样本 媒介生物样本

（二）样本采集的注意事项

1. 从事标本采集的技术人员必须经过生物安全培训和具备相应的采样技能。

2. 标本采集过程中，采样人员评估采集对象可能存在的生物风险并做好相应的个人防护，注意避免过度防护。

3. 宜在发病早期和抗生素/抗病毒药物使用前采集标本。

4. 根据实验室检测工作的需要，结合病程再次采样。

5. 根据患者临床症状及病程的不同阶段采集不同标本进行检测，对于重点病例，一次尽可能采集多种类型的标本和足够的样本量。

6. 对于血液、脑脊液、胸腔积液、腹水、组织活检、尸检标本等样本的采集，应严格无菌操作，注意避免不同标本间的交叉污染。

7. 标本采集时应指定专人对标本负责登记、收集、管理，并填写样品送检单。

8. 使用最可靠的标记方法，用油性记号笔在标本容器表面、盖上同时标记，清晰标识姓名、编号、样本类型及采集日期，并与记录表格一一对应，有条件的可以采用条形码标签。

9. 标本管用封口膜密封并用清洁塑料袋包裹。

二、检测策略

综合疾病临床表现、流行病学特点，形成病因假设，对可能的病原做出预判，优先考虑对最有可能的一种或几种病原进行实验室验证。尽可能选择敏感性和特异性好、简单、快速、易于观察结果的方法。检测流程要统筹优化，提高效率。

（一）病因线索指向明确疫情标本的检测

对病因线索指向明确的疫情标本，多采用传统的传染病快速识别与诊断方法进行检测。检测策略主要是：

1. 病原体直接检测　如人感染猪链球菌病，对患者血液或脑脊液推片染色直接镜检，阳性标本可见中性粒细胞内吞噬颗粒，细胞外偶尔可见革兰阳性链球菌；麻疹患者咽拭子涂片镜检，发现多核巨细胞有助于早期诊断；鼠疫、霍乱病例标本可以采用胶体金试纸条现场快速检测。

2. 核酸检测　分子生物学方法快速检测病原体特异性基因，如肠出血性大肠杆菌O157∶H7特异基因及毒力基因，肠道病毒EV71或CA16型特异性基因，猪链球菌种特异性基因16S rDNA、猪链球菌2型和1/2型特异的荚膜多糖基因（cps2j）、毒力因子溶菌酶释放蛋白基因（mrp）和细胞外蛋白因子基因（ef）等，均可以对病原体进行快速筛查和确认。

3. 免疫学检测　免疫学方法检测样本病原体的抗原或抗体，如ELISA法检测流行性乙型脑炎IgM抗体、麻疹IgM抗体等，可以早期快速诊断。

4. 病原体分离培养　用特异敏感的选择性/鉴别培养基或敏感细胞进行细菌或病毒的分离培养。如采用免疫磁珠捕获样本中的肠出血性大肠杆菌O157∶H7，再用科马嘉（Chromagar）鉴别培养基进行分离；疑似腺病毒感染的临床标本接种Hep-2细胞，可以观察到明显的腺病毒致细胞病变，有助于疫情判断。

（二）基于症候群的病原学检测

对于缺乏明确病因线索的疫情标本,采用基于症候群的病原体快速筛查方法,开展病原学检测与鉴定。各症候群主要病原体及需要采集的标本见表8-5。

表8-5　引起各类临床症候群的主要病原体

症候群	病毒类	细菌类	其他病原体	采集标本
发热伴呼吸道感染症候群	流行性感冒病毒、副流感病毒、呼吸道合胞病毒、冠状病毒、偏肺病毒、博卡病毒、腺病毒、鼻病毒等	金黄色葡萄球菌、肺炎支原体、肺炎衣原体、肺炎克雷伯菌、A组链球菌、铜绿假单胞菌、流感嗜血杆菌、肺炎链球菌、军团菌等		鼻/咽拭子、痰液、鼻咽抽吸物、支气管肺泡灌洗液及胸腔穿刺液标本、血标本
发热伴出疹症候群	水痘-带状疱疹病毒、人类细小病毒B19、肠道病毒、风疹病毒、麻疹病毒、EB病毒,人疱疹病毒6型、登革病毒等	链球菌、伤寒沙门菌、副伤寒沙门菌、伯氏疏螺旋体、立克次体等		血标本、咽拭子、粪便标本、疱疹液、皮肤化脓性病灶脓液、尿液等
发热伴出血症候群	汉坦病毒、登革病毒、新疆出血热病毒等	鼠疫杆菌、脑膜炎奈瑟菌、钩端螺旋体、猪链球菌、立克次体等		血标本、脑脊液、尿液、淋巴液、分泌物
腹泻症候群	轮状病毒、肠道腺病毒、诺如病毒、札如病毒、星状病毒等	致泻性大肠埃希菌、致病性弧菌(霍乱弧菌、副溶血弧菌、拟态弧菌、河弧菌)、小肠结肠炎耶尔森菌、假结核耶尔森菌、空肠弯曲菌、结肠弯曲菌、志贺菌、嗜水气单胞菌、类志贺邻单胞菌等	溶组织内阿米巴虫、蓝氏贾第鞭毛虫、隐孢子虫等	粪便、肛拭子、血、标本呕吐物
脑炎脑膜炎症候群	肠道病毒、乙脑病毒、西尼罗病毒、蜱传脑炎病毒、尼帕病毒、单纯疱疹病毒、麻疹病毒、腮腺炎病毒、呼吸道合胞病毒等	脑膜炎奈瑟菌、B流感嗜血杆菌、金黄色葡萄球菌、肺炎链球菌、猪链球菌、大肠杆菌、B族链球菌、单增李斯特菌等	新型隐球菌、恶性疟原虫、弓形虫、带绦虫、肺吸虫、旋毛虫、广州管圆线虫、裂头蚴等	血标本、咽拭子、粪便标本、脑脊液

（三）不明原因疾病病原学筛查与确认

病因线索缺乏明确指向且基于症候群的病原学检测无明确结果,考虑进行病原分离或采用测序方法进行病因探索。

经典的病原分离方法依然是发现病原的有效手段。将标本接种不同选择性培养基和鉴别培养基,通过镜检、生化反应和血清分型等技术,可以发现特殊性状的病原菌;标本接种不同种类的细胞、鸡胚或动物等,对盲传得到的培养物进一步鉴定和分析。

测序得到的序列信息与 GeneBank 数据库进行比对,对提示信息进一步实验验证。有许多不明原因疾病的病原体,如 SARS、MERS-CoV、SFTSV、新的杆状病毒(BASV)等,均是通过测序技术发现和确认的新病原体。基于高通量测序技术,江苏省疾病预防控制中心在省出入境检疫局送检的一例发热患者样本中发现一种新型环状单链 DNA 病毒。

（四）流程

应急检测流程见图 8-1。

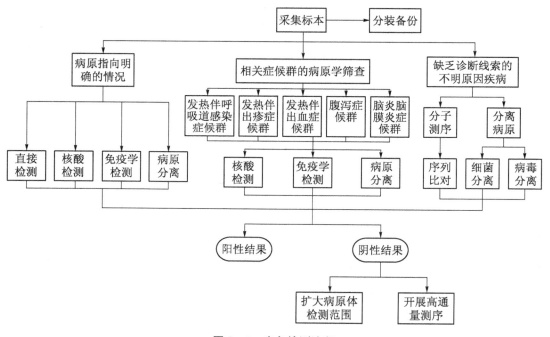

图 8-1 应急检测流程

第三节 质量控制与结果评估

为确保应急检测快速高效,检测结果准确可靠,需对应急检测中采样、收样、检测等各个环节严格把控,综合多方面信息对检测结果做出准确判读。

一、质量控制

应急检测中的质量控制必须满足疫情处置快速准确的需要,它包含常规质控中人、机、料、法、环等各环节的质量控制,又对每个环节提出新的质控要求,在质控方法的选择上也不拘泥于固有的室内质控和室间质控。

(一)准备阶段的质量控制

在准备阶段尽量考虑可能出现的不确定因素,预先评估不确定因素对结果可能产生的影响,将影响缩小在可控范围内。

1. 人员保证　应急检测人员应熟悉各类急性传染病的病原学特征,熟练掌握常规和快速检测方法并灵活运用,正确使用各种实验仪器和生物安全设施,通过考核持证上岗。平战结合,加强实验室人员各方面的技能培训和应急演练,保证应急检测人员不仅具备扎实的专业技能,更具有良好的心理素质。

2. 仪器设备　用于应急检测的仪器设备需定点存放,编制作业指导书,并由专人保管和定期维护。对结果容易产生漂移和使用频率较高的仪器,如酶标仪、移液器等应进行检定/校准和期间核查;对使用频率低的检测仪器需定时清洁、开机、使用,保证运转良好;对安全保障设备如压力蒸汽灭菌器、生物安全柜等应定期进行性能验证。

3. 试剂耗材　试剂耗材应齐备有效,方便取用。实验室应根据本地区常见的和当前国内外流行的传染病,筛选和储备检测试剂、耗材和标准菌(毒)株等,并登记造册、明确标识、定点存放、专人保管、保证有效。

4. 检测方法　除国家标准、行业标准外,商品化的非国标方法和实验室自行研发建立的检测方法也常用于疫情处置中。对这些方法应进行反复验证和确认,将其与国家标准或行业标准进行比对,对于没有国家标准和行业标准的,需用两种以上方法互相验证,确保检测方法准确、可靠。所有检测方法编写标准操作规程,包括适用范围、检测仪器、检测依据、检测流程、结果判定等,均详细描述并及时更新。

5. 环境设施　实验场所包括固定实验室和移动实验室,两类实验室都应满足应急检测的需求,保证检测结果准确可靠。对不同功能和要求的检测区域应分区并明确标识,有效控制污染,防止病原微生物扩散,降低检测人员职业暴露风险。

(二)检测过程的质量控制

实验室检测过程包括样本的采集、运输、交接、样本检测及保存等多个环节,对所有环节进行严格的质量控制,确保得到准确、可靠的检测结果,指导现场疫情处置。

1. 样本采集　合格样本对检验结果可靠性和准确性起着至关重要的作用,也是整个检测过程质量控制中最容易忽视却尤为重要的关键环节。

对样本采集的质量控制主要考虑以下几个方面:①采样时机是否合适;②采样部位是否正确;③采集类型是否齐全;④样本数量是否足够;⑤采样技术是否规范;⑥样本标识是否清晰和准确;⑦采样登记是否完整。

2. 样本运输　突发急性传染病标本运输过程中,对样本的保护、运输的生物安全性以及运输过程的记录完整性,是实现应急检测结果准确、稳定的基础。

首先,样本应选择合适的介质和温度环境保存运输,如疑似空肠弯曲菌感染的粪便标本应置于 Cary—Blair 运送培养基中运输;流感的咽拭子标本应置于 Hank's 液中运输；流行性脑脊髓膜炎的标本应保温运输，运输环境温度过高、过低或波动剧烈，均能造成样本活性的降低。

其次，突发急性传染病样本多为感染性物质，应使用专用的生物样本运送箱，采用WHO提出的三级包装系统运送样本。高致病性样本运输按相关法规和文件执行，未经批准不得运输；非高致病性样本运输由专人专车护送。任何单位及个人不得通过公共交通工具运输。运输过程应保留完整的文件记录，保证可回顾、可溯源。

3. 样本交接　在疫情处置中，坚决杜绝为了节约时间而忽视或省略样本交接的情况发生。

样本交接的质量控制要做到以下几点：

（1）核查样本质量：观察样本的基本性状是否符合要求，记录有无严重溶血、微生物污染、血脂过多以及黄疸等情况；对照病人发病时间，检查样本种类是否与病程相符合，如伤寒病人的血液样本是病程1～2周采集，若在病程的3～4周采集会大大降低伤寒沙门菌的检出率；判断样本取材是否正确，如痢疾病人的粪便样本应是新鲜排出的脓血便、黏液便或水样便，无病变的粪便含菌量较低。

（2）核对样本信息：观察样本上是否有标识，字迹是否能辨认，样本信息与送检单是否一致。

（3）保留纸质记录：填写样本接收单与回执单，并注明交接时间、双方姓名和联系方式。

（4）妥善处置不合格样本：如污染过重或认为样品不能接受，立即安全废弃；与送样人说明样本拒收原因，通知送样人及时采集补充样本。

4. 样本检测　实验室样本检测是整个突发急性传染病应急检测的主体内容，与检测结果的准确性和及时性产生直接联系，也是质量控制的主要环节。检测时应对检测方法、检测过程、检测结果等进行一系列质量控制，主要有以下几点：

（1）检测方法的质控：应急检测多选择自主研发的快速检测方法和商品化试剂，在检测前完成方法验证，在检测过程中还应采用多种方法平行比较。在样本数量充足的前提下，可以针对同一方法进行不同人员的平行操作实验，减少来自于检验人员的结果偏差。

（2）检验过程的质控：

①加入内部参照：针对目的病原进行检测的同时，还可在实验中加入相关的检测指标和检测手段。如临床样本的核酸检测中，可增加对人体细胞管家基因（如β－肌动蛋白基因、微管蛋白基因、糖酵解酶系基因等）的检测，以检验样本采集、核酸提取和扩增是否可靠。

②设置实验对照：在实验中应设置空白对照、阴性对照、阳性对照，或者利用标准菌（毒）株和标准物质等质控手段。对未知病原或无法获得阳性对照的情况，考虑利用其他方式对实验结果进行验证。如新发传染病的核酸检测，在无阳性核酸样本时，可以合成目的片段作为阳性对照。

③进行流程质控：实验室管理人员对实验流程进行监督质控，及时发现偏离质量体系或偏离检测工作程序的情况，采取措施预防，尽可能减少这类偏离。对检测步骤和检测环境应详细记录，并最终形成检验报告，提交审核。

5. 样本保存与处置　样本运送至实验室后，应按标本类型和实验安排合理存放样本。样本一般要求储存至事件处置结束，必要时应保留更长时间，以备检验结果复核以及扩大项目检测。

实验室样本和废弃物在弃置之前，应按照相关要求进行去污染处理，处置过程填写销毁记录。

二、检测结果评估

应急检测的结果为突发传染病处置提供依据，对结果的评估直接影响着病例的临床诊治以及传染病控制策略。

（一）阴性结果评估

病原检测结果阴性，提示有以下可能：

1. 该疾病由其他病原引起。

2. 样本采集前病人已经过抗生素或抗病毒治疗。

3. 样本采集部位或采集时机不合适。

4. 样本采集、送检、保存等环节存在问题，病原活力降低或死亡。

5. 检测方法不当，一些常规培养无法检测的细菌如厌氧菌、衣原体等应采用特殊培养方法；苛养菌（如嗜血杆菌、军团菌等）因培养基营养成分不佳或培养条件限制，导致漏检。

6. 检测手段和技术存在局限，方法灵敏度不够高或未能覆盖目标病原体。

当检测结果为阴性时，应从以上环节推断结果的准确性；如怀疑为假阴性结果，应分析原因，采取弥补措施，可能情况下再次采样重新检测。

（二）阳性结果评估

实验室检测阳性结果是判定疫情病原的重要依据，阳性结果的临床意义应结合流行病学和临床特征、采样部位、病原载量等进行综合判断，当出现多种阳性结果时需认真分析、谨慎判断。

检测阳性结果与流行病学和临床特征一致，一般即可做出病因判断。病例样本病原学或 IgM 抗体检测结果为阳性时，提示该病原体可能为致病因子。暴发疫情中，大多数病例标本为同一阳性结果时，综合疾病临床表现、流行病学特征等情况判断病原学病因。判断新发传染病的病原体则需要考虑是否符合科赫原则。

流行病学和临床特征不支持实验室检测结果时，需进一步分析阳性结果的临床意义。一般来说检测结果的临床意义与样本采集部位密切相关，血液、脑脊液等无菌部位检出病原临床意义较大。在非无菌部位如呼吸道检出病原体且载量较高，则该病原为病因的可能性较大。若检测结果为弱阳性或载量较低，则应考虑寄居病原的可能性。

当检出两种或两种以上微生物时，需考虑两种可能：①多种病原合并感染，检出的微生物均为病原体；②病人感染病原体后引起机会感染，样本含有多种病原体。

第四节　生物安全

生物安全是指防范、控制与生物有关各种因素对国家经济、社会、公众健康及生态环境所产生的危害或潜在风险。在突发急性传染病疫情应急处置过程中，无论对于现场调查、医疗救治还是实验室检测，生物安全是头等重要的事情。

一、相关法规

为控制实验室感染，世界卫生组织（WHO）在 1983 年公布了《实验室生物安全手册》第一版，鼓励各国接受和执行生物安全的基本概念，是第一本具有国际适用性的实验室生物安全手册。美国、加拿大、欧盟及英国、德国、法国等欧洲国家都有实验室生物安全相关的法规和指南。

我国在生物安全管理法规建设方面起步较晚，但发展很快。2002 年颁布了卫生行业标准《微生物和生物医学实验室生物安全通用准则》（WS233－2002），是一项开创性的工作。近十几年来，一系列相关法规和标准出台和实施，形成了比较完善的生物安全管理体系。2004 年 5 月，我国发布第一个关于生物安全的国家强制标准《实验室生物安全通用要求》（GB19489－2004），明确地规定了实验室设施设备的配置、个人防护和实验室安全行为。2004 年 11 月，国务院颁布《病原微生物实验室生物安全管理条例》，规定了病原微生物的分类和管理要求，对病原微生物的采集、运输、包装、保藏等管理有明确规定；规定了病原微生物实验室的生物安全等级，不同等级实验室的活动范围和活动条件。条例发布之后，卫生部还颁布了实施条例的配套管理文件。生物安全管理实践中，对相关标准进行了修订，2008 年 12 月，发布《实验室生物安全通用要求》（GB19489－2008），2017 年 7 月，发布《病原微生物实验室生物安全通用准则》（WS233－2017）。

上述条例和标准，是应急检测实验室必须遵从的生物安全管理法规和技术规范。对重大传染病疫情现场工作的个人防护，如 SARS、人感染高致病性禽流感、埃博拉出血热等，国家发布的相关技术指南有具体的规定。

二、安全管理要求

（一）安全管理组织构架

承担应急检测任务的实验室所在机构应设立生物安全委员会，负责咨询、指导、评估、监督实验室的生物安全相关事宜；应建立与实验室规模、实验室活动的复杂程度和风险相适应的实验室安全管理体系。

实验室管理层应负责安全管理体系的设计、实施、维持和改进；应为员工提供持续培训及继续教育的机会，保证员工可以胜任所分配的工作；应为员工提供必要的免疫计划、定期的健康检查和医疗保障；应保证实验室设施、设备、个体防护装备、材料等符合国家有关的安全要求。

（二）安全管理体系文件

安全管理体系文件通常包括管理手册、程序文件、操作规程、记录等文件，实验室工作现场，还应提供工作人员快速使用的安全手册。

1. 安全管理手册　对组织结构、人员岗位及职责、安全及安保要求、安全管理体系、体系文件架构等进行规定和描述。安全要求不能低于国家和地方的相关规定及标准的要求。应明确规定管理人员的权限和责任，包括保证其所管人员遵守安全管理体系要求的责任。

2. 程序文件　明确规定实施具体安全要求的责任部门、责任范围、工作流程及责任人、任务安排及对操作人员能力的要求、与其他责任部门的关系、应使用的工作文件等。应满足实验室实施所有的安全要求和管理要求的需要,工作流程清晰,各项职责得到落实。

3. 操作规程　详细说明使用者的权限及资格要求、潜在危险、设施设备的功能、活动目的和具体操作步骤、防护和安全操作方法、应急措施、文件制定的依据等。

4. 安全手册　以安全管理体系文件为依据,制定实验室安全手册(快速阅读文件);应要求所有员工阅读安全手册并在工作区随时可供使用。安全手册应简明、易懂、易读。

5. 记录　明确规定对实验室活动进行记录的要求,至少应包括记录的内容、记录的要求、记录的档案管理、记录使用的权限、记录的安全、记录的保存期限等。

(三)安全检查和持续改进

实验室管理层应负责实施安全检查,每年应至少根据管理体系的要求系统性地检查一次,对关键控制点可根据风险评估报告适当增加检查频率。实验室管理层应定期系统地评审管理体系,以识别所有潜在的不符合项来源、识别对管理体系或技术的改进机会。适用时,应及时改进识别出的需改进之处,应制定改进方案,文件化、实施并监督。

三、风险评估与控制

无论是实验室还是现场工作,正确进行生物安全防护的前提是风险评估。风险评估的方法很多,其中最重要的是专业判断,因此,应当由对所涉及微生物的特性、设备和规程、动物模型以及防护设备和设施最为熟悉的人员进行评估。同时,应随时注意收集与危险程度相关的新资料以及来自科学文献的其他相关的新信息,以便必要时对风险评估结果进行定期检查和修订,以确保工作的生物安全。

根据风险评估,确定疫情处置工作的生物安全水平级别,选择合适的个体防护装备,结合其他安全措施制订出标准操作规范、实验室管理制度和紧急事故处理办法,确保在最安全的水平下开展工作。

根据评估,不同的疫情、不同的工作岗位应该采取的风险控制措施有所不同,总体安全防护的原则与要求包括以下几个方面:

(一)人员要求

从事相关工作的技术人员,必须经生物安全培训,具备相应的工作技能,按照国家相关规定的防护措施进行安全防护(包括疫苗接种等)。

(二)个人防护

根据需要,流调人员、采样人员、医护人员、实验人员均应选取必要的个人防护装备。采样时要穿工作服、戴手套、口罩和帽子;接触不同患者时应更换手套,以免交叉感染;在使用或处理注射器、手术刀和其他锋利器械时,应避免割伤和造成手套的破损;根据对疫情的评估和疫情特点,选择不同的个人防护装备;消毒人员对污染区表面和溢出物进行消毒时,要穿戴防护服和厚橡胶手套;为避免吸入有高度传染力的病原,还需使用呼吸防护面罩、护目镜等防护用品。

(三)废弃物处理

所有疫情处置过程中产生的医疗(实验)废物应置于防渗漏的专用包装容器(袋)中;

废弃的针头、玻璃试管、安瓿等利器必须放入符合要求的利器盒里,按规定进行销毁;污染的可废弃设备和材料应先消毒后废弃;污染的可再用设备或材料应先消毒后清洗;装有废弃物的包装容器(袋)必须采用防渗漏、防溢洒的周转箱安全运送。

(四)意外事件报告与处理

发生意外事件或事故应妥善处理,并按国家和地方规定的时限和程序及时报告,必要时采取有效措施预防和控制感染。

四、现场采样生物安全

(一)采样基本条件

1. 具有与采集病原微生物样本所需要的生物安全防护水平相适应的设备。

2. 具有掌握相关专业知识和操作技能的工作人员。

3. 具有有效地防止病原微生物扩散和感染的措施。

4. 具有保证病原微生物样本质量的技术方法和手段。

5. 采集高致病性病原微生物样本的工作人员,在采集过程中应当防止病原微生物扩散和感染,并对样本的来源、采集过程和方法等作详细记录。

(二)采样的个人防护

现场采样时应做好个人防护。在标本采集过程中,严格采取预防措施,防止针头等锐器刺伤,可使用锐器盒或自毁装置;采样人应采取适当防护,如使用一次性隔离服、手套、医用防护口罩等防护措施,但也应避免防护过度,造成人群恐慌;在采集任何患者或健康人体液时,因为不知其是否携带有病原体,都应按其携带传染性病原一样对待,采取相应的防护措施。

(三)标本的保存和运送

现场采集的标本应尽快送往实验室检测,如暂时不能送检,应根据标本的种类和检测内容确定标本的保存方式。

样本的包装和运输严格按照相关生物安全规定进行,依据病因分析的病原体分类,如果评估为高致病性病原微生物,应严格按照《病原微生物实验室生物安全管理条例》(国务院424号令)和《可感染人类的高致病性病原微生物菌(毒)种或标本运输管理规定》(中华人民共和国卫生部第45号令)、《人间传染的病原微生物名录》等有关规定执行。

(四)采样废弃物处置

做好采样后的现场清理工作,对废弃的采样器材、防护器材等应尽量就地进行消毒处理。如采样现场无消毒处理条件,应将废弃物封存完好后带回实验室进行消毒处理。

五、实验室生物安全

(一)生物安全防护水平

根据所操作生物因子的危害程度和采取的防护措施,将实验室生物安全防护水平分为一级、二级、三级和四级,一级防护水平最低,四级防护水平最高。以 BSL-1、BSL-2、BSL-3、BSL-4(Bio-safety level,BSL)表示从事体外操作的实验室相应生物安全防护水平。以 ABSL-1、ABSL-2、ABSL-3、ABSL-4(Animal bio-safety level,ABSL)表示包括从事动物活体操作的实验室相应生物安全防护水平。

应依据国家卫生主管部门发布的《病原微生物名录》，在风险评估的基础上，选择合适的个体防护装备，结合其他安全措施，在相应生物安全防护水平的实验室进行样本的检测。对相关信息了解较少的病原体进行评估时，可根据病人的临床和流行病学资料，如发病率和病死率、可疑的传播途径、其他相关暴发的调查资料，以及有关样本来源地的信息，评估样本的危险度，采取安全有效的样本处理措施与检测方法，确保工作中的生物安全。只要样本取自病人，均应遵循标准防护方法进行个人防护，如穿戴医用防护服、手套、护目镜或面屏、鞋套等。处理病人标本时最低需要二级生物安全防护水平。

（二）实验室安全操作

造成实验室事故以及与工作有关的感染的主要原因是人为失误或实验操作技术不当，遵循安全操作技术可以避免或减少实验室感染的发生。

1. 实验室良好工作行为　在实验室工作，任何时候都必须穿着工作服、隔离衣或防护服；严禁穿着实验室防护服离开实验室；在实验室内不得穿露脚趾的鞋子；实验用过的防护服不得和日常服装放在同一柜子内；可能直接或意外接触到血液、体液以及其他具有潜在感染性材料或感染性动物的操作时，应戴乳胶手套；手套用完后应先消毒再摘除，随后必须洗手；处理感染性实验材料和动物后，以及在离开实验室前都必须洗手。

2. 样本安全操作　样本容器应当坚固，最好使用塑料制品。容器外部不能有残留物。采样记录表或样本说明应分开放置，不要卷在样本容器外面；样本在实验室内部传递时应使用二级容器避免意外泄漏或溢出；需要接收大量样本的实验室应安排专门的样本接收房间或空间；样本的内层容器应在生物安全柜内开启。

3. 移液管和移液辅助器使用　应使用移液辅助器移液，严禁用口吸，移液管上端要塞松紧适度的棉花，连接合适的吸球，熟悉操作要领，避免感染性吸液的滴漏。皮下注射针头和注射器不能用于替代移液管或用作其他用途。

所有技术操作应尽量减少气溶胶和微小液滴形成，含有感染性物质的溶液不能用移液管反复吹吸混合。

污染的移液管应完全浸泡在盛有适当消毒液的防碎容器中，浸泡适当时间后再进行处理。在生物安全柜内进行实验，盛放废弃移液管的容器应放在生物安全柜内。

4. 避免气溶胶产生　使用无弹力的接种环，环直径为 2～3 mm 且封闭，柄长小于 6 cm。避免因接种环弹动造成菌液溅落形成气溶胶。使用封闭式微型电加热器灭菌接种环，能够避免在酒精灯的明火上加热所引起的感染性物质爆溅，最好使用一次性的接种环。

5. 生物安全柜的使用　生物安全柜的使用人员应该熟悉生物安全柜的使用方法和局限性。需要明确的是，当生物安全柜出现故障或不良操作就不能保护操作者。

生物安全柜内应尽量少放置器材或样本，不能影响后部压力排风系统的气流循环。不要使实验器材以及其他物品阻挡空气格栅。

生物安全柜内不能使用酒精灯，酒精灯燃烧产生的热量可能干扰柜内气流，并可能损坏高效过滤器。可使用微型电加热器，最好使用一次性无菌接种环。

操作者的手臂不应反复移出和伸进，以免干扰生物安全柜的气幕。不能在生物安全柜内进行文字工作。尽量减少操作者身后的人员活动。

在安全柜内的工作开始前和结束后，安全柜的风机应至少运行 5 分钟。工作完成后应使用适当的消毒剂擦拭生物安全柜的表面。

6. 避免尖锐器具刺伤　尽可能用塑料制品代替玻璃制品,避免破损玻璃器皿的刺伤所引起的感染;用吸管取样而不用注射器和针头,减少使用注射器和针头;必须使用注射器和针头时,采用锐器安全装置;使用过的注射器不能重新戴针头护套。

7. 清除污染　所有感染性材料必须在实验室内清除污染,压力蒸汽灭菌是清除污染时的首选方法,也可采用其他可以除去和/或灭杀微生物的替代方法。如使用次氯酸盐等高效消毒剂清除污染,常用新鲜配制的含有效氯 1g/L 的次氯酸盐溶液;处理溢出的血液用含有效氯 5 g/L 的次氯酸盐溶液;2％戊二醛可用于清除表面污染。

六、个人防护

个人防护是指为了保护工作人员免受化学、生物与放射性污染危害而采取的措施,包括防护规程的制定、个人防护装备的选择和使用等。个体防护装备（personal protective equipment,PPE）是指防止人员个体受到生物性、化学性或物理性等危险因子伤害的器材和用品,包括防护服、鞋套、口罩、手套、面罩或防毒面具、护目镜或安全眼镜、帽子、呼吸器等。

突发疫情处置的各个工作环节都需要个人防护,使用个人防护装备是个人防护的基本手段。防护用品的穿脱顺序应有标准的操作规程,一般来说,穿戴和脱卸的过程是相反的,要特别加强防护用品和安全脱卸的训练,防止感染的发生。

现参照埃博拉出血热疫情处置各环节的个人防护等级,说明个人防护装备的使用要求。"个人防护等级"目前没有标准的定义,具体实践中需要根据风险评估,确定个人防护采用的个人防护装备。

（一）一般防护

对于不直接接触留观、疑似或确诊病例的人员,采用一般防护措施。适用对象为口岸卫生检疫人员、对来自疫区人员进行健康监测的人员、对密切接触者进行流行病学调查和医学观察的人员以及样本运输工作人员。防护装备包括工作服、医用外科口罩。

（二）一级防护

对于接触留观病例但不会直接接触疑似、确诊病例或者其血液、体液及其污染物品的人员,采用基本防护措施。适用对象为对留观病例进行医学观察、流行病学调查的人员。防护装备包括一次性工作帽、医用外科口罩、工作服、一次性隔离衣、一次性医用手套(乳胶或丁腈)。

（三）二级防护

对于直接接触疑似、确诊病例或者可能接触其少量血液、体液及其污染物品的人员,采用加强防护措施。适用对象为所有进入疑似或确诊病例房间的人员、接触疑似或确诊病例的流调人员、病房内清洁消毒人员和医疗废物处理人员、转运病人的急救工作人员以及生物安全二级实验室检测工作人员。防护装备包括:一次性工作帽(覆盖耳部)、医用防护口罩(N95 及以上)、一次性防护面屏、一次性医用手套(乳胶或丁腈)、一次性丁腈长手套、外科手术衣、耐洗的工作鞋(塑料或橡胶)、一次性防水靴套、一次性防渗漏连体防护服。在特定情况下(如环境中有大量血液、其他体液、排泄物或呕吐物时),加穿防水围裙、防水靴。

（四）三级防护

对于接触疑似、确诊病例大量血液、体液，实施侵入性操作或易产生大量气溶胶操作的医务人员，采用严密防护措施。适用对象为进行有创操作（如气管切开、气管插管、吸痰等操作）的医护人员、标本采集人员、搬运患者的医护人员、进行尸体处理、搬运、解剖的人员、进行大量血液、体液、排泄物、分泌物或呕吐物操作的医务人员和清洁消毒人员以及生物安全三级实验室检测工作人员。防护装备包括：一次性工作帽（覆盖耳部）、一次性医用手套（乳胶或丁腈）、一次性丁腈长手套、外科手术衣、耐洗的工作鞋（塑料或橡胶）、一次性防水靴套/防水靴、一次性防渗漏连体防护服、一次性防水围裙、动力送风过滤式呼吸器（PAPR）或全面型呼吸防护器。

（史智扬　郭喜玲　钱慧敏　胡　莹　马　涛　茅凌翔）

第九章　食品安全事故

食品安全事故属于突发性公共卫生事件范畴,是一项重大的社会问题,既关系到人民群众的健康水平和生活质量,也关系到经济的发展和社会的安定,并日益成为社会普遍关注的焦点、热点问题。

第一节　概　述

食品安全事故的发生形式各种各样,食品从农田到餐桌的各个环节中均可能发生食源性疾患,出现食品安全事故。

一、基本概念

(一)食品与食品污染

1. 食品　食品是指各种供人食用或者饮用的成品和原料,以及按照传统既是食品又是中药材的物品,但是不包括以治疗为目的的物品。

2. 食品污染　食品从种植、养殖到生产、加工、储存、运输、销售、烹调直至餐桌的整个过程中的各个环节,都有可能受到有毒有害物质的污染,以致降低食品卫生质量或对人体造成不同程度的危害,这就是食品污染。

食品污染是造成食源性疾病和食物中毒的前提。当食品中的污染物含量达到一定浓度,经人体摄入后,就可能会引起食源性疾病,表现为急性食物中毒。长期摄入含低剂量化学污染物的食物,通过累积效应可以引起慢性危害(如致畸、致癌等),或引起其他特殊的毒性作用。

食品污染可以分为生物性污染、化学性污染和物理性污染。污染可以来自环境、人为添加、食品加工中不良操作等。

(二)食物中毒与食源性疾病

1. 食物中毒　食物中毒是指摄入含有生物性、化学性有毒有害物质的食品,或把有毒有害物质当做食品摄入后,所出现的非传染性的急性、亚急性疾病。

食物中毒属于食源性疾病,是食源性疾病中最为常见的疾病。根据引起食物中毒的病原物,可将食物中毒分为细菌性食物中毒、真菌及其毒素食物中毒、动物性食物中毒、植物性食物中毒和化学性食物中毒5类。

2. 食源性疾病　"食源性疾病"一词由传统的"食物中毒"逐渐发展而来,是对"由食物摄入引起的疾病"认识上的发展。食源性疾病是指食品中致病因素进入人体引起的感染性、中毒性等疾病。

凡与摄食有关的一切疾病(包括传染性和非传染性疾病)均属于食源性疾病。随着人们对疾病认识的逐步深入和发展,食源性疾病的范畴也在不断扩大,它既包括传统的食物中毒,还包括经食物而感染的肠道传染病、食源性寄生虫病、人畜共患传染病、食物过敏,以及由食物中有毒、有害污染物所引起的慢性中毒性疾病。

食源性疾病包括三个基本要素:①食物是携带和传播病原物质的媒介;②导致人体罹患疾病的病原物质是食物中所含有的各种致病因子;③临床特征为急性中毒或急性感染。

1984 年 WHO 将"食源性疾病"一词作为正式的专业术语,以代替历史上使用的"食物中毒"一词。

(三) 食品安全与食品安全事故

1. 食品安全　食品安全是指食品(食物)的种植、养殖、加工、包装、储藏、运输、销售、消费等活动符合国家强制标准和要求,不存在可能损害或威胁人体健康的有毒有害物质以导致消费者病亡或者危及消费者及其后代的隐患。

食品安全的概念内涵:

(1) 综合概念:食品安全包括食品卫生、食品质量、食品营养等相关方面的内容和食品(食物)种植、养殖、加工、包装、储藏、运输、销售、消费等环节。

(2) 社会概念:不同国家以及不同时期,食品安全所面临的突出问题和治理要求均不同。在经济发达国家,食品安全所关注的主要是因科学技术发展所引发的问题,如转基因食品对人类健康的影响;在发展中国家,食品安全所侧重的则是市场经济发育不成熟所引发的问题,如假冒伪劣、有毒有害食品的非法生产经营。

(3) 政治概念:食品安全是企业和政府对社会最基本的责任和必须做出的承诺。食品安全与生存权紧密相连,具有唯一性和强制性,通常属于政府保障或者政府强制的范畴。

(4) 法律概念:20 世纪 80 年代后,一些国家以及有关国际组织从社会系统工程建设的角度出发,逐步以食品安全的综合立法替代卫生、质量、营养等要素立法。1990 年英国颁布了《食品安全法》,2000 年欧盟发表了具有指导意义的《食品安全白皮书》,2003 年日本制定了《食品安全基本法》。我国也于 2009 年 2 月 28 日正式颁布《中华人民共和国食品安全法》,并于 2015 年 4 月 24 日颁布了新修订的《中华人民共和国食品安全法》。

(5) 经济概念:食品行业是重要的国民经济行业,食品产业链的扩张更加涉及多个行业的发展。

2. 食品安全事故　食品安全事故是指食源性疾病、食品污染等源于食品、对人体健康有危害或者可能有危害的事故。

二、食品安全事故管理体系

（一）美国食品安全事故管理体系

美国政府建立了联邦、州和地方政府的管理网络，这些网络既相互独立，也协调合作，各机构分工职责明确，配合有效的管理制度和技术规范，为食品安全提供了强有力的组织保障。美国食品安全事故应急管理体系是多维度、多领域的综合、联动和协作系统。

1. 美国食品监管部门

（1）食品药品管理局（FDA）：FDA 是美国食品安全监管最主要的部门。主要通过制定食品标准进行监管，负责监管除肉类、禽类以外的食品，包括进口到美国的相应的食品，颁发除农药以外用于食品的化工原料的许可证。

（2）农业部（USDA）：USDA 是美国负责食品安全监管的第二大部门。其下属的食品安全检验局（FSIS）主要负责国内和进口肉、禽产品的安全监管；动植物健康检验局（APHIS）主要负责动植物病虫害控制，包括病虫害监测和动植物检疫。

（3）生态环境部（EPA）：EPA 主要负责农药管理和制定饮用水标准，负责新农药及毒物的审批，制定食物中农药残留限量标准，管理有毒物质及废物，预防其进入食物链。

（4）疾病预防控制中心（CDC）：CDC 主要负责食源性食品安全事故的应急处置，与其他机构合作监测食源性疾病暴发的趋势和规律，开发快速检验病原菌的技术，开展食源性疾病预防研究，并对地方和州的食品安全技术人员进行培训。

（5）其他分管专项的辅助部门：商业部下属的国家海洋和大气管理局负责海产品的检查和分级；财政部下属的酒精、烟草和火器管理局负责酒精度在 7% 以上酒精饮料制品的管理；联邦贸易委员会负责对食品广告的管理。

2. 美国的食品安全法律体系和技术协调体系

（1）法律体系：《食品安全现代化法案》作为美国食品安全法律的核心，为食品安全管理提供基本原则和框架。在美国食品安全法律体系中，包括综合性法规如《联邦食品、药品和化妆品法》《食品质量保护法》《公共卫生服务法》等，也有专项具体的法规如《联邦肉类检验法》《联邦杀虫剂、杀真菌剂和杀鼠剂法》《产品责任法》等。2011 年 1 月 4 日颁布的《FDA 食品安全现代化法》强调危害分析和风险预防，增补农产品安全标准，引入"第三方审核机制"。

（2）食品安全技术协调体系：美国的食品安全技术协调体系由技术法规和标准两部分组成。

技术法规是联邦和各州政府制定各种食品安全政策的基础，如《蛋类产品检验法》。技术法规是强制遵守的，规定与食品安全相关的产品特性或者相关的加工和生产方法的文件，包括适用的行政性规定。

食品安全标准包括公认机构批准的、非强制性遵守的、规定产品或者相关的食品加工和生产方法的规则、指南或者特征的文件。自愿性标准由美国国家标准学会认可的行业协会、标准化技术委员会和有关部门制定，由行业、企业自愿采纳执行。通常政府相关机构在制定技术法规时引用已经制定的标准。

美国的 GMP 是美国政府在食品安全管制方面遵循的应用规则，详细规定了食品安全环节中所需要的具体操作要求、管理内容以及控制方面规范。

为了应对低效的食品安全检测体系,美国引入了全新的 HACCP 食品安全控制体系。

美国食品与药品管理局制定适用于 FDA 总部和派出机构人员的应急管理程序,提供食品安全事故的应急指导。

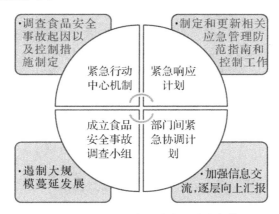

图 9-1 FDA 总部和派出机构人员的应急管理程序

(二)欧盟食品安全事故管理体系

欧盟食品安全监管机构由欧盟和成员国两个层次组成(图 9-2)。

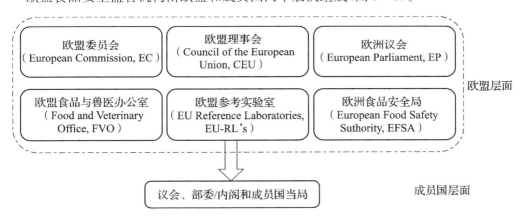

图 9-2 欧盟食品安全监管机构

欧盟层面上的食品安全事故管理体系如下:

1. 欧洲食品安全局 欧洲食品安全局是欧洲食品安全事故应急常态化的管理机构,是欧盟食品安全事故应急管理体系的核心组成部分。常态下,欧洲食品安全局从事有关科学研究,搜集、整理、处理有关的信息,应欧盟有关机构和成员国的要求,就一切与其职责相关的问题提出意见与建议,建立并完善必要的网络系统与组织体系,向公众提供及时、可信、客观的信息。发生食品安全事故时,食品安全局应向欧盟的有关机构、成员国提供决策咨询,并在必要时为委员会提供技术援助。承担食品和饲料风险评估职责,评估结果均在 EFSA 网站公开,并与欧盟委员会共同承担风险交流职能。

2. 欧盟委员会 欧盟委员会负责向欧盟理事会和欧洲议会提供立法建议和议案。风险管理由欧盟委员会负责,与欧洲食品安全局共同承担风险交流职能。

3. **欧盟理事会** 负责制定食品安全基本政策。

4. **欧洲议会** 欧洲议会是欧盟食品安全监管立法的参与机构,同时也是食品安全管理的监督、预算和咨询机构。

(三) 我国食品安全事故管理体系

我国的食品安全事故应急管理实现了从单纯的食物中毒应对到食品安全事故应对,从卫生部门独家支撑到多部门、多层次分工和互相配合的食品安全应急体系的转变。

1. **食品安全事故管理各主体职责** 法律明确了食品安全事故应急处理的牵头部门为各级食品药品监管部门,负责采取相应的控制措施,防止或者减轻社会危害。

表 9-1 我国食品安全事故管理部门及其职责

监管部门	主要法律依据	主要职责
食品药品监督管理局	《食品安全法》	①负责餐饮业、食堂餐饮环节的食品安全监管 ②实施保健食品、化妆品卫生监督管理 ③实施食品卫生许可 ④组织综合协调食品安全,查处食品安全重大事故
卫健委	《食品安全法》	①负责提出食品生产、流通环节的卫生规范和条件 ②负责提出纳入食品生产、流通许可的条件 ③制、修、调食品安全国家标准
国家质检总局	《进出口商品检疫法》 《进出境动植物检疫法》 《产品质量法》	①负责食品生产加工环节的监管 ②组织实施进出口食品的监督管理 ③统一管理、监督和综合协调全国标准化工作
国家工商总局	《反不正当竞争法》 《消费者权益保护法》	①负责流通环节中的食品安全监管 ②规范市场秩序的规章制度和具体措施、办法,依法组织各类市场经营秩序的规范管理
农业部	《农业法》 《种子法》 《动物防疫法》	①负责初级农产品生产环节的监管 ②实施农业各产业产品及绿色食品的质量监督、认证和农业植物新品种的保护工作

食品安全法规定了疾控机构在食品安全事故应急处置的两个任务:一是疾病预防控制机构应当对事故现场进行卫生处理;二是对与事故有关的因素开展流行病学调查。具体工作内容包括:现场流行病学调查、食品卫生学调查、采样和实验室检测、编制调查报告、建议相关部门采取控制措施。食品安全事故的流行病学调查报告为食品安全事故的责任认定提供科学依据。

2. **运行机制** 县级以上地方人民政府负责对本行政区域的食品安全监督管理工作,建立健全食品安全全程监督管理工作机制和信息共享机制,统一领导、组织、协调本行政区域的食品安全监督管理以及食品安全突发事件应对。

《中华人民共和国食品安全法》中明确规定了食品安全事故处置方案(图 9-3)。

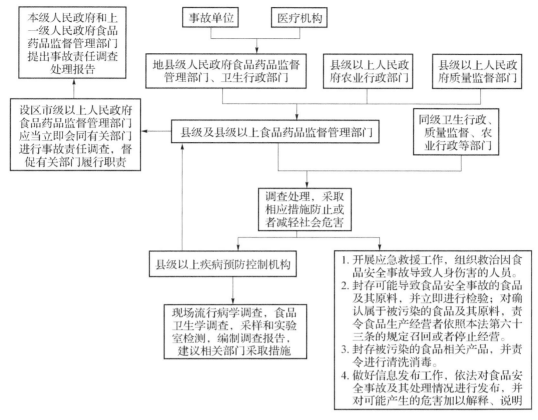

图 9-3　食品安全事故报告和处置程序

第二节　食品安全事故的分类及特征

按照污染物的性质,将食品安全事故分为生物性、化学性、有毒动植物、放射性食品安全事故等。

一、生物性食品安全事故

(一) 污染来源

食品的生物性污染包括微生物、寄生虫和昆虫等污染。

微生物污染主要有细菌与细菌毒素、真菌与真菌毒素以及病毒等的污染,其中细菌、真菌及其毒素对食品的污染最常见、最严重。近年来,病毒污染食品引起的中毒也日益受到人们的关注,如禽流感病毒、轮状病毒、甲型肝炎病毒和诺沃克病毒等。寄生虫和虫卵主要是由患者、病畜的粪便通过水体或土壤间接或直接污染食品。昆虫污染主要有螨类、蛾类、谷象虫以及蝇、蛆等。

（二）流行病学特征

1. 病因及其构成特点　细菌性食物中毒最为多发、常见。微生物性食物中毒主要是以沙门菌、变形杆菌、葡萄球菌肠毒素中毒为主。好发食品以动物性食品为主，如肉、鱼、奶、蛋及制品。

2. 发生季节性和地区性特点　全年皆可发生。夏秋季节是细菌性食物中毒的高发季节。不同类型的食物中毒发病具有季节性和地区性差别。例如肉毒梭菌毒素中毒以新疆、青海最为高发，副溶血性弧菌食物中毒多发在沿海地区。赤霉病多发生于多雨、气候潮湿地区。霉变甘蔗中毒常发生于我国北方地区的初春季节，2～3月份为发病高峰期，多见于儿童和青少年。

（三）临床特征

细菌性食物中毒的临床表现以急性胃肠炎为主，主要表现为恶心、呕吐、腹痛、腹泻等。一般说来，从临床症状分析：细菌性感染型中毒的病多有发热症状，急性胃肠道症状明显，潜伏期较长；细菌性毒素型中毒，发烧不明显（或伴低热），多以恶心、呕吐为主，潜伏期较细菌感染型短；肉毒毒素中毒有典型的神经系统（肌肉麻痹）症状。葡萄球菌肠毒素食物中毒呕吐较明显，呕吐物含胆汁，粪便有时带血和黏液，腹痛以上腹部及脐周多见，且腹泻频繁，多为黄色稀便和水样便。侵袭性（如沙门菌等）细菌引起的食物中毒，可有发热、腹部阵发性绞痛和黏液脓血便。

表 9 - 2　常见生物性食品安全事故的特征

种类	特征
肉毒梭菌食物中毒	①流行病学特点：中毒食品多为家庭自制发酵豆谷类制品，其次为肉类和罐头食品；中毒多发生在冬春季；潜伏期为1～7天，病死率较高。 ②主要症状：头晕、无力、视力模糊、眼睑下垂、复视、咀嚼无力、张口困难、伸舌困难、咽喉阻塞感、饮水发呛、吞咽困难、呼吸困难、头颈无力、垂头等，患者症状轻重程度和出现范围可有所不同
副溶血性弧菌食物中毒	①流行病学特点：主要引起中毒的食品为海产品（鱼、虾、蟹、贝类等及其制品）和直接或间接被本菌污染的其他食品；本菌引起食物中毒多发生在夏、秋季（6～9月份）；发病急，潜伏期短。 ②主要症状：腹痛、腹泻（大部分为水样便，重者为黏液便和黏血便）、恶心、呕吐、发烧，其次尚有头痛、发汗、口渴等症状
葡萄球菌食物中毒	①流行病学特点：国内最常见的中毒食品为乳及乳制品、蛋及蛋制品、各类熟肉制品，其次为含有乳制品的冷冻食品，个别也有含淀粉类食品；潜伏期为2～4小时。 ②主要症状：恶心，剧烈、反复地呕吐、腹痛、腹泻等胃肠道症状
沙门菌食物中毒	①流行病学特点：中毒食品多为动物性食品；中毒患者均食用过某些可疑原因食品；出现的临床症状基本相同，潜伏期多为4～48小时。 ②主要症状：恶心、头晕、头痛、寒战、冷汗、全身无力、饮食不振、呕吐、腹泻、腹胀、腹痛、发烧，重者可引起痉挛、脱水、休克等。急性腹泻以黄色或黄绿色水样便为主，有恶臭。以上症状可因病情轻重而反应不同

种类	特征
变形杆菌食物中毒	①流行病学特点:变形杆菌食物中毒在细菌性食物中毒中是较常见的一种,发病季节多在夏秋季节;引起中毒的食品,主要以动物性食品为主,其次为豆制品和凉拌菜等,由于制作时造成污染而引起食物中毒;潜伏期多数为5~18小时。 ②临床特征:上腹部刀绞样痛和急性腹泻为主,有的伴恶心、呕吐、头疼、发热,体温在38~39℃,病程较短,一般1~3天可恢复,很少有死亡
病原性大肠艾希氏菌食物中毒	①流行病学特点:常见中毒食品为各类熟肉制品及冷荤,其次为蛋及蛋制品,乳酪等食品;本菌引起的食物中毒多发生在3~9月份,潜伏期8~44小时。 ②临床特征:症状一般轻微,因菌型不同呈现不同程度的胃肠道症状
产气荚膜梭菌食物中毒	①流行病学特点:中毒食品多为同批大量加热烹煮后在较高温度下长时间(数小时)缓慢冷却且不经再加热而直接供餐的肉、鸡、鸭、鱼或其他菜肴及其汤汁;中毒多发生于集体用餐者,或广泛散发于进食同一中毒食品的人群中;潜伏期为8~24小时,同起中毒常在较短的同一时间内集中发病;除老幼体弱者外,一般预后良好。 ②主要症状:腹痛与腹泻
椰毒假单胞菌酵米面亚种食物中毒	①流行病学特点:主要中毒食品为发酵玉米面制品、变质鲜银耳及其他变质淀粉类(糯米、小米、高粱米和马铃薯粉等)制品;椰毒假单胞菌酵米面亚种食物中毒多发生在夏、秋季节,食品因潮湿、阴雨天气中储存不当变质;中毒与进食量多少有关,未食用者不发病。 ②主要症状:上腹部不适,恶心、呕吐(呕吐物为胃内容物,重者呈咖啡色样物)、轻微腹泻、头晕、全身无力,重者出现黄疸、肝大、皮下出血、呕血、血尿、少尿、意识不清、烦躁不安、惊厥、抽搐、休克。一般无发热
蜡样芽胞杆菌食物中毒	①流行病学特点:引起中毒的食品多为剩米饭、米粉、甜酒酿、剩菜、甜点心及乳、肉类食品;引起中毒食品常因食前保存温度较高(20℃以上)和放置时间较长,使食品中的蜡样芽胞杆菌得到繁殖。 ②临床特征:呕吐型以恶心、呕吐为主,并有头晕、四肢无力、潜伏期较短(为0.5~5小时);腹泻型以腹痛、腹泻为主,潜伏期较长(为8~16小时)
霉变谷物中呕吐毒素食物中毒	①流行病学特点:中毒食品为赤霉病麦、霉变小麦、霉变玉米等;赤霉病麦食物中毒多发生在麦收季节(5~7月份),霉变小麦和霉变玉米食物中毒可发生在任何季节;潜伏期0.5~2小时。短者10~15分钟,长者4~7小时。 ②主要症状:胃部不适,恶心、呕吐、头痛、头晕、腹痛、腹泻等症状。还可有无力、口干、流涎,少数患者有发烧、颜面潮红等
变质甘蔗食物中毒	①流行病学特点:中毒食物为发霉变质甘蔗;中毒多发生在2~4月;潜伏期短者10分钟,长者十几个小时;重症病人多为儿童,严重者1~3日内死亡,幸存者常留有终生残废的后遗症。 ②主要症状:呕吐、头昏、视力障碍、眼球偏侧凝视、阵发性抽搐、抽搐时四肢强直、屈曲、内旋、手呈鸡爪状、昏迷

二、化学性食品安全事故

(一)污染来源

化学性致病因素包括:①农药、兽药残留;②不符合要求的食品生产工具、容器、包装材料以及非法添加剂;③有毒有害化学物质如镉、铅、砷、偶氮化合物等污染食品;④食品储存或加工过程中可能产生的有毒化学物质,如反复高温加热油脂产生的油脂聚合物,烘烤或烟熏动物食物产生的多环芳烃类,食品腌渍过程中产生的亚硝酸盐等。

(二)流行病学特征

化学性食物安全事故以鼠药、亚硝酸盐、有机磷农药等引发的食物中毒为主。

化学性食品污染的特点:①污染途径复杂多样,涉及的范围广,不易控制;②受污染的食品外观一般无明显的改变,不易鉴别;③污染物的性质较为稳定,在食品中不易消除;④污染物的蓄积性强,通过食物链的生物富集作用可在人体内达到很高的浓度,易对健康造成多方面的危害,特别是具有致癌、致畸、致突变作用。

(三)临床特征

有机磷农药急性毒性主要是抑制血液及组织中胆碱酯酶的活性,导致体内乙酰胆碱蓄积,使神经传导功能紊乱而出现相应的中毒症状。金属中毒时上消化道有烧灼感,出现米汤汁泔样便。亚硝酸盐中毒常出现发绀缺氧的典型体征。

表 9 - 3　常见化学食品安全事故的特征

种类	特征
食源性急性有机磷农药食物中毒	①流行病学特点:进食了未按《农药合理使用准则》施药致超过农药最大残留量的粮、菜、果、油等食物;或食用了运输、储藏过程中污染了有机磷农药的食物;或误把有机磷农药当作食用油、酱油等调料烹调的食物。 ②临床特征:短期内引起的以全血胆碱酯酶活性下降而出现毒蕈碱样、烟碱样和中枢神经系统症状为主的全身性疾病
食源性急性亚硝酸盐中毒	①流行病学特点:进食了腐烂变质的蔬菜,腌制不久的咸菜或存放过久的熟菜,使用过量的亚硝酸盐腌肉,或误将亚硝酸盐当作食盐烹调的食物。 ②临床特征:短期内引起的以高铁血红蛋白症为主的全身性疾病。轻者有头晕、头痛、乏力、胸闷、恶心、呕吐、口唇、耳廓、指(趾)甲轻度发绀等,高铁血红蛋白在 $10\% \sim 30\%$。重者可有心悸、呼吸困难,甚至心律失常、惊厥、休克、昏迷、皮肤、黏膜明显发绀,高铁血红蛋白往往超过 50%

三、有毒动物食品安全事故

(一)污染来源

引起有毒动物安全事故的食物种类主要集中在毒鱼类、毒蜂类、毒贝类。毒鱼类主要包括河豚和高组胺鱼类,以河豚为主,其中毒的病死人数占有毒动物中毒的 61.54%。有毒贝类主要包括织纹螺和其他贝类。有些动物腐败变质过程中会产生有毒有害物质,可能会造成食用者的健康损害,如青皮红肉的鱼类中组胺。

(二)流行病学特征

河豚安全事故多发生在沿海居民中,以春季发生的次数、中毒人数和死亡人数为最多。引起事故的有鲜河豚、内脏以及冷冻的河豚和河豚干。主要来源于市售、捡拾、渔民自己捕获等。

组胺安全事故多发生在夏秋季,在温度 15～37℃、有弱酸性(pH6.0～6.2)和渗透压不高(盐分含量 3%～5%)的条件下,组氨酸易于分解形成组胺而引起食品安全事故。

贝类安全事故有明显的季节性和地区性,以夏季沿海地区多见,这一季节容易发生赤潮(大量的藻类繁殖使水产生微黄色或微红色的变色,称为赤潮),而且贝类也容易捕获。

有毒动物安全事故发病急,潜伏期短,一般在数分钟至 3 小时,但失忆性贝类安全事故潜伏期达 24～48 小时。

（三）临床特征

不同有毒动物急性中毒表现不完全相同,多数表现有头晕、头痛、恶心、呕吐,严重时有呼吸困难、休克等症状直至死亡。

1. 皮肤黏膜表现　皮肤黏膜表现主要发生在组胺类食品安全事故。患者面部、胸部及全身皮肤潮红和热感,全身不适,眼结膜充血,可出现荨麻疹。

2. 消化系统表现　腹泻性贝类安全事故以消化系统表现为主。主要为呕心、呕吐、腹泻等胃肠症状。

3. 神经系统表现　河豚安全事故早期表现为手指和脚趾刺痛或麻痛,口唇、舌尖以及肢端感觉麻木,继而全身麻木,严重时出现运动神经麻痹,四肢瘫痪,共济失调,言语不清、失声等症状。麻痹性贝类安全事故患者唇、舌、指尖、腿、颈麻木,运动失调,重症者呼吸肌麻痹死亡。神经毒性贝类安全事故患者唇、舌、喉咙和手指麻木,冷热感觉倒错等症状。失忆性贝类安全事故患者会出现神志不清,失忆,失去方向感,惊厥甚至昏迷。

4. 循环系统表现　以河豚和组胺类安全事故为主。患者出现血压下降、胸闷、心律失常、心脏骤停、循环衰竭。

四、有毒植物食品安全事故

（一）致病因素

有些植物天然含有有毒成分,如毒蕈、曼陀罗、桐油、大麻油。

在食品的加工过程中,未能破坏或除去食物中的有毒成分,食用后此类食物亦会引起食品安全事故,如木薯、苦杏仁、粗制棉籽油等。

食物选择不当或烹调、制作欠妥,如鲜黄花菜、发芽马铃薯、未腌制好的咸菜或未烧熟的扁豆等,均可造成食品安全事故。

有毒植物造成食品安全事故的毒素种类各不相同。曼陀罗是由莨菪碱造成的,苦杏仁、木薯、桃仁由是氰苷造成的,发芽的土豆是由龙葵素造成的,粗制棉籽油是游离棉酚造成的,未烧熟的扁豆是由于皂苷、植物凝集素造成的。

不同毒蕈含不同毒素,有些毒蕈同时含多种毒素。主要毒蕈毒素:①胃肠毒素:含有这种毒素的毒蕈很多,毒性成分可能为类树脂物质、苯酚、类甲酚、胍啶或蘑菇酸等。②神经、精神毒素:存在于毒蝇伞、豹斑毒伞、角鳞灰伞、臭黄菇及牛肝菌等毒蘑菇中。这类毒素主要有 4 大类:毒蝇碱、蜡子树酸及其衍生物、光盖伞素及脱磷酸光盖伞素、幻觉原。③溶血毒素:鹿花蕈含有马鞍蕈酸,属甲基联胺化合物,有强烈的溶血作用。④肝肾毒素:引起此型中毒的毒素有毒肽类、毒伞肽类、鳞柄白毒肽类、非环状肽等。此类毒素为剧毒,危险性大,死亡率高。⑤类光过敏毒素:在胶陀螺(又称猪嘴蘑)中含有光过敏毒素。

(二) 流行病学特征

有毒植物安全事故主要是因为误食、食用方法不当及食用过量等。

有毒植物安全事故与有毒植物的分布、生长成熟、饮食习惯等有关,其在时间、空间和人群分布上存在一定的差异。毒蕈安全事故常因不认识毒蕈误食所引起,主要集中在云南、广西、四川三省,多散发于高温多雨季节。苦杏仁安全事故主要发生在杏子成熟的初夏季节,以儿童多见。扁豆安全事故集中在秋季。

(三) 临床特征

潜伏期较短,一般数分钟到数小时,病死率较高。

临床表现常因毒素种类、进食量、加工方法不同而有一定的差异,一般以神经系统、消化系统、循环系统、呼吸系统和泌尿系统症状多见。神经系统表现为神经兴奋、精神错乱和抑制,副交感神经兴奋如多汗、流涎、脉缓、瞳孔缩小等,严重者会出现嗜睡,甚至昏迷。消化系统表现为恶心、呕吐、腹泻、腹痛、呕血、黑便等。循环系统表现为头晕、头痛、胸闷、心悸、脉搏细速或缓慢、血压升高或降低等。呼吸系统表现为呼吸急促或缓慢,严重者出现呼吸衰竭。泌尿系统表现为水肿、血尿、尿闭等。

表 9-4　常见有毒植物中毒的临床特征

有毒植物种类	临床特征
神经精神型毒蕈	①神经系统:谵妄、被害妄想、攻击行为等;②消化系统:会出现胃肠道症状
胃肠炎型毒蕈	以胃肠道症状为主
溶血型毒蕈	①循环系统:贫血、黄疸、血尿、肝脾肿大等溶血症状,严重者可致死亡;②消化系统:会出现胃肠道症状
肝肾损害型毒蕈	①消化系统:早期胃肠道症状消失后,多数患者经1～2天的"假愈期"后,谷丙转氨酶升高,再次出现恶心、呕吐、腹部不适、纳差,并有肝区疼痛、肝脏肿大、黄疸、出血倾向等。②循环系统:少数可出现肝性脑病、循环衰竭,少数病例可有心律失常。③呼吸系统:少数可出现呼吸衰竭。④泌尿系统:少数病例可有泌尿系统症状
曼陀罗	①神经系统:谵妄、幻听、幻视、神志模糊、哭笑无常、便秘、瞳孔散大、肌肉抽搐、共济失调或出现阵发性抽搐等;②循环系统:心动过速、血压升高、头痛、头晕等;③呼吸系统:呼吸加深等症状
含氰苷类食品	①神经系统:全身无力、呼吸困难、烦躁不安和恐惧感、心悸;严重者昏迷、意识丧失、发绀、瞳孔散大、惊厥,可因呼吸衰竭致死;部分患者还可出现多发性神经病,主要为双下肢肌肉弛缓无力、肢端麻木、触觉痛觉迟钝等症状。②循环系统:心悸、发绀等。③呼吸系统:出现呼吸困难,可因呼吸衰竭致死
桐油	①神经系统:出汗、口干、手足麻木、全身乏力、抽搐等症状。②循环系统:重度患者心脏损害,出现心慌、心肌酶升高、心电图异常,可因心脏停搏而死亡。③呼吸系统:重度患者肺损害,出现肺功能异常,间质性肺水肿,血气分析异常。④泌尿系统:重度患者肾脏损害,可出现蛋白尿、血尿、血便

续表

有毒植物种类	临床特征
大麻油	①神经系统:轻度患者头晕、口渴、咽干、口麻;中度患者多言、哭笑无常、幻觉、嗜睡、步态蹒跚、四肢麻木、心率加快、视物不清、复视、瞳孔略大;重度患者瞳孔明显散大,可出现精神失常。②循环系统:心率加快症状
发芽土豆	①神经系统:对中枢神经系统有麻痹作用。②消化系统:先有上腹部烧灼感和疼痛,继之咽喉瘙痒及其他胃肠道症状。③循环系统:重者因剧烈呕吐而有失水及电解质紊乱,血压下降,亦可引起肠源性青紫症。④呼吸系统:呼吸急促或缓慢,严重者出现呼吸衰竭
菜豆	①神经系统:四肢麻木。②消化系统:胃肠道症状(恶心、呕吐、腹泻、腹痛等),甚至电解质紊乱。③循环系统:部分可有头晕、头痛、胸闷、心悸等
木薯	氢氰酸中毒症状,可因抽搐、缺氧、休克,呼吸麻痹而死亡

五、放射性食品安全事故

(一)污染的来源

食品的放射性污染是指食品由于吸附、吸收外来的放射性核素,使其放射性高于自然本底而产生的食品安全问题。食品放射性污染对人体的危害在于它的小剂量长期内照射作用。

其来源主要有:①空中核爆炸试验形成的放射性沉降物;②放射性核素废物的排放;③意外事故的泄漏。

食品中的放射性污染物主要是^{131}碘和^{90}锶。^{131}碘是在核爆炸中早期出现的最突出的裂变产物,可通过牧草进入牛体造成牛奶污染。^{131}碘通过消化道进入人体,可被胃肠道吸收,并且有选择性地富集于甲状腺中,造成甲状腺损伤并可能诱发甲状腺癌。^{90}锶在核爆炸过程中大量产生,污染区牛奶、羊奶中含有大量的^{90}锶。^{90}锶进入人体后参与钙代谢过程,大部分沉积于骨骼。

某些鱼类能富集金属同位素,如^{137}铯和^{90}锶等。某些海产动物、软体动物能富集^{90}锶,牡蛎能富集大量^{65}锌,某些鱼类能富集^{55}铁。此外,尚有^{226}镭、^{239}钚、^{60}钴、^{144}铈、^{137}铯、^{216}钋、^{89}锶和^{40}钾等。

(二)流行病学特征

天然的放射性污染是指环境中的放射性物质对食品的污染。主要通过三种途径向食品转移:①向水生生物体内转移;②向植物组织内转移;③向动物体内转移。最终通过食物转移到人体内部。

放射性污染对人类作用有累积性。多次长时间较小剂量的辐照所产生的危害近似等于一次辐照该剂量所产生的危害(后者危害稍大些)。

(三)临床特征

食品放射性污染对人体的危害,主要是由于摄入污染食品后放射性物质对人体内各种组织、器官和细胞产生的低剂量长期内照射效应。临床表现为对免疫系统、生殖系统的损伤和致癌、致畸、致突变作用。放射病是由于放射性损伤引起的一种全身性疾病,有急性和慢性两种。人体通过食物摄入放射性核素的量一般较低,应主要考虑慢性损害及远期效应。白细胞减少是机体对放射性射线照射最为灵敏的反应之一。

摄食放射性污染的食品可引起许多动物的多种组织的癌变,如嗜骨性的^{90}锶、^{226}镭和^{239}钚主要引起骨肿瘤,肝中储留的^{144}铈和^{60}钴等常引起肝硬化及肝癌,均匀分布于组织中的^{137}铯和^{216}钋等引起的肿瘤则分散在软组织中,有效半衰期越长,剂量越大,伤害作用也越大。其诱发致癌机理目前有两种假说:一是辐射诱发机体细胞突变,从而使正常细胞向恶性细胞转变;二是辐射可使细胞的环境发生变化,从而有利于病毒的复制和病毒诱发恶性病变。

第三节 食品安全事故的监测与信息管理

食品安全事故监测包括食品中致病因素监测和食源性疾病监测。通过致病因素监测,可发现食品安全隐患,实现早发现、早预警、早控制食品安全隐患。食源性疾病监测可用于评估食源性疾病危害,评价其对健康和经济的影响,评估疾病预防控制结果,开展食源性疾病监测将为食品安全风险评估和溯源分析提供基础。

各有关部门应遵循"依法报告、及时准确、属地管理、分级负责"的原则,开展食品安全事故信息报告和管理工作,任何单位和个人对食品安全事故不得隐瞒、谎报、迟报。

一、食品安全事故的监测

(一)食品中致病因素监测
负责开展监测的单位具体应当采用统一的国家标准方法或指定方法进行检测。

1. 化学性监测

(1)监测目的:了解食品中化学污染物及有害因素的污染水平和变动趋势。

(2)监测对象(内容):包括元素、生物毒素、农药残留、有机污染物、食品添加剂、食品加工过程中产生的污染物、非食用物质、禁用药物及食品包装材料污染物等。

(3)监测方法:食品样品的采集应覆盖商店(超市、便利店、专营店)、农贸市场、小型餐饮店(快餐店、小吃店、饮品店)、街头摊点、网店、大型饭店(酒店、饭店和宾馆)、学校周边小卖店、食品生产企业等。

2. 生物性监测

(1)监测目的:了解食品中生物性有害因素的污染水平和变动趋势,确定危害因素的分布和可能来源,同时评价食品生产加工企业的污染控制水平和食品安全标准的执行情况和效力。

(2)监测对象(内容):包括婴幼儿食品、水产及其制品、肉及肉制品、饮用水、调味品、加工坚果与籽类、地方特色食品等 7 大类食品中的卫生指示菌(包括菌落总数、大肠菌群、大肠埃希菌)、食源性致病菌(包括沙门菌、单增李斯特菌、副溶血性弧菌、金黄色葡萄球菌、铜绿假单胞菌、阪崎肠杆菌、蜡样芽胞杆菌、致泻性大肠埃希菌)、诸如病毒和寄生虫等。

（3）监测方法：样品采集覆盖食品生产加工、食品流通（包括超市/食品店，农贸市场、学校周边小商铺及网购）、餐饮服务等环节。

3. 放射性监测

（1）监测目的：掌握核电站（包括在建）、有铀（钍）矿及放射性伴生矿和核设施周围地区食品中放射性水平及其变化，积累核事故卫生与健康影响评估基线数据。

（2）监测对象（内容）：选择核电站（包括在建）、有铀（钍）矿及放射性伴生矿和核设施周围 30 km 范围内的区域为监测点，同时选择距离较远无核电站（包括在建）、有铀（钍）矿及放射性伴生矿和核设施的地区作为对照。食品中放射性物质检测根据季节特点监测不同种类食品。食品和饮用水中放射性物质监测总放射性指标包括总 α、总 β 和多种放射性核素。监测食品种类包括乳类、蔬菜、畜类、动物性水产品（淡水、海水）和粮食作物及其制品等。

（3）监测方法：①重点地区监测：在有核电站（包括在建）、有铀（钍）矿及放射性伴生矿和核设施等地区开展监测。②一般地区监测：在重点地区以外的其他地区开展监测。③专项监测：根据国家需要对特殊样品开展监测。

（二）食源性疾病监测

食源性疾病监测是对食源性疾病进行系统、连续的收集、分析、解释和发布资料，并采取公共卫生行动的流行病学活动。我国目前的食源性疾病监测体系主要包括哨点医院食源性疾病病例监测、社区人群食源性疾病负担调查监测和食源性疾病暴发监测。

1. 哨点医院食源性疾病病例监测

（1）监测目的：通过对个案病例信息的采集、汇总和分析，了解重要食源性疾病的发病及流行趋势，及时发现食源性疾病聚集性病例和暴发线索，提高食源性疾病暴发和食品安全隐患的早期识别、预警与防控能力。

（2）病例信息的采集

①哨点医院的选择：目前一般选择县级行政区域的所有二级及以上医院（优先覆盖综合医院、儿童医院和妇产医院等）作为哨点医院。

②监测对象：主要为食源性疾病病例，病例定义为由食品或怀疑由食品引起的感染性或中毒性的就诊病例。

③监测流程：由临床医生负责病例信息的采集，登录"食源性疾病监测报告系统"或填写《食源性疾病病例监测信息表》，主要内容包括病例基本信息、临床症状与体征、初步诊断、饮食暴露史及标本采集信息等；哨点医院应在病例就诊后 2 个工作日内通过"食源性疾病监测报告系统"报送监测信息；区县级、设区市级和省级疾控中心逐级审核、上报辖区内的监测数据。

（3）病原检验：开展病原检验的对象定义为由食品或怀疑由食品引起的，以腹泻症状为主诉的就诊病例。腹泻是指 24 小时内排便 3 次或 3 次以上，且粪便性状异常，如稀便、水样便、黏液便或脓血便等。

监测实验室的选择：包括哨点医院的临床检验实验室和哨点医院所在地疾控中心的微生物实验室，另由省级疾控中心或指定的设区市级疾控中心承担辖区内上报食源性致病菌分离株的复核。临床医生依据病例定义，尽量在用药之前采集病人的新鲜粪便或肛拭标本。采样后按照要求对标本进行编号,并严格根据检测需要做好标本的保存和运输。

检验项目和内容:目前广泛开展的项目包括沙门菌、副溶血性弧菌、致泻大肠埃希菌、志贺菌、诺如病毒等。对检出的沙门菌分离株进行 PFGE 分子分型;还要对检出的沙门菌、志贺菌和致泻大肠埃希氏菌进行药敏试验。

检测结果报告:哨点医院完成检验后,通过"食源性疾病监测报告系统"报送检测结果,所在地疾控中心应及时通过"食源性疾病监测报告系统"填写并上报信息。省级疾控中心对辖区内监测数据进行审核后及时上报至国家食品安全风险评估中心。

2. 社区人群食源性疾病负担调查监测

(1) 监测目的:了解居民急性胃肠炎患病情况,发病趋势和流行特征;掌握居民急性胃肠炎的发病率、就诊率和粪便送检率,为估计人群食源性疾病的患病情况及单病种疾病负担提供基础数据;了解居民急性胃肠炎的经济负担和影响因素,为预防控制食源性疾病相关政策的制定和卫生资源的合理配置提供依据。

(2) 调查监测对象及定义:调查对象为在监测地区内连续居住 6 个月及以上的常住人口。出现以下症状中的一种或者两种的病例可定义为急性胃肠炎:①腹泻:指 24 小时内排便 3 次及以上,且伴有粪便性状异常;②呕吐。

(3) 调查内容:人群的基本情况、临床症状、体征、可疑饮食史、治疗情况、疾病的社会经济影响等问题。

(4) 调查方法:采用多阶段分层随机抽样方法选择调查户。在抽中的户内每户调查 1 人。采用最近生日法选择调查对象,即该户将要过生日的个体过去 4 周的急性胃肠炎发病情况。过去 4 周内可能会发生一次及以上的急性胃肠炎,但两次急性胃肠炎之间需间隔 7 天及以上。

3. 食源性疾病暴发监测 监测对象为所有发病人数在 2 人及以上,或死亡 1 人及以上的食源性疾病暴发事件。

(1) 监测对象的来源:医疗机构在日常诊疗中发现的疑似食源性疾病暴发事件;各级疾控中心通过监测发现的疑似食源性疾病暴发事件;各级食品安全监管部门组织开展食源性疾病暴发事件调查后通报的食源性疾病暴发事件。

(2) 监测的流程:各级疾控中心启动调查后,及时通过"食源性疾病暴发监测系统"上报基本情况;调查完毕一周内上报流行病学调查报告,并及时向省级疾病预防控制中心上送食源性致病菌分离株。省级疾控中心应及时通过"国家食源性疾病分子溯源网络"(TraNet)报送食源性致病菌菌株信息、分子分型和药敏试验结果。

二、食品安全事故的信息管理

(一)食品安全事故报告

1. 报告主体 食品安全事故发生单位、食品生产经营单位及个人、医疗卫生机构、食品安全相关技术机构、食品安全有关监管部门、有关社会团体及个人均可作为食品安全事故的报告主体。

2. 报告要求

(1) 食品生产者发现其生产经营的食品造成或可能造成公众健康损害的,应当依法在 2 小时内向所在地县级食品药品监督管理部门报告。

（2）发生可能与食品安全有关的急性群体性健康损害的单位,应当依法在 2 小时内向所在地县级食品药品监督管理部门报告。

（3）医疗卫生机构发现其接收的病人与食品安全突发事件有关的,应当在 2 小时内向所在地县级食品药品监督管理部门报告。

（4）有关监管部门获知食品安全突发事件或接到食品安全突发事件报告、举报,应当立即通报同级食品药品监督管理部门。经初步核实后要继续收集相关信息,并及时将有关情况进一步向食品药品监督管理部门通报。

（5）卫生行政部门在调查处理传染病或者其他突发公共卫生事件中发现与食品安全相关的信息,应当立即通报同级食品药品监督管理部门。

（6）食品安全相关技术机构、有关社会团体及个人发现食品安全突发事件相关情况,应当及时向所在地县级食品药品监督管理部门报告或举报。

（二）信息发布

1. 信息发布的内容　主要内容包括:食品安全事故的发生地和责任单位基本情况、事故所致发病人员数量及救治情况、事故原因、事故责任调查情况和应急处置措施等。

2. 信息发布的流程　发生食品安全事故后,负责食品安全事故处置的部门在当地政府的统一领导下,在事故发生后第一时间拟定信息发布方案,由有关部门公布简要信息,随后公布初步核实情况、应对和处置措施等,并根据事态发展和处置情况滚动公布相关信息。

3. 信息发布的要求　应充分发挥新闻媒体信息传播和舆论监督作用,积极支持新闻媒体开展食品安全信息报道,畅通与新闻媒体信息交流渠道,为采访报道提供相关便利,不得封锁消息、干涉舆论监督。

对重大食品安全问题要在第一时间通过权威部门向新闻媒体公布,并适时通报事件进展情况及处理结果,同时注意做好舆情收集和分析。

对新闻媒体反映的食品安全问题,要及时调查处理,并通过适当方式公开处理结果,对不实和错误报道,要及时予以澄清。

（三）信息通报

1. 卫生行政部门及其他食品安全监管部门,如在日常工作中发现食品安全事故,应当及时向同级政府负责食品安全事故调查处置的部门通报食品安全事故信息,相关部门还应当根据规定相互通报食品安全事故调查处置的相关信息。

2. 对于重大食品安全事故,县级负责食品安全事故调查处置的部门应按规定报告同级人民政府和上一级负责食品安全事故调查处置的部门,并同时通报公安、监察机关,有关部门还应当逐级向上级主管部门报告。

3. 接到报告的负责食品安全事故调查处置的部门应当汇总、分析有关疾病信息,及时向本级人民政府报告,同时报告上级食品安全事故调查处置的部门。必要时,可以直接向国务院食品安全委报告,同时报告本级人民政府和上级负责食品安全事故调查处置的部门。

第四节　食品安全事故的现场调查

食品安全事故的调查涉及多个部门,需要分工合作,密切配合。食品药品监督管理部门接到食品安全事故的报告后,应当立即会同卫生行政、质量监督、农业等部门进行调查处理。

一、现场流行病学调查

现场流行病学调查是指对人群中疾病或者健康状况的分布及其决定因素进行调查研究。调查的核心问题是了解发病与进食的关系。调查发病者在发病前 24～72 小时所进食的食物以及在同一场所进食而未发病者的进食食物,以初步确定可疑的有毒食品,并调查发病人数、发病时间及病程变化等情况,同时还要进行食品卫生质量、食堂厨房卫生状况等卫生学调查。具体调查步骤和顺序由调查组结合实际情况确定。

（一）核实诊断

调查组到达现场应核实发病情况、访谈患者、采集患者标本和食物样品等。

1. 核实发病情况　通过接诊医生了解患者主要临床特征、诊治情况,查阅患者在接诊医疗机构的病历记录和临床实验室检验报告,摘录和复制相关资料。

2. 开展病例访谈　根据事故情况制定访谈提纲、确定访谈人数并进行病例访谈。访谈对象首选首例、末例等特殊病例,访谈内容主要包括人口统计学信息、发病和就诊情况,以及发病前的饮食史等。

3. 采集样本　调查员到达现场后应立即采集病例生物标本、食品和加工场所环境样品以及食品从业人员的生物标本。如未能采集到相关样本的,应做好记录,并在调查报告中说明相关原因。

（二）制定病例定义

病例定义应当简洁,具有可操作性,可随调查进展进行调整。

病例定义包括:①时间:限定事故时间范围。②地区:限定事故地区范围。③人群:限定事故人群范围。④症状和体征:通常采用多数病例具有的或事故相关病例特有的症状(如头晕、头痛、恶心、呕吐、腹痛、腹泻、里急后重、抽搐等)和体征(如发热、发绀、瞳孔缩小、病理反射等)。⑤临床辅助检查阳性结果:包括临床实验室检验、影像学检查、功能学检查等,如嗜酸性粒细胞增多、高铁血红蛋白增高等。⑥特异性药物治疗有效:该药物仅对特定的致病因子效果明显,如用亚甲蓝治疗有效提示亚硝酸盐中毒,抗肉毒毒素治疗有效提示肉毒毒素中毒等。⑦致病因子检验阳性结果:病例的生物标本或病例食用过的剩余食物样品检验致病因子有阳性结果。

病例定义可分为疑似病例、可能病例和确诊病例。疑似病例定义通常指有多数病例具有的非特异性症状和体征。可能病例定义通常指有特异性的症状和体征,或疑似病例的临床辅助检查结果阳性,或疑似病例采用特异性药物治疗有效。确诊病例定义通常指符合疑似病例或可能病例定义,且具有致病因子检验阳性结果。

在调查初期,可采用灵敏度高的疑似病例定义开展病例搜索,并将搜索到的所有病例(包括疑似、可能、确诊病例)进行描述性流行病学分析。在进行分析性流行病学研究时,应采用特异性较高的可能病例和确诊病例定义,以分析发病与可疑暴露因素的关联性。

(三)开展病例搜索

应根据具体情况选用适宜的方法开展病例搜索。可参考以下方法搜索病例:

1. 对可疑餐次明确的事故,如因聚餐引起的食物中毒,可通过收集参加聚餐人员的名单来搜索全部病例。

2. 对发生在工厂、学校、托幼机构或其他集体单位的事故,可要求集体单位负责人或校医(厂医)等通过收集缺勤记录、晨检和校医(厂医)记录,收集可能发病的人员。

3. 事故涉及范围较小或病例居住地相对集中,或有死亡或重症病例发生时,可采用入户搜索的方式。

4. 事故涉及范围较大,或病例人数较多,应建议卫生行政部门组织医疗机构查阅门诊就诊日志、出入院登记、检验报告登记等,搜索并报告符合病例定义者。

5. 事故涉及市场流通食品,且食品销售范围较广或流向不确定,或事故影响较大等,应通过疾病监测报告系统收集分析相关病例报告,或建议食品安全监管部门向公众发布预警信息,设立咨询热线,通过督促类似患者就诊来搜索病例。

(四)个案调查

1、调查方法   根据病例的文化水平及配合程度,并结合病例搜索的方法要求,可选择面访调查、电话调查或自填式问卷调查。个案调查可与病例搜索相结合同时开展。

个案调查应使用一览表或个案调查表,采用相同的调查方法进行。个案调查范围应结合事故调查需要和可利用调查资源等确定,避免因完成所有个案调查而延误后续调查的开展。

2. 调查内容   个案调查应收集的信息主要包括:①人口统计学信息:包括姓名、性别、年龄、民族、职业、住址、联系方式等;②发病和诊疗情况:开始发病的症状、体征及发生、持续时间,随后的症状、体征及持续时间,诊疗情况及疾病预后,已进行的实验室检验项目及结果等;③饮食史:进食餐次、各餐次进食食品的品种及进食量、进食时间、进食地点,进食正常餐次之外的所有其他食品,如零食、饮料、水果、饮水等,特殊食品处理和烹调方式等;④其他个人高危因素信息:外出史、与类似病例的接触史、动物接触史、基础疾病史及过敏史等。

3.设计个案调查表   个案调查表可参考不同事故特点设计:①病例发病前仅有一个餐次的共同暴露;②病例发病前有多个餐次的共同暴露;③病例之间无明显的流行病学联系。

(五)描述性流行病学分析

个案调查结束后,应根据一览表或个案调查表建立数据库,及时录入收集的信息资料,对录入的数据核对后,按照以下内容进行描述性流行病学分析。

1. 临床特征   临床特征分析(表9-5)应统计病例中出现各种症状、体征等的人数和比例,并按比例的高低进行排序。

表 9-5 某起食品安全事故的临床特征分析

症状/体征	人数（n＝125）	比例（%）
腹泻	103	82
腹痛	65	52
发热	51	41
头痛	48	38
头昏	29	23
呕吐	25	20
恶心	21	17
抽搐	4	3.2

2. 时间分布 时间分布可采用流行曲线等描述。流行曲线可直观地显示事故发展所处的阶段，并描述疾病的传播方式，推断可能的暴露时间，反映控制措施的效果。

直方图是流行曲线常用形式，绘制直方图的方法如下：

（1）以发病时间作为横轴（x 轴）、发病人数作为纵轴（y 轴），采用直方图绘制。

（2）横轴的时间可选择天、小时或分钟，间隔要等距，一般选择小于 1/4 疾病平均潜伏期。如潜伏期未知，可试用多种时间间隔绘制，选择其中最适当的流行曲线（图 9-4）。

（3）首例前、末例后需保留 1～2 个疾病的平均潜伏期。如调查时发病尚未停止，末例后不保留时间空白。

（4）在流行曲线上标注某些特殊事件或环境因素，如启动调查、采取控制措施等。

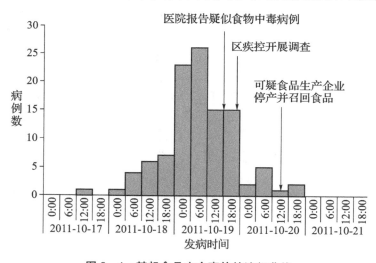

图 9-4 某起食品安全事故的流行曲线

潜伏期对于判断中毒类型是重要的线索和依据。特别注意病人发病的潜伏期和特有的中毒表现。

3. 地区分布 通过绘制标点地图或面积地图描述事故发病的地区分布。

（1）标点地图可清晰显示病例的聚集性以及相关因素对疾病分布的影响，适用于病例数较少的事故。将病例(或病例所在家庭、班级、学校)的位置,用点或序号等符号标注在手绘草图、平面地图或电子地图上,并分析病例分布的聚集性与环境因素的关系。如图 9-5 所示的鼠药中毒病例家庭主要聚集在 A 小卖部周围,提示该事件可能与 A 小卖部销售的食品有关。

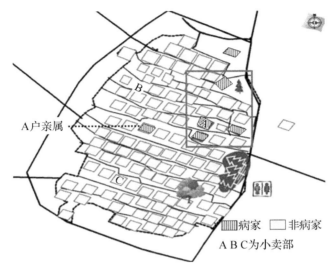

图 9-5　某村抗凝血类杀鼠剂中毒的 6 户家庭分布图

(2) 面积地图适用于规模较大、跨区域发生的事故。利用不同区域(省、市、县/区、街道/乡镇、居委会/村)的罹患率,采用 EpiInfo 或 MapInfo 等地图软件进行绘制,并分析罹患率较高地区与较低地区或无病例地区饮食、饮水等因素的差异(图 9-6)。

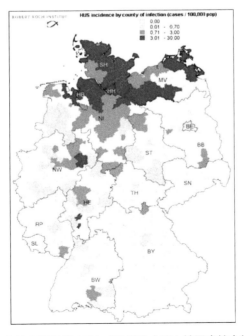

图 9-6　2011 年德国肠出血性大肠杆菌 O104∶H4 暴发中溶血性尿毒综合征(HUS)病例的地区分布图

4. 人群分布　按病例的性别、年龄(学校或托幼机构常用年级代替年龄)、职业等人群特征进行分组,分析各组人群的罹患率是否存在统计学差异,以推断高危人群,并比较有统计学差异的各组人群在饮食暴露方面的异同,以寻找病因线索(表9-6)。

表9-6 某起食品安全事故病例的年龄分布

年龄组(岁)	病例数	总人数	罹患率(%)
0～	33	74	45
5～	15	36	42
10～	10	31	32
20～	18	91	20
30～	6	33	18
40～	13	76	17
50～	14	101	14
60～75	9	108	8.3
合计	118	550	21

$(\chi^2 = 50, p < 0.005)$

5. 描述性流行病学结果分析　根据访谈病例、临床特征和流行病学分布,应当提出描述性流行病学的结果分析,并由此对引起事故的致病因子范围、可疑餐次和可疑食品做出初步判断,用于指导临床救治、食品卫生学调查和实验室检查,提出预防控制措施建议。

(六) 分析性流行病学研究

分析性流行病学研究用于分析可疑食品或餐次与发病的关联性,常采用病例对照研究和队列研究。

完成描述流行病学分析后,应当继续进行分析性流行病学研究的情况有以下几种:①描述性流行病学分析未得到食品卫生学调查和实验室检验结果支持的;②描述性流行病学分析无法判断可疑餐次和可疑食品的;③事故尚未得到有效控制或可能有再次发生风险的;④调查组认为有继续调查必要的。

1. 病例对照研究　在难以调查事故全部病例,或事故暴露人群不确定时,适合开展病例对照研究。

(1) 调查对象:选取病例组和对照组作为研究对象。病例组应尽可能选择确诊病例或可能病例。病例人数较少(<50例)时可选择全部病例,人数较多时,可随机抽取50～100例。对照组应来自病例所在人群,通常选择同餐者、同班级、同家庭等未发病的健康人群作对照,人数应不少于病例组人数。病例组和对照组的人数比例最多不超过1∶4。

(2) 调查方法:根据初步判断的结果,设计可疑餐次或可疑食品的调查问卷,采用一致的调查方式对病例组和对照组进行个案调查,收集进食可疑食品或可疑餐次中所有食品的信息以及各种食品的进食量。

(3) 计算 OR 值:按餐次或食品品种,计算病例组进食和未进食之比与对照组进食和未进食之比的比值(OR)及 95%可信区间(CI)。如 OR>1 且 95%CI 不包含 1 时,可认为该餐次或食品与发病的关联性具有统计学意义，如出现 2 个及以上可疑餐次或食品，可采用分层分析、多因素分析方法控制混杂因素的影响。

2. 队列研究　在事故暴露人群已经确定且人群数量较少时，适合开展队列研究。

（1）调查对象：以所有暴露人群作为研究对象，如参加聚餐的所有人员、到某一餐馆用餐的所有顾客、某学校的在校学生、某工厂的工人等。

（2）调查方法：根据初步判断的结果，设计可疑餐次或可疑食品的调查问卷，采用一致的调查方式对所有研究对象进行个案调查，收集发病情况、进食可疑食品或可疑餐次中所有食品的信息以及各种食品的进食量。

（3）计算 RR 值：按餐次或食品进食情况分为暴露组和未暴露组，计算每个餐次或食品暴露组的罹患率和未暴露组的罹患率之比（RR）及 95％CI。如 $RR>1$ 且 95％CI 不包含 1 时，可认为该餐次或食品与发病的关联性具有统计学意义，如出现 2 个及以上可疑餐次或食品，可采用分层分析、多因素分析方法控制混杂因素的影响。

二、食品卫生学调查

食品卫生学调查不同于日常监督检查，应针对可疑食品污染来源、途径及其影响因素，对相关食品种植、养殖、生产、加工、储存、运输、销售各环节开展卫生学调查，以验证现场流行病学调查结果，为查明事故原因、采取预防控制措施提供依据。

食品卫生学调查应在发现可疑食品线索后尽早开展。

1. 调查方法与内容

（1）访谈相关人员：访谈对象包括可疑食品生产经营单位负责人、加工制作人员及其他知情人员等。

访谈内容包括可疑食品的原料及配方、生产工艺，加工过程的操作情况及是否出现停水、停电、设备故障等异常情况，从业人员中是否有发热、腹泻、皮肤病或化脓性伤口等。

（2）查阅相关记录：查阅可疑食品进货记录、可疑餐次的食谱或可疑食品的配方、生产加工工艺流程图、生产车间平面布局图等资料，生产加工过程关键环节时间、温度等记录，设备维修、清洁、消毒记录，食品加工人员的出勤记录，可疑食品销售和分配记录等。

（3）现场勘查：在访谈和查阅资料基础上，可绘制流程图，标出可能的危害环节和危害因素，初步分析污染原因和途径，便于进行现场勘查和采样。

现场勘查应当重点围绕可疑食品从原材料、生产加工、成品存放等环节存在的问题进行。

①原材料：根据食品配方或配料，勘查原料储存场所的卫生状况、原料包装有无破损情况、是否与有毒有害物质混放，测量储存场所内的温度。检查用于食品加工制作前的感官状况是否正常，是否使用高风险食品，是否误用有毒有害物质或者含有有毒有害物质的原料等。

②配方：食品配方中是否存在超量、超范围使用食品添加剂、非法添加有毒有害物质的情况，是否使用高风险配料等。

③加工用水：供水系统设计布局是否存在隐患，是否使用自备水井及其周围有无污染源。

④加工过程:生产加工过程是否满足工艺设计要求。

⑤成品储存:查看成品存放场所的条件和卫生状况,观察有无交叉污染环节,测量存放场所的温度、湿度等。

⑥从业人员健康状况:查看接触可疑食品的工作人员健康状况,是否存在可能污染食品的不良卫生习惯,有无发热、腹泻、皮肤化脓破损等情况。

(4)样本采集:根据病例的临床特征、可疑致病因子或可疑食品等线索,应尽早采集相关原料、半成品、成品及环境样品。对怀疑存在生物性污染的,还应采集相关人员的生物标本。如未能采集到相关样本,应做好记录,并在调查报告中说明原因。

(5)基于致病因子类别的重点调查:初步推断致病因子类型后,应针对生产加工环节有重点地开展食品卫生学调查。不同致病因子类型食品卫生学调查重点环节见表9-7。

表9-7 不同致病因子类型食品卫生学调查重点环节

环节	致病因子				
	致病微生物	有毒化学物	动植物毒素	真菌毒素	其他
原料	＋	＋＋	＋＋	＋＋	＋
配方		＋＋			＋
生产加工人员	＋＋				＋
工用具、设备	＋	＋			＋
加工过程	＋＋		＋		＋
成品保存条件	＋＋	＋			＋

注:"＋＋"指该环节应重点调查,"＋"指该环节应开展调查。

三、采样和实验室检验

实验室诊断是验证流行病学调查和临床诊断结果的有效手段,实验室检验结果有助于确认致病因子、查找污染来源和途径、及时救治病人。开始调查前,应尽可能采集到含有致病因子或其特异性检验指标的样本。

(一)采样原则

1. 及时性原则 考虑到事故发生后现场有意义的样本有可能不被保留或被人为处理,应尽早采样,提高实验室检出致病因子的机会。

2. 针对性原则 根据病人的临床表现和现场流行病学初步调查结果,采集最可能检出致病因子的样本。

3. 适量性原则 样本采集的份数应尽可能满足事故调查的需要,采样量应尽可能满足实验室检验和留样需求。当可疑食品及致病因子范围无法判断时,应尽可能多地采集样本。

4. 不污染原则 样本的采集和保存过程应避免微生物、化学毒物或其他干扰检验物质的污染,防止样本之间的交叉污染,同时也要防止样本污染环境。

(二)样本的采集、保存和运送

样本的采集、登记和管理应符合有关采样程序的规定。

及时采集现场的可疑食品、餐具炊具涂拭样品及病人呕吐物、排泄物和血尿样品等。采样时应填写采样记录,记录采样时间、地点、数量等,由采样人和被采样单位或被采样人签字。所有样本必须有牢固的标签,标明样本的名称和编号。每批样本应按批次制作目录,详细注明该批样本的清单、状态和注意事项等。

样本的包装、保存和运输,必须符合生物安全管理的相关规定。

(三)确定检验项目和送检

在对已有调查信息认真研究分析基础上,根据流行病学初步判断提出检验项目。在缺乏相关信息支持、难以确定检验项目时,应妥善保存样本,待相关调查提供初步判断信息后再确定检验项目和送检。

(四)实验室检验

1. 实验室应依照相关检验工作规范的规定,及时完成检验任务,出具检验报告,对检验结果负责。

2. 当样本量有限的情况下,要优先考虑对最有可能导致疾病发生的致病因子进行检验。

3. 开始检验前可使用快速检验方法筛选致病因子。

4. 对致病因子的确认和报告应优先选用国家标准方法,在没有国家标准方法时,可参考行业标准方法、国际通用方法。如需采用非标准检测方法,应严格按照实验室质量控制管理要求实施检验。

5. 承担检验任务的实验室应当妥善保存样本,并按相关规定期限留存样本和分离到的菌毒株。

(五)致病因子检验结果的解释

对致病因子的判断应结合致病因子检验结果与事故病因的关系进行综合分析。

1. 检出致病因子阳性或者多个致病因子阳性时,需判断检出的致病因子与本次事故的关系。事故病因的致病因子应与大多数病人的临床特征、潜伏期相符,应注意排查剔除偶合病例、混杂因素以及与大多数病人的临床特征、潜伏期不符的阳性致病因子。

2. 可疑食品、环境样品与病人生物标本中检验到相同的致病因子,是确认事故食品或污染原因较为可靠的实验室证据。

3. 未检出致病因子阳性结果,亦可能为假阴性,需排除原因:①没能采集到含有致病因子的样本或采集到的样本量不足,无法完成有关检验;②采样时病人已用药治疗,原有环境已被处理;③因样本包装和保存条件不当导致致病微生物失活、化学毒物分解等;④实验室检验过程存在干扰因素;⑤现有的技术、设备和方法不能检出;⑥存在尚未被认知的新致病因子等。

4. 不同样本或多个实验室检验结果不完全一致时,应分析样本种类、来源、采样条件、样本保存条件、不同实验室采用检验方法、试剂等的差异。

四、调查结论与撰写调查报告

(一)调查结论

在综合分析现场流行病学调查、食品卫生学调查和实验室检验三方面结果基础上做出调查结论。卫生行政部门认为需要开展补充调查时,调查机构应当根据卫生行政部门通知开展补充调查,结合补充调查结果再做出调查结论。

调查结论应包括是否定性为食品安全事故,以及事故范围、发病人数、致病因子、污染食品及污染原因。

在确定致病因子、致病食品或污染原因等时,应当参照相关诊断标准或规范,并参考以下推论原则:①现场流行病学调查结果、食品卫生学调查结果和实验室检验结果相互支持的。②现场流行病学调查结果得到食品卫生学调查或实验室检验结果之一支持的,如结果具有合理性且能够解释大部分病例的,可以做出调查结论。③现场流行病学调查结果未得到食品卫生学调查和实验室检验结果支持,但现场流行病学调查结果可以判定致病因子范围、致病餐次或致病食品,经调查机构专家组 3 名以上具有高级职称的专家审定,可以做出调查结论。④现场流行病学调查、食品卫生学调查和实验室检验结果不能支持事故定性的,应当做出相应调查结论并说明原因。

调查结论中因果推论应当考虑的因素:①关联的时间顺序:可疑食品进食在前,发病在后;②关联的特异性:病例均进食过可疑食品,未进食者均未发病;③关联的强度:OR 值或 RR 值越大,可疑食品与事故的因果关联性越大;④剂量反应关系:进食可疑食品的数量越多,发病的危险性越高;⑤关联的一致性:病例临床表现与检出的致病因子所致疾病的临床表现一致,或病例生物标本与可疑食品或相关的环境样品中检出的致病因子相同;⑥终止效应:停止食用可疑食品或采取针对性的控制措施后,经过疾病的一个最长潜伏期后没有新发病例。

(二) 撰写调查报告

调查机构根据调查内容整理资料后撰写调查报告,向同级卫生行政部门和食品安全监督管理部门提交对本次事故的流行病学调查报告。

撰写调查报告注意事项:①按照先后次序介绍事故调查内容、结果汇总和分析等调查情况,并根据调查情况提出调查结论和建议,事故调查范围之外的事项一般不纳入报告内容。②调查报告的内容必须客观、准确、科学,报告中有关事实的认定和证据要符合有关法律、标准和规范的要求,防止主观臆断。③调查报告要客观反映调查过程中遇到的问题和困难,以及相关部门的支持配合情况和相关改进建议等。④复制用于支持调查结论的分析汇总表格、病例名单、实验室检验报告等作为调查报告的附件。⑤调查报告内容与初次报告、进程报告不一致的,应当在调查报告中予以说明。对于符合突发公共卫生事件报告要求的事故,应按相关规定进行网络直报。

(三) 工作总结和评估

事故调查结束后,应对调查情况进行工作总结和自我评估,总结经验,分析不足,以更好地应对类似事故的调查。

总结评估的重点内容包括:①调查实施情况。日常准备是否充分,调查是否及时、全面地开展,调查方法有哪些需要改进,调查资料是否完整,事故结论是否科学、合理。②协调配合情况。调查是否得到有关部门的支持和配合,调查人员之间的沟通是否畅通,信息报告是否及时、准确。③调查中的经验和不足,需要向有关部门反映的问题和意见等。

第五节　食品安全事故的分级响应和应急处置

食品安全事故的应急处置涉及多个部门,需要分工合作,密切配合。食品安全监督管理部门接到食品安全事故的报告后,应当立即会同同级卫生行政、质量监督、农业行政等部门进行调查处理,并采取措施,防止或者减轻社会危害。

一、分级响应

食品安全事故分级标准(见表9-8)。

表9-8　食品安全事故分级标准

事件分级	评估指标
特别重大	1. 事故影响范围涉及2个以上省份或国(境)外(含港澳台地区),造成特别严重健康损害后果的;或经评估认为事故危害特别严重的; 2. 一起食品安全事故出现30人以上死亡的; 3. 国务院认定的其他特别重大级别食品安全事故。
重大	1. 事故影响范围涉及2个以上设区市,造成或经评估认为可能造成对社会公众健康产生严重损害的食品安全事故; 2. 发现在我国首次出现的新的污染物引起的食品安全事故,造成严重健康损害后果,并有扩散趋势的; 3. 一起食品安全事故造成健康损害人数在100人以上并出现死亡病例;或出现10人以上、30人以下死亡的; 4. 省级人民政府认定的其他重大级别食品安全事故。
较大	1. 事故影响范围涉及2个以上县(市、区),已造成严重健康损害后果的; 2. 一起食品安全事故造成健康损害人数在100人以上;或出现10人以下死亡病例的; 3. 设区市人民政府认定的其他较大级别食品安全事故。
一般	1. 存在健康损害的污染食品,在1个县(市、区)行政区内已造成严重健康损害后果的; 2. 一起食品安全事故造成健康损害人数在30人以上、100人以下,且未出现死亡病例的; 3. 县(市、区)人民政府认定的其他一般级别食品安全事故。

注:"以上"含本数,"以下"不含本数。

(二)应急响应

1. 食品安全事故实行分级处理原则　根据事故危害性程度、涉及人群范围、后果大小等因素,食品安全事故从大类上分为应当启动应急预案和不需要启动应急预案的食品安全事故。

2. 应急响应程序　核定为特别重大食品安全事故,报经国务院批准并宣布启动Ⅰ级响应后,指挥部立即成立运行,组织开展应急处置。重大、较大、一般食品安全事故分别由事故发生地的省、市、县级人民政府启动相应级别响应,成立食品安全事故应急处置指挥机构进行处置。必要时上级人民政府派出工作组指导、协助事故应急处置工作。

食源性疾病中涉及传染病疫情的,按照《中华人民共和国传染病防治法》和《国家突发公共卫生事件应急预案》等相关规定开展疫情防控和应急处置。

二、食品安全事故的应急处置

(一) 食品安全事故的应急准备

1. 制定食品安全事故应急预案 我国食品安全事故应急预案进入规范化、制度化阶段。2006 年制定的《国家重大食品安全事故应急预案》,2011 年修订为《国家食品安全事故应急预案》。2009 年制定《中华人民共和国食品安全法》,将食品安全事故应急预案上升为法律制度,明确规定各级人民政府都要制定食品安全事故应急预案,使食品安全应急预案工作法定化,为食品安全事故妥善处理提供了法制保障。

食品安全事故应急预案是国家突发事件应急预案体系中的一部分,属于政府专项应急预案。各级人民政府是食品安全事故应急预案的制定主体。预案应当包括食品安全事故分级、事故处置指挥体系与职责、预防预警机制、处置程序、应急保障措施等内容。

2. 应急处置队伍 建立各级各类食品安全事故应急处置队伍,并加强应急队伍的日常培训和演练。队伍成员应具有流行病学、食品卫生学、环境卫生学、实验室检验等专业背景或工作经验,掌握事故调查的相关知识,熟练掌握本指南的技术和方法,能开展食品安全现场流行病学和食品卫生学调查、采样及卫生处理等工作。

建立专家队伍:聘请医疗、卫生监督、农业、植物、动物、毒理学、实验室检验、环境卫生、流行病学等相关技术人员作为事故调查技术支持专家。

3. 物资储备 日常储备的物资主要有:①相关法律法规、标准及其他有关专业技术参考资料等;②标准化的病例调查用表、采样表、实验室检测申请表等。③照相机、摄像机、录音笔等取证工具;④食品(固体和液体食品)采样用品;④现场快速检测设备:食物中毒快速检测箱(配备能对瘦肉精、灭鼠药、蔬菜中有机磷、有机氯和氨基甲酸酯类农药残留、甲醇、食品中亚硝酸盐、甲醛、砷、汞、食用油中的非食用部分进行快速检测的试剂)、温度计、pH 计/试纸、食品水分活度测量仪;⑤工作和通信设备。

消耗性物品应在完成一次调查后及时补充,无菌物品要保证在有效期内随时可投入使用。

(二) 食品安全事故的现场处置

1. 成立事故调查领导机构 事故调查领导小组一般由调查机构负责人、应急管理部门、食品安全相关部门、流行病学调查部门、实验室检验部门以及有关支持部门的负责人组成,负责事故调查的组织、协调和指导。

2. 食品安全事故的处置流程 发生食品安全事故,设区的市级以上人民政府食品安全监督管理部门,应当立即会同有关部门进行事故责任调查,督促有关部门履行职责,向本级人民政府和上一级人民政府食品药品监督管理部门提出事故责任调查处理报告。涉及两个以上省、自治区、直辖市的重大食品安全事故,由国务院食品药品监督管理部门依照前款规定组织事故责任调查。

3. 食品安全事故调查处理主要有三项任务

（1）及时准确查清事故性质和原因：查清事故发生的经过和原因是事故处理的首要任务和内容，是进一步认定事故性质、分清事故责任的基础。需深入分析事故发生的经过、健康损害情况、食品原料、食品生产加工过程、工艺流程，生产经营场所环境卫生、从业人员健康和卫生状况等可能影响食品安全的相关因素，判定导致事故发生的原因。通过查明事故经过和原因，发现食品生产经营和监管过程中的漏洞，了解事故单位在食品生产经营过程中食品安全管理情况及遵守相关法律法规、制度规章情况等。

（2）认定事故责任：事故纯属非人为事故或者意外事故，不需要认定事故责任。如事故是人为事故或者责任事故，就应查明哪些人员对事故负有责任。

（3）提出整改措施：从事故中总结教训，并提出整改措施，以免类似事故再次发生，是事故调查处理的重要任务，也是事故调查处理的最终目的。

4. 现场处置　迅速采取有效控制措施，防止事件进一步蔓延扩大。

（1）各有关部门应当依法先行登记保存或查封、扣押可能导致食品安全突发事件的食品及其原料和食品相关产品。

（2）对确认属于被污染的食品及其原料，责令生产经营者按相关法律法规规定停止生产经营和召回。

（3）对被污染的食品相关产品，在完成相关调查后，责令生产经营者立即进行清洗消毒等处理。

（4）必要时应当标明危害范围，防止危害扩大或证据灭失等。

（5）依法封存涉事相关场所以及用于食品生产经营的工具、设备，待现场调查结束后，责令彻底清洗消毒被污染的场所以及用于食品生产经营的工具、设备，消除污染。

（三）常见食物中毒的预防控制

1. 细菌性食物中毒

（1）中毒预防原则：①防止污染；②防止病原体繁殖及毒素的形成；③杀灭细菌及破坏毒素。

（2）预防控制措施：①引起中毒的固体剩余食物，要煮沸 15～30 分钟；液体食物可用漂白粉消毒、消毒后废弃。炊具、食具、抹布和食品容器，加工冷藏设备和工具等可煮沸 15～30 分钟，也可以用氯制剂等消毒剂消毒；菜板等可用刀刮除去面层或沟、缝隙中的污物后，再用消毒剂消毒，以热水清洗干净后再使用。②厨房地面、墙壁应用消毒液消毒。③患者的吐泄物可用 20% 石灰乳或漂白粉消毒（1∶2 充分混合后放置 2 小时）。④厨房、餐厅及有关场所灭蝇，杀灭蟑螂等有害昆虫和动物。

（3）中毒的处理：①首先应迅速排出毒物：催吐，洗胃。②对症治疗：治疗腹痛、腹泻，纠正电解质平衡，抢救循环衰竭、呼吸衰竭。③特殊治疗：肉毒中毒：早期应用多价抗毒素血清。④变质甘蔗中毒：在急性期应消除脑水肿，改善脑血循环等。

2. 化学性食物中毒

（1）预防控制措施：①严格保管和使用化学毒物，有害有毒物质不能与食品同店出售、同库存放，防止误食有毒化学物质。②加强农药管理，专库存放，防止污染食品。③不用盛放或接触过有毒有害化学物品的容器来包装或盛放食品。③中毒食品或引起中毒的有毒动植物应全部深埋，不得作其他利用。④对有毒物质可能污染的食品容器、设备、工具和包装物等要进行彻底清除处理。

（2）中毒处理：①急性有机磷农药食物中毒：迅速给予中毒者催吐、洗胃，以排出毒物；轻度中毒者可单独给予阿托品；中度或重度中毒者，需要阿托品和胆碱酯酶复能剂（如解磷定、氯解磷定）两者并用；敌敌畏、乐果等中毒时，由于胆碱酯酶复能剂的疗效差，治疗应以阿托品为主；急性中毒者临床表现消失后，应继续观察 2～3 日；乐果、马拉硫磷、久效磷等中毒者，应适当延长观察时间；重度中毒者，应避免过早活动，以防病情突变。②急性亚硝酸盐中毒：高铁血红蛋白症可用美兰，大剂量维生素 C 也可应用。

3. 有毒动物食物中毒

（1）预防措施：①严禁进口、加工、供销剧毒品种。②厨师应是经过专业培训、通过考核取得执照的专门人员。③为保证食用安全性，原料需采用急冻，并维持冻藏、运输时的恒定低温；解冻时宜采用 20～25℃ 的流动水快速解冻至 −5℃ 左右。④采用去毒工艺。活河豚加工时先断头、放血、去内脏、去鱼头、扒皮，肌肉经反复冲洗直至完全洗去血污为止。对于易产生组胺的青皮红肉鱼类，应彻底洗刷鱼体，去除鱼头、内脏和血块，然后将鱼体切成两半后以冷水浸泡，烹调时加入少许醋或雪里果或红果。当在有大量海藻存在的海水中捕捞贝壳时，应检测其所含毒素量。

（2）中毒处理措施：①有毒贝类安全事故应尽早采取催吐、洗胃、导泻的方法。②河豚安全事故目前对此尚无特效解毒剂。多采用输液、利尿等方法，及时去除毒素，同时对症治疗。呼吸衰竭时，给予吸氧、机械通气、糖皮质激素、血浆置换等。③组胺类安全事故可应用抗组胺药盐酸苯海拉明处理。

4. 有毒植物食物中毒

（1）预防：①加强宣传教育，防止误食，尤其是在儿童中发病率高的曼陀罗中毒、苦杏仁中毒等。②避免食用鲜黄花菜、已发芽的马铃薯、未烧熟的扁豆等有毒植物。

（2）中毒处置：①除非在禁忌的情况下，均立即采取催吐、导泻、洗胃、灌肠等措施加快毒物排出，使之不再继续侵入和吸收。②早期、足量的原则，应用有效解毒剂。对于不同的毒物采用相应的解毒剂。如毒蕈中毒可用二巯丁二钠等药物解毒，苦杏仁、桃仁、木薯、狗爪豆等含氢氰酸或氰酸化合物中毒应迅速给亚硝酸异戊酯和亚硝酸钠。③尽快促使体内毒物排泄，中断毒物对机体的继续危害，如输液、利尿、换血、透析等。④采取对症治疗，保护重要器官，促进机体功能恢复。

5. 放射性安全事故　预防控制：①加强对污染源的卫生防护和经常性的卫生监督。②定期进行食品卫生监测，严格执行国家卫生标准，使食品中放射性物质的含量控制在允许的范围之内。如粮食、薯类及蔬菜上的 ^{90}锶不得超过 $2\times10^{-10}\,ci/kg$，137 铯不得超过 $2\times10^{-9}\,ci/kg$，^{131}碘不得超过 $1\times10^{-9}\,ci/kg$。

（戴　月　孙桂菊　甄世祺　吴高林　王少康　杨立刚）

第十章　突发环境事件

随着我国经济的迅猛发展,工业企业生产总量、规模不断扩大,长期累积的环境风险开始凸显,各类突发环境事件频繁发生,成为危害人类健康、破坏生态环境的重要因素,已严重阻碍了我国环境、经济及社会的和谐发展。

第一节　概　　述

突发环境事件属于突发公共事件的事故灾难类,其本质是人类活动引发的环境风险向现实转化。

一、基本概念

(一)环境

环境是指影响人类生存和发展的各种天然的和经过人工改造的自然因素的总体,包括大气、水、海洋、土地、矿藏、森林、草原、湿地、野生生物、自然遗迹、人文遗迹、自然保护区、风景名胜区、城市和乡村等。

(二)突发环境事件

突发环境事件是指由于污染物排放或自然灾害、生产安全事故等因素,导致污染物或放射性物质等有毒有害物质进入大气、水体、土壤等环境介质,突然造成或可能造成环境质量下降,危及公众身体健康和财产安全,或造成生态环境破坏,或造成重大社会影响,需要采取紧急措施予以应对的事件。

(三)突发环境事件卫生应急

突发环境事件卫生应急是指在突发环境事件发生前或出现后,采取相应的监测、预测、预警、储备等应急准备,以及现场处置等措施,及时对产生突发环境事件的可能因素进行预防和对已出现的突发环境事件进行控制。

二、突发环境事件分类

(一)突发环境污染事件

突发环境污染事件包括重点流域、敏感水域水环境污染事件,重点城市光化学烟雾污染事件,危险化学品、废弃化学品污染事件,海上石油勘探开发溢油事件,突发船舶污染事件等。

突发环境污染事件不同于一般的环境污染,它主要有以下几个基本特征:

(1)突然发生:与一般环境污染的常量、固定、规律性的排放方式和途径相比,突发环境污染事件没有固定的排放方式和途径,其往往是突然发生、来势凶猛,瞬间或短时间内大量排放污染物质,给人民的生命和国家财产造成重大损失。

(2)广泛的污染范围:通常造成突发环境污染事件的原因、规模及污染物种类等具有很大的未知性,因此其对大气、水、土壤等造成的污染范围有极其大的不确定性。

(3)多重的负面影响:突发环境污染事件不仅扰乱某一区域内生活生产的稳定秩序,还会造成人员伤亡、国家财产巨大损失、生态环境严重破坏。

(4)复杂的健康危害:由于自然、人为、社会等因素的交叉作用,突发环境污染事件的性质、规模、发展趋势的不同,因此其造成的健康危害具有复杂性。

(二)生物物种安全事件

生物物种安全环境事件主要是指生物物种受到不当采集、猎杀、走私、非法携带出入境或合作交换、工程建设危害以及外来入侵物种对生物多样性造成损失和对生态环境造成威胁和危害事件。

(三)辐射污染事件

生产、使用、储存、运输放射性物质(包括放射性同位素、放射源、辐射装置、放射性废物)过程中,操作不当而造成核辐射危害的污染事故。

三、突发环境事件分级

按照事件严重程度,突发环境事件可分为特别重大、重大、较大、一般四个等级。

(一)特别重大突发环境事件

凡符合下列情形之一的,为特别重大突发环境事件:

(1)因环境污染直接导致30人以上死亡或100人以上中毒或重伤的;

(2)因环境污染疏散、转移人员5万人以上的;

(3)因环境污染造成直接经济损失1亿元以上的;

(4)因环境污染造成区域生态功能丧失或该区域国家重点保护物种灭绝的;

(5)因环境污染造成设区的市级以上城市集中式饮用水水源地取水中断的;

(6)Ⅰ、Ⅱ类放射源丢失、被盗、失控并造成大范围严重辐射污染后果的;放射性同位素和射线装置失控导致3人以上急性死亡的;放射性物质泄漏,造成大范围辐射污染后果的;

(7)造成重大跨国境影响的境内突发环境事件。

(二)重大突发环境事件

凡符合下列情形之一的,为重大突发环境事件:

(1)因环境污染直接导致10人以上30人以下死亡或50人以上100人以下中毒或重伤的;

(2)因环境污染疏散、转移人员1万人以上5万人以下的;

(3)因环境污染造成直接经济损失2 000万元以上1亿元以下的;

(4)因环境污染造成区域生态功能部分丧失或该区域国家重点保护野生动植物种群大批死亡的;

(5)因环境污染造成县级城市集中式饮用水水源地取水中断的;

(6)Ⅰ、Ⅱ类放射源丢失、被盗的;放射性同位素和射线装置失控导致3人以下急性死亡或者 10 人以上急性重度放射病、局部器官残疾的；放射性物质泄漏，造成较大范围辐射污染后果的；

（7）造成跨省级行政区域影响的突发环境事件。

（三）较大突发环境事件

凡符合下列情形之一的，为较大突发环境事件：

（1）因环境污染直接导致 3 人以上 10 人以下死亡或 10 人以上 50 人以下中毒或重伤的；

（2）因环境污染疏散、转移人员 5 000 人以上 1 万人以下的；

（3）因环境污染造成直接经济损失 500 万元以上 2 000 万元以下的；

（4）因环境污染造成国家重点保护的动植物物种受到破坏的；

（5）因环境污染造成乡镇集中式饮用水水源地取水中断的；

（6）Ⅲ类放射源丢失、被盗的；放射性同位素和射线装置失控导致 10 人以下急性重度放射病、局部器官残疾的；放射性物质泄漏，造成小范围辐射污染后果的；

（7）造成跨设区的市级行政区域影响的突发环境事件。

（四）一般突发环境事件

凡符合下列情形之一的，为一般突发环境事件：

（1）因环境污染直接导致 3 人以下死亡或 10 人以下中毒或重伤的；

（2）因环境污染疏散、转移人员 5 000 人以下的；

（3）因环境污染造成直接经济损失 500 万元以下的；

（4）因环境污染造成跨县级行政区域纠纷，引起一般性群体影响的；

（5）Ⅳ、Ⅴ类放射源丢失、被盗的；放射性同位素和射线装置失控导致人员受到超过年剂量限值的照射的；放射性物质泄漏，造成厂区内或设施内局部辐射污染后果的；铀矿冶、伴生矿超标排放，造成环境辐射污染后果的；

（6）对环境造成一定影响，尚未达到较大突发环境事件级别的。

（上述分级标准有关数量的表述中，"以上"含本数，"以下"不含本数）

四、突发环境事件对社会安定和经济发展的影响

（一）突发环境事件对社会安定的影响

任何一个国家和地区，在突发环境污染事件发生后，可不同程度地影响社会和谐与稳定。亲人伤亡、房屋及生活用品等财产损失，将对一个家庭结构和功能产生巨大的影响，并且进一步加大了医疗救助、人身保险、社会保障等行业部门的工作量。由于大量人群的紧急疏散，导致交通拥堵，很容易造成交通肇事频发。此外，由于人们在对突发环境事件发生的原因、严重性、波及范围不了解的情况下，可能会听信某些不实传言，从而加重人群恐慌，甚至酿成过激行为。商店、医院、学校、银行、旅店、餐饮等公共服务设施功能的丧失，可加重居民生活困难。混乱之际，少数不法之徒乘机作案，例如偷盗、抢劫、纵火、故意伤害等，可使治安刑事案件增多。

总之，突发环境事件可引发整个社会环境在一段时间内，处于混乱、无秩序和动荡的状态。此种状态持续时间的长短，取决于突发环境污染事件的破坏程度、波及范围、紧急应对能力以及灾后重建、恢复的速度。

(二)突发环境事件对经济发展的影响

突发环境事件不论规模大小,势必对家庭、单位和地区经济发展造成不同程度的影响,较大的环境突发事件可影响整个国家甚至周边地区的经济可持续发展。

大量建筑物及公共设施的损毁,其灾后重建需要投入巨额资金。人员群死群伤的救治,可消耗大量的医疗卫生资源。伤亡人数的增加、劳动力的减少,将直接影响着生产力发展的经济的复苏。森林、绿地、农田、水域的严重污染,可使农业、林业、渔业、畜牧业减产。

事故发生后的相当长一段时间内,其贸易、旅游、餐饮、旅店、娱乐、运输等行业将受到不同程度的影响,严重者可引发经济危机。

当地生态环境的恶化,将会在相当长的一段时间后才会恢复,间接加大了经济损失。

发生在20世纪80年代的前苏联切尔诺贝利核电站爆炸事件,其直接、间接经济损失高达120亿美元。2004年2月发生在四川沱江氨氮、亚硝酸盐水质污染事件,直接经济损失2.19亿元,在污染治理过程中,当地财政又增加后续资金近2 000万元。2006年6月,马来西亚海域600 t苯酚泄漏事件,粗略估计可造成近8 000万美元的经济损失。

自2003年12月重庆市开县天然气井喷事件以来,发生在国内的严重突发环境污染事件见表10-1。

表10-1 2003年以来国内严重突发环境污染事件

地点	时间	事件危害情况
重庆市开县	2003-12-23	天然气井喷高浓度硫化氢,持续84小时,导致243人死亡,2142人住院治疗,65 000人被紧急疏散,直接经济损失达6 000多万元
黑龙江省哈尔滨市	2005-11-13	苯胺车间爆炸,造成5人死亡、1人失踪,近70人受伤。爆炸发生后,约100 t有机污染物流入松花江,导致江水严重污染,沿岸数百万居民的生活受到影响。而且顺流而下的污染甚至威胁到俄罗斯,造成严重的国际负面影响
广东省韶关市	2005-12-15	排放超标含镉废水,导致北江韶关段镉浓度严重超标,影响下游3个城市饮用水,部分城市自来水停供
山东省烟台海域	2007-5	油轮碰撞溢油,对海洋生态造成经济损失达898.16万元,对天然渔业资源造成经济损失达722.32万元
辽宁省大连市	2010-7-16	油轮卸油导致陆地输油管线爆炸,1 500 t原油泄漏,溢油范围183 km²,污染海域面积达50 km²
山东省蓬莱海域	2011-6-4	油田发生漏油事故,造成渤海6 200 km²海水受污染,生态环境遭严重破坏,大批渔民和养殖户损失惨重,经济损失达16.83亿元
云南省曲靖	2011-8	5 222.38 t重毒化工废料铬渣非法倾倒,导致附近水质受到严重污染,附近农村77头牲畜死亡,并留下长期的生态风险
甘肃省徽县	2011—10—23	锌冶公司266人血镉超标,71人住院治疗
广西龙江河	2012—1—15	排放工业污水,龙江河突发严重镉污染,水中的镉含量约20 t,污染河段长达约300 km。133万尾鱼苗、4万 kg成鱼死亡

第二节 突发环境事件的污染物种类及健康危害

突发环境事件的污染物种类繁多、性质各异,产生的有害作用机制十分复杂,可对机体造成多种多样的危害。

一、污染物种类

按环境要素可分为大气污染物、水体污染物和土壤污染物。

按污染物的形态可分为气态污染物、液态污染物和固体污染物。

按污染物的性质可分为化学污染物、物理污染物和生物污染物。不同突发环境污染事件,按污染物性质分类见表 10-2。

表 10-2　突发环境事件污染物的分类

类别	事件时间	事件名称	污染物
放射性污染	1986 年	前苏联切尔诺贝利事件	^{137}铯、^{131}碘等放射性物质
	2011 年	日本福岛事件	^{137}铯、^{90}锶、^{134}铯
化学性污染	1984 年	印度博帕尔事件	甲基异氰酸酯
	2003 年	重庆开县爆炸	硫化氢
	2012 年	镇江水污染事件	苯酚
生物性污染	1976 年	美国费城军团菌肺炎暴发	嗜肺军团杆菌
	1988 年	上海毛蚶事件	甲肝病毒

注:同一突发事件中可能同时存在不同性质的污染物。

二、突发环境事件的健康危害

(一)急性危害

突发环境污染事件可引起急性中毒、刺激作用,导致健康损伤或死亡,甚至造成群死群伤。主要由刺激性气体、窒息性气体、其他有毒化学品及放射源等引起的。

1. 急性刺激作用　刺激性气体对事故现场人员和周围群众产生较强的急性刺激作用,例如氯气、氟化氢、氨气、氮氧化物、二氧化硫、三氧化硫等。轻者可引起接触皮肤、眼和上呼吸道刺激症状,主要表现为流泪、咽痛、声音嘶哑、咳嗽、咳痰等,眼结膜、鼻黏膜、咽部充血水肿,严重者可出现皮肤灼伤、角膜腐蚀脱落、呼吸衰竭和肺水肿等。

呼吸道受刺激后出现的呼吸抑制,是造成窒息死亡的重要原因。氯、氨、二氧化硫、三氧化硫等水溶性大,遇到湿润部位易引起损害作用。如吸入这些气体后,在上呼吸道黏膜溶解,直接刺激黏膜,引起上呼吸道黏膜充血、水肿和分泌增加,产生化学性炎症反应,出现流涕、喉痒、呛咳等症状。氮氧化物、光气等水溶性小,它们通过上呼吸道黏膜时,很少引起水解作用,故黏膜刺激作用轻微;但可继续深入支气管和肺泡,逐渐与黏膜上的水分起作用,对肺组织产生较强的刺激和腐蚀作用,严重时出现肺水肿。

2. 中毒或死亡　环境污染物造成事故现场人员和周围群众集体性中毒或死亡,例如氰化氢、硫化氢、二氧化硫、甲基异氰酸酯、氨气、光气、甲烷、乙烷、苯类化合物、一氧化碳(CO)、酚类、醛类等。其中氰化氢是窒息性有毒气体中毒性最强的,作用速度最快的,常可导致"电击样"死亡。CO毒性大,它与人体血红素的亲和力大于氧与人体血红素的亲和力的250～300倍。人体吸入含CO的空气后,CO很快与血红素结合而大大降低血红素吸收氧的能力,使人体各部分组织和细胞产生缺氧,引起窒息和血液中毒,严重时造成死亡。当空气中CO浓度达0.4%时,人在很短时间内就会失去知觉,若抢救不及时就会中毒死亡。

1984年的印度博帕尔毒气泄漏案使30 t的剧毒物质甲基异氰酸酯释放到空气中,很快就笼罩了25 km² 的地区,造成了2.5万人直接致死,55万人间接致死,另外有20多万人永久残废的人间惨剧。

3. 急性放射病　事故现场人员和周围群众暴露于高强度外照射,导致外照射急性放射病,例如放射源丢失、失控、意外事故或人为破坏等。此时人体所接受的电离辐射强度达到1.0 J/kg以上,吸收剂量大于1.0 Gy(戈)。组织受损的轻重取决于放射线剂量大小、受损伤的细胞多少、范围和受照部位的器官和组织的重要与否。一般认为,放射的直接损伤表现为细胞的死亡,不能再增殖新的组织,抵抗力降低,血管破裂出血,组织崩溃,出、凝血时间延长等。放射的间接损伤可以引发肿瘤、白血病,寿命缩短,反复感染,发生贫血和溃疡等。放射的局部损伤可在受照后几个月或几年后才出现。全身性疾病只有在机体内几个器官组织受损或全身受照时才发生。

1999年,日本东海村核燃料转化公司3名工人违章操作造成临界事故,55人受放射源照射,最大受照剂量为16～20 Gy,其中两人受到照射患ARS,最终死亡。外照射引起的急性放射病根据其临床特点和基本病理改变,分为骨髓型、肠型和脑型三种类型。

(1) 吸收剂量在1.0～10.0 Gy为骨髓型急性放射病,又称造血型急性放射病,是以骨髓造血组织损伤为基本病变,以白细胞数减少、感染、出血等为主要临床表现,具有典型阶段性病程的急性放射病。按其病情的严重程度,又分为轻(1～2 Gy)、中(2～4 Gy)、重(4～6 Gy)和极重(6～10 Gy)四度。

(2) 吸收剂量在10.0～50.0 Gy为肠型急性放射病,是以胃肠道损伤为基本病变,以频繁呕吐、严重腹泻以及水电解质代谢紊乱为主要临床表现,具有初期、假缓期和极期三阶段病程的严重的急性放射病。

(3) 吸收剂量大于50.0 Gy时为脑型急性放射病,是以脑组织损伤为基本病变,以意识障碍、定向力丧失、共济失调、肌张力增强、抽搐、震颤等中枢神经系统症状为特殊临床表现,具有初期和极期两阶段病程的极其严重的急性放射病。

(二) 慢性危害

突发环境污染事件经妥善的应急处理后,大多数有害的化学品的毒性可以在短期内被减弱甚至消除,达到对人体及环境无害的程度。对于那些具有慢性毒作用、环境中降解很慢的持久性污染物,则可对人群产生慢性危害和远期效应,如引发恶性肿瘤、致畸、致突变等慢性毒作用。

某些有害的化学品及放射性物质,由于污染程度大,缺少相应的净化手段,对人体及环境的危害可持续存在相当长一段时间,此类物质大多属于有较强蓄积作用的持久性环境污染物,例如重金属汞、镉、铊、铅、砷等,及某些放射性核素,如镭、钴、镍、铯等。这些环境污染物在自然环境中需要几年、几十年甚至更长时间才会被完全降解,而且能进入生物链中,可表现出较强的生物富集作用。因此,暴露这些物质的人群的健康效应多以慢性、潜在危害为主要表现。

1986年4月26日,前苏联切尔诺贝利核电站4号反应堆发生爆炸,事故导致31人当场死亡,上万人由于放射性物质远期影响而致命或重病,至今仍有被放射线影响而导致畸形胎儿的出生。核泄漏事故后产生的放射污染相当于日本广岛原子弹爆炸产生的放射污染的100倍。2005年一份国际原子能机构的报告认为直到当时有56人丧生(47名核电站工人及9名儿童患上甲状腺癌)并估计大约4 000人最终将会因这次意外所带来的疾病而死亡。

(三)心理危害

突发环境事件不仅会对居民的身体造成如中毒、死亡或残疾等伤害,而且也会对受污染的地区及其周边的居民的心理造成不同程度的影响。

对于受灾群众,面对突如其来的灾难,自然会产生麻木、无助、愤怒、身体不适等应激反应。在应激反应之外,安全感的丧失不可忽视,个别严重者由于长时间暴露于室外寒冷的广场,或等候在拥挤嘈杂、不够安全的临时避难场所,消耗了大量的体力,造成精神的崩溃,甚至严重者产生急性心理反应,常被诊断为"创伤后应激障碍"(PTSD)。

在突发环境事件应急处理过程中,参与抢救的技术人员也会出现心理问题的干扰:一是灾害场景,特别是大量伤亡的刺激;二是参与救援人员自身安全的威胁;三是过度疲劳,由于要进行连续作战,生理、心理的消耗和透支严重,这将加重救援人员的心理压力,削弱耐受力,加重心理损伤的程度,严重者也会出现PTSD的症状。此外,可由于心理刺激导致某些原发性心身疾病加重或恶化,如精神病、原发性高血压、冠状动脉硬化性心脏病、甲状腺功能亢进、糖尿病、消化性溃疡病、免疫系统疾病、恶性肿瘤等。

第三节 突发环境事件的监测预警
和卫生应急风险评估

突发环境污染事件具有很强的不确定性,会在瞬间或短时间内排出大量污染物。为了及时、妥善地处置发生的突发环境污染事件,必须加强突发环境污染事件应急监测和报告,并就突发性环境事件的风险程度进行快速、准确地评估,确定风险等级,为风险应对和事件应急处置提供支持。

一、监测

(一)日常监测

1. 监测主体及职责分工　各级生态环境部门及其他有关部门负责对可能导致突发环境事件的风险信息加强收集、分析和研判。安全监管、交通运输、公安、住房城乡建设、水利、农业、卫生健康、气象等有关部门按照职责分工,应当及时将可能导致突发环境事件的信息通报同级生态环境部门。

企业事业单位和其他生产经营者应当落实环境安全主体责任,定期排查环境安全隐患,开展环境风险评估,健全风险防控措施。

2. 监测内容

(1)对空气、地表水、地下水、土壤及固体废弃物的监测和调查工作,客观的评价其质量状况,科学分析污染原因。

(2)对噪声等环境因素的监测和调查工作,掌握其自然本地水平,调查污染原因,研究防治对策。

(3)收集、汇总、分析本地区排污单位的污染物排放浓度和总量,并对各申报单位的排放源进行监督性监测。

(4)完成环境污染事故的应急监测,环境污染纠纷仲裁监测。

3. 突发环境事件相关的健康监测　卫生行政部门运用环境卫生学以及其他相关学科的理论和技术,开展生活环境因素对人群健康影响的调查研究,掌握辖区内环境因素的卫生特征和人群的健康状况。

开展的监测工作主要包括:

(1)对辖区内市政供水、自建设施供水、二次供水及农村集中式供水水厂开展饮用水卫生监测工作。

(2)收集整理辖区内生命统计资料和其他环境、社会资料。结合本地区特点,开展生活环境对人群健康效应的监测和调研工作。

(3)对农村供水、粪便无害化处理工作进行技术指导和卫生学评价。

(4)开展环境污染事件人群健康影响调查和评估工作。

(二)应急监测

突发环境事件应急监测是指在环境应急情况下,为发现和查明环境污染情况和污染范围而进行的环境监测,包括定点监测和动态监测。

1. 应急监测的基本原则

(1)监测要快:当发生突发环境事件时,要及时进行监测,珍惜 1 小时的黄金时间和 10 分钟的白金时间,迅速查明污染物的种类、污染程度和范围以及污染发展趋势。首先可采取便携式的仪器设备进行定性、半定量的监测,然后进行定量或标准方法的监测。

(2)监测数据要准:监测数据准确与否直接关系到处置方案的制订。在突发环境应急监测过程中,既要快速地进行监测,又必须保证监测数据的准确性,以便为决策部门控制污染提供可靠依据。

(3)监测项目要全:在开展应急监测的过程中,对环境质量指标的监测项目要全,对于可能与事故发生有关的单位所排放污染物更要全面监测。

(4)监测要求要严:要严格按照应急监测采样点的布设原则和方法,按照现场监测分析要求开展监测工作,同时做好个人防护工作,保证监测工作规范、有序进行。

2. 应急监测主体及职责　生态环境部牵头,住建部、水利部、农业部、气象局、海洋局、总参作战部、总后基建营房部等参加。

主要职责:根据突发环境事件的污染物种类、性质以及当地气象、自然、社会环境状况等,明确相应的应急监测方案及监测方法;确定污染物扩散范围,明确监测的布点和频次,做好大气、水体、土壤等应急监测,为突发环境事件应急决策提供依据;协调军队力量参与应急监测。

3. 卫生应急监测的主要内容和任务　运用环境流行病学的原理和方法,制定调查计划和方案,对突发事件累及人群的发病情况、分布特点进行调查分析,评估环境污染物对人体健康的影响。根据流行病学调查方案规范采集样本,进行实验室检测,查找事件发生原因。

二、预警

环境污染事件和生物物种安全预警信息监控由环保总局负责。海上石油勘探开发溢油事件预警信息监控由海洋局负责。海上船舶、港口污染事件信息监控由交通部负责。辐射环境污染事件预警信息监控由环保总局(核安全局)负责。特别重大环境事件预警信息经核实后,及时上报国务院。

(一)预警分级

对可以预警的突发环境事件,按照事件发生的可能性大小、紧急程度和可能造成的危害程度,将预警分为四级,由低到高依次用蓝色、黄色、橙色和红色表示。预警级别的具体划分标准,由生态环境部制定。

(二)预警信息发布

地方生态环境部门研判可能发生突发环境事件时,应当及时向本级人民政府提出预警信息发布建议,同时通报同级相关部门和单位。

地方人民政府或其授权的相关部门,及时通过电视、广播、报纸、互联网、手机短信、当面告知等渠道或方式向本行政区域公众发布预警信息,并通报可能影响到的相关地区。

上级生态环境部门要将监测到的可能导致突发环境事件的有关信息,及时通报可能受影响地区的下一级生态环境部门。

(三)预警行动

预警信息发布后,当地人民政府及其有关部门视情采取以下措施:

(1)分析研判:组织有关部门和机构、专业技术人员及专家,及时对预警信息进行分析研判,预估可能的影响范围和危害程度。

(2)防范处置:迅速采取有效处置措施,控制事件苗头。在涉险区域设置注意事项提示或事件危害警告标志,利用各种渠道增加宣传频次,告知公众避险和减轻危害的常识、需采取的必要的健康防护措施。

(3)应急准备:提前疏散、转移可能受到危害的人员,并进行妥善安置。责令应急救援队伍、负有特定职责的人员进入待命状态,动员后备人员做好参加应急救援和处置工作的准备,并调集应急所需物资和设备,做好应急保障工作。对可能导致突发环境事件发生的相关企业事业单位和其他生产经营者加强环境监管。

(4)舆论引导:及时准确发布事态最新情况,公布咨询电话,组织专家解读。加强相关舆情监测,做好舆论引导工作。

(四)预警级别调整和解除

发布突发环境事件预警信息的地方人民政府或有关部门,应当根据事态发展情况和采取措施的效果适时调整预警级别。当判断不可能发生突发环境事件或者危险已经消除时,宣布解除预警,适时终止相关措施。

三、信息报告与通报

(一)部门职责

1. 环境污染事件、生物物种安全事件、辐射事件信息接收、报告、处理、统计分析由环保部门负责。

2. 海上石油勘探开发溢油事件信息接收、报告、处理、统计分析由海洋部门负责。

3. 海上船舶、港口污染事件信息接收、报告、处理、统计分析由交通部门负责。

(二)突发环境事件的信息报告与通报

突发环境事件发生后,涉事企业事业单位或其他生产经营者必须采取应对措施,并立即向当地生态环境部门和相关部门报告,同时通报可能受到污染危害的单位和居民。因生产安全事故导致突发环境事件的,安全监管等有关部门应当及时通报同级生态环境部门。

生态环境部门通过互联网信息监测、环境污染举报热线等多种渠道,加强对突发环境事件的信息收集,及时掌握突发环境事件发生情况。

突发环境事件已经或者可能涉及相邻行政区域的,事发地人民政府或生态环境部门应当及时通报相邻行政区域同级人民政府或生态环境部门。地方各级人民政府及其生态环境部门应当按照有关规定逐级上报,必要时可越级上报。

接到已经发生或者可能发生跨省级行政区域突发环境事件信息时,生态环境部要及时通报相关省级生态环境部门。

对以下突发环境事件信息,省级人民政府和生态环境部应当立即向国务院报告:

(1)初判为特别重大或重大突发环境事件;

(2)可能或已引发大规模群体性事件的突发环境事件;

(3)可能造成国际影响的境内突发环境事件;

(4)境外因素导致或可能导致我境内突发环境事件;

(5)省级人民政府和生态环境部认为有必要报告的其他突发环境事件。

(三)报告时限、程序

事发地生态环境部门接到突发环境事件信息报告或监测到相关信息后,应当立即进行核实,对突发环境事件的性质和类别作出初步认定。

对初步认定为一般(Ⅳ级)或者较大(Ⅲ级)突发环境事件的,事件发生地设区的市级或者县级人民政府生态环境部门应当在四小时内向本级人民政府和上一级人民政府生态环境部门报告。

对初步认定为重大(Ⅱ级)或者特别重大(Ⅰ级)突发环境事件的,事件发生地设区的市级或者县级人民政府生态环境部门应当在两小时内向本级人民政府和省级人民政府生态环境部门报告,同时上报生态环境部。省级人民政府生态环境部门接到报告后,应当进行核实并在1小时内报告生态环境部。

突发环境事件处置过程中事件级别发生变化的,应当按照变化后的级别报告信息。

发生下列一时无法判明等级的突发环境事件,事件发生地设区的市级或者县级人民政府生态环境部门应当按照重大（Ⅱ级）或者特别重大（Ⅰ级）突发环境事件的报告程序上报：

（1）对饮用水水源保护区造成或者可能造成影响的；

（2）涉及居民聚居区、学校、医院等敏感区域和敏感人群的；

（3）涉及重金属或者类金属污染的；

（4）有可能产生跨省或者跨国影响的；

（5）因环境污染引发群体性事件，或者社会影响较大的；

（6）地方人民政府生态环境部门认为有必要报告的其他突发环境事件。

（四）报告形式和内容

突发环境事件的报告分为初报、续报和处理结果报告。

1. 初报　在发现或者得知突发环境事件后首次上报。初报应当报告突发环境事件的发生时间、地点、信息来源、事件起因和性质、基本过程、主要污染物和数量、监测数据、人员受害情况、饮用水水源地等环境敏感点受影响情况、事件发展趋势、处置情况、拟采取的措施以及下一步工作建议等初步情况，并提供可能受到突发环境事件影响的环境敏感点的分布示意图。

2. 续报　在查清有关基本情况、事件发展情况后随时上报。续报应当在初报的基础上，报告有关处置进展情况。

3. 处理结果报告　在突发环境事件处理完毕后上报。处理结果报告应当在初报和续报的基础上，报告处理突发环境事件的措施、过程和结果、突发环境事件潜在或者间接危害以及损失、社会影响、处理后的遗留问题、责任追究等详细情况。

4. 突发环境事件信息应当采用传真、网络、邮寄和面呈等方式书面报告；情况紧急时，初报可通过电话报告，但应当及时补充书面报告。

书面报告中应当载明突发环境事件报告单位、报告签发人、联系人及联系方式等内容，并尽可能提供地图、图片以及相关的多媒体资料。

四、医疗卫生救援相关信息的报告与通报

突发环境事件所导致的人员伤亡、健康危害的医疗卫生救援工作，按照《国家突发公共事件医疗卫生救援应急预案》执行。

医疗急救中心（站）和其他医疗机构接到突发环境事件的报告或通报后，在迅速开展应急医疗卫生救援工作的同时，立即将人员伤亡、抢救等情况报告现场医疗卫生救援指挥部或当地卫生行政部门。

现场医疗卫生救援指挥部、承担医疗卫生救援任务的医疗机构要每日向上级卫生行政部门报告伤病员情况、医疗救治进展等，重要情况要随时报告。有关卫生行政部门要及时向本级人民政府和突发环境事件应急指挥机构报告有关情况。

各级卫生行政部门要认真做好突发公共事件医疗卫生救援信息发布工作。

五、突发环境污染事件的卫生应急风险评估

为明确污染物的物理、化学和生物特性，需开展污染物对人群健康的风险评估。风险评估的内容包括危害识别、危害特征描述、暴露评估和风险特征描述四部分。

（一）危害识别

危害识别是根据现有数据辨识并确定污染因子的过程。通过该过程，确定污染物是否会产生健康危害，产生危害的依据及危害的程度等。

若污染物是化学物质，应从该污染物理化特性、吸收、分布、代谢、排泄、毒理学特性等方面描述。若是微生物，则需要关注微生物对消毒剂的抵抗力、在水中生长、繁殖和死亡的动力学特征及其传播/扩散的能力，还需考虑环境变化对微生物感染率和致病力的影响、宿主的易感性、免疫力、既往暴露史等。

（二）危害特征描述

对与危害相关的不良健康作用进行定性或定量的描述，称为危害特征描述。通过危害特征描述，建立主要效应的剂量-反应关系，评估外暴露和内暴露剂量，以及了解污染物危害作用的机制等。

对于大多数污染物，可直接查询国内外权威数据库［美国环保署（EPA）综合风险信息系统（IRIS），美国毒物与疾病登记署（ATSDR）等］，确定化学物的安全剂量，如每日耐受剂量（TDI）、参考剂量（RfD）（有阈化学物为每日耐受剂量 TDI，无阈化学物为致癌斜率因子 SF）或微生物的剂量—反应关系。

对于缺乏权威资料的污染物，需查询相关文献资料获得该物质的未观察到不良作用的水平（NOAEL）、观察到不良作用的最低水平（LOAEL）或基准剂量底限值（BMDL）等毒理学剂量参数，根据风险评估关键点中所确定的不确定系数，推算出该物质的每日耐受剂量（TDI）或参考剂量（RfD）。

对于无法获得计量反应关系资料的微生物，可根据专家意见确定危害特征描述需要考虑的重要因素，也可利用风险排序获得微生物或其所致疾病严重程度的特征描述。

（三）暴露评估

暴露评估是描述危害因子进入人体的途径，估算不同人群摄入危害的水平的过程。通过暴露评估可以测量或估计人群对污染物质暴露的强度、频率和持续时间，也可以预测污染物进入环境后可能造成的暴露水平。

暴露剂量分为外暴露剂量和内暴露剂量。

（1）外暴露剂量：可通过调查和检测确定。明确暴露特征（包括暴露人群的年龄、性别、职业、易感性等的特征），有毒物质的理化特性和排放情况，在环境介质中的转移及分布规律，暴露途径、暴露浓度、暴露持续时间等。

（2）内暴露剂量：可通过测定内暴露剂量的生物标志来确定，或根据外暴露剂量推算（内暴露剂量＝摄入量×吸收率）。内暴露剂量比外暴露更能反映人体暴露的真实性，提供更为科学的基础资料。

一种暴露途径的暴露剂量，可用相应途径的环境介质中的测定浓度估计。多种暴露途径的暴露剂量应根据对多种环境介质的测定值计算总暴露剂量。

以饮水摄入量与水中污染物含量等数据为例，估算目标人群的平均日暴露剂量。计算方法可参考如下：

对于非致癌效应可采用日均暴露剂量（ADD），对于致癌效应可采用终身日均接触剂量（LADD）

$$ADD = (C \times CR) / BW$$

$$LADD = (C \times CR \times ED \times EF)/(BW \times LT)$$

其中:ADD——经口摄入日均暴露剂量[mg/(kg·d)]

LADD——经口摄入终身日均暴露剂量[mg/(kg·d)]

C(chemical oncentration)——污染物浓度(mg/L)

CR(contact ate)——摄入率(L/d)

ED(exposure duration)——暴露持续时间(y)

EF(exposure frequency)——暴露频率(d/y)

BW(body weight)——体重(kg)

LT(life time)——终身时间(d)

在化学污染物的急性(短期)暴露评估中,饮水摄入量和物质含量(浓度)通常选用最大值。参照国内外有关文献,日均饮水摄入率 CR 通常取值 2 L/d,体重 BW 取值60 kg,终生时间 LT 以 25 550 d 计算。

(四) 风险特征描述

风险特征描述是在危害识别、危害特征描述和暴露评估的基础上,对已发生或潜在的健康危害风险的概率、严重程度及评估过程中伴随的不确定性进行(半)定量和(或)定性估计。(半)定量描述以数值形式表示风险,定性描述通常将风险表示为高、中、低等不同程度。

对有阈化学物,把参考剂量相对应的可接受危险度定位 $10^{-6} \sim 10^{-4}$。可计算出:人群终身超额危险度,人群年超额危险度,人群年超额病例数。

对无阈化学物可算出:人群终身患癌超额危险度,人均患癌年超额危险度,人群超额患癌病例数。

第四节 突发环境事件分级响应与调查处置

突发环境事件应对工作坚持统一领导、分级负责,属地为主、协调联动,快速反应、科学处置,资源共享、保障有力的原则。突发环境事件发生后,遵循分级响应的原则,地方人民政府和有关部门按照职责分工和相关预案,应及时开展现场调查和应急处置工作。

一、突发环境事件应急工作职责

突发环境污染事件的应急工作涉及多系统、多部门、多学科。

(一) 污染处置

由生态环境部牵头,公安部、交通运输部、水利部、农业部、安监总局、林业局、海洋局、总参作战部、武警总部等参加。

主要职责:收集汇总相关数据,组织进行技术研判,开展事态分析;迅速组织切断污染源,分析污染途径,明确防止污染物扩散的程序;组织采取有效措施,消除或减轻已经造成的污染;明确不同情况下的现场处置人员须采取的个人防护措施;组织建立现场警戒区和交通管制区域,确定重点防护区域,确定受威胁人员疏散的方式和途径,疏散转移受威胁人员至安全紧急避险场所;协调军队、武警有关力量参与应急处置。

(二)应急监测

由生态环境部牵头,住建部、水利部、农业部、气象局、海洋局、总参作战部、总后基建营房部等参加。

主要职责:根据突发环境事件的污染物种类、性质以及当地气象、自然、社会环境状况等,明确相应的应急监测方案及监测方法;确定污染物扩散范围,明确监测的布点和频次,做好大气、水体、土壤等应急监测,为突发环境事件应急决策提供依据;协调军队力量参与应急监测。

(三)医学救援组

由卫生健康委牵头,生态环境部、食品药品监管总局等参加。

主要职责:组织开展伤病员医疗救治、应急心理援助;指导和协助开展受污染人员的去污洗消工作;开展人健康影响的监测评价和暴露人群的观察,提出保护公众健康的措施建议;禁止或限制受污染食品和饮用水的生产、加工、流通和食用,防范因突发环境事件造成集体中毒等。

(四)应急保障组

由发展改革委牵头,工业和信息化部、公安部、民政部、财政部、生态环境部、住房城乡建设部、交通运输部、水利部、商务部、测绘地信局、铁路局、民航局、中国铁路总公司等参加。

主要职责:指导做好事件影响区域有关人员的紧急转移和临时安置工作;组织做好环境应急救援物资及临时安置重要物资的紧急生产、储备调拨和紧急配送工作;及时组织调运重要生活必需品,保障群众基本生活和市场供应;开展应急测绘。

(五)新闻宣传组

由中央宣传部(国务院新闻办)牵头,中央网信办、工业和信息化部、生态环境部、新闻出版广电总局等参加。

主要职责:组织开展事件进展、应急工作情况等权威信息发布,加强新闻宣传报道;收集分析国内外舆情和社会公众动态,加强媒体、电信和互联网管理,正确引导舆论;通过多种方式,通俗、权威、全面、前瞻地做好相关知识普及;及时澄清不实信息,回应社会关切。

(六)社会稳定

由公安部牵头,中央网信办、工业和信息化部、生态环境部、商务部等参加。

主要职责:加强受影响地区社会治安管理,严厉打击借机传播谣言制造社会恐慌、哄抢物资等违法犯罪行为;加强转移人员安置点、救灾物资存放点等重点地区治安管控;做好受影响人员与涉事单位、地方人民政府及有关部门矛盾纠纷化解和法律服务工作,防止出现群体性事件,维护社会稳定;加强对重要生活必需品等商品的市场监管和调控,打击囤积居奇行为。

(七)涉外事务

由外交部牵头,生态环境部、商务部、海洋局等参加。

主要职责:根据需要向有关国家和地区、国际组织通报突发环境事件信息,协调处理对外交涉、污染检测、危害防控、索赔等事宜,必要时申请、接受国际援助。

工作组设置、组成和职责可根据工作需要作适当调整。

二、应急响应

（一）现场指挥机构

负责突发环境事件应急处置的人民政府根据需要成立现场指挥部,负责现场组织指挥工作。参与现场处置的有关单位和人员要服从现场指挥部的统一指挥。

（二）响应分级

根据突发环境事件的严重程度和发展态势,将应急响应设定为特别重大（Ⅰ级响应）、重大（Ⅱ级响应）、较大（Ⅲ级响应）、一般（Ⅳ级响应）四个级别。

超出本级应急处理能力时,应及时请求上一级应急救援指挥协调机构启动上一级应急预案。

Ⅰ级应急响应由国家生态环境部和国务院有关部门组织实施。

（三）应急响应的程序［以特别重大（Ⅰ级响应）为例］

生态环境部负责重特大突发环境污染事件应对的指导协调和环境应急的日常监督管理工作。初判发生特别重大突发环境事件或事件情况特殊时,生态环境部立即派出工作组赴现场指导督促当地开展应急处置、应急监测、原因调查等工作,并根据需要协调有关方面提供队伍、物资、技术等支持。

根据突发环境污染事件的发展态势及影响,生态环境部或省级人民政府可报请国务院批准,或根据国务院领导同志指示,成立国务院工作组,负责指导、协调、督促有关地区和部门开展突发环境事件应对工作。必要时,成立国家环境应急指挥部,由国务院领导同志担任总指挥,统一领导、组织和指挥应急处置工作。

1. 国务院工作组　当需要国务院协调处置时,成立国务院工作组。主要开展以下工作:

（1）了解事件情况、影响、应急处置进展及当地需求等。

（2）指导地方制订应急处置方案。

（3）根据地方请求,组织协调相关应急队伍、物资、装备等,为应急处置提供支援和技术支持。

（4）对跨省级行政区域突发环境事件应对工作进行协调。

（5）指导开展事件原因调查及损害评估工作。

2. 国家环境应急指挥部

（1）根据事件应对工作需要和国务院决策部署,成立国家环境应急指挥部。主要开展以下工作:组织指挥部成员单位、专家组进行会商,研究分析事态,部署应急处置工作。

（2）根据需要赴事发现场或派出前方工作组赴事发现场协调开展应对工作。

（3）研究决定地方人民政府和有关部门提出的请求事项。

（4）统一组织信息发布和舆论引导。

（5）视情向国际通报,必要时与相关国家和地区、国际组织领导人通电话。

（6）组织开展事件调查。

省级地方人民政府突发环境污染事件的应急响应,可以参照上述Ⅰ级响应程序,结合本地区实际,自行确定应急响应行动。需要有关应急力量支援时,及时向国家环保部及国务院有关部门提出请求。各地（市）级人民政府应在接到"省级应急指挥协调机构"

指令后立即响应,启动本地区应急预案,并组织人力、物资在最短时间内赶赴事故现场,开展应急监测、应急处置、疏散群众及抢救中毒、受伤人员。

突发环境事件发生在易造成重大影响的地区或重要时段时,可适当提高响应级别。应急响应启动后,可视事件损失情况及其发展趋势调整响应级别,避免响应不足或响应过度。

当事件条件已经排除、污染物质已降至规定限值以内、所造成的危害基本消除时,由启动响应的人民政府终止应急响应。

三、现场调查

(一)事件核实

在无确定的环境污染物情况下,需查明污染源、污染物、查明病因并核实诊断。

1. 查阅门诊或住院病历的各种记录并对接诊医生进行询问　根据报告、举报或投诉来源,调查人员要到病人就诊医院,查阅急诊或住院的日志或病历的各种记录,并对接诊医生进行询问,以了解病人的临床表现。

到医院临床检验室了解病人的各种临床样本的检验结果。

2. 对已发现或已掌握的病人进行初步调查　初步了解病人的既往史、病史和发病前的暴露史,估计发病的潜伏期。要根据不同的潜伏期,作出相关污染物中毒的病因假设,在进行调查时可选择已被确认可引起所调查疾病的污染物进行询问调查,同时也应注意了解饮水史、旅游或户外活动史,以及其他暴露史,如动物接触史等,以排除或确定其他可能的传播途径或传播方式。

(二)现场调查

1. 统一调查思路　在正式调查之前,调查负责人要召集全体调查人员对事件进行初步讨论,形成调查思路。对调查人员进行工作分工、规定工作职责,对个案调查登记表进行设计并就其中的重要询问内容以及其他注意事项进行强调,对样品采集种类和检验项目进行确定。

2. 调查内容　调查内容主要包括:

(1)事件的基本信息,包括突发事件的时间、地点、起因及经过等。

(2)污染物的种类和性质。

(3)事件的规模及可能的发展趋势。

(4)受影响的人群特征,共同的暴露经历等。

(5)暴露人数、发病人数、发病严重程度、死亡人数及紧急疏散人数等。

(6)人员伤亡情况,受伤人员是否已接受医疗救护,受救护比例及救护医疗记录。

(7)病例集中出现的潜伏期及其临床特征。

(8)现有可利用的环境卫生设施及设施的破坏情况等。

(9)环境样本及生物样本的采集情况,实验室结果报告时间等。

(10)受影响人群的安置地点及其环境卫生问题。

(11)现场干预措施及效果。

(12)报告人、单位及其联系方式。

(三)现场检测

1. 应急检测点位布设的原则

（1）水环境污染的检测点位：检测点位以事故发生地为主，并根据水流扩散趋势和现场具体情况布点。在确定采样点时应优先考虑重点水功能区域。

对江河的检测应在事故发生地、事故发生地的下游混合处布点采样，同时也要在事故发生地的上游采集一个对照样品。

对湖、库的检测应在事故发生地，以事故发生地为中心，水流方向的出水口处，按一定间隔的扇形或圆形布点采样。同时采集一个对照样品。

在沿海和海上选择检测点，应考虑海域位置的特点、地形、水文条件和盛行风向及其他自然条件。

封闭管道中的最佳采样点，一般选择在型管、弯头、阀门的后部混合均匀处。

对地下水的检测，应以事故发生地为中心，周围 30 m 内的地下水井，或判断污染物流经下游最近的地下水井布点采样，同时也要在事故发生地的上游采集一个对照样品。

（2）环境空气污染的检测点位：以事故发生地污染物浓度的最大处采样；距事故发生地最近的居民居住区或其他敏感区域布点采样；应考虑事故发生地的地理特点，盛行风向及其他自然条件，在事故发生地下风向影响区域布点采样；同时也要在事故发生地的上风向采集对照样品。

（3）土壤与底泥的检测点位：在事故发生地受污染的区域，或受事故污染水质灌溉的区域布点采集土壤与底泥样品，同时也要采集未受到污染的对照样品。

2．检测频次与追踪检测　污染物进入环境中，随着稀释、扩散和沉降作用，其浓度会逐渐降低。进行连续的追踪检测，直至环境质量恢复正常。

3．样品的采集与保存原则

（1）水质采样原则：采集到有代表性的样品与选择检测方法同等重要。根据突发污染事故的性质和现场具体情况确定检测项目、采样器和采样量。现场要采平行双样，一份供现场快速测定，一份在现场立刻加入保护剂，尽快送到实验室进行分析。

（2）气体的采样原则：利用检气管快速污染物的种类和浓度范围，现场确定采样流量和采样时间、采样器的流量计。现场使用的温度计、气压表必须经过计量检定并在使用期内，现场无法测定的项目应立即将样品送回实验室进行分析。

（3）土壤与底泥的采样原则：在相对开阔的污染区域，采取垂直深 10 cm 的表层土，一般在 10 m×10 m 范围内，采用梅花形布点或根据地形采用蛇型布点（采点不少于5 个）进行采样。将多点采集的土壤去石块、草根等杂物，现场混合后取 1～2 kg 样品装在塑料袋内密封。

（4）生物样品的采样原则：患者的血、尿、胃内容物为必采样品，此外根据情况还可以采集头发和指甲。有环境和生物本底的毒物，应采集正常人的血、尿、头发作为对照样品。

（5）样品的保存原则：采集的样品要分类保存，防止交叉污染。采集的生物样品必须低温保存，样品必须保存到应急检测全部结束以后才能废弃。

4．检测项目的确定原则　根据事故的性质、现场调查情况、人员中毒反应等，初步确定特征污染物和检测项目；利用试纸、快速检测管、便携式检测仪器等分析手段确定特征污染物和检测项目。快速采集样品，经实验室定性后，确定特征污染物和检测项目。

5．检测方法　检测方法应首选试纸、气体检测管、水质速测管及便携式测定仪。现场不能检测的项目,进行实验室的分析。

当我国颁布的标准分析方法不能满足应急检测要求时,可选用正式发表过的分析方法,或经多个实验室验证是较为成熟的方法,也可直接使用国外的分析方法。

应急检测结束后需用精密度、准确度等指标检验其方法的适用性。

四、现场处置

遇到大气污染突发环境事件,组织人员有序疏散和尽快切断污染源是工作重点;遇到水污染突发环境事件,拦截污水、减少对水体的影响是重点;环境事件中产生的危险废物要交给有资质的专业机构处理,先固化储存,再分类处理。

(一)现场污染处置

涉事企事业单位或其他生产经营者要立即采取关闭、停产、封堵、围挡、喷淋、转移等措施,切断和控制污染源,防止污染蔓延扩散。做好有毒有害物质和消防废水、废液等的收集、清理和安全处置工作。当涉事企业事业单位或其他生产经营者不明时,由当地生态环境部门组织对污染来源开展调查,查明涉事单位,确定污染物种类和污染范围,切断污染源。

事发地人民政府应组织制订综合治污方案,采用监测和模拟等手段追踪污染气体扩散途径和范围。采取拦截、导流、疏浚等形式防止水体污染扩大,采取隔离、吸附、打捞、氧化还原、中和、沉淀、消毒、去污洗消、临时收储、微生物消解、调水稀释、转移异地处置、临时改造污染处置工艺或临时建设污染处置工程等方法处置污染物,必要时要求其他排污单位停产、限产、限排,减轻环境污染负荷。

(二)转移安置人员

根据突发环境事件影响及事发当地的气象、地理环境、人员密集度等,建立现场警戒区、交通管制区域和重点防护区域,确定受威胁人员疏散的方式和途径,有组织、有秩序地及时疏散转移受威胁人员和可能受影响地区居民,确保生命安全。

妥善做好转移人员安置工作,确保有饭吃、有水喝、有衣穿、有住处和必要医疗条件。

(三)医学救援

突发环境事件发生前后,医疗卫生救援工作要迅速、高效、有序地进行,最大限度地减少人员伤亡和健康危害。

迅速组织当地医疗资源和力量,对伤病员进行诊断治疗。根据需要,及时、安全地将重症伤病员转运到有条件的医疗机构加强救治。指导和协助开展受污染人员的去污洗消工作,提出保护公众健康的措施建议。视情增派医疗卫生专家和卫生应急队伍、调配急需医药物资,支持事发地医学救援工作。做好受影响人员的心理援助。

(四)应急监测与快速风险评估

加强大气、水体、土壤等应急监测工作,根据突发环境事件的污染物种类、性质以及当地自然、社会环境状况等,明确相应的应急监测方案及监测方法,确定监测的布点和频次,调配应急监测设备、车辆,及时准确监测,为突发环境事件应急决策提供依据。

对可能导致突发环境事件的风险信息加强收集,识别最主要的公共卫生威胁和隐患,开展快速风险分析和公众健康危害研判、评价。

（五）信息发布和舆论引导

通过政府授权发布、发新闻稿、接受记者采访、举行新闻发布会、组织专家解读等方式，借助电视、广播、报纸、互联网等多种途径，主动、及时、准确、客观向社会发布突发环境事件和应对工作信息，回应社会关切，澄清不实信息，正确引导社会舆论。

信息发布内容包括事件原因、污染程度、影响范围、应对措施、需要公众配合采取的措施、公众防范常识和事件调查处理进展情况等。

（六）健康教育

通过有计划、有组织、有系统的社会和教育活动，积极教育人们树立正确应对突发环境污染事件的健康意识、养成良好的心理、行为和生活方式，以降低或消除突发环境污染事件对健康、社会等的不利影响。

（七）市场监管和调控

密切关注受事件影响地区市场供应情况及公众反应，加强对重要生活必需品等商品的市场监管和调控。禁止或限制受污染食品和饮用水的生产、加工、流通和食用，防范因突发环境事件造成的集体中毒等。

（八）维护社会稳定

加强受影响地区社会治安管理，严厉打击借机传播谣言制造社会恐慌、哄抢救灾物资等违法犯罪行为。加强转移人员安置点、救灾物资存放点等重点地区治安管控。做好受影响人员与涉事单位、地方人民政府及有关部门矛盾纠纷化解和法律服务工作，防止出现群体性事件，维护社会稳定。

（九）后期工作

突发环境事件应急处置完毕后，要及时组织开展污染损害评估，并将评估结果向社会公布。评估结论作为事件调查处理、损害赔偿、环境修复和生态恢复重建的依据。

（尹立红　丁　震　梁戈玉　周　连　郑　浩　刘　冉　张　娟）

第十一章　突发中毒事件

　　突发中毒事件是最常见且危害大的突发公共卫生事件类型之一,虽然病例数约占突发公共卫生事件病例总数的 15%,但死亡病例却占死亡总数的 60% 以上。此类事件种类多,前期一般没有征兆,往往发生突然,而后迅速扩散,群体性中毒机会多,社会影响大,危害范围广,事件处置时效性强,救援工作复杂,如果处置不当还会造成更严重的后果。

第一节　概　述

　　突发中毒事件多数是并发、继发,或为其他类型突发事件的衍生事件。

一、毒物

(一)毒物的概念
　　毒物是指在一定条件下(吸入、食入、接触沾染等)进入人体,影响机体代谢过程,引起机体暂时或永久的器质性或功能性异常的外来物质。

　　毒物通常包括以下 5 个方面的特点:①引起中毒的物质为外来物;②外来物通过特定的方式(如消化道、呼吸道、皮肤等途径)进入人体;③进入机体的物质量要达到一定的水平;④该物质(或其代谢物)在体内直接影响人体代谢过程;⑤要有健康影响的后果,如造成机体暂时或永久的器质性或功能性异常。

(二)化学毒物的种类及毒作用特点
　　1. 有毒气体

　　(1)刺激性气体:氮的氧化物(一氧化氮、二氧化氮、五氧化二氮)、氯及其化合物(氯、氯化氢、二氧化氯、光气、双光气)、硫的化合物(二氧化硫、三氧化硫、硫化氢等)、氨及其有机衍生物(甲胺、二甲胺等)、臭氧、氟化氢等。

　　刺激性气体以气体形式侵入机体,可直接导致呼吸系统结构损伤及急性功能障碍。吸入高浓度刺激性气体后所引起的以肺间质及肺泡腔液体过多聚集为特征的疾病,最终可导致急性呼吸功能衰竭,是刺激性气体所致最严重的危害和职业病常见的急症之一。

　　(2)窒息性气体:单纯窒息性气体(氮、氩、氖等惰性气体和二氧化碳、甲烷、乙烷、乙烯、乙炔、水蒸气等本身是毒性很低的气体);化学窒息性气体(一氧化碳、苯的硝基或氨基化合物等气体或气态物);细胞窒息性气体(氰化物、硫化氢等)。

　　窒息性气体主要通过抑制细胞呼吸酶活性、阻碍细胞利用氧的能力或血液携氧能力下降,从而引起细胞缺氧。

2. 腐蚀性物质　腐蚀性物质一般指与生物体的完整皮肤组织接触 4 小时以内,在 14 天的观察期内,皮肤表现出以厚度变小为特征的一组病理改变的物质。

主要腐蚀性物质:有氧化性的强酸,氢氟酸、硝酸、硫酸、氯磺酸等;遇水能生成强酸的二氧化氮、二氧化硫、三氧化硫、五氧化二磷等;具有强腐蚀性的甲酸、氯乙酸、磺酰氯、乙酰氯、苯甲酰氯等;无机酸的烟酸、亚硫酸,亚硫酸氢铵,磷酸等;弱有机酸的乙酸、乙酸酐、丙酸酐等;具有强碱性无机腐蚀物质,如氢氧化钠、氢氧化钾;与水作用能生成碱性的氧化钙、硫化钠等;有机碱性的二乙醇胺、甲胺、甲醇钠;其他无机物质有漂白粉、三氯化碘、溴化硼等;其他有机物质有甲醛、苯酚、氯乙醛、苯酚钠等。

腐蚀性物质通过皮肤接触后,迅速与该处组织或器官发生反应,造成局部皮肤损伤或难以恢复的病理性改变。

3. 有机溶剂　有机溶剂指用作溶剂的有机物质的总称,多数对人体有一定的毒性。

按化学结构分类:芳香烃类:苯、甲苯、二甲苯等;脂肪烃类:戊烷、己烷、辛烷等;脂环烃类:环己烷、甲基环己烷、环戊烷等;卤代烃类:氯苯、二氯苯、二氯甲烷等;醇类:甲醇、乙醇、异丙醇等;醚类:乙醚、环氧丙烷等;酯类:醋酸甲酯、醋酸乙酯、醋酸丙酯等;酮类:丙酮、甲基丁酮、甲基异丁酮等;二醇衍生物:乙二醇单甲醚、乙二醇单乙醚、乙二醇单丁醚等;其他:乙腈、吡啶、苯酚等。

有机溶剂的毒作用:①神经毒性:有机溶剂对神经系统的损害大致有两种类型,一是中毒性周围神经病,二是中毒性脑病,以脂肪烃、芳香烃、氯化烃以及二硫化碳、磷酸三邻甲苯酯等脂溶性较强的溶剂为多见。②血液毒性:以芳香烃,特别是苯最常见。苯达到一定剂量即可抑制骨髓造血功能,往往先有白细胞减少,以后血小板减少,最后红细胞减少,成为全血细胞减少。个别接触苯的敏感者,可发生白血病。③肝肾毒性:中毒性肝炎的病理改变主要是肝细胞脂肪变性和肝细胞坏死。临床上可有肝区痛、食欲不振、无力、消瘦、肝脾肿大、肝功能异常等表现。有机溶剂引起的肾损害多为肾小管型,产生蛋白尿,肾功能呈进行性减退。多见于氯代烃类有机溶剂,如四氯化碳、三氯乙烯、四氯乙烯、三氯丙烷、二氯乙烷等中毒。④皮肤黏膜刺激:多数有机溶剂均有程度不等的皮肤黏膜刺激作用,但以酮类和酯类为主,可引起呼吸道炎症、支气管哮喘、接触性和过敏性皮炎、湿疹、结膜炎等。

4. 金属及类金属

(1) 金属:①轻金属:密度小于 4 500 kg/m³,如铝、镁、钾、钠、钙、锶等。②重金属:密度大于 4 500 kg/m³,如铜、镍、钴、铅、锌、锡、锑、铋、镉、汞等。③贵金属:金、银及铂族金属。④稀有金属:锂、铷、铯等稀有轻金属;钛、锆、钼、钨等稀有难熔金属;镓、铟、锗、铊等稀有分散金属;钪、钇、镧系等稀土金属。⑤放射性金属:镭、钫、钋及锕系元素中的铀、钍等。

(2) 类金属:如硼、硅、锗、砷、锑、硫、硒、碲等,其性质介于金属和非金属之间。

重金属能够使蛋白质的结构发生不可逆的改变,从而影响组织细胞功能,进而影响人体健康,例如体内的酶不能够催化化学反应,细胞膜表面的载体就不能运入营养物质、排出代谢废物,肌球蛋白和肌动蛋白就无法完成肌肉收缩,所以体内细胞就无法获得营养,排除废物,无法产生能量,细胞结构崩溃和功能丧失。

5. 农药

（1）有机磷酸酯类杀虫剂：包括敌敌畏、敌百虫（美曲膦酯）、乐果、氧乐果、马拉硫磷、二嗪磷、内吸磷、对硫磷、甲拌磷、乙硫磷（碘依可酯）、治螟磷、毒死蜱、苯硫磷、辛硫磷、特普等杀虫剂。

（2）氨基甲酸酯类杀虫剂：包括呋喃丹、涕灭威、灭多威、拉维因等。

农药可因食入、吸入或经皮肤吸收而引起中毒。有机磷、氨基甲酸酯类农药主要是进入人体后与胆碱酯酶结合，使其丧失了水解乙酰胆碱的功能，导致胆碱能神经递质大量积聚，作用于胆碱受体，产生严重的神经功能紊乱，特别是呼吸功能障碍。

（3）拟除虫菊酯类杀虫剂：包括溴氰菊酯、醚菊酯、氯氰菊酯、甲氰菊酯、氟氰菊酯、氟丙菊酯、氯氟氰菊酯等。拟除虫菊酯类杀虫剂通过影响神经轴突的传导而导致肌肉痉挛。

（4）杀鼠剂：速效性杀鼠剂或称急性单剂量杀鼠剂，如磷化锌、安妥等。缓效性杀鼠剂或称慢性多剂量杀鼠剂，如杀鼠灵、敌鼠钠、鼠得克、大隆等。

杀鼠剂又可按杀鼠作用机制分为：①中枢神经系统兴奋类，该类杀鼠剂毒作用强、潜伏期短、病情进展快、有的抽搐症状难以控制。主要毒物有毒鼠强、毒鼠灵、毒鼠硅等。②有机氟类，有机氟中毒可出现中枢神经系统障碍和心血管系统障碍的两大综合征。主要毒物有氟乙酰胺、氟乙酸钠等。③有机磷酸酯类，该类杀鼠剂抑制胆碱酯酶的活性，造成组织中乙酰胆碱的积聚，引起胆碱能受体活性紊乱，进而使有胆碱能受体的器官功能发生障碍。主要毒物有毒鼠磷、溴代毒鼠磷、除鼠磷等。④抗凝血类，系慢性杀鼠剂，作用较缓和，主要是通过抑制凝血机制，导致凝血时间和凝血酶原时间延长，加重出血症状，使血液失去凝结作用，引起微血管出血症即内出血而死亡。主要毒物有杀鼠灵、杀鼠醚、敌鼠、克鼠灵等。⑤熏蒸性杀鼠剂，药剂蒸发或燃烧释放有毒气体，使鼠中毒死亡。主要毒物有氯化苦、溴甲烷、硫化锌等。⑥其他，干扰代谢类（灭鼠优）、植物类（毒鼠碱）。

6. 军事毒剂

（1）神经性毒剂：主要毒物有塔崩、沙林、梭曼等。神经毒剂是已知最毒、毒性反应最快的化学毒剂，其作用原理和导致的伤害结果类似于有机磷杀虫剂。

（2）糜烂性毒剂：代表毒物有芥子气、路易氏剂和氮芥。主要中毒症状为皮肤红肿、水疱等。

（3）窒息性毒剂：主要毒物有光气、氯甲酸三氯甲酯（双光气）、氯气和硝基三氯甲烷（氯化苦）等。主要损伤肺组织，使血浆渗入肺泡引起肺水肿的一类毒剂。

（4）失能性毒剂：毒物有毕兹、四氢大麻醇、麦角酰二乙胺、蟾蜍色胺、西洛赛宾、麦司卡林等。主要引起精神活动异常和躯体功能障碍，一般不会造成永久性伤害或死亡。

（5）全身中毒性毒剂：主要代表物有氢氰酸、氯化氢、蓖麻毒素、相思子素、砷化合物等。破坏人体组织细胞氧化功能，引起组织急性缺氧的毒剂。

7. 有毒生物

（1）有毒植物：常见有毒植物主要集中在毛茛科、豆科、夹竹桃科、天南星科、大戟科等科属，如乌头、夹竹桃、相思子、海芋、蓖麻等。

（2）有毒动物：有毒陆生动物包括胡蜂、蜘蛛、蜈蚣、蝎子、毒蛇等。有毒水生动物包括水母、海胆、芋螺、河鱼、魟鱼等。

（3）有毒真菌：引起突发中毒事件的主要是毒蘑菇，以鹅膏科、牛肝菌科、红菇科为主,代表种类有黄粉末牛肝菌、毒蝇鹅膏、黄盖鹅膏、亚稀褶黑菇等。

(4)细菌及其毒素:主要包括沙门菌、变形杆菌、志贺菌、肉毒梭状芽胞杆菌、葡萄球菌等。代表种类如鼠伤寒沙门菌、宋内志贺菌、金黄色葡萄球菌等。

(5)有毒藻类:有毒藻类是造成赤潮和水华的主要浮游生物。在蓝藻的 50 多个属中,至少有 20 多个属的 50 多个种能够产生毒素,如水华鱼腥藻、毒微囊藻、铜锈微囊藻等。

8. 其他

(1)药物:镇静药、解痉药、麻醉药等使用不当,均可发生中毒,如士的宁、烟酸、苯丙胺等。

(2)黄磷:在军事上常用来制烟幕弹,还可制造三硫化四磷、有机磷酸酯、燃烧弹等。

二、中毒与突发中毒事件

(一)中毒

中毒为机体受毒物作用出现的疾病状态。

毒物作用于人体能够引起局部或全身反应、速发性或迟发性反应、超敏反应、特异质反应等。是否引起中毒以及中毒的严重程度由毒物在机体内的剂量水平决定的,低暴露剂量不会造成疾病。对于引起中毒的毒物,部分有明确的阈值,低于内暴露阈值的不会引起中毒。接触毒物造成机体毒物内负荷增高不能一概诊断为中毒。

(二)突发中毒事件

突发中毒事件是指短时间内,毒物通过一定的方式作用于特定人群造成的急性群体性健康影响事件,不包括慢性中毒事件、辐射性事故及病原微生物引起的感染和传染性疾病。

1. 突发中毒事件中的暴露及暴露者　突发中毒事件中的暴露者特指在发生突发事件时,在毒物存在的特定时间段内,处于毒物扩散(影响)区域范围内,接触或可能接触毒物者,既包括事件中受到毒物影响诊断为中毒者,也包括在事件发生初期,难以判定是否有明确的毒物接触史,是否有不适症状和特异体征的人员。

2. 突发中毒事件的分级　根据突发中毒事件危害程度和涉及范围等因素,将突发中毒事件分为特别重大(Ⅰ级)、重大(Ⅱ级)、较大(Ⅲ级)和一般(Ⅳ级)四级。食物中毒及急性职业中毒事件按相应的分级标准执行。

(1)特别重大突发中毒事件(Ⅰ级):有下列情形之一的为特别重大突发中毒事件:①一起突发中毒事件,中毒人数在100人及以上且死亡 10 人及以上,或死亡 30 人及以上。②在一个县(市)级行政区域24 小时内出现 2 起及以上可能存在联系的同类中毒事件时,累计中毒人数 100 人及以上且死亡 10 人及以上,或累计死亡30 人及以上。③全国2 个及以上省(自治区、直辖市)发生同类重大突发中毒事件(Ⅱ级),并有证据表明这些事件原因存在明确联系。④国务院及其卫生行政部门认定的其他情形。

(2)重大突发中毒事件(Ⅱ级):有下列情形之一的为重大突发中毒事件:①一起突发中毒事件暴露人数 2 000 人及以上。②一起突发中毒事件,中毒人数在 100 人及以上且死亡 2~9 人,或死亡 10~29 人。③在一个县(市)级行政区域 24 小时内出现 2 起及以上可能存在联系的同类中毒事件时,累计中毒人数 100 人及以上且死亡 2~9 人,或累计死亡 10～29 人。④全省 2 个及以上市(地)级区域内发生同类较大突发中毒事件(Ⅲ级),并有证据表明这些事件原因存在明确联系。⑤省级及以上人民政府及其卫生行政部门认定的其他情形。

(3) 较大突发中毒事件(Ⅲ级):有下列情形之一的为较大突发中毒事件:①一起突发中毒事件暴露人数 1 000～1 999 人。②一起突发中毒事件,中毒人数在 100 人及以上且死亡 1 人,或死亡 3～9 人。③在一个县(市)级行政区域 24 小时内出现 2 起及以上可能存在联系的同类中毒事件时累计中毒人数 100 人及以上且死亡 1 人,或累计死亡 3～9 人。④全市(地)2 个及以上县(市)、区发生同类一般突发中毒事件(Ⅳ级),并有证据表明这些事件原因存在明确联系。⑤市(地)级及以上人民政府及其卫生行政部门认定的其他情形。

(4) 一般突发中毒事件(Ⅳ级):有下列情形之一的为一般突发中毒事件:①一起突发中毒事件暴露人数在 50～999 人。②一起突发中毒事件,中毒人数在 10 人及以上且无人员死亡,或死亡 1～2 人。③在一个县(市)级行政区域 24 小时内出现 2 起及以上可能存在联系的同类中毒事件时,累计中毒人数 10 人及以上且无人员死亡,或死亡 1～2 人。④县(市)级及以上人民政府及其卫生行政部门认定的其他情形。

三、突发中毒事件应急管理体系

(一) 应急管理组织体系及其职责

国务院负责对特别重大突发中毒事件的统一领导、统一指挥。特别重大突发中毒事件应急指挥部成员单位主要有国家卫健委、宣传部、新闻办、公安部、民政部、财政部、市场总局、生态环境部、应急管理部。

按照分级处置的原则,省级、地市级、县级卫生行政部门分别负责统一指挥、协调重大、较大和一般级别的突发中毒事件的卫生应急工作。

表 11-1　我国突发中毒事件主要管理部门及职责

部门	主要法律依据	职责范围
政府	《突发事件应对法》	相应级别突发公共事件的应急管理工作,统一领导、指挥各类突发公共卫生事件的应急处置
卫生健康委	《突发公共卫生事件应急条例》《职业病防治法》《食品安全法》	中毒病人的救治、转运,中毒事件的报告,食品安全事故卫生学调查,职业中毒事件的调查、报告,样品采集与检测,暴露人群的健康影响评估等
市场总局	《食品安全法》	食物中毒事件的调查、报告
生态环境部	《生态环境法》	环境污染事件如水质、土壤、放射(除医疗用)的调查、报告

(二) 卫生应急组织体系及各自职责

各级地方卫生行政部门在本级人民政府领导下,负责组织、协调本行政区域内突发中毒事件的卫生应急工作,配合相关部门做好安全生产或环境污染等突发事件中涉及群体中毒的卫生应急工作。

表 11-2　突发中毒事件中卫生专业机构或组织职责

组织或机构	主要职责
卫生行政部门	①负责组织、协调本行政区域内突发中毒事件的卫生应急工作。 ②配合相关部门，做好安全生产或环境污染等突发事件中涉及群体中毒的卫生应急工作
医疗卫生机构	①开展突发中毒事件和中毒病例报告工作。 ②开展中毒病人的现场医疗救治、转运、院内诊疗工作。 ③向当地人民政府卫生行政部门报告中毒病人转归情况。 ④协助疾病预防控制机构开展中毒病人的流行病学调查，并采集有关生物样本
疾病预防控制机构	①开展突发中毒事件的监测、报告和分析工作。 ②开展突发中毒事件的现场调查和处理，提出有针对性的现场预防控制措施建议。 ③开展突发中毒事件的现场快速鉴定和检测，按照有关技术规范采集样本，开展中毒事件样本的实验室鉴定、检验和检测工作。 ④开展突发中毒事件暴露人群的健康监护工作。 ⑤开展突发中毒事件的健康影响评价工作
卫生监督机构	①协助对参与突发中毒事件处置的医疗卫生机构有关卫生应急措施的落实情况开展督导、检查。 ②依据有关法律法规，调查处理突发中毒事件卫生应急工作中的违法行为。
专家咨询委员会	①对突发中毒事件应急准备提出咨询建议，参与制订、修订突发中毒事件相关预案和技术方案。 ②对确定突发中毒事件预警和事件分级及采取相应的重要措施提出建议，对突发中毒事件应急处理进行技术指导，对突发中毒事件应急响应的终止、后期评估提出咨询意见。 ③承担突发中毒事件应急指挥机构和日常管理机构交办的其他工作
卫生应急队伍	①各级卫生行政部门成立突发中毒事件卫生应急专业队伍，配备必要处置和保障装备，定期组织专业培训、演习和演练。 ②接受本级卫生行政部门调用，参与突发中毒事件应急处理工作

第二节　突发中毒事件的监测和信息管理

在中毒事件处置中,信息是妥善处置中毒事件的关键,也是中毒事件控制技术发展的动力。信息的监测、报告和管理水平与突发中毒处置息息相关。

一、突发中毒事件的监测与报告

(一)突发中毒事件信息监测

1. 监测体系

(1)卫生行政部门主导的中毒信息监测网络:充分发挥卫生行政部门的行政主导作用,建立中毒信息监测机制,循行政机构的设置,在全国选择合适的医疗卫生机构建立中毒信息监测点,组成信息监测网络,开展中毒信息监测。

(2)疾病控制体系兼容的中毒信息监测网络:以疾病预防控制体系中现有信息监测系统为基础,充实其中毒信息监测的条件,扩大中毒信息监测职能,建立中毒信息监测机制,开展中毒信息监测。

(3)独立的区域覆盖的中毒信息监测专业网络:在有条件的区域,借鉴美国中毒控制中心网络模式,建立功能完善、规模适度、区域覆盖的中毒控制中心网络,承担中毒信息监测职能。

2. 监测内容　中毒监测主要内容有:

(1)中毒源信息:收集某一地区可能导致中毒事件的毒物及毒物来源信息,包括毒物的种类、来源、产生分布等。

(2)中毒事件信息:主要来源于公民个人或基层医疗卫生机构的信息报告、媒体报道、统计报表等。主要内容有事件发生时间、地点、中毒人数(死亡人数)、毒物种类、事件经过、处置情况等。

(3)中毒事件影响因素信息:通过收集各地区的人群特征、自然因素、社会因素、医疗卫生条件等信息,以判断中毒事件可能发生、发展和变化的规律。

3. 监测方法　信息的监测可以通过现有的监测网络,也可通过中毒咨询热线、媒体报道、统计报表以及行政部门的审批材料等。2014年中国疾病预防控制中心职业卫生与中毒控制所开发了突发中毒事件在线报告系统,该系统由省级卫生行政部门、化学中毒救治基地、疾病预防控制中心通过在线报告突发中毒事件,并由国家CDC职业卫生与中毒控制所统一汇总,是目前监测化学中毒事件最主要的方法。

(二)突发中毒事件信息报告

中毒事件信息报告是获得中毒事件信息的主要渠道,责任报告单位和责任报告人应当按规定及时报告突发中毒事件信息。

1. 责任报告单位和责任报告人　依据《突发公共卫生事件应急条例》《卫生部突发中毒事件卫生应急预案》等规定。中毒事件责任报告单位为县级以上各级人民政府卫生行政部门指定的突发公共卫生事件监测机构,各级各类医疗卫生机构,卫生行政部门,县级以上地方人民政府和检验检疫机构、食品药品监督管理机构、生态环境监测机构、教育机构。责任报告人为执行职务的各级各类医疗卫生机构的医疗卫生人员、个体开业医师。

2. 报告时限和报告途径 突发事件监测机构、医疗卫生机构和有关单位发现中毒事件后,应当在2小时内向所在地县级人民政府卫生行政主管部门报告,并即时通过突发公共卫生事件报告和管理信息系统报告;接到报告的卫生行政主管部门应当在2小时内向本级人民政府报告,并同时向上级人民政府卫生行政主管部门和国务院卫生行政主管部门报告。

任何单位和个人都有权向国务院卫生行政部门和地方各级人民政府及其有关部门报告突发中毒事件及其隐患,也有权向上级政府部门举报不履行或者不按照规定履行突发中毒事件应急处理职责的部门、单位及个人。

3. 报告分类和报告内容 突发中毒事件报告分为首次报告、进程报告和结案报告,应当根据事件的严重程度、事态发展和控制情况及时报告事件进程。

(1)首次报告:指发生中毒事件后的第一次报告。首次报告内容包括突发中毒事件的初步信息,应当说明信息来源、危害源、危害范围及程度、事件性质和人群健康影响的初步判定等,也要报告已经采取和准备采取的控制措施等内容。

(2)进程报告:进程报告内容包括事件危害进展、新的证据、采取的措施、控制效果、对事件危害的预测、计划采取的措施和需要帮助的建议等。进程报告在事件发生的初期每天报告,对事件的重大进展、采取的重要措施等重要内容应当随时口头及书面报告。重大及特别重大的突发中毒事件至少每日进行进程报告。

(3)结案报告:结案报告内容包括事件发生原因、毒物种类和数量、波及范围、接触人群、接触方式、中毒人员情况、现场处理措施及效果、医院内处理情况等,还要对事件原因和应急响应进行总结,提出建议。结案报告应当在应急响应终止后7日内呈交。

此外,任何单位和个人有权向人民政府及其有关部门报告突发事件隐患,有权向上级人民政府及其有关部门举报地方人民政府及其有关部门不履行突发事件应急处理职责,或者不按照规定履行职责的情况。

二、中毒事件信息管理

(一)突发中毒事件的信息发布

信息公开是行政工作的基本原则,接到中毒事件信息报告的地方人民政府、卫生行政主管部门,应当立即组织力量对获得的报告事项进行调查核实、确认,采取必要的控制措施,并及时通报、公布调查情况。

国务院卫生行政主管部门负责向社会发布突发中毒事件的信息。必要时,可以授权省、自治区、直辖市人民政府卫生行政主管部门向社会发布本行政区域内突发中毒事件的信息。

中毒事件信息发布应当主动、及时、准确、全面。

(二)信息预警

通过对监测信息的分析,依据中毒事件发生、发展规律,开展风险评估,预测中毒事件发生的可能性及对中毒事件特定人群危害的程度并由政府或卫生行政部门对社会发出警示。中毒事件的预警根据发布时间与中毒事件的关系,可分为事前预警、事中预警和事后预警。

1. 事前预警　根据中毒事件发生规律、发病趋势、中毒相关自然因素、环境因素变化等情况，当发生中毒事件风险增高时发出的预警。例如根据天气变冷使用燃煤取暖的人增多的情况，发出一氧化碳中毒的预警；又如根据有人使用不明原因、来历的食品而发生中毒的事件，对特定范围内人员发出不吃该食物的预警。

2. 事中预警　在中毒事件发生之后，根据中毒源的性质、强度或释放量、中毒途径、中毒人数、中毒程度、波及范围、接触人群特征和中毒事件控制措施实施情况进行评估、预测，当发现中毒事态有扩大的可能时做出的预警。

3. 事后预警　在某次中毒事件处理完毕之后，发现类似中毒事件有可能再次发生的情况而发出的预警。但对于未来可能发生的中毒事件，也属于事前预警。例如根据某地区进食河豚中毒死亡事件，发出预防河豚中毒的预警。

第三节　突发中毒事件现场调查

现场调查是明确中毒事件病因的主要方法，也是突发中毒事件现场处置的关键步骤。

一、现场流行病学调查

调查人员到达中毒现场后，应先了解中毒事件的概况。

（一）事件核实

接到突发中毒事件报告后，应立即采用电话核实或现场核实的方式对事件进行初步核实。核实内容主要包括：①病例的临床特征、诊断、治疗方法和效果；②发病经过和特点，发病数、死亡数及三间分布（时间、地点、人群）等；③危及人群的范围和大小；④中毒的初步判断及其依据；⑤目前采取的措施和效果；⑥目前的防治需求。

（二）制定病例定义

病例定义应包括：事件的三间分布（时间、地区、人群）；多数病例或事故相关病例具有或特有的症状与体征（症状如头晕、头痛、恶心、呕吐、抽搐等；体征如发热、发绀、瞳孔缩小、病理反射等）；也可包括某些临床检验的阳性结果和（或）特殊解毒药的治疗情况。

（三）开展病例搜索

调查人员可参考以下方法搜索病例：①如是工厂发生的职业中毒，应首先对相同岗位的人员开展搜索，然后对接触或可能接触相同有害因素的人员进行搜索；②如是急性化学品泄漏，应对事故范围人员进行集中调查；③如是化学品爆炸等事故，由于涉及范围较大或病例人数较多，应建议卫生行政部门组织医疗机构查阅门诊就诊日志、出入院登记、检验报告登记等，搜索并报告符合病例定义者。

（四）个案调查

个案调查是指对每一个病人开展访谈，可与病例搜索相结合同时开展。个案调查应使用统一的调查表，采用相同的调查方法进行。个案调查范围应结合事故调查需要和可利用调查资源等确定，避免因完成所有个案调查而延误后续调查的开展。

　　个人调查主要内容包括：①人口统计学信息：姓名、性别、年龄、民族、职业、住址、联系方式等；②发病和诊疗情况：开始发病的症状、体征及发生、持续时间，随后的症状、体征及持续时间，诊疗情况及疾病预后，已进行的实验室检验项目及结果等；③接触史：职业中毒应调查患者岗位、作业时间、作业内容、作业地点，并且对病人做工作日写实，以明确其接触史；④其他个人高危因素信息：与类似病例的接触史、动物接触史、基础疾病史及过敏史等。

（五）描述流行病学分析

　　1. 临床特征分析　统计病例中出现各种症状、体征等的人数和比例，并按比例的高低进行排序（表 11-3）。

表 11-3　某化学中毒事故的临床体征分析

症状/体征	人数（$n=26$）	比例（%）
头痛	26	100
咳嗽	26	100
呼出气有臭鸡蛋味	20	76.9
乏力	18	69.2
流泪	13	50.0
恶心	10	38.5
肺水肿	5	19.2
意识障碍	2	7.7

　　在化学中毒事件调查处置过程中，要特别重视临床体征的调查，如呼出气味、呕吐物气味、皮肤色泽、是否多汗等。可根据临床体征，初步判定致病因子（表 11-4、表 11-5、表 11-6）。

表 11-4　气味异常对应的可能致病因子

气味	可能毒物	气味	可能毒物
酒精味	乙醇、甲醇等	腐鱼味	磷化氢
芳香味	苯、甲苯、丁二烯等	水果味	醋酸戊酯、亚硝酸异物酯、亚硝酸丁酯、异丙醇、丙酮
臭鸡蛋味	硫化氢、硫醇等	干草味	光气
刺鼻味	苯酚、强酸、强碱类	醋味	各种酸类
苦杏仁味	氰的无机或有机化合物	鞋油味	苯胺、硝基苯等
蒜味	有机磷农药、工业用乙炔等	梨味	水合氯醛

　　注：很多化学物可能散发类同气味，因此不能以此作为鉴别品种的单一指标。两种以上化学品混合后气味可能有所改变，或一种化学物气味强将另一种气味掩盖。

表11-5 多汗对应的可能致病因子

多汗	可能毒物
全身性多汗	①急性有机磷农药、氨基甲酸酯类农药等中毒； ②急性五氯酚钠中毒； ③药物如毛果云香碱、水杨酸盐、阿司匹林等中毒； ④急性中毒为危重也可有多汗情况
早期出现大汗淋漓	①常见于急性有机磷农药中毒，尤其是其经皮肤吸收时，中毒症状不典型，但周身大汗则常是早期突出体征； ②急性五氯酚钠、二硝基酚中毒时大汗，全身如水淋
局部性多汗	常见于急性有机溶剂、有机汞、有机锡、四乙基铅等化学物中毒，以掌跖部多汗为主
病程中出现多汗	要注意病情可能恶化

注：多汗是多种疾病的一个非特异的体征。因此要观察多汗的部位、程度及持续时间，并结合生活或职业暴露史、其他临床表现，才能正确判断其临床意义。

表11-6 不同皮肤色泽对应的可能致病因子

皮肤色泽	可能毒物
青紫色	常见于高铁血红蛋白症。主要见于亚硝酸中毒，也可出现在伯氨喹、碱式硝酸铋、磺胺类、苯丙砜、硝基苯、苯胺等中毒时
樱桃红色	部分急性一氧化碳中毒，也可见于氰化物中毒
黄疸	中毒性溶血性贫血，中毒性或药物性肝病
潮红色	急性酒精中毒，以及其他可致血管扩张的毒物、药物中毒
双手黄染	常见于接触三硝基甲苯、苦味胺或黄色染料的工作人员
皮肤损害	有时有些皮损可作为提示接触某类毒物的线索

二、中毒事件调查处置流程（图11-1）

三、卫生学调查

（一）现场勘察

现场查勘环境状况、气象条件、通风措施、生产工艺流程等相关情况，并尽早进行现场空气中有害物质浓度测定或结构定性。对现场勘察的资料做好记录，包括现场拍照、录音等。取证材料要有被调查人的签字。

（二）现场快速检测技术

1. 检气管法 检气管法是利用适当试剂浸泡过的多孔颗粒状载体填充于玻璃管中，当被测气体以一定流速通过此管时，被测组分与载体表面的试剂发生显色反应，根据生成有色化合物的颜色深度或填充柱的变色长度确定被测气体的浓度。主要用于中毒原因的筛查，一般不可作为中毒原因的确证依据。具有体积小、质量轻、携带方便、操作简单快速、方法的灵敏度较高和费用低等优点。

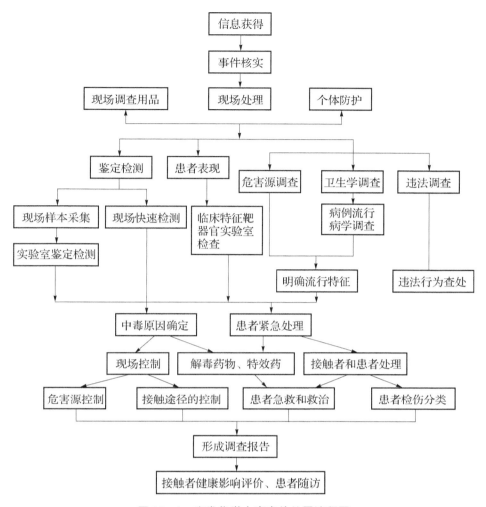

图 11-1 突发化学中毒事件处置流程图

2. 仪器分析法

（1）电化学传感器法：电化学传感器通过与被测气体发生反应并产生与气体浓度成正比的电信号来工作。典型的电化学传感器由传感电极（或工作电极）和反电极组成，并由一个薄电解层隔开。通过电极间连接的电阻器，与被测气浓度成正比的电流会在正极与负极间流动。测量该电流即可确定气体浓度。电化学传感器的运用范围广，目前已开发出多种气体电化学传感器，常用的有氨气、氯气、硫化氢、氧气、二氧化氮等。

（2）光离子化检测器：光离子化检测器是一种通用性兼选择性的检测器，对大多数有机物都有响应信号。光离子化检测器不但具有较高的灵敏度，还可简便地对样品进行前处理。在分析脂肪烃时，其响应值比火焰离子化检测器高 50 倍。具有较宽的线性范围（10^7），电离室体积小于 $50 \mu e$，适合于配置毛细管柱色谱。PID 使电离电位等于或小于光能量的化合物发生电离，因而不能检测电离电位远高于 10.6 eV 的 N_2、O_2、CO_2、H_2O、CO、CH_4 等气体，以及放射性气体。

（3）红外光谱法：便携式红外光谱气体测定仪是以红外光谱为基础的便携式气体测

定仪。仪器具有红外吸收特征标准谱库,软件可自动对谱库进行检索,匹配出适合的气体成分,对未知气体进行识别,可检测对红外产生吸收的无机和有机化合物。对无红外光谱的单原子 He、Ar 等及 H_2、O_2、N_2、Cl_2 等同质双原子分子无法进行检测,以及研究中与标准谱库相似度为 0% 的砷化氢、氯化氢、氰化氢、硫化氢也不能用红外光谱法测量。

目前运用的较多的是傅里叶红外光谱,其原理是检测被测物的红外吸收光谱,经过傅里叶变换后与内置的标准图谱进行比对得到定性检测结果。

(4)拉曼光谱技术:其检测原理是当用短波长的单色光照射被测物时,小部分的光则按不同的角度散射开来,产生散射光,在垂直方向观察时,除了与入射光有相同频率散射外,还有一系列对称分布着若干条很弱的与入射方向光频率发生位移的谱线(拉曼谱线),将这种谱图与标准谱图对照得出结果。理论上,只要光可以通过,该法就可以检测,隔着透明的玻璃瓶、塑料袋就可以检测其中的化学品,还可以通过对数十米甚至数公里以外的空气、云团进行遥测。其缺点是灵敏度较低。

(5)便携式色谱技术:该技术是在实验室气相色谱仪的基础上,通过对载气系统、分离系统、检测系统小型化后集成。一般配置氢火焰离子化检测器(FID)、电子捕获检测器(ECD)、光离子化检测器(PID)、热导检测器(TCD)和微氩离子检测器(MAID)。美国国立职业安全与卫生研究所(NIOSH)的《NIOSH 分析方法指南》中已有便携式气相色谱法测苯、三氯乙烯、四氯乙烯、环氧乙烷等挥发性有机化合物的方法。其准确度与灵敏度已与实验室设备相当,缺点是设备定性作用较差。

(6)便携式气相色谱-质谱联用技术:其原理是将实验室的气相色谱质谱仪进行小型化,并进行防震设计,形成利于携带的便携式设备。主要分为便携式及车载式两类。便携式设备中质谱一般采用直接进样(或加入固相微萃取技术),也有采用低热容气相色谱分离技术,优点是灵敏度高,采集速度快,得到的检测结果准确度较高。车载设备由于对于体积重量没有过高的要求,因此可以采用经过改装的实验室设备,其检测结果甚至可以达到实验室检测的水平,可以实时采样分析,结果准确,价格昂贵。常见毒物中毒现场快速检测方法见表 11-7。

表 11-7 常见毒物中毒现场快速检测方法

毒物	快速检测方法	适用范围	最低检出浓度	干扰
氨	检气管法	定性和半定量测定	2 mg/m³	碱性气体,以及异丙胺和三乙胺
	电化学氨检测仪	定量测定	0.75 mg/m³	/
氯气	检气管法	定性和半定量测定	3 mg/m³	二氧化氮和氯胺
	电化学氯气检测仪	定量测定	3 mg/m³	/
硫化氢	检气管法	定性和半定量测定	7.5 mg/m³	二氧化氮
	电化学氯气检测仪	定量测定	0.1 mg/m³	/
砷化氢	检气管法	定性和半定量测定	0.01×10^{-6}	/

续表

毒物	快速检测方法	适用范围	最低检出浓度	干扰
一氧化碳	检气管法	定性、半定量检测	10 mg/m³	乙炔
	不分光红外法	定量测定	0.1×10^{-6}	/
单纯窒息性气体	检气管(氧含量测定)	定性、半定量检测	1%	/
	电化学传感器法(氧含量测定)	定量测定	0.1%	/
	红外传感器法(甲烷测定)	定量测定	0.1%	/
苯系物	检气管法	定性、半定量检测	苯:3 mg/m³ 甲苯:4 mg/m³ 二甲苯:5 mg/m³	/
	PID法	定量检测	0.1×10^{-6}	/
氰化氢	电化学传感器法	定量检测	3 mg/m³	/

四、样品采集

中毒样品的采样应本着及时性、代表性、典型性、适时性和不污染的原则进行,并根据中毒类型及特点准备相应的采样仪器和用品。

(一)空气样品的采集

空气中的有害化学物质部分以气态(CO、SO_2、NH_3 等)或蒸气态(汞、苯、丙酮等)存在,部分以气溶胶态(雾、烟、尘)存在,有的两种存在状态皆有。存在状态不同决定采样方法不同。

1. 直接采样法 当空气中被测组分浓度较高,或具有高灵敏度的分析方法时,直接采集少量空气样品就能满足检测需要。

(1)采气袋采样:由专用塑料或铝箔膜袋连接一个特制的采气用二联球构成。现场采样时先用现场空气冲洗采气袋3~5次,然后采样,再用乳胶帽封口,尽快检测分析。

(2)注射器采样:常用 100 mL 玻璃注射器采集有机样品,采样时先用现场空气冲洗3~5次,然后采样,再用乳胶帽封口,当天检测分析。

(3)真空罐采样:用耐压玻璃或不锈钢作为采样装置,预先抽真空至 133Pa 左右,在采样现场将真空罐打开采气,然后关闭阀门,迅速送检。

2. 浓缩(富集)采样法 当空气中被测组分较低时,需对气体样品进行浓缩后采集。此法采样所得测定结果是采样时间内有害物质的平均浓度。

(1)液体吸收法:利用吸收液采集气态、蒸气态和某些气溶胶态有害物质。方法使让空气通过吸收液,将有害物质迅速溶解或经化学反应溶于其中。吸收液主要由有害物质和所用分析方法选定。常用的吸收液有水、水溶液和有机溶剂。液体吸收法的缺点是携带不便、吸收效率不高,用有机溶剂作为吸收液时,容易挥发而引起损失。

(2)滤膜法:使用动力装置使空气通过滤料,经机械阻留、吸附等方式采集空气中的气溶胶态物质。常用滤料:玻璃纤维滤料用于农药、炸药的采集;微孔滤膜用于铅、镉等金属的采集;浸渍试剂滤膜用于氟化物、异氰酸酯类物质的采集等。

(3)固体吸附法:空气通过装有固体吸附剂的采样管时,被测组分被吸附剂吸附而被浓缩。常用的固体吸附剂有活性炭、硅胶和高分子多孔微球。此法具有携带方便、吸收率高、采样量大、易保存等优点。

中毒现场浓缩法采样多采用有泵型采样器。低流量采样器(0~3 L/min)常用于空气中以气态或蒸气态存在的有害物质,如苯、氨、汞等。高流量采样器(>3 L/min)常用于气溶胶态物质的采样,如铅、镉等金属物质。常见化学中毒空气样品现场采集方法见表11-8。

表11-8 常见化学中毒空气样品的现场采集方法

毒物	采样方法
氨	使用串联的两只大型气泡吸收管,装有0.005 mol/L稀硫酸溶液为吸收液,流量0.5 L/min采集15 min
氯气	使用大型气泡吸收管,装有甲基橙-乙醇溶液为吸收液,流量0.5 L/min采集15 min
硫化氢	串联两只多孔玻板吸收管,装有0.2%亚砷酸钠—0.5%碳酸铵溶液10 mL,流量0.5 L/min采集15 min
一氧化碳	使用不分光红外光度法现场直接测
苯系物	采用活性炭管采集,设置流量为0.1 L/min,采集15 min左右(视现场实际情况而定)。当事故现场浓度较高时,也可以采用采气袋(注射器)直接采样
乙腈、丙烯腈	以500 mL/min流量采集15 min空气于活性炭管上
丙酮氰醇	串联两只装有5.0 mL吸收液(4 g/L氢氧化钠溶液)的大型气泡吸收管,以200 mL/min流量采集15 min空气样品
氰化氢	串联两只装有2.0 mL吸收液的小型气泡吸收管(40 g/L氢氧化钠溶液),以200 mL/min流量采集10 min空气样品

3. 气体样品采集的注意事项 采样地点的确定应以使采样的样品具有代表性和能满足检测目的为原则。采样高度一般在人的呼吸带高度,也可视实际情况而定。

事先应详细检查仪器设备,采样时应在同一地点至少采集两个平行样品。

在中毒现场采集时,采样人员需根据现场情况做好个体防护措施,防止发生自身中毒事件。

(二)液体样品的采集

液体样品主要是水样(包括环境水样、排放的废水水样及废水处理后的水样、饮用水水样、高纯水水样)、饮料样品、油料样品(包括各种石油样品和植物油样品)及各种溶剂样品等。

液体样品的采集一般使用玻璃或者聚乙烯等塑料类。采样量300~500 mL。对于散装、均一、稳定的液体样本(如水、乳制品、酒或其他饮料、食物油等),一般采用密闭性较好的玻璃器皿收集和存储500 mL以上的样品。对于不便混匀的样品,可选用大容器盛装,或采用虹吸法分层取样,每层各取 500 mL 左右,分别装入小口瓶中。对于待测物为易挥发样品,应充满容器并保证气密性。对于见光易分解的样品应使用棕色的玻璃采样瓶盛装。对于有固定包装的样本,除采集剩余样本外,还可直接采集原包装产品。

液体样品的采集也可采用吸附剂吸附富集的方法采集,特别是液体样品有害物质组分含量较低时可用适当的吸附剂制成吸附柱,在采样现场让一定量的样品液体流过吸附柱,然后将吸附柱密封好,带回实验室分析。

采集液体样品的容器一般需要多次进行酸和碱溶液清洗,然后使用自来水和蒸馏水依次进行冲洗,最后在烘箱中烘干备用。如果玻璃采样瓶比较脏,可先使用洗液清洗,除去容器内的脏物质后,再使用自来水和蒸馏水依次进行冲洗并在烘箱中烘干备用。

(三)固体样品的采集

固体样品如各种食品、土壤等,一般使用玻璃样品瓶收集 500 g 以上的样品并密闭保存。如有条件可使用铝箔将上述样品瓶进行包装后储存。

采集污染的土壤样品时,应根据对事件现场状况的调查,依据有毒物的印迹和气味并综合考虑地势、风向等因素,初步界定事件对土壤的污染范围,可直接采集表面 5cm 土样,采样点不少于 3 个,并注意采集 2~3 个对照点。

(四)生物材料的采集

1. 血液样品的采集　血液样品是确诊中毒最主要的样本之一。一般采集中毒患者静脉血 10~15 mL,放入无菌的加入抗凝剂的有螺口容器或培养瓶中,轻轻摇晃使血液与抗凝剂混匀。

采集血液样品时的注意事项:①根据不同毒物在血液中的半衰期确定最佳采样时间。如 CO 中毒,需在 8 小时内采集中毒病人血液测量其碳氧血红蛋白量,超过 8 小时则可能碳氧血红蛋白量下降。②选择适合的容器。如疑为百草枯中毒的病人,不能使用玻璃瓶盛装其血液,因为玻璃可使百草枯发生变化,可能导致其无法检测。③对于易从样本中逸出的毒物要注意密封保存,并尽快测定。如采集一氧化碳中毒病人的血液样本,采集后应立即密封。

2. 尿液样品的采集　毒物常以原型或其代谢产物的形式排泄,因此尿液也是一种重要的生物样品。尿液可通过直接收集、导出或注射器抽取,无尿者也可收集膀胱冲洗液。

可采集 24 小时混合尿、晨尿及某一段时间的一次尿,采样量≥50 mL,收集于聚乙烯瓶或硬质玻璃瓶中(具塞或加盖)。

尿液的采集应注意采集时间。一些毒物在中毒初期尿检呈阴性,如百草枯一般要在口服后 2 小时采集。

3. 毛发　毛发能反映不同时期的营养吸收和判断有毒元素进入人体内的程度,还可以反映过去一段时间内微量元素吸收和代谢状况,常用于慢性中毒病人生物样品的检测。为了反映近期机体状况,通常取枕部距头皮 2~3 cm 内的发段,经洗净干燥后即可检测。

4. 呼出气　一些有机溶剂进入机体后,可以经呼出气排出。例如甲醇、乙醇、苯、甲苯、氯乙烯、丙酮等等,都可以通过检验呼出气中毒物浓度,反映毒物进入机体的量。

通常采集混合呼出气或终末呼出气(肺泡气)作为检验样品。采集呼出气用的采气管或采气袋应有好的密封性,小的吸附性和阻力。常用的采气器为铝塑复合膜采气袋和两端有三通活塞的玻璃管。采样器的体积至少 25 mL。采集的呼出气应尽快检验,一般不能长时间保存,肺功能不正常者一般不宜采集呼出气作为生物监测样品。

5. 胃内容物和呕吐物的采集 胃内容物和呕吐物是确定中毒毒物的最好标本之一。可以通过收集中毒患者呕吐物、洗胃液、胃内抽取液和尸体解剖获得。

洗胃液最好采集最初抽出的液体(高锰酸钾洗胃后的胃液检测意义不大)。在收集尸检材料中的胃内容物时,应注意收集底部的胃液。当采集的胃内容物较大量时,可先倾倒入一个较大的玻璃漏斗内,漏斗的出口先塞住,混在胃内容物中的结晶和粉末将沉淀在漏斗底部,然后将上层液体和下层固体分别收集。

胃内容物的收集时效性强,错过了时间不能弥补。所采集的样本可用玻璃、聚乙烯或聚四氟乙烯瓶盛装,避免使用金属器皿。采样量最好达到 100 mL(g)以上。

五、中毒事件的确认与鉴别

(一)确认的原则性标准

化学中毒事件的原因确认,一般从三个方面进行:①中毒病人有明确的某毒物接触史。②中毒病人的临床表现与该毒物的中毒症状类似。③现场检测到该毒物,或病人生物样品中能够检测到该物质的生物标志物,但该项不是必须条件,作为前两项的补充。因为当事故发生后,由于现场检测(采样)的时间滞后性,现场有害物质浓度可能大大降低,导致检测不出有害物质,因此只要前两者已经确定成立即可判定。

(二)常见毒物的中毒特征及其鉴别(表 11-9)

表 11-9 常见毒物的诊断特征及鉴别

种类	特征	鉴别
氨	①流行病特点:主要经呼吸道吸入进入人体,氨水也可经胃肠道吸收。接触氨的常见机会有:输氨管道、储氨钢瓶或储槽意外破损爆裂,检修过程中液氨外逸;硫铵、碳酸氢铵、尿素、氨水等多种化肥制造;制碱、制药、鞣皮、塑料、树脂、染料、炸药、合成纤维等各种有机化学工业;用作冷冻剂、防冻剂和石油精炼、炼钢等工业;偶见于喷洒氨水。②临床表现:以呼吸系统损害为主的临床表现,常伴有眼、皮肤黏膜的灼伤	氯气二氧化硫一甲胺
氯气	①流行病特点:主要经呼吸道吸入进入人体。接触氯气的常见机会有:氯气的制造,如食盐电解;氯的运输和储存,液氯钢瓶、液氯蒸发罐和缓冲罐的意外爆炸,输氯管道爆裂,液氯钢瓶超装、错装、运输途中曝晒;氯碱工业、漂白剂、消毒剂、溶剂、颜料、塑料、合成纤维等的制造;制药业、皮革业、造纸业、印染工业以及医院、游泳池、自来水消毒等方面的应用。②临床特征:以呼吸系统损害为主的临床表现	氨二氧化硫
硫化氢	①流行病学特点:硫化氢主要通过呼吸道吸收进入人体。接触硫化氢的常见机会有:清理蓄粪池、污水沟、下水道等;造纸、工业废物处理、酿造、甜菜制糖等;鱼舱;石油和天然气开采;其他,如液体肥料储存和生产、人造纤维生产、制毡行业、橡胶硫化、硫染工艺等。②临床特征:以中枢神经系统和呼吸系统损害为主的临床表现,重症病人常出现猝死	一氧化碳、氰化物、单纯缺氧(二氧化碳、氮气、甲烷、惰性气体等)及急性有机溶剂中毒

种类	特征	鉴别
砷化氢	①流行病学特点:砷化氢主要通过呼吸道吸入进入人体。接触砷化氢的常见机会有:含砷矿石、矿渣遇酸或水;生产合成染料、电解法生产硅铁、氰化法提取金银等生产工艺。 ②临床特征:以急性血管内溶血、急性肾功能损害为主的临床表现	感染性疾病:败血症、伤寒、肾综合征出血热、甲肝、黄热病等
一氧化碳	①流行病学特点:一氧化碳通过呼吸道吸收进入人体。接触一氧化碳的常见机会有:炼钢、炼焦等冶金生产;煤气生产;煤矿瓦斯爆炸;氨、丙酮、光气、甲醇等的化学合成;使用煤炉、土炕、火墙、炭火盆等;煤气灶或煤气管道泄漏;使用燃气热水器;汽车尾气;使用其他燃煤、燃气、燃油动力装备等。 ②临床特征:以中枢神经系统损害为主的临床表现	硫化氢、二氧化碳、氮气、甲烷和氰化氢中毒、窒息性气体
单纯窒息性气体	①流行病学特点:经呼吸道吸入进入人体。常见接触机会有:清理纸浆池、沉淀池、酿酒池、沤粪池、糖蜜池、下水道、蓄粪坑、地窖等;工地桩井、竖井、矿井等;汽水、啤酒等饮料、干冰、灭火剂、发酵工业的生产;乙炔、氢气、合成氨及炭黑、硝基甲烷、一氯甲烷、二氯甲烷、三氯甲烷、二硫化碳、四氯化碳、氢氰酸等物质的化学合成;反应塔/釜、储藏罐、钢瓶等容器和管道的气相冲洗等。 ②临床特征:以中枢神经系统损害为主的临床表现,重症病人常出现猝死	一氧化碳、硫化氢
苯及苯系物	①流行病学特点:苯及苯系物可经过呼吸道、胃肠道和皮肤、黏膜进入体内,其中呼吸道吸收是群体性中毒事件的主要接触途径。接触苯及苯系物的常见机会有:作为稀释剂、萃取剂和溶剂,用于油漆、喷漆、油墨、树脂、人造革和粘胶等作业场所;苯及苯系物的生产和运输;作为化工原料,用于制造塑料、合成橡胶、合成纤维、香料、药物、农药、树脂等作业场所,等等。 ②临床特征:以中枢神经系统损害为主的临床表现	单纯窒息性气体、一氧化碳、硫化氢
甲醇	①流行病学特点:甲醇主要是经口摄入进入人体,绝大多数为食源性中毒,也可经过呼吸道和皮肤、黏膜吸收。接触甲醇的常见机会有:摄入含有甲醇的假酒和饮料,或甲醇汽油;生产"固体酒精"火锅燃料;甲醇的生产和运输;生产甲醛、甲胺、摄影胶片、塑料、杀菌剂、油漆稀料、染料、甲醇汽油、橡胶、树脂等作业场所。 ②临床特征:以中枢神经系统、视神经损害和代谢性酸中毒为主的临床表现	乙醇、异丙醇、乙二醇
氰化物	①流行病学特点:氰化物可经呼吸道、胃肠道和皮肤、黏膜吸收进入体内。接触氰化物的常见机会有:化工生产过程中生产氰化物或用氰化物作为原料制造药物、染料、合成有机树脂等;电镀行业如镀铜、镀铬等;采矿业(提取金、银、锌等);塑料、尼龙等高分子聚合物燃烧产物。 ②临床特征:以中枢神经系统损害为主的临床表现,重症病人常出现猝死	硫化氢、一氧化碳、有机溶剂、单纯窒息性气体、致痉挛性杀鼠剂

第四节　个人防护

　　化学中毒事件现场调查和紧急医学救援时,首先要确保工作人员安全,根据现场存在的可能有害因素的种类,穿戴、配备和使用个人防护用品。要求必须 2 人以上协同进行,并应携带通讯工具。

一、防护用品分类

(一)头部防护

1. 安全帽(图 11 - 2)　防止物体打击、高处坠落伤害头部,防止污染毛发伤害等。

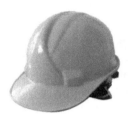 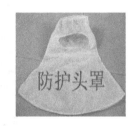

图 11 - 2　安全帽　　　　　　　　　图 11 - 3　防护头罩

　　2. 防护头罩(图 11 - 3)　防止头部、脸和脖子被散发在空气中的微粒污染。一般用于粉尘或气溶胶浓度较大的场所,如井下、煤场、固体原料库等。

(二)呼吸防护

　　按用途分为防尘、防毒、供氧三类。

　　按作用原理分为过滤式、隔绝式两类(图 11 - 4)。

按作用原理分类:

过滤式			隔绝式			
自吸过滤式		送风过滤式	供气式		携气式	
半面罩	全面罩		正压式	负压式	正压式	负压式

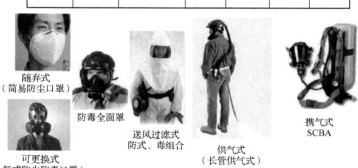

随弃式
(简易防尘口罩)

可更换式
(复式防尘防毒口罩)

防毒全面罩

送风过滤式
防式、毒组合

供气式
(长管供气式)

携气式
SCBA

图 11 - 4　呼吸防护用品分类

1. 自吸过滤式防颗粒物呼吸器(防尘口罩:图 11-5、图 11-6)　用于空气中含氧19.5％以上的粉尘作业环境,防止吸入一般性粉尘,防御颗粒物等危害呼吸系统或眼面部。

(1) 面罩按结构分为随弃式面罩、可更换式半面罩和全面罩三类。

(2) 美国国家职业安全卫生研究所(NIOSH)按口罩中间滤网的材质分为以下三种:

N 系列:N 代表 not resistant to oil(非耐油),可用来防护非油性悬浮微粒,时限 8 小时。

R 系列:R 代表 resistant to oil(耐油),可用来防护非油性及含油性悬浮微粒,时限 8 小时。

P 系列:P 代表 oil proof(防油),可用来防护非油性及含油性悬浮微粒,无时限。

非油性颗粒物包括煤尘、水泥尘、酸雾、焊接烟、微生物等;油性颗粒物则包括油雾、油烟、焦炉烟等。

(3) 按滤网材质的最低过滤效率,又可将口罩分为下列三种等级:

95 等级:表示最低过滤效率 95％。

99 等级:表示最低过滤效率 99％。

100 等级:表示最低过滤效率 99.97％。

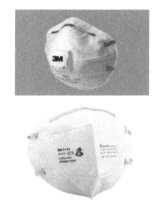

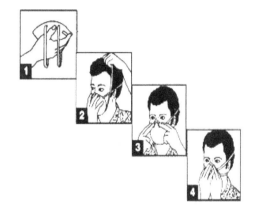

图 11-5　防尘口罩　　　　　图 11-6　防尘口罩佩戴方法

2. 过滤式防毒面具　利用净化部件吸附、吸收、催化或过滤等作用除去环境空气中有害物质后作为气源的防护用品。

自吸过滤式防毒面具按照面罩与过滤件的连接方式可分为导管式防毒面具和直接式防毒面具。面罩按结构分为全面罩和半面罩(图 11-7、图 11-8)。

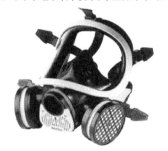

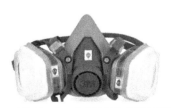

图 11-7　自吸过滤式全面罩　　　图 11-8　自吸过滤式半面罩

自吸过滤式防毒面具可防护不同的有毒气体或蒸气,取决于与面具连接的过滤件。过滤件的基本类型:A 型用于防护有机气体或蒸气;B 型用于防护无机气体或蒸气;E 型用于防护二氧化硫或其他酸性气体或蒸气;K 型用于防护氨及氨的有机衍生物;CO 型用于防护一氧化碳气体;Hg 型用于防护汞蒸气;H_2S 型用于防护硫化氢气体。防护两种或两种以上类型的过滤件为多功能过滤件(图 11-9,图 11-10)。

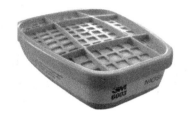 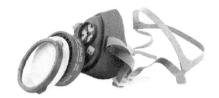

图 11-9 过滤件   图 11-10 过滤件安装部位

自吸过滤式防毒呼吸用品使用注意事项:

(1)在未弄清作业环境中的毒物性质、浓度和空气中氧含量前,绝对禁止使用。当毒气浓度大于规定使用范围或空气氧含量低于 18% 时,不能使用自吸过滤式防毒面具(或防毒口罩)。

(2)使用前应检查部件和结合部的气密性,若发生漏气应查明原因。

(3)检查各部件是否完好,导气管有无堵塞或破损,金属部件有无生锈、变形、橡胶有否老化。螺纹接头有无生锈、变形、连接是否紧密。罐盖、罐底活塞是否齐全,罐盖内有无垫片,用力摇动时有无响声,检查面具袋内紧固滤毒罐的带、扣是否齐全和完好。

(4)在检查完各部件以后,对整套防毒面具连接后的气密性进行检查。

(5)在使用过程中严禁随意拧开滤毒罐(盒)的盖子,并防止水或其他液体进入罐(盒)中。

(6)防毒呼吸用品应专用使用和保管,使用后应清洗、消毒。在清洗和消毒时,应注意温度,不可使橡胶等部件因温度影响而发生质变受损。

3. **长管式防毒面具** 长管式防毒面罩是利用物理方法将有毒区域外的新鲜空气经过密封的管引入供佩戴者吸用,主要由面罩、导气软管、连接接头组成。软管一般内径为 30 mm 的皱纹型软管,其长度不超过 20 m。

长管式防毒面罩不受毒气种类、浓度和使用现场空气中氧含量的限制,而且结构简单,用于有毒气体成分不明或浓度高、氧含量少的环境中使用,是进入有毒设备检修和进塔入罐工作防止中毒的良好器材,但不适用于流动性频繁、流动范围大的场合中工作(图 11-11)。

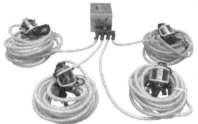

图 11-11 长管呼吸器

供气式防毒呼吸用品的使用和注意事项：

（1）长管进口处应放在上风向，有专人监护，管端高于地面 30 cm，防止灰尘吸入人体。

（2）长管要放直，不得弯曲，不能缠绕，防止踩压管子，以利呼吸畅通。

（3）使用前应检查各部件是否齐全和完好，有无破损生锈、连接部位是否漏气等。

（4）使用前要进行气密性检查。方法是：在上端起 2 m 用手抓紧软管做深呼吸，如没有空气从耳部和其他地方进入则说明该面具在 2 m 范围的气密性良好。

（5）监护人员应在上风向，如在室内需用轴流风扇强行将毒气赶走，防止聚集。

4. 正压式空气呼吸器　正压式空气呼吸器能提供正常呼吸所需要的空气。主要应用于火灾、毒气泄漏、挥发性液体泄漏、密闭空间等产生对人体有害的毒气、烟雾、悬浮于空气中的有害污染物或在缺氧环境中使用（图 11 - 12、图 11 - 13）。

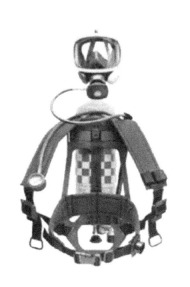

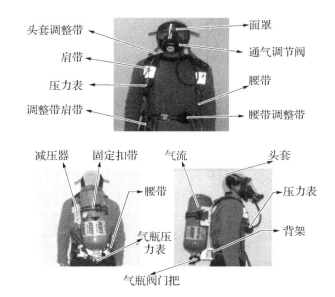

图 11 - 12　正压式空气呼吸器　　　　图 11 - 13　正压式空气呼吸器各部位示意图

空气呼吸器的使用和注意事项：

（1）使用前检查气瓶压力表指针是否在绿色范围内。满瓶气大约可维持 30 分钟。

（2）橡胶制品经过一段时间会自然老化而失弹性影响防毒面具的气密性。一般说，面罩和导气管每年进行更新，呼吸阀每 6 个月应更换一次。若不经常使用而保管妥善时，面罩和呼吸管可 3 年更换一次，呼气阀每年换一次。

（3）呼吸器不用时应装入箱内，避免阳光照射，温度不高于 40℃。存放位置固定，方便紧急情况时取用。

（4）使用的呼吸器除日常现场检查外，应每 3 个月（使用频繁时，可小于 3 个月）进行一次检查。

（5）空气呼吸器使用的压缩空气钢瓶,绝对不允许用于充氧气。所用气瓶应按压力容器规定定期进行耐压试验和检验,合格后方可使用,且应在气瓶规定的有效期内使用。

5. 呼吸防护用品气密性检查　在每次使用呼吸防护用品时,应首先对所佩戴的呼吸防护器进行气密性检查,以确定使用人员面部与面罩之间是否有良好的密合性。

（1）负压气密性检查:简易型口罩负压气密性检查方法:使用者用双手或用一个不透气的材料（如塑料袋）盖住面罩,然后使劲吸气,如果面罩密合良好,面罩将会向内略微塌陷。若感觉有气体从密封垫或鼻夹处漏入,需重新调整面罩位置,头带松紧和鼻夹形状等,直到没有泄漏为止。

橡胶面罩负压气密性检查方法:使用者用手将过滤元件进气口堵住,或将进气管弯折阻断气流。缓缓吸气,面罩会向内微微塌陷,屏住呼吸数秒,若面罩继续保持塌陷状态,说明密合良好,否则应调整面罩位置和头带松紧等,直至没有泄漏感（图11-14）。

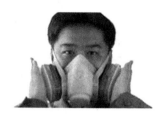

图11-14　负压气密性检查

（2）正压气密性检查:简易型口罩正压气密性检查方法:使用者用双手或用一个不透气的材料（如塑料袋）盖住面罩,然后使劲呼气,如果面罩密合良好,使用者会感觉有气流从泄漏片吹出,需重新调整面罩位置,头带松紧和鼻夹形状等,直到没有泄漏为止。

橡胶面罩正压密性检查方法:使用者用双手堵住呼气阀,然后缓缓呼气,面罩会稍微隆起,若面罩能维持少许正压而无明显泄露感,说明密合良好。对某些有呼气阀设计的呼吸防护用品,检查时有可能需要取下阀盖,否则它会干扰检查,在这种情况下,正压气密性检查不宜常做。

6. 呼吸防护器材的选定　选定呼吸防护器材时,首先要对化学事故现场某种毒物的阈限值、短期暴露极限和现场泄漏物的浓度有所了解,以便判定、选择满意的呼吸器。

呼吸防护用品的选用流程可参考图11-15。

（三）眼睛和面部防护

在应急事件中,通常整个面部都需要防护,以避免飞动的微粒、外来物体、腐蚀性化学物质的伤害。

1. 一般防护眼镜　戴在脸上,并紧紧围住眼眶,对眼起一定的防护作用,可阻隔尘埃、飞屑（玻璃碎片）、化学品飞溅及烟雾（图11-16）。

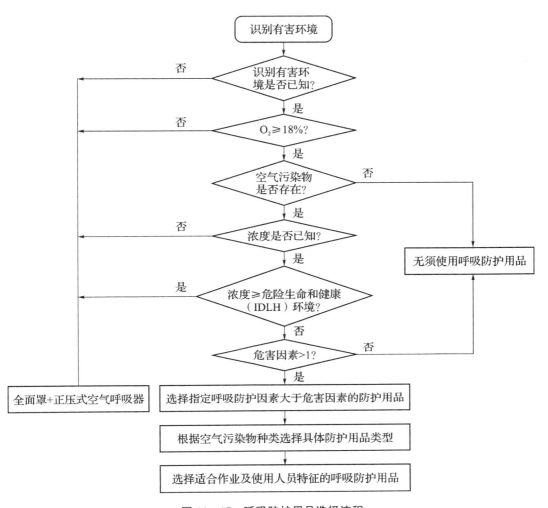

图 11 - 15　呼吸防护用品选择流程

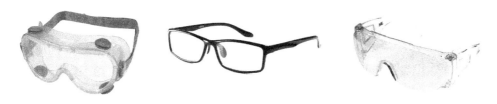

图 11 - 16　一般防护眼镜　　　　　　**图 11 - 17　防冲击眼镜**

2. 防冲击护目镜　防护镜片有一定的防冲击力,可阻隔微粒、飞屑(玻璃碎片)、碎片冲击(图 11 - 17)。

3. 防腐蚀液眼镜/面罩　防酸、碱等有腐蚀性化学液体飞溅对人眼/面部产生的伤害,适用于在酸碱环境下的操作,隔绝雾气与眼睛的接触,防止伤害(图 11 - 18)。

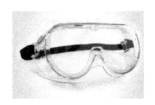 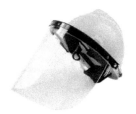

图 11 - 18　防腐蚀液眼镜/面罩

（五）手部防护

手的保护工具主要是手套,根据不同的工作环境及工作类型可选用不同的防护手套。主要有耐酸碱、电工绝缘手套、电焊手套、防 X 线手套、石棉手套等(图 11 - 19～图 11 - 21)。

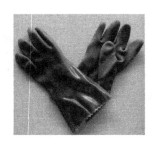 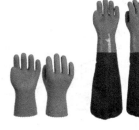 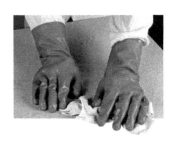

图 11 - 19　耐油手套　　　　图 11 - 20　耐酸碱手套　　　图 11 - 21　防化学手套

（六）躯干防护

1. 防护服分类　化学防护服的分类较多,一般分为轻型防护服和重型防护服。

（1）轻型防护服:轻型防护服一般采用尼龙涂覆 PVC 制成,重量较轻,适用于危险场所作业的全身保护,可以防止一般性质的酸碱侵害,不用配备呼吸器。重量一般在0.5 千克。

（2）重型防护服:重型防护服可以采用多层高性能防化复合材料制成,具有防撕裂、防扎耐磨、阻燃、耐热、绝缘,防水密封等优异性能,能够全面防护各种有毒有害的液态、气态、烟态、固态化学物质、生物毒剂、军事毒气和核污染。重型防护服一般配备呼吸器,防护服重量一般为 6 kg。

2. 美国 OSHA 防护服分类

（1）A 级:表示最大的危险程度,它对人的呼吸、眼睛或皮肤造成伤害,这些伤害可能来自有毒蒸气、气体、微粒、化学飞溅、沉浸或接触有毒材料。要求全封闭气密性化学防护服,这种防护服必须带 SCBA 或管路式呼吸器和适当的附件(图 11 - 22)。

（2）B 级:表示环境要求最高的呼吸保护,但对皮肤保护的要求不高,为全封闭非气密性防护服。需要与空气呼吸器及化学防护靴、手套配合使用。该类防护服能够防止液态物质的渗透,但不能防止有害蒸气或气体的渗透,主要侧重于液态有毒物质防护,而非气态有毒物质(图 11－23)。

（3）C 级：主要应用于较低的呼吸危害和较低等级的皮肤危害同时存在时。一般需要与过滤式空气呼吸装备及化学防护靴、手套配合使用(图 11－24)。

（4）D 级：适用于一般工作环境，对使用者可能接触到的有害粉尘、化学试剂起到最初级的防护作用。主要应用于粉尘防护、少量低浓度化学液体喷溅。对皮肤及呼吸系统均不具备防护性能(图 11－25)。

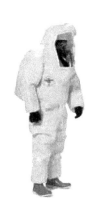 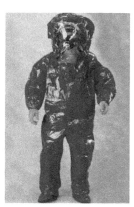

图 11－22　全封闭 A 级气密性防护服　　　图 11－23　B 级连体防护服

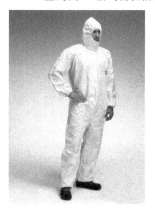 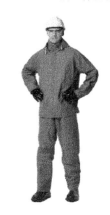

图 11－24　C 级防护服　　　图 11－25　D 级防护服

（七）足部防护

满足防砸、绝缘、防静电、耐酸碱、耐油、防滑、防刺割、防高低温伤害等。

（八）其他防护

其他防护用品，如防坠落的安全带、安全绳等(图 11－26)。

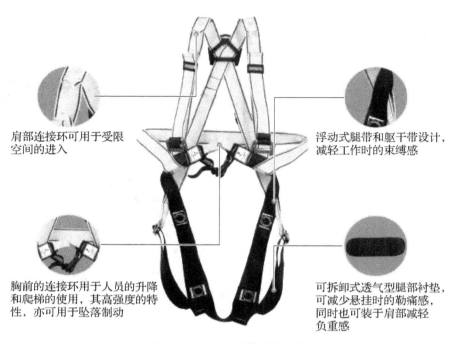

肩部连接环可用于受限
空间的进入

浮动式腿带和躯干带设计，
减轻工作时的束缚感

胸前的连接环用于人员的升降
和爬梯的使用，其高强度的特
性，亦可用于坠落制动

可拆卸式透气型腿部衬垫，
可减少悬挂时的勒痛感，
同时也可装于肩部减轻
负重感

图 11 - 26　安全带结构示意图

二、突发中毒事件中应急防护

（一）突发中毒事件的危险度分级（表 11 - 10）

表 11 - 10　突发中毒事件的危险度分级

毒性或毒作用	分级					
	一级				二级	三级
高毒或剧毒	√				√	
中等或低毒					√	√
致癌、致畸、致突变				√		
大量泄漏	√	√		√		√
少量泄漏					√	
可能再次发生		√				
恐怖或特殊性质			√			
人员及动物死亡				√		
经口中毒事件						

"√"表示同时出现的因素。

（二）突发中毒事件的防护对策

1. 突发中毒事件的防护应遵循总体原则：

（1）对进入有人员死亡的未知危害隔离区时，必须采用 A 级呼吸和皮肤防护装备。

（2）在涉及进入伴随纵火或确知发生煤气中毒事件的有限空间，且没有进行适当通风处置时，必须用 B 级呼吸防护装备。

（3）采用 C 级呼吸防护时，应根据呼吸危害的性质，并选择适宜的尘毒过滤元件。

（4）如现场存在坠落风险，应采取头部防护、坠落防护等装备。

2. 各级突发中毒事件防护对策（表 11-11～表 11-13）

表 11-11　一级突发事件防护对策模式

风险区	风险模式	防护决策
隔离区	化学毒剂、有限空间释放 化学毒剂、开放空间释放 高毒化学品、有限空间泄漏	A 级呼吸和皮肤装备
	高毒化学品、开放空间泄漏	A 级或 B 级呼吸和皮肤防护装备
	高毒化学品、无皮肤毒害	B 级呼吸、D 级皮肤防护装备
防护支援区	化学毒剂 有毒化学品、皮肤危害	C 级呼吸、C2 级皮肤防护装备
	有毒化学品、无皮肤危害	C 级呼吸、D 级皮肤防护装备
	担任对受害人员洗消任务	C 级呼吸、C1 级皮肤防护装备
安全支援区	接近温区、风险较大	D 级皮肤、携带 C 级呼吸防护装备
	无风险或风险小时	D 级防护装备

表 11-12　二级突发事件防护对策模式

风险区	风险模式	防护决策
隔离区	高毒化学品、有限空间泄漏	A 级呼吸和皮肤防护装备
	高毒化学品、开放空间泄漏	A 级或 B 级呼吸和皮肤防护装备
	高毒化学品、无皮肤毒害	B 级呼吸、D 级皮肤防护装备
防护支援区	有毒化学品、皮肤危害	C 级呼吸、C2 级皮肤防护装备
	有毒化学品、无皮肤危害	C 级呼吸、D 级皮肤防护装备
	担任对受害人员洗消任务	C 级呼吸、C1 级皮肤防护装备
安全支援区	接近温区、风险较大	D 级皮肤、携带 C 级呼吸防护装备
	无风险或风险小时	D 级防护装备

表 11-13　三级突发事件防护对策模式

风险区	风险模式	防护决策
防护支援区	未知中毒、有不明液体、且有受害人死亡、有限空间	B 级呼吸和皮肤防护装备
	已知危害、有不明液体、且有受害人伤亡、有限空间	C 级呼吸、C1 级皮肤防护装备
	未知或已知危害，无受害人死亡，且实施洗消处置时	C 级呼吸、C1 级皮肤防护装备
	未知或已知危害，无受害人死亡	C 级呼吸、C2 级皮肤防护装备
	已知危害，无受害人死亡，无皮肤危害	C 级呼吸、D 级皮肤防护装备
安全支援区	执行各类任务	D 级防护装备

第五节　突发中毒事件现场处置

各级政府是突发中毒事件应急处置指挥协调的主体。根据事件的严重程度，按照属地管理、分级响应的原则，迅速调集卫生应急专业队伍和相关资源，开展突发中毒事件现场处置和卫生应急救援工作。

一、分区

（一）分区的方法与原则

根据引起突发事件的危害源性质、现场周边环境、气象条件及人口分布等因素，事件现场危险区域一般可分为热区、温区和冷区三类（图 11-27）。

1. 热区（红区）　紧邻事件现场危害源的地域，一般用红色警示线（热线）将其与外界区域分隔开来，在该区域内从事救援工作的人员必须配备防护装置以免受污染或物理伤害。

2. 温区（黄区）　紧挨热区外的地域，在该区域工作人员应穿戴适宜的个体防护装置避免二次污染。一般以黄色警示线（温线）将其与外面的地域分隔开来，该警示线也称洗消线，所有离开此区域的人必须在该线处进行洗消处理。

3. 冷区（绿区）　洗消线以外的地域。患者的抢救治疗、应急支持、指挥机构设在此区。通常使用绿色警示线（冷线）与其外面的地域分隔开来，在绿线外设置公共聚集区。

（二）不同区域对人员活动的要求

红区只限佩戴相应防护用具的专业人员进入该区域。黄区内的人员，应佩戴适当的防护用具，从该区域进入冷区必须进行洗消处理。患者的抢救治疗、指挥机构均设在绿区内。

伤亡人员一般应先由消防人员通过特定通道转移出热区（红线），再交给位于温区的救护人员，救护人员应避免自身被污染。

被污染的伤亡人员应在洗消后才能转移出温区。洗消区分两种：一种是处理伤亡人员的，另一种是处理穿戴防护服的救援人员的。

在转运至医疗机构前，伤员应进行分类，以使不同情况的伤员能及时得到最有效的救治。

处理突发事件时，应注意控制公众、新闻记者、观光者及其他试图进入现场的无关人员。首先应设立冷线（绿线），控制无关人员进入。

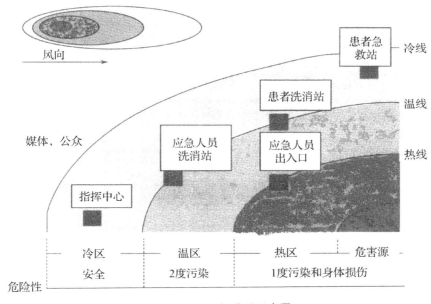

图 11 - 27　现场分区示意图

二、危险化学品泄漏事故中的人员疏散

在危险化学品泄漏事故中，必须及时做好周围人员及居民的紧急疏散工作。

国际上一般推荐美国、加拿大和墨西哥联合编制的 ERG 2000 中的数据。这些数据运用最新的释放速率和扩散模型，以美国运输部有害物质事故报告系统（HMIS）数据库的统计数据为基础，结合美国、加拿大、墨西哥三国 120 多个地方 5 年的每小时气象学观察资料以及各种化学物质毒理学接触数据等各方面综合分析而成，具有很强的科学性。

疏散距离分为两种：一是紧急隔离带，是以紧急隔离距离为半径的圆，非事故处理人员不得入内。二是下风向疏散距离，是指必须采取保护措施的范围，即该范围内的居民处于有害接触的危险之中，可以采取撤离、密闭住所窗户等有效措施，并保持通讯畅通以听从指挥。

由于夜间气象条件对毒气云的混合作用要比白天小，毒气云不易散开，因而下风向疏散距离相对比白天的远。

在不同气象条件下、不同泄露量的危险化学品人员疏散距离见附录 3。

使用附录 3 内的数据，还应结合事故现场的实际情况如泄漏量、泄漏压力、泄漏形成的释放池面积、周围建筑或树木情况以及当时风速等进行修正。如：泄漏物质发生火灾时,中毒危害与火灾/爆炸危害相比就处于次要地位;若有数辆槽罐车、储罐或大钢瓶泄漏,应增加大量泄漏的疏散距离;如果泄漏形成的毒气云从山谷或高楼之间穿过,因大气的混合作用减小,表中的疏散距离应增加。白天气温逆转或在有雪覆盖的地区,或者在日落时发生泄漏,如伴有稳定的风,也需要增加疏散距离。因为在这类气象条件下污染物的大气混合与扩散比较缓慢(即毒气云不易被空气稀释),会顺下风向飘的较远。另外,对液态化学品泄漏,如果物料温度或室外气温超过 30℃,疏散距离也应增加。

三、现场应急洗消

洗消是指运用物理和化学的处理方法,减少和防止由涉及危险品事件的人员和装备携带的污染物蔓延扩散的过程。

通过洗消可以降低事故现场的毒性,降低或消除毒物对环境的污染,减少人员伤亡,降低事故的损失。

(一)应急洗消的基本方法

1. 物理洗消方法

通风消毒法:适用于局部空间内的小范围空气消毒。

吸附消毒法:是指利用具有较强吸附能力的物质来吸附化学毒物,常用的吸附剂是活性炭、活性白土、吸附垫、棉花、纱布等,主要用于液体的局部消毒。

机械转移消毒法:是指采用铲去、沙土或煤渣覆盖、掩埋、密封掩埋的方式,来降低事故现场毒物浓度的方法。

溶洗消毒法:是指用棉花、纱布等浸以汽油、酒精、煤油等溶剂,将染毒物表面的毒物溶解擦洗掉。

2. 化学洗消方法

中和法:用于处置现场的强酸强碱或具有酸碱性的毒物,消毒剂需配成稀的水溶液使用,以免引起新的酸碱伤害,中和消毒完毕后需用大量水清洗。

氧化还原法:是利用氧化反应或还原反应,使有毒物变成无毒物或低毒物。

催化法:是在催化剂的作用下,使有毒物加速生成无毒物的方法。

络合法:是利用某些络合剂与毒物发生络合反应,将有毒分子化学吸附在含有络合剂的载体上,从而丧失其毒性,适用于氰化氢、氨、氰根的消毒。

3. 生物洗消方法 利用一些生物来杀灭或清除病原微生物的方法称为生物洗消法。该过程缓慢,效果不稳定,中毒事故处置中应用较少。

(二)洗消的基本原则

1. 洗消场所要密封、热水源充足。

2. 一般用大量的、清洁的或加温的热水洗消,有时用加入相应的消毒剂的水洗消。

3. 有相应的检测人员实施检测。

4. 洗消必须彻底。

5. 洗消后的废水要收集处理。

(三)洗消时的人员防护

1. 条件允许时应穿戴必要防护器材,特别是在处理毒性大、腐蚀性强的中毒事故时,洗消人员应佩戴 C 级防护用品,还应选择合适的场所进行洗消操作。

2. 洗消时尽可能避免直接接触污染的物品。

3. 洗消作业后,救援人员应进行全面的、彻底的全身洗消,在此前不得饮食及吸烟。

4. 洗消者在洗消时应处于被洗消对象的上风向,避免扬起灰尘。工作结束后对使用过的器材应彻底洗消,无用者应焚烧或深埋。

(四) 洗消的一般步骤

1. **人员的洗消步骤**　洗消救援人员需穿上 C 级防护服才能进入污染区。进入污染区后给伤员挂上标牌,标注有无伤口、骨折及毒物情况。注意标牌全程跟随病人,系在手臂等位置,洗消结束后在标牌上注明洗消的相关情况。

三人平托伤员至洗消担架,整体搬动。去除伤员衣物及皮肤表面的污物。剪去伤病员的衣服,同时剪去污染的头发、夹板、绷带(如果有活动性出血的伤口,应在洗消区剪开绷带并洗消伤口,更换绷带),污染物放置黄色垃圾袋内。

贵重物品放入贵重物品袋,并登记和标记。

将担架向前挪动,进入洗消区。

第一步洗全身。第一遍先用温水冲洗全身,注意拿淋浴喷头和毛刷,第二遍用洗消液(肥皂水),第三遍再用温水反复冲洗,共 5～10 分钟。注意颈部、背部、腋窝、腹股沟、指缝、指甲的洗消。

第二步伤口处理。常规清创,切除坏死组织,用手术器械暴露创面,较深的非贯通伤用注射器吸取生理盐水和 0.5% 次氯酸盐冲洗、吸引器吸引,伤口再次包扎,固定。

第三步眼部洗消。眼部洗消器洗眼睛(按压把手 50 次,压力为 2.5bar),洗消10～15分钟,洗完后用小棉签在外眼角擦拭,并滴入眼药水。

第四步其他四官洗消。口(用血管钳夹湿棉球反复擦拭)、鼻(用大棉签反复擦拭)、外耳道(耳廓用湿棉球,外耳道用小棉签)、脸部用湿纱布擦拭。

洗后用毛巾擦干。洗消结束后在标牌上勾好洗消方式、部位等。

洗消后的废水应收集经消毒处理后排放,洗消后医疗废品放入黄色垃圾袋。

2. **地面、墙壁的洗消**　对于室外地面可以待其自然自净,也可采用药物处理、火烧和机械铲除法处理。药液可选用含氯洗消剂,次氯酸钙、三合二,每平方米 1L,时间 15 分钟到 60 分钟,可用洗消车进行喷洒作业。对于车辆无法通行的面积较小的区域,可用喷枪进行喷洒。

若地表生有杂草,可用火烧处理,必要时浇以汽油或煤油,点火焚烧,但一定要注意防止引起火灾。

对于土质的地面和雪层,还可用铲除法,实施时,利用推土机或铁锹,尽量从上风方向开始,铲除厚度土层 4 cm,雪层 10～20 cm。

(五) 救援人员的洗消

救援人员应当遵循未经过洗消的人员不能进入清洁区的原则。其随身带入污染区的设备、器材,在进行人员洗消前,必须留在洗消区入口处,由洗消人员进行专门处理。救援人员的洗消,应在专业洗消人员的配合下,依据其所着的防护服种类进行。

1. **防护服洗消**

(1) 透气式防护服洗消:首先对有明显液滴或油状毒物污染的表面进行洗消。具体做法:由洗消人员使用军用毒剂消毒包依次轻轻拍打衣服表面,吸附去除沾染的毒物,再

341

依次协助人员脱去手套、上衣、裤子和靴套,最后脱去面具,放入污染物袋中进一步处理。

(2)非透气式防护服洗消:用大量的清水冲洗,如果表面有严重的污染物,用相应的洗消液洗消。

2. 局部洗消　局部洗消主要是针对暴露的皮肤、个人器材和使用的用具。对于皮肤可用 0.1% 的高锰酸钾、1%～2% 的来苏尔溶液擦拭 1～2 分钟。其他洗消剂可选用合适皮肤的浓度应用,如 0.5% 的过氧乙酸。没有上述条件时可用肥皂水、洗涤剂冲洗。擦拭时应从上而下并顺一个方向进行。

3. 全面的身体洗消　全面的身体洗消是在对随身携带的其他对象(如防护服)洗消时或洗消后,在专门划定的洗消区对人体进行全面的洗消处理,多在撤出污染区时有组织的实施。

洗消方式最好用淋浴,每人耗水量不得少于 50 L,用清水结合肥皂搓洗消除率可达 99% 以上。洗消顺序也是从上而下。注意毛发、耳窝、鼻孔、趾甲等容易忽略部位的洗涤。对有些防护不好有可能沾染的部位,还要结合化学洗消剂进行洗消,如 0.02% 过氧乙酸、0.3% 的过氧化氢、3% 的硼酸等低浓度洗消液漱口、洗眼睛等。

(六)洗消装备

1. 洗消帐篷　由帐篷及其附属的供电、供水等系统组成,形式多样,有的相对密封,内部可为正压或负压,主要用于化学灾害救援中人员洗消。

洗消通道分为三部分:第一部分是去污室,第二部分是洗消室,第三部分是更衣室。帐篷前设置洗消池,主要用于进入帐篷前去除衣服表面的污染物。

每次使用后必须清洗干净,擦干晾晒后,方能收放。使用时,尽量选择平整且磨损较小的场地搭设,避免帐篷刮划破损。

2. 高压清洗机　主要由长手柄带高压水管、喷头、开关、进水管、接头、捆绑带、携带手柄喷枪、清洗剂输送管、高压出口等组成。电源启动,能喷射高压水流,需要时,可以添加清洗剂。

主要用于清洗各种机械、汽车、建筑物、工具上的有毒污渍。不要使用带有杂质和酸性液体,所有水管接口保持密封。避免电子元件触水,用后立即关机。

3. 洗消液　人员洗消初期可用大量清水和肥皂水洗消。

常用的洗消剂包括:①无机次氯酸盐:一种为 0.5% 的次氯酸盐溶液,用于人员冲洗和防毒面具的消毒;另一种为 5% 的次氯酸盐溶液,用于消毒剪刀、围裙、手套及头罩。②有机氯类:具有较强的氯化氧化能力,可消毒腐烂性毒剂及 V 类毒剂。具有一定的皮肤刺激性,消毒后必须用水冲洗干净。③三巯丙醇软膏(眼膏):为腐烂性毒剂路易氏剂的特效消毒、抗毒药物。④化学毒剂活性皮肤消毒液(RSDL):RSDL 是对神经性毒剂、糜烂性毒剂均具有良好的消毒作用。染毒时,立即用海绵蘸湿该消毒液后迅速擦拭染毒部分,然后用清水冲洗。

敌腐特灵冲洗液是突发化学事件发生时,应急救援人员必备的个人皮肤防护用品。当强酸、强碱、强氧化剂、强还原剂等腐蚀性化学品及腐烂性毒剂、刺激性毒剂等毒物污染人体后,迅速应用该品进行洗消,可使化学品迅速失去腐蚀性及毒性,从而有效避免人体化学灼伤及化学中毒。该品系公安部消防局指定装备的个人皮肤应急洗消用品。

第六节 现场医疗救援

现场医疗救援的处置得当与否与后续医院内救治的效果紧密相连,是救援黄金十分钟的重要体现,为整个中毒事件人员救治提供关键的技术支撑。

一、现场检伤分类

检伤分类,也称伤员鉴别分类或治疗优先分类,是将受伤人员按其伤情的轻重缓急或立即治疗的可能性进行分类的过程。其基本理念是依据伤员主、客观数据,评估伤员伤势危急程度,建立病患优先救治的顺序,使急危重症伤员得到立即处置和治疗,以减少病患死亡和残障的可能,并增加救治效率。

(一)伤情分类标准和特征

世界卫生组织推荐的急救检伤分类标准:

红色标志(提示优先1级):生命垂危,需要立即治疗,且有望救活的伤员。

黄色标志(提示优先2级):生命没有立即的危险,需要紧急但不是立即处理的伤员。

绿色标志(提示优先3级):需要简单处理的伤员。

黑色标志(提示暂时放弃治疗):患者的伤情超过目前已有的救治能力,如严重的辐射伤害或严重烧伤,当时当地无法救治或复杂手术患者迫使医生不得不在这个患者和其他患者间做出取舍。

心理受到创伤需要安慰和镇静的患者没有特别的分类标志。

(二)常见化学毒物的检伤分类标准(表11-15)

表11-15 常见化学毒物中毒的检伤分类标准

化学毒物	红标(具有下列指标之一)	黄标(具有下列指标之一)	绿标(具有下列指标者)	黑标(同时具有下列指标者)
急性氯气中毒	咯大量泡沫样痰;昏迷;窒息;严重呼吸困难	眼灼伤;皮肤灼伤	流泪、畏光、眼刺痛、流涕、呛咳等	意识丧失,无自主呼吸,大动脉搏动消失,瞳孔散大
急性硫化氢中毒	昏迷;咯大量泡沫样痰;窒息;持续抽搐	意识模糊、混浊状态;抽搐;呼吸困难	出现头痛、头晕、乏力、流泪、畏光、眼刺痛、流涕、咳嗽、胸闷等表现	意识丧失,无自主呼吸,大动脉搏动消失,瞳孔散大
急性氨气中毒	咯大量泡沫样痰;严重呼吸困难;昏迷;窒息	眼灼伤;皮肤灼伤	流泪、畏光、眼刺痛、流涕、呛咳等	意识丧失,无自主呼吸,大动脉搏动消失,瞳孔散大

化学毒物	红标(具有下列指标之一)	黄标(具有下列指标之一)	绿标(具有下列指标者)	黑标(同时具有下列指标者)
急性单纯窒息性气体中毒	意识障碍;抽搐;发绀	/	头痛、头晕、乏力、心慌、胸闷等	意识丧失,无自主呼吸,大动脉搏动消失,瞳孔散大
急性一氧化碳中毒	昏迷;呼吸节律改变(叹气样呼吸、潮式呼吸);持续抽搐	意识模糊、混浊状态;抽搐	头昏、头痛、恶心、心悸、呕吐、乏力等表现	意识丧失,无自主呼吸,大动脉搏动消失,瞳孔散大
急性有机磷酸酯类杀虫剂中毒	意识障碍;咯大量泡沫样痰	肌颤	出现头晕、头痛、恶心、呕吐、多汗、胸闷、视物模糊、无力等症状	意识丧失,瞳孔散大,无自主呼吸,大动脉搏动消失
急性亚硝酸盐中毒	意识障碍;休克;抽搐	/	出现胸闷、心悸、乏力、口唇、指端发绀、恶心、呕吐等症状	意识丧失,瞳孔散大,无自主呼吸、大动脉搏动消失
急性甲醇中毒	昏迷;休克;Kussmaul呼吸	谵妄状态;意识模糊、混浊状态;抽搐	头昏、头痛、乏力、恶心、呕吐等表现	意识丧失,无自主呼吸,大动脉搏动消失,瞳孔散大
急性苯系物中毒	昏迷;抽搐	谵妄状态;嗜睡;意识模糊、混浊状态	头昏、头痛、乏力、恶心、呕吐等表现	意识丧失,无自主呼吸,大动脉搏动消失,瞳孔散大
急性氰化物中毒	意识障碍;抽搐;呼吸节律改变(叹气样呼吸、潮式呼吸);休克	/	头痛,头晕,恶心,呕吐、胸部紧束感等	意识丧失,无自主呼吸,大动脉搏动消失,瞳孔散大
急性致痉挛类杀鼠剂中毒	昏迷;持续抽搐;窒息	抽搐	出现头痛、头晕、乏力、恶心、呕吐等症状	意识丧失,瞳孔散大,无自主呼吸,大动脉搏动消失

二、现场急救方法

(一)急救原则

对急性中毒患者的抢救,应做到"脱离、阻断、救治"。

脱离是指使中毒患者迅速脱离事故现场及染毒环境,将患者转移至空气新鲜的上风向处,使毒物不再侵入体内,并加强现场的通风换气。

阻断是指应迅速阻滞毒物的吸入,对于吸入毒物的患者,应在立即撤离中毒现场的基础上,保持呼吸道通畅、吸氧,必要时可行人工通气。对于皮肤直接接触毒物的患者,应立即脱去污染的衣物,用清水洗净。眼部污染物可用流水反复冲洗。对于口服毒物的患者,要及时进行催吐、洗胃、导泻或灌肠来清除未吸收的毒物。

救治是指在现场开展救援工作。对呼吸心跳停止的病人要及时行心肺复苏术,对病情危重的病人立即给予病情检测并保护重要脏器功能。

(二)常见化学中毒急救措施(表11-16)

表11-16 常见化学毒物中毒的急救措施

毒物	现场急救措施
氨	现场医疗救援首要措施是迅速将中毒病人移离中毒现场至空气新鲜处,脱去被污染衣服,松开衣领,保持呼吸道通畅,注意保暖。红标病人要立即吸氧,建立静脉通道,可使用地塞米松10～20 mg肌内注射或稀释后静脉注射。窒息者,立即予以开放气道;皮肤和眼灼伤者,立即以大量流动清水或生理盐水冲洗灼伤部位15 min以上。黄标病人应密切观察病情变化,有条件可给予吸氧,及时采取对症治疗措施。绿标病人在脱离环境后,暂不予特殊处理,观察病情变化
氯气	现场医疗救援首要措施是迅速将中毒病人移离中毒现场至空气新鲜处,脱去被污染衣服,松开衣领,保持呼吸道通畅,注意保暖。红标病人要立即吸氧,建立静脉通道,可使用地塞米松10～20 mg肌内注射或稀释后静脉注射。窒息者,立即予以开放气道;皮肤和眼灼伤者,立即以大量流动清水或生理盐水冲洗灼伤部位15 min以上。黄标病人应密切观察病情变化,有条件可给予吸氧,及时采取对症治疗措施。绿标病人在脱离环境后,暂不予特殊处理,观察病情变化
硫化氢	现场医疗救援首先的措施是迅速将中毒病人移离中毒现场至空气新鲜处,脱去被污染衣服,松开衣领,保持呼吸道通畅,注意保暖。对于红标病人要保持复苏体位,立即建立静脉通道;黄标病人应密切观察病情变化。出现反复抽搐、窒息等情况时,及时采取对症支持措施。绿标病人脱离环境后,暂不予特殊处理,观察病情变化
砷化氢	现场医疗救援首先的措施是迅速将中毒病人移离中毒现场至空气新鲜处,保持呼吸道通畅,松开衣领,注意保暖。心跳呼吸骤停者,立即予以心肺复苏治疗。中毒病人一般不需要现场医疗救治,应将所有接触者尽快送至有血液净化条件的医院治疗和医学观察
一氧化碳	现场医疗救援首要措施是迅速将病人移离中毒现场至空气新鲜处,松开衣领,保持呼吸道通畅,并注意保暖。有条件应尽早给予吸氧。对于红标病人要保持复苏体位,立即建立静脉通道;黄标病人应密切观察病情变化。出现反复抽搐、休克等情况时,及时采取对症支持措施。绿标病人脱离环境后,暂不予特殊处理,观察病情变化
单纯窒息性气体	现场医疗救援首要措施是迅速将病人移离中毒现场至空气新鲜处,脱去被污染衣服,松开衣领,保持呼吸道通畅,并注意保暖。对于红标病人要保持复苏体位,吸氧,立即建立静脉通道,出现反复抽搐时,及时采取对症支持措施。绿标病人脱离环境后,暂不予特殊处理,观察病情变化
苯及苯系物	迅速将病人移离中毒现场至空气新鲜处;皮肤污染者,立即除去污染衣物,有条件时,协助消防部门对危重病人进行洗消。中毒病人应保持呼吸道通畅,有条件予以吸氧,注意保暖。对于红标病人要保持复苏体位,立即建立静脉通道;黄标病人应密切观察病情变化。出现反复抽搐、休克等情况时,及时采取对症支持措施。绿标病人脱离环境后,暂不予特殊处理,观察病情变化

毒物	现场急救措施
甲醇	口服中毒意识清晰者,早期可进行催吐;经呼吸道吸入中毒者,迅速移离中毒现场至空气新鲜处;皮肤污染者,立即除去污染衣物,用清水彻底冲洗。中毒病人应保持呼吸道通畅,注意保暖,必要时以无菌纱布敷料或眼罩覆盖双眼,予以避光保护。红标病人要保持复苏体位,建立静脉通道,地塞米松 10 mg 肌内注射或稀释后静脉注射。黄标病人应密切观察病情变化。出现反复抽搐、休克等情况时,及时采取对症支持措施。绿标病人脱离环境后,暂不予特殊处理,观察病情变化
氰化物	经呼吸道和皮肤途径的中毒病人应立即移离中毒现场至空气新鲜处,保持呼吸道通畅。皮肤及黏膜污染者迅速脱去污染的衣物,以大量流动清水彻底冲洗污染皮肤或眼睛。经口途径中毒、意识清晰的病人,应立即进行催吐。中毒病人保持安静休息,可间断给予亚硝酸异戊酯吸入,有条件时可给予吸氧治疗。红标病人立即用 3% 亚硝酸钠溶液 10~15 mL(6~12 mg/kg)缓慢静脉注射(2 mL/min),随后静脉注射 25%~50% 硫代硫酸钠溶液 20~50 mL,必要时 1 h 后重复注射半量。如无亚硝酸钠也可用亚甲蓝替代,按 5~10 mg/kg 稀释后静注,随后立即给予硫代硫酸钠静脉注射(剂量同上)。出现反复抽搐、休克等情况时,及时采取对症支持措施。绿标病人脱离环境后,暂不予特殊处理,观察病情变化
亚硝酸盐	对于所有意识清晰的中毒病人立即予以催吐。当出现大批中毒人,应首先进行现场检伤分类,优先处理红标病人
盐酸克伦特罗	中毒病人一般不需要采用现场医疗救治措施,应立即就近转送至医院观察和治疗
有机磷农药	经呼吸道和皮肤、黏膜途径的中毒病人应立即移离中毒现场至空气新鲜处,保持呼吸道通畅,脱去被污染衣服,用肥皂水或清水彻底清洗污染的皮肤(包括皱褶部位)、毛发。经口途径中毒、意识清晰的病人,应立即进行催吐。红标病人立即吸氧、建立静脉通道,保持呼吸道通畅,静脉注射 5~10 mg 的阿托品,10~15 min 可根据病情重复给药。有条件可肌内注射 0.5~1.0 g 的氯解磷定。黄标病人应密切观察病情变化。出现呼吸节律明显不规律、窒息或严重缺氧休克等情况时,及时采取对症支持措施。绿标病人可暂不予特殊处理,观察病情变化
抗凝血类鼠药	急性抗凝血类杀鼠剂中毒后有较长的潜伏期,通常不需要在现场进行特殊处理。如病人出现大量呕血或咯血,应注意保持呼吸道通畅,建立静脉通道,维持生命体征稳定。中毒病人应就近转送至综合医院观察和治疗
致痉挛类鼠药	现场医疗救援首要措施是迅速控制中毒病人的抽搐发作,并保持呼吸道通畅。意识清晰的中毒病人应立即进行催吐,有条件可给予活性炭(成人用量为 50 g,儿童用量为 1 g/kg)口服。对于红标病人要保持复苏体位,立即建立静脉通道,抽搐发作者,立即缓慢静脉注射地西泮或咪达唑仑,必要时可联合应用苯巴比妥钠。黄标病人应密切观察病情变化。出现呼吸节律明显不规律、窒息或严重缺氧等情况时,及时采取对症支持措施。绿标病人脱离环境后,暂不予特殊处理,观察病情变化

（三）现场急救方法

1. 心肺复苏　心肺复苏术（CPR）是指对早期心跳呼吸骤停的患者，通过采取人工循环、人工呼吸、电除颤等方法帮助其恢复自主心跳和呼吸。它包括三个环节：基本生命支持、高级生命支持、心脏骤停后的综合管理。

心脏停搏的临床判断根据以下三点：①意识丧失；②呼吸停止；③心跳停止或大动脉搏动消失。

（1）基本生命支持：基本生命支持操作步骤如下：

①判断和呼救：判断患者的意识、呼吸、颈动脉搏动是否消失，如患者呼之不应、呼吸脉搏停止，立即进行心脏按压。判断时间小于 10 秒，同时呼救。

②心脏按压：成人按压的部位在两乳头的连线，按压次数至少为 100 次/分，不超过 120 次/分，深度至少为 5cm，而不超过 6cm，每次按压后让胸部完全回弹，施救者必须避免在按压间隙倚靠在患者胸上，尽可能减少按压中的停顿，按压中断时间不超过 10 秒。儿童及婴儿按压深度至少为胸部前后径的 1/3（儿童约为 5cm，婴儿约为 4cm），施救者按压婴儿时，将 2 根手指放在婴儿胸部中央，乳腺正下方。按压 30 次后，立即给予 2 次人工呼吸，心脏按压与人工呼吸的比例为 30：2。2 名以上的施救者抢救儿童及婴儿时，心脏按压与人工呼吸的比例是 15：2。

③人工呼吸：进行人工呼吸前，先使患者头偏向一侧，清理患者口腔中的异物以及义齿，防止引起窒息。然后一手抬起患者下颌，使下颌与地面垂直，另一手捏住患者鼻子，立即给予 2 次口对口人工呼吸。进行有效的人工呼吸时，可以看到患者胸部的起伏，每次吹气持续 1 秒以上。对于正在进行持续心肺复苏且有高级气道的患者，通气速率为每 6 秒一次呼吸（每分钟 10 次呼吸）。

④若现场存在自动体外除颤器（AED）：而且可以立即取得时，对于有目击的成人心脏骤停，应尽快使用除颤器。按照 AED 上的图示将 AED 的两个电极片贴于患者胸部后，AED 自动分析患者心律，根据 AED 的提示决定是否进行电除颤。当心律显示无脉性室速、室颤或尖端扭转型室速时，需要电除颤，第一次电除颤的能量选择 150J（再次电除颤的能量选择 200J），除颤后立刻进行下一次 CPR，每 2 分钟为一个周期，当 2 分钟到时，轮换抢救者，判断一下患者的呼吸和脉搏是否恢复，同时 AED 再次自动分析心律，重复以上步骤，直至患者呼吸及心跳恢复或心电图成直线。

⑤若成人在未受监控的情况下发生心脏骤停，或不能立即取得 AED 时，应该在他人前往获取以及准备 AED 的时候开始 CPR。重复以上②、③步骤 5 次，每 5 次循环为一个周期，一个周期后再次判断一下患者的呼吸和脉搏，如患者仍没有呼吸脉搏，继续②、③步骤，直至 AED 到来。基本生命支持见图 11-28。

（2）高级生命支持：成人心脏骤停高级生命支持如下：

①肾上腺素：肾上腺素是抢救心脏骤停的首选药，能提高冠状动脉和脑灌注压，并可以改变细室颤为粗室颤，增加复苏成功率。每 3～5 分钟静脉推注 1 mg，不推荐递增剂量和大剂量使用。在至少 2 分钟 CPR 和 1 次电除颤后开始使用。研究表明：联合使用加压

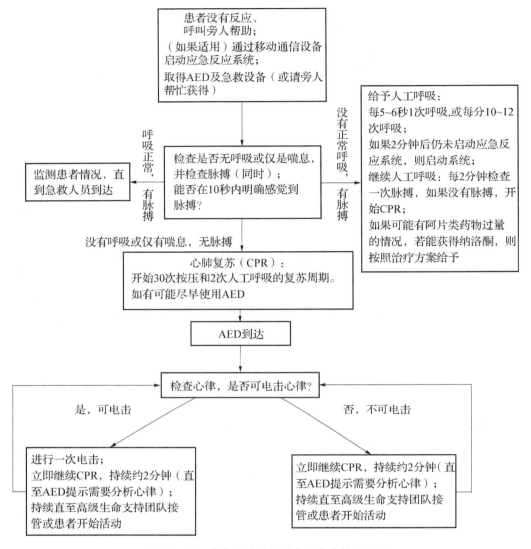

图 11-28 成人心脏骤停基本生命支持流程图

素和肾上腺素,替代标准剂量的肾上腺素治疗心脏骤停时并没有优势。

②胺碘酮:对于序贯应用 CPR-电除颤－CPR-肾上腺素治疗无效的室颤或无脉性室速患者应首选胺碘酮,初始量为 300 mg 快速静脉推注,随后电除颤 1 次,如仍未恢复,10~15 分钟后可再推注 150 mg,如需要可以重复 6~8 次。在首个 24 小时内使用维持剂量,先 1 mg/min 持续 6 小时,之后 0.5 mg/min 持续 18 小时。每日最大剂量不超过 2 g。

③利多卡因:如果没有胺碘酮,可以使用利多卡因。其显效快,时效短(一次静脉给药保持 15~20 min),对心肌和血压影响小。初始剂量为 1~1.5 mg/kg 静脉推注,如果室颤/无脉性室速持续,每 5~10 分钟可再给 0.5~0.75 mg/kg 静脉推注,直到最大量 3 mg/kg。也可静脉滴注 1~4 mg/min。(注:目前的证据不足以支持心脏骤停后利多卡因的常规使用,但若是因室颤/无脉性室速导致的心脏骤停,恢复自主循环后,可以考虑

立即开始或继续给予利多卡因)。

成人心脏骤停高级生命支持见图11-29。

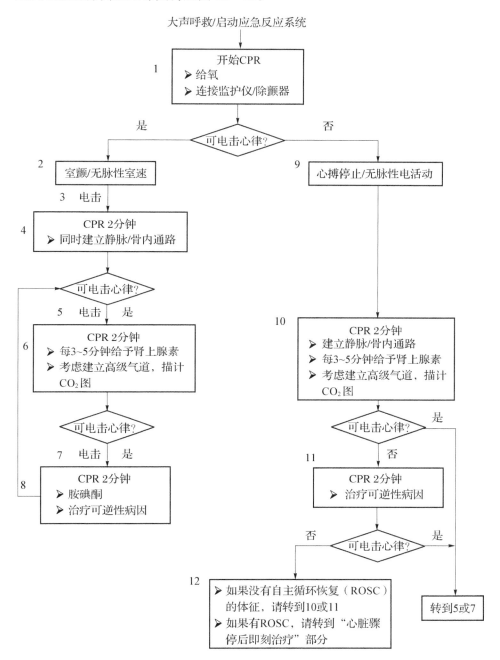

图 11 - 29 成人心脏骤停高级生命支持流程图

2. 开放气道 开放人工气道的方法主要有手法开放气道、气管插管、气管切开术等。

(1)手法开放气道:正确的抢救体位,病人仰卧位,病人头、颈、躯干平卧无扭曲,双手放于躯干两侧。如病人摔倒时面部朝下,应小心转动病人,并使病人全身各部成一个整体。转动时尤其要注意保护颈部,可以一手托住颈部,另一手扶着肩部,使病人平稳地转动至仰卧位,以防止可能出现的颈椎损伤。体位摆好后,立即清除口咽腔分泌物,接着即可按照下列三种方法施行徒手开放气道。对疑有颈椎骨折者,保持头颈脊柱一直线,并使头适度后仰张口。

①仰头举颏法:抢救者将一手掌小鱼际(小拇指侧)置于患者前额,下压使其头部后仰,另一手的食指和中指置于靠近颏部的下颌骨下方,将颏部向前抬起,帮助头部后仰,气道开放。必要时拇指可轻牵下唇,使口微微张开。

②仰头抬颈法:病人仰卧去枕,抢救者位于病人一侧,一手置于病人前额向后加压,使头后仰,另一手托住颈部向上抬颈,使气道开放。

③双手抬颌法:病人平卧,抢救者用双手从两侧抓紧病人的双下颌并托起,使头后仰,下颌骨前移,即可打开气道。此法适用于颈部有外伤者,以下颌上提为主,不能将病人头部后仰及左右转动。

注意:颈部有外伤者只能采用双手抬颌法开放气道。不宜采用仰头举颏法和仰头抬颈法,以避免进一步脊髓损伤。

在操作时应注意食指和中指尖不要深压颏下软组织,以免阻塞气道;不能过度上举下颏,以免口腔闭合;头部后仰的程度是以下颌角与耳垂间连线与地面垂直为正确位置;口腔内有异物或呕吐物,应立即将其清除,但不可占用过多时间;开放气道要在3～5秒内完成,而且在心肺复苏全过程中,自始至终要保持气道通畅。

3 特殊解毒药 通常的解毒药品有20余种,但在第一时间内运用解毒药对于化学中毒的救治至关重要,能够在较短的时间内发挥作用,达到解毒的目的。我国北京、广州、成都分别建有解毒药品储备库,并制订《储备特效解毒药物应急调用方案和管理办法》。常用解毒剂见表11-17。

表 11-17 常见解毒药物储备名单

序号	品名	剂型	规格	单位	应用
1	乙酰胺注射液	注射液	5 mL：2.5 g/支,5 支/盒	盒	氟乙酸胺、氟醋酸钠及甘氟中毒
2	二巯丙磺钠	注射液	2 mL：0.125 g/支,10 支/盒	盒	汞、砷、铬、铋、铜、锑中毒
3	二巯丁二酸胶囊	胶囊	0.25 g/粒,50 粒/盒	瓶	铅、汞、砷、镍、铜中毒
4	氯解磷定	注射液	0.5 g 10×2 mL,10 支/盒	盒	有机磷中毒
5	亚甲蓝注射液	注射液	2 mL：20 mg/支	盒	亚硝酸盐、硝酸盐、苯胺、硝基苯、三硝基甲苯等引起的高铁血红蛋白血症
6	硫酸阿托品注射液	注射液	1 mL：1mg 支,10 支/盒	盒	有机磷酸酯类中毒
7	硫酸阿托品注射液	注射液	2 mL：10 mg/支,10 支/盒	盒	有机磷酸酯类中毒
8	维生素 K_1	注射液	1 mL：1 mg 支,10 支/盒	盒	抗凝血类杀鼠剂
9	普鲁士蓝	胶囊	330 mg/粒,90 粒/瓶	瓶	铊、铯中毒

续表

序号	品名	剂型	规格	单位	应用
10	依地酸钙钠	注射液	5 mL：1g×5 支	盒	主要用于铅中毒，亦可用于镉、锰、铬、镍、钴中毒
11	亚硝酸异戊酯	注射液	0.2 mL×10 支	盒	氰化物中毒
12	氟马西尼	注射液	5 mL：0.5 mg,5 支/盒	盒	苯二氮䓬类药物[如地西泮(安定)]过量
13	亚硝酸钠	注射液	0.3 g：10 mL/支	盒	氰化物中毒
14	硫代硫酸钠注射液	注射液	20 mL：10 g/支	盒	氰化物中毒(继亚硝酸钠静注后,立即由原针头注射本品)
15	活性炭	粉剂	50g/1 袋	盒	口服,在消化道吸附毒性物质
16	10％硫酸钠注射液	注射液	20 mL×10 支	盒	钡中毒

（张　锋　白　莹　龚　伟　韩　磊　张恒东）

第十二章 核和辐射事故(事件)

核能作为清洁能源,在能源发展战略中已占据重要地位。随着核和辐射技术的飞速发展和广泛应用,核能技术在造福人类的同时,也时刻存在着核事故的现实威胁。虽然现代应急准备和处置技术使得核和辐射事件所致人员伤亡较为有限,但依然会造成巨大的社会负面效应,对人们的心理健康、社会政治、经济等产生深远的影响。

第一节 概 述

核和辐射事故(事件)是指各种原因所致的放射性物质释放或其他放射源,造成或可能造成重大伤亡和重大社会影响,危及公共安全的事故(事件)。

一、核和辐射事故(事件)的分类及特点

(一) 分类

按照不同领域,一般将核和辐射事故(事件)分为核事故(事件)、辐射事故(事件)和核恐怖袭击三种类型。

核事故指大型核设施发生的事故或意外事件,这些事故可能造成场内人员受到辐射损伤或放射性污染,严重的核事故会导致放射性物质泄漏到厂外,对公众健康造成影响。

辐射事故(事件)则为由于辐射源丢失、失控或射线装置误操作等原因导致的人员损伤或者对环境造成影响的事故或事件。

核恐怖袭击是指通过威慑(恐吓)使用或者实际使用能释放放射性物质的装置(包括简陋的核爆装置),或通过威慑袭击或者实际袭击核设施引起放射性物质的释放,导致显著的人群心理影响、社会影响或者一定数量的人员伤亡,从而破坏国家安全、民众生活、社会安定与经济发展的恐怖事件。可能的核恐怖袭击类型包括:①非法获得核武器制造恐怖事件;②获得核材料制造核恐怖事件;③获得其他放射性材料造成核危害;④袭击核设施造成核和辐射危害。

(二) 核和辐射事故(事件)的特点

核和辐射事件除具有其他灾害事故的特点外,还存在放射性的致伤因素。

主要特点:①造成危害的差异大。由于核设施、辐射源和辐照装置的广泛应用,涉及的辐射源也千差万别,造成核和辐射事件对于人群造成的危害大小、影响范围、事件后果都有很大的差异性。②伤情复杂。伤员可能有过量外照射,体内放射性核素污染,伤口放射性核素污染,体表放射性核素污染,还可能有放烧复合伤、放冲复合伤等。③发展迅

速。由于电离辐射和放射性物质的扩散受到诸如气流、洋流等非人为因素的影响，一些核和辐射事件对人群的影响往往发展非常迅速。④应急处理难度大。由于核和辐射事故的危害差异较大，伤情比较复杂，为事件的应对处理带来很大难度。⑤污染会对环境造成影响。⑥核和辐射事件的应急处理专业性强。除了医务人员外，还需要保健物理专家一起监测，估算剂量，判断伤情。需要投入的力量大，持续时间长。

二、电离辐射生物效应及主要影响因素

核和辐射突发事件对于人体的生物效应以电离辐射对人体的生物效应为主。

（一）生物效应

1. 随机性效应与确定效应

（1）随机性效应：是指电离辐射照射生物机体产生的一些有规律的效应。随机效应发生的概率与受照剂量的大小呈正比，但效应的严重程度与受照剂量无关。一般认为，照射剂量越大，该效应的发生率就越高，但当接受照射的剂量很低时，也不能保证这种效应不发生，即不存在阈值剂量。

随机性效应实际上是体细胞和生殖细胞发生突变的结果，最终可导致致癌效应、基因突变和遗传性疾病。效应的不可预知性是随机性效应的最大特点。

（2）确定性效应（或组织效应）：是指电离辐射超过某一剂量阈值水平时引发的某种健康效应。这种效应的发生率和严重程度随剂量的增加而增大。每个器官和组织以及每个人引起确定性效应的阈值存在一定的差异，在有限程度上可能还取决于受照个体的情况。低于约100mGy的急性照射剂量不会对组织造成功能性损害。

确定性效应的发生基础是器官或组织的细胞死亡。除了癌症、遗传和突变以外，所有躯体效应和胚胎效应及不育症等均为确定性效应，如红斑、急性辐射综合征（放射病）等。如果这种效应具有致命性或威胁到生命，或者是导致生活质量降低的永久性伤害，则被称为严重确定性效应。

2. 早期效应和迟发效应　按生物效应出现的时间早晚，可把电离辐射生物效应分为早期效应和迟发效应。早期效应是指在受照后几个星期或者几个月内发生的辐射效应，如急性放射病、急性皮肤损伤。而在受照后数月甚至数年后发生的效应称为迟发效应，如慢性放射病、辐射性白血病、致癌效应、辐射性白内障、遗传效应等。

3. 躯体效应与遗传效应　按照效应出现的部位，可将电离辐射生物效应分为躯体效应与遗传效应。躯体效应又可分为全身效应和局部效应。生殖细胞损伤导致有害效应显现在受照者后代身上称为遗传效应。

（二）电离辐射生物效应的影响因素

1. 辐射源相关因素

（1）辐射种类：不同种类的辐射产生的生物效应不同。α射线的电离密度大，但穿透能力很弱，因此外照射时，对机体的损伤作用很小，而在体内照射时，则对机体的损伤作用很大。β射线的电离能力小于α射线，但穿透能力较大，外照射时可引起皮肤表层的损伤，内照射时亦引起明显的生物效应。γ射线或高能X射线穿透能力很强，与体内物质作用时产生次级电子，后者引起电离效应，其电离密度小于α、β射线，但X和γ射线能穿透深层组织，由外照射时易引起严重损伤。快中子和各种高能重粒子也都具有很大的穿

透力,在组织内其射程的末端发生极高的电离密度。

(2) 辐射剂量:辐射剂量与辐射生物效应之间存在一定的相依关系。总的规律是剂量越大,效应越显著,但并不全呈直线关系。从辐射的远期效应看,受照剂量越大,后果越严重。日本原子弹爆炸幸存者中离爆炸中心较近而受照剂量较大者,肿瘤与白血病的发病率也较高。

(3) 辐射剂量率:一般情况下剂量率越大,生物效应越显著。但当剂量率达到一定范围时,生物效应与剂量率之间失去比例关系,而且剂量率对生物效应的影响也随观察的具体效应不同而异。引起急性放射损伤需要一定剂量率阈值。长期接受每日 5~50 mGy 的照射不会引发急性放射病症状,只能导致慢性放射损伤的发生。当每日剂量率升至 50~100 mGy 或更高时,则可引发急性放射病,且严重程度与剂量成正相关。

(4) 相同剂量分次照射:大多数组织呈现出对剂量分割的宽容效应。诱发某一给定观察终点的效应,分次照射所需总剂量往往高于单次急性照射剂量。受照剂量较大时(>5 Gy),如果单次照射动物会产生严重的辐射损伤,但同样剂量分多次照射动物,则不会产生同样后果。例如:大鼠一次全身受照 10 Gy,100% 的动物死亡;若分次照射,第一次给予 4 Gy,第二次给予 6 Gy,中间间隔 7 日时仅有 80% 的动物死亡;中间间隔 10 日,同样的照射方案,只有 73% 的动物死亡。原因在于机体存在代偿修复能力,第一次照射机体诱发的损伤在间隔时段内得到部分修复。

(5) 照射面积和部位:当其他照射条件相同时,辐射生物效应与受照面积成正相关。如 5 Gy γ 射线均匀或比较均匀地照射全身会引发急性放射病,但同样剂量局部照射,只会产生局部病变,如皮肤红斑。一般受照面积超过人体总面积 1/3 时才引起全身效应。相同的剂量照射机体不同部位,可能产生截然不同的后果。5 Gy 以上剂量 γ 射线照射腹部可使肝、肾、脾、肠等重要组织器官受到损害,诱发急性放射病,而同样的辐射作用于四肢,则不会产生同样后果。以相同剂量和剂量率的射线单次照射时,人及动物各部位辐射敏感性排序:腹部、盆腔、头颈部、胸部和四肢。

2. 受照机体的相关因素 一般来说,生物进化程度越高,辐射敏感性越高。不同个体辐射敏感性的差异,除与人种和是否患有对辐射特别敏感的遗传病有关外,还与年龄、生理状况、健康状况和性别关系密切。婴幼儿和老年人的辐射敏感性高于青壮年。机体处于过热、过冷、过劳和饥饿等状态时,对辐射的耐受性降低。身体虚弱和慢性病患者,或合并外伤时,对辐射的耐受性亦降低。较高水平的雌激素可清除辐射产生的自由基,所以育龄雌性个体的辐射耐受性稍大于雄性。同一个体随发育逐渐趋向成熟,辐射敏感性逐步降低,个体发育不同阶段辐射敏感性排序:植入前>器官形成>胎儿、新生儿>婴幼儿和老年>少年>青壮年。

同一个体内不同组织器官及细胞的辐射敏感性相差较大,其中骨髓、乳腺、胃、肠隐窝上皮细胞、淋巴组织对辐射最敏感,其余组织辐射敏感性次之。外周淋巴细胞与成熟卵细胞为体内对辐射最敏感的细胞。同一细胞内细胞核较其他亚细胞成分对辐射敏感,各类生物大分子中 DNA 分子辐射敏感性最高。

三、放射损伤性疾病

(一)核和辐射事故(事件)的主要伤害

1. 生理伤害 核和辐射事故(事件)的对人群的生理影响受到辐射源性质、照射途径、照射剂量等多种因素影响,差异很大。

电离辐射对人体伤害的主要表现:①以出血为代表的电离辐射出血综合征。主要为凝血功能障碍、血管通透性增加、血小板数量和质量改变。②免疫功能下降。免疫系统对电离辐射十分敏感,极易在接受电离辐射后功能受损。③核和辐射事件后的伤害,也有可能涉及烧伤、冲击伤等因素造成放烧复合伤、放冲复合伤等复合伤害。

2. 心理伤害 核事故与电离辐射相联系,促成人们对于核事故的疑虑、担心、恐惧,这种潜在的恐核思维,通过各种途径在社会上广为流传,表现出一种公众群体心理应激反应。具体表现为:①大部分人员紧张、忧虑、抑郁、神经衰弱及植物神经系统的功能紊乱等表现。②个体恐惧效应具有强烈的"社会传染性"和"大众模仿性",使得个体的心理恐惧很快演变成为群体的心理恐惧,破坏正常生产和生活秩序。

2011年日本福岛核事故后,我国境内出现的"抢盐"风潮,正是这种群体心理恐慌现象的具体行为表现。1979年美国三里岛核电站事故后,释放出的放射性物质对人群健康效应甚微,但心理效应影响的人群却相当大,自发逃离者达14万,促使7万多人的反核势力进军华盛顿,事故后的骚动牵涉大部分居民,许多工作和计划因此停顿,对当时的社会经济生活带来严重的影响。

(二)放射损伤的伤类和伤情

放射损伤的伤类,可分为单纯放射损伤和放射复合伤。由辐射一种致伤因素引起的损伤,称为单纯放射损伤;由辐射和非辐射(如创伤、烧伤、冲击伤等)致伤因素引起的损伤,称为放射复合伤。放射损伤伤类的划分如下:

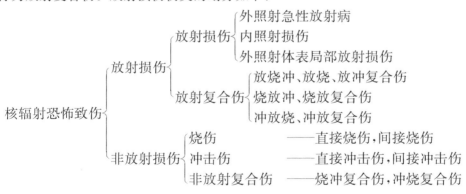

1. 外照射急性放射病 外照射急性放射病是指人体一次或短时间(数日)内受到大剂量照射引起的全身性疾病。当受到大于1 Gy的均匀或比较均匀的全身照射即可引起急性放射病。

根据受照剂量、病程特点和严重程度,可将外照射急性放射病分成三型:

(1)骨髓型急性放射病:照射剂量1~10 Gy,主要损伤造血系统,在造血抑制和破坏的基础上,发生以全血细胞减少为主的造血障碍综合征。主要临床表现是出血、感染。

根据照射剂量大小、病情轻重又分为四度,即轻度、中度、重度和极重度。

（2）肠型急性放射病:照射剂量＞10 Gy,在造血障碍基础上,胃肠道损伤更为突出,小肠黏膜上皮广泛变性、坏死、脱落。临床表现是频繁呕吐、腹泻、腹痛、血水便及水电解质代谢紊乱。分轻（10～20 Gy）、重（20～50 Gy）两度肠型急性放射病。

（3）脑型急性放射病:照射剂量＞50 Gy,造血严重损伤同时,出现小脑颗粒层细胞及脑干部细胞大面积固缩、坏死和脑循环障碍,表现为意识障碍、定向力丧失、共济失调、肌张力增强和震颤、强直性或阵挛性抽搐,分轻（50～100 Gy）、重（＞100 Gy）两度脑型急性放射病。

2. 内照射损伤　由进入人体内过量的放射性核素作为电离辐射源对人体产生的照射称为内照射,由此引起的全身性照射,既有电离辐射作用所致的全身性表现,也有该放射性核素靶器官的损害,称内照射放射病。

放射性核素内照射损伤,由于受核素自身衰变类型、半衰期、能量等辐射特性、理化性质、生物转运、摄入方式、剂量在空间和时间分布等因素的影响,故与外照射损伤相比具有以下特点:

（1）病程分期不明显:放射性核素在体内滞留或沉积的过程中,按其衰变规律持续地释放粒子或射线,组织或器官剂量是逐渐累积或叠加的过程,因此病程分期不明显,临床症状逐渐出现,原发反应不明显或没有,潜伏期长短悬殊,极期较长但症状不典型。

（2）损伤部位的选择性:亲骨性分布的核素（如 Ca、Sr、Ba、Ra、Y、Pu 等）对骨髓造血功能和骨骼的损伤严重,常引起持续性的中性粒细胞减少,骨坏死或贫血症状很突出,还可引起关节病和骨肿瘤等;亲网状内皮系统分布的核素（如 Ac、Th、Am、La、Ce 等）对肝、脾、淋巴结等损伤严重,晚期可引起肝肿瘤;亲肾性分布的核素（如 U、Ru）可引起严重的肾损伤,如中毒性肾炎、肾功能不全、肾硬化等;亲甲状腺的放射性碘,浓集于甲状腺内可引起甲状腺严重损伤。

（3）进入和排出途径的局部损伤:大量核素经吸入和呼出方式进出体内时,可引起咽喉炎、鼻炎、支气管炎和肺炎,甚至肺癌;经胃肠进入和排出时,常发生胃肠功能紊乱、黏膜出血、炎症、溃疡和坏死性病变;伤口污染时,可延缓愈合过程,伤口易感染和出血,严重时可形成久不愈合的溃疡和皮下组织肿瘤。

3. 放射性皮肤损伤　电离辐射对皮肤直接作用引起的损伤称为放射性皮肤损伤。

放射性皮肤损伤的伤情受射线的种类和能量、照射剂量、剂量率和间隔时间、受照面积、个体生物因素、环境理化因素等影响。放射性皮肤损伤按临床经过主要分为两大类,即急性放射性皮肤损伤和慢性放射性皮肤损伤。

（1）急性放射性皮肤损伤:一次或多次大剂量电离辐射局部照射引起急性放射性皮肤损伤,也称为急性放射性皮炎。根据病变发展可分为四度,Ⅰ度损伤（脱毛）、Ⅱ度损伤（红斑）、Ⅲ度损伤（水疱或湿性皮炎）、Ⅳ度损伤（坏死、溃疡）;每度的临床表现可分为四期:初期、反应期、假愈期和恢复期。

（2）慢性放射性皮肤损伤:由急性放射性皮肤损伤迁延而来或由小剂量射线长期照射后引起的慢性放射性皮炎及慢性放射性皮肤溃疡。根据病变发展可分为三度损伤。

4. 放射复合伤　放射复合伤是指同时存在放射损伤和非放射损伤。常见放冲复合伤和放烧复合伤,放冲复合伤指人体同时或相继发生的放射损伤为主、复合冲击伤的一类复合伤;放烧复合伤指人体同时或相继发生放射损伤为主、复合烧伤的一类复合伤。

（1）放射复合伤:放射复合伤的伤情的临床表现为胃肠功能紊乱、造血障碍、感染和出血,病变程度主要取决于受照剂量。可分为轻度（＞1 Gy）、中度（＞2 Gy）、重度（＞3 Gy）和极重度（＞4 Gy）放射复合伤。

（2）放烧复合伤:指人体同时或相继发生放射损伤为主的复合烧伤。受照剂量超过1 Gy,烧伤多为皮肤烧伤,也可以同时发生呼吸道烧伤及眼烧伤。伤情可分为轻度、中度、重度及极重度四级。

（3）放冲复合伤:指人体同时或相继发生的放射损伤为主的复合冲击伤的一类复合伤。伤情亦分为轻度、中度、重度及极重度四级,病程一般可经休克期、局部感染期、极期和恢复期四个时期。

第二节 核和辐射事故的分级与卫生应急响应

重大的核和辐射紧急情况多数属于事故灾难性突发事件。卫生应急组织应针对发生的事件情况,根据预先制定的应急预案和响应程序实施应对措施。

一、核和辐射事故（事件）的分级

（一）国际核事故（事件）分级

国际原子能机构（IAEA）和联合国经济合作与发展组织（OECD）核能机构核能局（NEA）共同组织核能专家编制了国际核事件分级表（INES）。通过该分级表,制定了衡量事故严重程度的统一标准。该表对核事件进行适当的分析,便于核材料运营方、新闻界和公众之间取得共同的理解。

国际核事件分级表（INES）广泛应用于核电厂、民用核工业相关的所有设施、放射性材料运输以及放射性材料有关的事件等。国际核事件分级表（INES）不对工业事故以及与核无关的事件进行分级。

分级表将核事件分为七级:4～7级为较高级别,定义为事故;1～3级为较低级别,定义为事件;分级表以下（零级）归类为不具有安全意义的事件,定义为偏离。与核安全无关的事件被定义为分级表以外。

典型核事故:1979年美国三里岛核电站事故属于5级具有厂外风险的事故。1986年前苏联切尔诺贝利核电站事故和2011年日本福岛第一核电站事故均属于7级特大事故。

表 12-1 国际核事件分级表（INES）分级的一般描述

INES 分级	人群和环境影响	厂内影响	纵深防御
7 级 特大事故 Major Accident	放射性物质大量释放；大范围的健康和环境影响，需要执行计划内与扩展对策		
6 级 严重事故 Serious Accident	放射性物质的显著释放，可能需要执行计划对策		
5 级 具有场外风险的事故 Accident with Wider Consequences	放射性物质有限释放，可能需要部分执行计划对策；辐射致数人死亡	堆芯严重受损；巨量可能导致公众暴露的放射性物质泄漏	
4 级 具有局部风险的事故 Accident with local Consequence	放射性物质少量释放，可能需要部分执行计划对策；辐射致 1 人死亡	燃料融解或者损伤导致堆芯 0.1% 的物质泄漏；大量可导致公众暴露的放射性物质泄漏	核电厂接近事故的安全保护措施全部失效；高活度放射性源被盗或丢失；高放射性源被转移至无法处理的地点
3 级 严重事件 Serious Incident	辐射造成工作人员的暴露超过十倍限值；辐射没有导致严重的确定性效应	操作区的剂量率超过 1Sv/h；某区域出现设计外的严重污染	安全措施明显失效；发现高放射性源，但封装完好；高放射性源转移时没有得到妥善的防护
2 级 事件 Incident	辐射导致公众的暴露超过 10 mSv；导致工作人员的暴露超过年剂量限值	操作区的剂量率超过 50 mSv/h；某区域出现设计外的显著污染	一些公众受到超过年剂量限值的照射；纵深防御的安全组成部分中出现问题；一些低放射性源被盗或丢失
1 级 异常 Anomaly			

注：分级表以外为 0 级。

（二）我国辐射事故分级

根据辐射事故的性质、严重程度、可控性和影响范围等因素，从重到轻将辐射事故分为特别重大辐射事故、重大辐射事故、较大辐射事故和一般辐射事故四个等级。

特别重大辐射事故：是指Ⅰ类、Ⅱ类放射源丢失、被盗、失控造成大范围严重辐射污染后果，或者造成3人以上（含3人）急性死亡的事故。

重大辐射事故：是指Ⅰ类、Ⅱ类放射源丢失、被盗、失控，或者造成2人以下（含2人）急性死亡或者10人以上（含10人）急性重度放射病、局部器官残疾的事故。

较大辐射事故：是指Ⅲ类放射源丢失、被盗、失控，或者造成9人以下（含9人）急性重度放射病、局部器官残疾的事故。

一般辐射事故：是指Ⅳ类、Ⅴ类放射源丢失、被盗、失控，或者造成人员超年剂量限值照射的事故。

二、卫生应急响应

（一）核和辐射事故应急管理体系

1. 核和辐射事故应急管理组织体系　我国核应急工作实行三级管理，即国家核应急组织、核设施所在省（区、市）核应急组织以及核设施营运单位核应急组织。

（1）国家核应急组织：国家核应急协调委负责组织协调全国核事故应急准备和应急处置工作。国家核应急协调委由工业和信息化部、公安部、民政部、生态环境部、国防科工局、军队有关部门等24个成员单位组成。国家核应急协调委的日常工作由设在国防科工局的国家核事故应急办公室（简称国家核应急办）承担。

国家核应急协调委设立专家委员会和联络员组分别为国家核应急工作重大决策和重要规划以及核事故应对工作提供咨询和建议、承担国家核应急协调委交办的事项。

（2）省（自治区、直辖市）核应急组织：省级人民政府根据有关规定和工作需要成立省（自治区、直辖市）核应急委员会（简称省核应急委），由有关职能部门、相关市县、核设施营运单位的负责同志组成，负责本行政区域核事故应急准备与应急处置工作，统一指挥本行政区域核事故场外应急响应行动。未成立核应急委的省级人民政府指定相关部门负责本行政区域核事故应急准备与应急处置工作，或由省级人民政府直接领导、组织、协调本行政区域场外核应急工作。

省核应急委设立专家组，提供决策咨询，设立省核事故应急办公室（以下称省核应急办），承担省核应急委的日常工作。

（3）核设施营运单位核应急组织：核设施营运单位核应急指挥部负责组织场内核应急准备与应急处置工作，统一指挥本单位的核应急响应行动，配合和协助做好场外核应急准备与响应工作，及时提出进入场外应急状态和采取场外应急防护措施的建议。

2. 核和辐射事故的卫生应急组织体系及职责

（1）核和辐射事故的卫生应急组织体系：各级地方卫生健康部门在本级人民政府领导下，负责组织、协调本行政区域内核和辐射事故的卫生应急工作。

（2）核和辐射事故卫生应急组织的主要职责：组织协调核应急医疗救护、辐射防护和应急照射控制、稳定碘片的储存和发放、食物和饮水监测等工作。

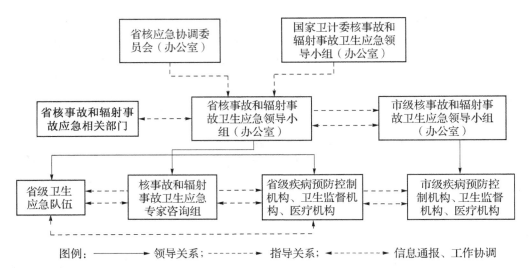

图例：———→ 领导关系；------→ 指导关系；------→ 信息通报、工作协调

图 12 - 1　核事故和辐射事故卫生应急组织体系（以省级为例）

表 12 - 2　核和辐射事故卫生应急各部门（或机构）职责

组织或机构	职责
核事故和辐射事故卫生应急领导小组（办公室）	根据相关法律法规预案组织制（修）定核事故和辐射事故卫生应急预（方）案及相关工作规范。 负责与核应急协调委员会办公室的沟通联络和工作协调，承办核应急协调委员会交办的卫生应急工作任务。 组织、指挥或指导辖区内核事故和辐射事故卫生应急准备和响应。 向核应急协调委员会提出卫生应急和公众保护措施及建议。 负责核事故和辐射事故卫生应急专家咨询组的管理工作。 建立完善相关人员、技术和物资等卫生应急保障机制并进行考核评价，保证有效运行和统一调度
核事故和辐射事故卫生应急专家咨询组	提供核事故和辐射事故卫生应急准备与响应的咨询和建议，参与救援准备与响应。 参与核事故和辐射事故卫生应急预案的制（修）定。 参与和指导核事故和辐射事故卫生应急培训、演练和宣传教育。 参与和指导核事故和辐射事故卫生应急处置工作。 参与核事故和辐射事故卫生应急响应后期评估
疾病预防控制机构	现场卫生学调查和评价、健康教育。 应急工作人员的辐射防护和辐射照射控制。 事故受照人员的剂量估算与健康效应评价。 核事故和辐射事故卫生应急信息的报告与管理。 负责食品和饮用水放射性水平监测评价工作。 负责核和辐射突发事件卫生应急处置队伍日常管理工作。 承办核事故和辐射事故卫生应急领导小组交办的其他工作

续表

组织或机构	职责
医疗机构	受照人员的紧急医疗救护、现场卫生处置、人员污染检测及去污、体内污染的阻吸收及促排、辐射损伤人员医学随访。 做好相关诊断试剂和促排药物储备。 负责核辐射医疗救治技术的培训演练、会诊和指导。 对社会公众开展核辐射损伤防治的健康教育和信息咨询工作等。 医疗救治后援部参与受照人员的现场急救处理、去污洗消、分类转运、中度及以上外照射急性骨髓型放射病、放射复合伤和严重放射性核素内污染人员的临床收治和心理援助等工作
卫生监督机构	参与辖区内医疗卫生机构辐射事故的现场调查、处理，并在事故结束后对事故发生单位进行监督检查，依法查处违法行为。 省级卫生监督机构还负责稳定性碘片的储存、发放和指导服药工作
核和辐射卫生应急队伍	在核事故和辐射事故卫生应急领导小组统一指挥下，开展辐射防护、辐射监测、医疗救治等相关工作

（二）核事故卫生应急响应

1. 应急状态分级　根据核事故性质、严重程度及辐射后果影响范围，核设施核事故应急状态分为应急待命、厂房应急、场区应急、场外应急。

（1）应急待命：出现可能导致危及核电厂核安全的某些特定情况或者外部事件，核电厂有关人员进入戒备状态。

（2）厂房应急：事故后果仅限于核电厂的局部区域，核电厂人员按照场内核事故应急计划的要求采取核事故应急响应行动，通知厂外有关核事故应急响应组织。

（3）场区应急：事故后果蔓延至整个场区，场区内的人员采取核事故应急响应行动，通知省级人民政府指定的部门，某些厂外核事故应急响应组织可能采取核事故应急响应行动。

（4）场外应急：场外应急是核事故的应急级别之一，指辐射后果已经超越场区边界，实施场内和场外核事故应急计划。

2. 核事故报告　只要出现可能危及核设施安全运行的工况或事件，核设施运营单位就要及时向国家核应急办、省核应急办、核电主管部门、核安全监管部门报告。

一旦核事故发生进入"应急待命"或以上状态后15分钟内，核电厂应急总指挥或授权指定人，首先用电话或传真向有关部门发出应急通告（报告）。内容包括事故发生时间、发生事故的机组、事故前工况、事故起因、发展趋势、是否有放射性物质释放、气象条件、应急状态、已采取的应急措施等。

3. 核事故现场卫生救援的基本任务　突发核事故需要进行核事故卫生应急时，核事故卫生应急组织根据核事故应急组织和（或）核事故卫生应急领导小组的指令实施卫生应急任务，提出医疗救治和保护公众健康的措施和建议。

基本任务包括：①及时进行现场救护，抢救伤员。尽快将伤员撤离事故现场，并进行相应的医学处理；对伤情重、危及生命的伤员应优先进行紧急处理（现场紧急医学救援措施主要包括心肺复苏以及创伤急救等）。②依据早期症状和血液常规检查结果,初步估计人员受照剂量,设立临时分类站,进行初步分类诊断和处理,必要时及早使用稳定性碘和(或)抗辐射药品。③对人员进行放射性体表污染检查和初步去污染处理,并注意防止污染扩散。对开放性污染伤口去污后可酌情进行包扎。④初步判断人员有无放射性核素内污染,必要时及早采取阻吸收和促排措施。⑤尽可能收集、留取可估计人员受照剂量的物品和生物样品。⑥采集食品和饮用水样品,进行放射性核素水平分析,为进一步公众的饮水食品提供数据。⑦指导公众做好个人防护,协其助解决核事故造成的社会心理学问题。

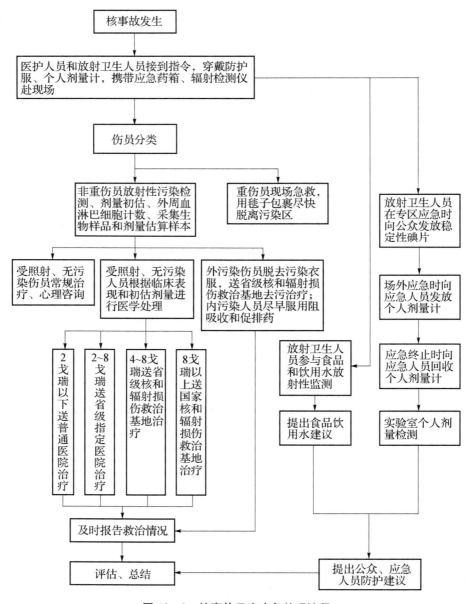

图 12－2　核事故卫生应急处理流程

4. 核事故卫生应急处置流程　发生放射性污染事件时,首先控制污染,保护好事件现场,阻断一切污染扩散的可能途径。如暂时关闭通风系统或控制放射性液体外溢,或用物体吸附或遮盖密封,防止污染再扩散。

隔离污染区,禁止无关人员和车辆随意出入现场。使用路障,或用明显线条标记出污染边界及污染程度。由隔离区进入清洁区,要通过缓冲区,确保清洁区不受放射性污染。

进入污染区必须穿戴个人防护用具,通过缓冲区进入污染区。从污染区出来的人员,要进行个人监测,对手、脸、头发、鞋要给以特别注意,其次是臀部、膝、袖口等处。由污染区携出的物品、设备,必须在缓冲区经过检查和处理,达到去污标准后,才能带入清洁区。

(三)辐射事故卫生应急响应

辐射事故的卫生应急响应坚持属地为主的原则。特别重大辐射事故的卫生应急响应由国家卫健委组织实施,重大、较大、一般辐射事故的卫生应急响应由省级卫生行政部门组织实施。

1. 辐射事故报告　根据《放射性同位素与射线装置安全和防护条例》,国务院生态环境部门对全国放射性同位素、射线装置的安全和防护工作实施统一监督管理。

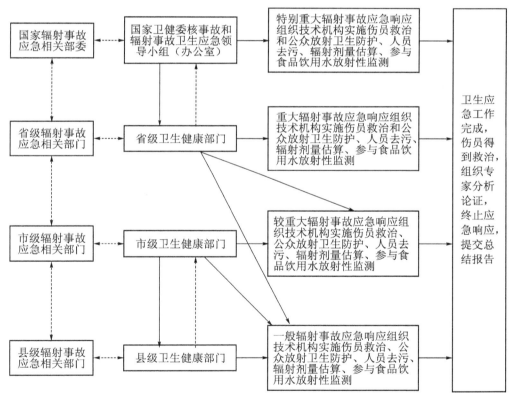

图例:　------▶信息反馈、请求支援;　——▶指挥、督导;　◀----▶信息通报、工作协调

图 12 - 3　辐射事故卫生应急流程

发生辐射事故时,生产、销售、使用放射性同位素和射线装置的单位应当立即向当地生态环境部门、公安部门、卫生健康行政部门报告。生态环境部门、公安部门、卫生健康

部门接到辐射事故报告后,应当立即派人赶赴现场,进行现场调查,采取有效措施,控制并消除事故影响,同时将辐射事故信息报告本级人民政府和上级人民政府生态环境部门、公安部门、卫生健康部门。接到事故报告后,属于较大以上级别(含较大)辐射事故的,应在2小时内报至省人民政府,特别重大、重大辐射事故,应在4小时内报告国务院。

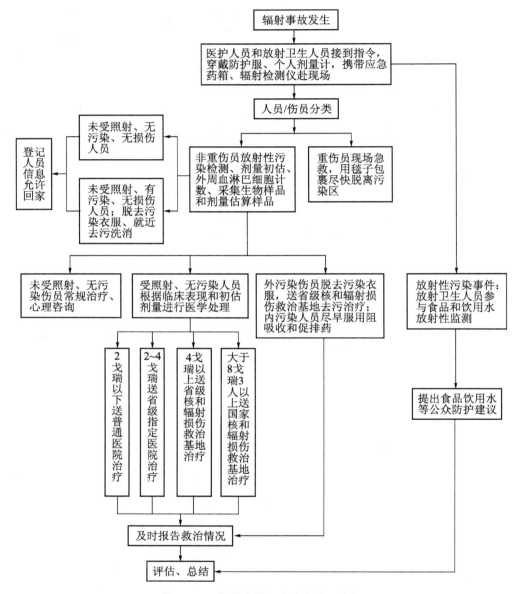

图 12 - 4　辐射事故卫生应急处理流程

医疗机构或医生发现有病人出现典型急性放射病或放射性皮肤损伤症状时,医疗机构应在2小时内向当地卫生健康部门报告。接到辐射事故报告的卫生健康部门,应在2小时内向上一级卫生健康部门报告,直至省级卫生健康部门,同时向同级生态环境部门和公安部门通报,并将辐射事故信息报告同级人民政府。发生特别重大辐射事故时,应同时向国家卫健委报告。

省级卫生健康部门接到辐射事故报告后,经初步判断,认为该辐射事故可能属特别重大辐射事故和重大辐射事故时,应在 2 小时内将辐射事故信息报告省级人民政府和国家卫健委,并及时通报省级生态环境部门和公安部门。

2. 辐射事故卫生应急流程　卫生健康部门接到辐射事故的通报、报告或指令后,负责组织辖区内的卫生应急工作。

3. 辐射事故的卫生应急处置流程(见图 12-4)

第三节　辐射监测与剂量估算

当核和辐射事故发生时,根据事故特征,预估放射性释放和污染的严重程度,对场外开展针对放射性污染水平和分布的监测,尽可能及时提供关于事故可能带来的辐射影响方面的测量数据,以便为剂量评价和防护行动决策提供技术依据。

一、辐射监测

根据核和辐射事故的特点、分类及其可能产生的后果,应急监测的任务和内容也有所不同。

对于一次伴有大气释放的事故,例如发生在核电站等核设施的事件,首先需要确定烟羽对周围公众的危害。在该类事件的不同阶段,应急监测的主要任务和内容侧重点不同,但这种阶段划分只是相对的,不同阶段的任务之间会有交错或重叠。

对于涉及像丢源、小型运输事故、小型放射性物质泄洒这类小规模放射事故,应急监测的主要任务包括:①及早判断放射性物质是否已经泄漏,放射源是否丢失;②确定地表和空气的污染水平和范围,为污染区的划分提供依据;③测量相关人员的污染和可能受照程度,为必要的医疗救治提供资料;④配合补救措施所需要的辐射监测。

(一)个人监测

1. 个人外照射监测　对受照人员的外照射剂量的测量,除用物理剂量测定方法外,还有生物学剂量测定方法。

(1)物理剂量测定方法:外照射个人监测可采用常规剂量计、专用剂量计或报警式剂量计。常规个人剂量计一般都可用于事故个人剂量测量,要求个人剂量计的量程在 $0.01 \sim 10 \, \text{Gy}$ 范围,剂量值不确定度小于 25%。通常直读式剂量计(如个人剂量笔)用于 γ 射线外照射剂量测量是适宜的。应急救援人员还应佩戴报警式的剂量计,这种剂量计的可靠性要比其准确性更重要,这有助于避免或减少超过应急控制量的照射,防止出现有害的确定性效应。

(2)生物学剂量测定方法:用生物学方法对受照个体的吸收剂量进行测定,称为生物剂量测定。可通过对受照者的生物样品分析估计其受照剂量,如淋巴细胞染色体畸变剂量测量方法。

2. 体表污染监测　对于体表污染,可用物理测量仪表(β、γ 测量仪)进行表面污染的测量,必要时还需要一台能指示高剂量率和大量程的仪器。测后标出污染分布、范围和总的污染水平。

测量应在距人体约 25mm、探测器移动不超过 50 mm/s 的条件下进行。监测的顺序应由头部开始,从上到下依次进行。污染的监测结果用一定面积的平均计数率值表示,皮肤污染测量按 100 cm² 计算,最容易受污染的手指尖和手掌,按 30 cm² 计算。耳道、鼻孔、口角及伤口用棉签擦拭,并将擦拭物置于试管中。

3. 体内污染监测　若放射性核素进入人体内,则需对人员进行内污染监测,以评估内照射剂量。体内污染监测主要目标是:①获得待积有效剂量,在合适的情况下也可以获得有意义照射的组织中的待积当量剂量,以说明是否遵守了管理要求和法规要求;②为操作控制和防护设施的可靠性设计作出贡献;③在事故过量照射的情况下,为启动和支持适当的健康监护和治疗提供有价值的剂量信息。

4. 全身或器官内放射性核素含量的直接测量　全身或器官内放射性核素含量的直接测量借助于全身计数装置,检测人体内受到放射性核素意外污染的部位并鉴别核素种类。把人体置于低水平测定用的屏蔽室内,采用 γ 射线探测器作全身或器官测量,仅限于对能发射 γ 电离辐射的核素的测定。对已知污染核素作全身或器官放射性活度调查,或在短时间内对许多人员作体内污染检测时,大尺寸的 NaI(Tl) 晶体探测器是不可缺少的探测器。

为了调查污染核素在体内浓集部位,有必要采用 Ge(Li) 半导体探测器,在鉴别核素时可起到更大作用。作为整体的全身计数测量室,应当设置厚的屏蔽,至少要用 10 cm以上的铅和 20 cm 的铁作屏蔽;屏蔽体构件要选用放射性杂质少的材料。必须有用已校正过的人体模型把测定值转换为绝对放射性活度的准备。

5. 排泄物及其生物样本中放射核素分析　对于不能发射电离辐射或仅能发射低能 γ 光子的体内核素的调查,可以采用人员排泄物分析测定法判定体内污染情况。通常收集尿样进行分析测定。收集尿样时应当注意以下三点:①防止尿样二次污染;②取 24 h尿样;③当尿样体积少或分析技术对小体积尿样灵敏度低时,可以把尿样合并在一起进行分析测量。

鼻涕或鼻拭样品的分析测量结果仅能定性地而不能定量地估算核素摄入量。在体内污染的个人监测中,有时需要测量人员呼出气体中的 ¹⁴C 或 ¹³³Xe 等;当体内有高活度污染核素时,可能需要采集外周血样进行分析测定。

6. 空气采样分析　采用个人空气采样器(PAS)监测数据进行内照射剂量估算时,应测定吸入粒子大小的分布,在没有关于粒子大小的专门资料情况下,可假定活度中值空气动力学直径(AMAD)为 5 μm。

对于在空气中易于扩散的化合物,如放射性气体和蒸气(如 ¹⁴CO₂ 和氚水),可用场所空气测量(SAS)数据对这些化合物的吸入量给出较合理的估计;但对于其他物质,如再悬浮颗粒,一般不要用 SAS 测量结果进行个人剂量估算。在缺乏个人监测资料时,可利用 PAS 和 SAS 测量结果的比值来解释 SAS 的测量结果。当利用 SAS 的测量结果估算个人剂量时,应仔细评价照射条件及工作实践。根据空气样品的测量结果估算摄入量会有很大不确定度。

（二）照射场所监测

照射场所监测主要包括源监测和环境监测。这些监测的特征包括：预期的和当前的排放率；放射性核素组成；不同照射路径的比较；预期的和潜在的个人剂量等。

1. 源监测　源监测是指对释放到环境中的放射性物质的活度的测量，或直接测量由于设施中的源引起的辐射。源监测主要包括连续监测和不连续监测两种类型。对不连续监测，取样和测量的频率决定于排放率和非计划的释放的情况。目前的源监测有两种主要的类型：排放的在线监测（连续取样和测量）和排放的离线监测。离线监测包括：连续采样，在实验室测量样品的活度浓度和断续采样，在实验室测量样品的活度浓度。

2. 排放的在线监测　连续监测可以提供排放的物质中放射性含量的连续指示。这对确认排放处理和控制系统是否适当特别有用，并能提供排放物质放射性水平的突变和有意义改变的位置，以及可能存在辐射损伤的场外位置。

当核设施有惰性气体、载有总 β/γ 放射性核素的气溶胶和 ^{131}I 向大气排放时，常采用在线监测。

3. 排放的离线监测　离线监测包括取样和随后的实验室测量。有连续取样和断续取样两种，样品处理通常在远离现场的实验室进行。在核设施设计中，应考虑诸如对从设施排放的所有载有放射性核素的气溶胶和气体进行日常和事故监测。这时应考虑到所有可能的释放。

4. 气载放射性排放及测量　当部分空气流过气溶胶过滤器时就实现了载有放射性核素的气溶胶的采样。放射性碘是核事故情况下常分析的裂变核素，一般载有核素碘的气溶胶可与其他 β/γ 发射体一起分析。

直接辐射测量：对大多数类型的核设施，对源直接进行辐射测量是源监测项目的基本要求。通常测量控制区、监督区边界和设施边界的剂量和（或）剂量率。

5. 环境监测　当预期有明显放射性物质释放时，应进行环境监测。环境监测包括给定放射性核素测量（通过谱分析或化学分析）和总 α 和总 β 放射性测量两种。进行总放射性测量的优点在于相对方便，但总放射性测量无法提供剂量估算的信息。要进行剂量估算，就要进一步知道环境中不同核素的贡献。

（三）食品和饮用水监测

核和辐射事故可能向环境释放放射性物质，并通过各种途径污染食物和饮水。

1. 监测的核素种类　国际原子能机构（IAEA）给出的核电厂和后处理厂核设施事故释放的、可能产生显著辐射后果的重要裂变和活化放射性核素（核爆炸释放的核素与此类似），它概括了至今国际上重大核辐射事故的释放核素。但在现有条件下全部分析这些核素尚不可能，也不必要。创造条件在放射事件辐射监测中分析其中最重要的核素是可行的。

核辐射恐怖事件时可能释放的核素，其中 ^{131}I、^{60}Co、^{137}Cs、^{134}Cs、^{226}Ra、^{147}Pm 等是用辐射源进行恐怖袭击时可能性大的核素，而天然铀（U）是贫铀弹攻击时可大量释放的核素。

联合国原子辐射效应科学委员会（UNSCEAR）2000 年报告中给出剂量系数的重要核素，其中有 ^{131}I、^{137}Cs、^{95}Zr、^{106}Ru 等 γ 放射性核素，^{90}Sr、^{89}Sr 等 β 核素，以及 ^{238}Pu、^{239}Pu 等超铀核素，因为它们构成了所致公众内外剂量的大部分，而且根据它们的地面沉积密度还可以估计其他核素的沉积密度，因此有条件进行监测是必要的。

对有食物和饮用水中浓度控制标准的核素进行监测，切合放射恐怖应对的实际。

核辐射恐怖事件时,首先必须监测的是 γ 放射性核素(包括 ^{95}Zr、^{95}Nb、^{103}Ru、^{106}Ru、^{132}Te、^{131}I、^{132}I、^{134}Cs、^{137}Cs、^{140}Ba、^{140}La、^{144}Ce、^{60}Co、^{226}Ra、^{147}Pm 以及天然 U 等)。现在的 γ 能谱技术可以较快确定食物和饮水中各种 γ 放射性核素及其污染水平。当 γ 放射性核素污染明显时再增加 β 放射性核素(^{89}Sr、^{90}Sr)的分析,而有条件时可再分析超铀核素。

表 12 - 3　核辐射恐怖事件监测的放射性核素

IAEA295 报告认为重要的核素	核辐射恐怖事件可能释放的核素	UNSCEAR 列出剂量系数的核素	有食物和水中浓度控制标准的核素	核辐射恐怖事件监测
γ 放射性核素:				
^{95}Zr	√	√		
^{95}Nb	√	√		
^{103}Ru	√	√	√	
^{106}Ru	√	√	√	
^{132}Te				
^{131}I	√	√	√	
^{132}I		√		首选 γ 放射性核素
^{134}Cs			√	
^{137}Cs	√	√	√	
^{140}Ba		√		
^{140}La		√		
^{144}Ce		√		
^{60}Co				
^{226}Ra				
^{147}Pm				
U				
β 核素:				
^{3}H				γ 放射性核素污染明显时
^{89}Sr		√	√	
^{90}Sr	√	√	√	
超铀核素:				
^{238}Pu	√		√	
^{239}Pu	√	√	√	
^{240}Pu		√		γ 放射性核素污染明显且有条件监测时
^{241}Pu				
^{241}Am	√	√	√	
^{242}Cm				

注:表中"√"表示核素同左。

2. 监测方法

（1）事件早、中、后不同阶段需要监测的重要量

表 12－4　事件不同阶段需要监测的重要量

事件阶段	潜在的重要照射途径	需要监测的重要量		监测目的
		符号	量纲	
早期	地面沉积核素 β－γ 外照射	H_γ	$Sv \cdot s^{-1}$	发现食物和水中放射性核素污染水平高的潜在地区
中、后期	地面沉积核素 β－γ 外照射	同早期		同早期
	污染食物对人的内照射	C_f	$Bq \cdot kg^{-1}$	食物和水的控制和评价
	污染水、牛奶对人的内照射	C_w	$Bq \cdot L^{-1}$	

注：表中 H_γ 是地面沉积核素产生的在地面上方 1 m 处的 γ 外照射剂量当量率（$Sv \cdot s^{-1}$）；C_f：食物中放射性核素的活度浓度（$Bq \cdot kg^{-1}$）；C_w：饮水中放射性核素的活度浓度（$Bq \cdot L^{-1}$）。

（2）事件早期监测：在核事故早期，从源项释放出的放射性物质，在释放高度处受当时气象条件的影响而扩散，并逐渐向地面沉降，首先反映在空气中放射性浓度和 γ 剂量率的增高。

核事故早期，对场外近区，尤其是有居民点处，监测 γ 外照射剂量、剂量率和空气放射性浓度。

表 12－5　早期监测主要内容

内容	地点	测量要点	仪　器
β-γ 剂量率	烟羽漂移方向的预定地点	时间：事件后尽早开始；高度：地面及上方 1m	便携式、宽量程、有 β-γ 探测器，灵敏度和量程足够

注：烟羽监测是指通过测量环境剂量率，界定烟羽的轨迹和横截面边界，从而确定放射性污染是否超过撤离、隐蔽和甲状腺阻断剂发放的干预水平。

（3）事件中期监测：中期应急监测是针对核事故开始几小时后到几天之内，它与早期相衔接。这时核事故已得到控制，大部分放射性物质已经释放完毕，除惰性气体放射性核素外，相当量的放射性物质已沉于地面。

在中期，地面 γ 剂量率的监测仍具有重要意义，由于残留在空中的放射性物质还会沉降下来，地面的放射性物质还会再悬浮到近地面空气中，故还需要采取空气样品进行监测。

在中后期，沉降到地面上的放射性物质会通过土壤经根部吸收进入植物体内，经过土壤渗透也存在污染地下水的可能性。牛、羊、猪和家禽等食用动物可直接受到放射性污染，或通过牧草或饲料污染。因此在事故中后期，对食品和饮水的采样监测是应急监测的重点。

事件中期任务主要有三个方向：①地面和水体放射性污染巡测；②确定食物、饮水、牛奶中放射性污染的核素和水平；③补充测量早期开始的部分测量。

表 12 - 6　中期食物、饮水监测主要内容

监测内容	监测方式	监测要点
牛奶监测	①快速浸入式就地测量；②采集代表性样品→现场便携式谱仪测量；③采集代表性样品→通过阴、阳离子交换树脂柱→γ谱仪测量或送实验室；④准确测量：采集代表性样品→γ谱或放化分析	①在获知放射性气溶胶或微尘释放到大气后尽快开始；②事件后根据早期地面γ监测资料，从污染水平高的地区尽快开始；③即使地面和水体放射性污染水平低的地区也应稍后做牛奶监测；④为实现快速监测，应尽可能采用就地现场测量；⑤防止不同地区来源的牛奶样品相混；⑥发现已被污染的牛奶时，应就地封存该地区生产的牛奶，待进一步分析、评价
饮水监测	同牛奶监测	①事件发生后应尽快取样；②水样采样水体应是饮用水源和暴露水体，取样点应设在水源、进水管入口处，或处理后的水进入配水系统之前；③静止的或流速很慢的水体，采集表面瞬时水样；水流速度较快的地方，尽量考虑等流态取样（即取样水管和被取水管内的水流速度相同）
一般食物监测	①利用β-γ巡测仪测定食物总β-γ进行食物放射性污染初选；②采集代表性食物样品→现场γ能谱分析→食物γ核素定量；③采集代表性样品→实验室HPGe谱仪测量或放化分析→准确测量	①在确定放射性释放停止之前，只应作一些试验性测量，事件释放停止后尽快正式开始食物放射性调查；②建立地面污染γ或β-γ辐射污染水平与食物污染的简单相关关系，用地面污染水平对蔬菜（特别是叶类蔬菜）和田间作物污染程度进行大致分类；③首先监测人们食用的和最可能已经被污染的食物，监测的优先次序：居民食用的食物、未包装储存的食物、已经收割的作物、其食用部分在土壤表面以上的正在生长的作物、其食用部分在土壤表面以下的正在生长的作物、动物饲料；④食物污染调查应先从可能的污染严重地段开始

　　注：①牛奶监测实际是牧草—奶牛—牛奶链监测；②这里的食物包括食品和作物；③饮水放射性监测，可能包括对河流和核设施液体流出物直接接纳水体及水库一类不流动水中放射性核素水平的监测。水监测的关键是采样点的设置和样品的代表性。

（4）事件后期监测：核事故后期是已进入恢复期前的阶段，已沉降到地面或其他物体表面的短半衰期放射性核素因衰变而大大减弱。

由于残留的放射性物质受局部气象条件和再悬浮的影响，使环境的放射性污染水平造成波动，此时仍应进行放射性污染的应急监测，但采样点的设置和范围、样品数量和频度可适当调整，重点仍是蔬菜、水果、粮食、牛奶、海产品和饮用水。

事件后期的放射性核素分析主要是实验室分析，对水样可用离子交换树脂浓缩作前处理。

事件后期饮水和食物的监测主要服务于对陆生和水生食物链途径的放射卫生评价。需要数据：①牛奶、肉和其他动物产品中放射性核素（经食物或呼吸摄入）浓度；②植物中的放射性核素浓度（经根部吸收摄入）；③水和水生物中放射性核素浓度。

3. 监测结果评价　食物和饮水放射性核素监测评价可以依据下述标准和导则。

（1）核事故情况下食物和饮水的导出干预水平：如食物和饮水放射性核素浓度高，涉及是否需采取食物和饮水控制措施时，应按照当地的核事故应急导出干预水平（表 12 - 7）。

表 12 - 7　导出干预水平量和相应的照射途径与防护措施

导出干预水平量	相应照射途径	相应防护措施
食品、牧草和饮水中的放射性核素浓度（Bq·kg^{-1} 或 Bq·L^{-1}）（各核素数据从略）	摄入污染食品和饮水的内照射	食物和饮水控制

（2）我国各类食品中放射性核素限制浓度：表 12 - 8 列出了粮食、蔬菜、水果、肉、鱼、虾和牛奶等类食物放射性核素限制浓度，评价时涉及是否需采取食物和饮水控制措施，应与当地的放射事故应急领导部门商议。

表 12 - 8　我国各类食品中放射性核素限制浓度（Bq/kg，对牛奶 Bq/L）

食物类型\放射性核素	粮食	薯类	蔬菜及水果	肉、鱼、虾	鲜牛奶
^{3}H	2.1E5	7.2E4	1.7E5	6.5E5	8.8E4
^{89}Sr	1.2E3	5.4E2	9.7E2	2.9E3	2.4E2
^{90}Sr	9.6E1	3.3E1	7.7E1	2.9E2	4.0E1
^{131}I	1.9E2	8.9E1	1.6E2	4.7E2	3.3E1
^{137}Cs	2.6E2	9.0E1	2.1E2	8.0E2	3.3E2
^{147}Pm	1.0E4	3.7E3	8.2E3	2.4E4	2.2E3
^{239}Pu	3.4	1.2	2.7	10.0	3.6
^{226}Ra	1.4	4.7	1.1E1	3.8E1	3.7
天然 U(mg/kg)	1.9	6.4E—1	1.5	5.4	5.2E—1

注：表中 E 表示以 10 为底，E5 为 10^5，E—1 为 10^{-1}，余类推。

（3）食品通用行动水平：联合国粮食及农业组织（FAO）、国际原子能机构（IAEA）等 7 家国际机构的国际电离辐射防护和辐射源安全的基本标准中规定了事故情况下食品的通用(可应用于平时和应急情况下)行动水平。我国也基本采用这一标准,可作为核和辐射事件情况下食品和水放射性监测的评价参考。

实际应用时应当注意:①应将对不同核素组分别给出的水平值单独应用于相应核素组中各种核素的活度的总和。②表中建议的数值用于容易得到替代食品的地方,缺少食品的地方可采用较高的行动水平。③少量消费的食品(例如每人每年少于 10 kg 的香料调味品),因对个人产生的附加照射很小,可以采用比主要食品的行动水平高 10 倍的行动水平。

表 12 - 9　食品通用行动水平

放射性核素	一般消费食品(kBq/kg)	牛奶、婴儿食品饮水(kBq/kg)
^{134}Cs, ^{137}Cs, ^{103}Ru, ^{106}Ru, ^{89}Sr	1	1
^{131}I	1	0.1
^{90}SR	0.1	0.1
^{241}Am, ^{238}Pu, ^{239}Pu	0.01	0.001

(4)多重污染的评价:多种食物被多种核素污染的情况下,在卫生评价时,要求 j 类食物所含 i 类核素的浓度满足下式:

$$\sum_{i=1}^{m}\sum_{j=1}^{n}C_{ij}/L_{c,ij}\leqslant 1$$

式中: C_{ij} 是 j 类食物所含 i 类核素的浓度; $L_{c,ij}$ 是对 j 类食物 i 类核素的限制浓度。

二、剂量估算

事故发生后,应尽快施行调查,确定事故经过并估计人员的受照剂量。记录事故现场辐射监测仪表和个人剂量计的读数,并尽量收集可提供事故剂量信息的场所样品和人体佩戴物样品或人体组织样品(如果可能),以获取尽可能真实的客观判据。

(一)外照射剂量估算

外照射剂量估算包括 X、γ 外照射剂量估算、中子外照射剂量估算、电子外照射剂量估算和基于核事故现场检测数据的剂量估算。

1. X、γ 外照射剂量估算　X、γ 外照射剂量估算的基本公式如下:

$$D_m=k_a \cdot \frac{(\mu_{en}/\rho)_m}{(\mu_{en}/\rho)_a} \cdot t \cdot (1-g)$$

式中: D_m 是介质 m 的吸收剂量,Gy;

k_a 是空气比释动能率,Gy/h;

μ_{en}/ρ 是质能吸收系数;

t 是累计照射时间,h;

g 是电离辐射产生的次级电子消耗于韧致辐射的能量占其初始能量的份额,在空气中对于 ^{60}Co 和 ^{137}Cs γ 射线,$g=0.32\%$,对于最大能量小于 300 keV 的 X 射线,g 值可忽略不计;

脚标 a 表示空气;m 表示 m 介质,在人员剂量估算中,主要指肌肉,有时也指骨。

从公式可以看到,要估算吸收剂量的关键在于测量或估算。

可通过场所监测直接测量,也可通过点源或非点源空气比释动能率估算模式估算,以及通过个人监测的个人剂量当量 $H_p(10)$ 进行估算。

2. 中子外照射剂量估算　中子外照射剂量估算的基本公式如下:

$$D_T = C_{\phi D}\phi_n \cdot t$$

式中: D_T 是器官或组织的吸收剂量,Gy;

$C_{\phi D}$ 是中子注量到器官或组织的吸收剂量的转换系数,Gy·cm^2,其值可从 ICRP74 中查到;

ϕ_n 是中子注量率,cm$^{-2} \cdot$ h^{-1};

t 是累计受照时间,h。

同样,要估算中子吸收剂量的关键在于测量或估算 ϕ_n。

ϕ_n 可通过场所监测直接测量,也可通过中子个人监测的个人剂量当量 $H_p(10,\alpha)$ 进行估算。

3. 电子外照射剂量估算　在有电子辐射场注量和能量信息时,在 AP(前后位)照射条件下,可用下列公式计算器官剂量当量, D_T。

$$D_T = C_{e\phi T}\Phi_e$$

式中: $C_{e\phi T}$ 是电子注量到器官剂量的转换系数,PGy·cm^2,其值可从 ICRP74 中查到;

Φ_e 是电子注量,cm^{-2}。

Φ_e 也可通过电子辐射场定向剂量当量监测数据进行计算,再通过上述公式计算器官剂量。

4. 核事故现场检测数据的剂量估算　核事故早期的外照射主要有烟羽外照射(γ 和 β 外照射)、核素地面沉积的 γ 外照射和皮肤及衣服上表面核素沉积的 β 外照射,具体的外照射剂量估算可参考《核事故应急情况下公众受照剂量估算的模式和参数》(GB/T 17982)等方法。

(二)内照射剂量估算

1. 摄入量的估算　摄入量的估算可通过体外和生物样品检测情况、空气个人检测情况、食品饮水摄入情况进行放射性核素摄入量的估算。

(1)体外和生物样品:对特殊或任务相关监测而言,只要知道摄入的时间可以通过个人监测的测量值(M)和《职业性内照射个人监测规范》(GBZ129)中特殊监测时的 $m(t)$ 值估算出摄入量 I;仅有一次测量值可用下列公式计算 I:

$$I = M/m(t)$$

式中: I 是放射性核素摄入量,Bq;

M 是摄入后 t 天时测得的体内或器官内核素的含量(Bq),或日排泄量(Bq·d^{-1})。

当不知道摄入时间时,应先确定摄入时间再进行评估,当有多次测量结果时,可用最小乘法估算摄入量。对于短半衰期核素,当摄入发生在周期内任何一天的摄入量计算结果超过按半衰期计算结果的 10% 时,应考虑时间修正。

(2)空气个人检测:当空气样品个人监测的结果是监测周期内的累积放射性活度时,

可直接视为此时的摄入量。若监测结果是核素空气浓度 $C_{j空}$(Bq/m³),核素 j 的摄入量 I_j 可用下式计算:

$$I_j = C_{j空}B_{空} T$$

式中:$C_{j空}$ 是 PAS 监测的 j 类放射性核素的活度浓度,Bq·m⁻³;

$B_{空}$ 是人的呼吸率,m³·h⁻¹,没有实际测量值时,可取 0.83;

T 是个人监测周期内在工作场所停留的总有效时间,h。

(3) 食品饮水

①通过食品摄入放射性核素的摄入量 $I_{j食用}$ 可用下式计算:

$$I_{j食用} = \sum C_{ji食}Q_{i食}$$

式中:$C_{ji食}$ 是放射性核素 j 在 i 类食品中的活度浓度,Bq·kg⁻¹;

$Q_{i食}$ 是 i 类食品的食用量,kg。

②通过饮用水摄入放射性核素的摄入量 $I_{j饮水}$ 可用下式计算:

$$I_{j饮水} = C_{j水}Q_{水}$$

式中:$C_{j水}$ 是放射性核素 j 在水中的活度浓度,Bq·kg⁻¹;$Q_{水}$ 是饮用水量,kg。

饮用水量随地区、年龄、习惯等因素而异,UNSCEAR 的成人资料为 500 kg/a。

2. 内照射剂量估算　内照射剂量估算的基本方法是剂量系数方法,内照射待积有效剂量 $E(\tau)$ 计算公式如下:

$$E(\tau) = I_{jp}e_{jp}(\tau)$$

式中:$E(\tau)$ 是待积有效剂量,Sv;

I_{jp} 是 j 类放射性核素通过 p 类途径摄入的摄入量,Bq;

$e_{jp}(\tau)$ 是 j 类放射性核素通过 p 类途径的剂量系数(单位摄入量的待积有效剂量),Sv/Bq,其值可在 GBZ129 中查到。

对吸入途径,在没有个人监测数据的情况下,可用固定空气采样器测量的空气浓度,用下列公式计算待积有效剂量 $E(\tau)$:

$$E(\tau) \approx 0.02C_s/\text{DAC}$$

式中:C_s 是空气采样器测量的空气浓度,Bq·m⁻³;

DAC 是导出空气浓度,Bq·m⁻³,当职业人员呼吸率为 1.2m³·h⁻¹时,DAC 值可由下式计算出:

$$\text{DAC} = \frac{I_{j,inhL}}{2000 \times 1.2} = \frac{0.02}{e_{j,inh} \times 200 \times 1.2} \approx \frac{8.33 \times 10^{-6}}{e_{j,inh}}$$

式中:0.02 是职业人员年剂量限值,Sv·a⁻¹;

2000 是年工作时间,h;

$I_{j,inhL}$ 是吸入 j 类放射性核素的年摄入量限值,Bq;

$e_{j,inh}$ 是 j 类放射性核素的剂量系数,Sv/Bq。

待积有效剂量可以直接与 GB18871 的年剂量限值进行比较,评价防护情况。

在摄入多种放射性核素混合物的情况下，一般只有少数核素对待积有效剂量有显著贡献，这时原则上应先确认哪些核素是有重要放射生物学意义的核素，然后再针对这些核素制订监测计划和进行评价。

第四节　辐射防护

核事故情况下，对人员（主要是事故周围的居民及应急人员）采取适当防护措施可减少人员受照剂量。应该限制随机效应的总发生率，使其达到可合理做到的尽可能低的值。

一、公众防护

（一）防护措施

公众防护措施可分为紧急防护措施和长期防护措施。紧急防护措施包括隐蔽、服用稳定性碘、撤离、控制出入、人员体表去污、更换防护服以及穿防护服等。长期防护措施包括临时性避迁、永久性重新定居、控制食品和饮用水，以及建筑物和地表消除污染等。

采取任何一种防护对策时，应根据其利益、风险和代价进行最优化的判断和权衡。避免采取得不偿失的应急措施，给社会带来不必要的损失。

1. 隐蔽　根据公众可能接受的辐射剂量和保护公众的需要，组织放射性烟羽区有关人员隐蔽。

人员隐蔽于室内，可使来自放射性烟羽的外照射剂量能够减少到 1/10～1/2。关闭门窗和通风系统就可减少因吸入放射性核素所致的剂量，一般预计可降低到 1/10～1/5。上述减弱系数要视建筑物类型及人员所处位置而定。

隐蔽方法简单、有效，时间较短时其风险和代价很小，但时间较长时（超过 12～24 小时），可能会引起社会和医学方面的问题。隐蔽过程中人群已受到控制，有利于采取进一步的对策，如疏散人口等。

2. 个人防护　为避免发生确定性效应，必须采取防护措施，限制个人的受照剂量，使之低于可引起确定效应的剂量阈值。

空气中有放射性核素污染的情况下，可用简易方法进行呼吸道防护，例如用手帕、毛巾、纸等捂住口鼻，可使吸入的放射性核素所致剂量减少到 1/10。防护效果与粒子大小、防护材料特点及防护（如口罩）周围的泄漏情况有关。体表防护可用日常服装，包括帽子、头巾、雨衣、手套和靴子等。

呼吸系统疾病或心脏病的人，进行呼吸道防护时，应注意不利影响。

3. 服用稳定性碘　当事故已经或可能导致碘放射性同位素释放的情况下，按照辐射防护原则及管理程序，及时组织有关工作人员和公众服用稳定碘，减少甲状腺的受照剂量。

碘化钾（KI）或碘酸钾（KIO_3）可以减少放射性碘同位素进入甲状腺。成人一次服用 100 mg 碘（相当于 130 mg KI 或 170 mg KIO_3），一般在 5～30 分钟内就可阻止甲状腺对放射性碘的吸收,大约在一周后对碘的吸收恢复正常。服碘时间对防护效果有明显效果,在摄入放射性碘前或摄入后即给药效果最好。摄入后 6 小时给药,可使甲状腺剂量减少约 50%。摄入后 12 小时给药,预期防护效果很小。24 小时后给药已基本无效。

服用稳定性碘的风险不大,仅少数人可能有过敏反应。但由于服药有明显的时间性,而核事故当时往往时间紧迫,因此,分发药物可能是个较困难的问题,尤其在涉及的人数和范围较大时。必要时可事先分给公众保存使用。

(1)使用碘化钾的一般原则:凡确定、估计或预计体内放射性碘污染量可能超过 1 个年摄入量限值(ALI),或怀疑体内放射性碘污染量较高的人员,必须尽早服用碘化钾。对婴儿和孕妇,必须慎用碘化钾。确需服用时,须严密观察,如有不良反应或副作用,应立即停药。对碘过敏者以及严重肾脏、心脏疾病及肺结核患者,不宜服用碘化钾。

(2)使用碘化钾的方法:时机:在摄入放射性碘前或摄入后立即服用碘化钾的防护效果最佳。最迟应在放射碘进入体内 6 小时之内服用碘化钾。但在放射性碘持续或多次进入体内的情况下,服用碘化钾的时间可不受上述限制。

剂量:成人一次服用以 130 mg(相当于稳定性碘 100 mg)为宜,每日一次,连续服用不应超过 10 次;或每日 2 次,每次 130 mg,总量不超过 1.3 g。儿童和青少年用药量为成人用药量的 1/2。婴儿用药量为成人用药量的 1/4。新生儿用药量为成人用药量的 1/8～1/4(可碾碎混在果汁或牛奶中)。

保存要求:碘化钾必须密闭、防潮及避光保存。

代用品:在缺乏碘化钾供应的情况下,可改服用碘酸钾(KIO_3),其用量为 170 mg(相当于 100 mg 稳定性碘),若无碘酸钾亦可用其他含碘药品或食品代替,如碘含片、卢氏液及海带等。用碘酒涂抹皮肤,也可取得一定的防护效果。

4. 撤离　组织受影响地区居民向安全地区撤离是最有效的防护对策,可使人们避免或减少受到来自各种途径的照射。但它也是各种对策中难度最大的一种,特别是在事故早期,如果进行不当,可能会付出较大的代价,所以对此应采取周密的计划。在事先制订应急计划时,必须考虑多方面的因素,如事故大小和特点,撤离人员的多少及其具体情况,可利用的道路、运输工具和所需时间,可利用的收容中心、地点、设施、气象条件等。

5. 避迁　根据受污染地区实际情况,组织居民从受污染地区临时迁出或永久迁出,异地安置,避免或减少地面放射性沉积物的长期照射。

避迁与撤离的区别主要是采取行动的时间长短不同,如果照射量率没有高到需及时撤离,但长时间照射的累积剂量有较大,此时就可能需要有控制地将人群从受污染地区避迁。这种对策可避免人们遭受已沉降的放射性核素的持续照射。

居民的避迁可预先周密地计划和控制,故风险一般较撤离时小。但风险和代价也可能很高,因为那些离开家园和尚未搬迁的人们都会有心理负担。如果受污染的地区人口众多,代价和困难可能性较大。

6. 控制食物和水,使用储存的粮食和饲料　放射性核素释放到环境时,就会直接或间接地转移到食物和水中。

牛奶中[131]I峰值,一般在一次孤立的放射性核素释放后 48 小时出现。因此对牛奶的控制较其他食物尤为重要。

事故发生后,越早将奶牛和肉食牲畜撤离受污染的牧场,并喂以无污染的饲料,牛奶及肉食品的污染水平就越低。

受污染的食物（牛奶、水果、蔬菜、谷类等），可采用加工、洗消、去皮等方法除污染，也可在低温下保存，使短寿命的放射性核素自行蜕变，以达到可食用的水平，这种对策的风险和代价很小。

7. 控制出入　采取此对策可减少放射性核素由污染区向外扩散，并避免进入污染区而受照射。其主要困难在于长时间控制出入后，人们会急着要离开或返回自己家中，以便照料生产或由封锁区运出货物、产品等。

8. 人员除污染　对已受到或可疑受到污染的人员应尽快进行除污。可采用水淋浴的方法去污，受污染的衣服、鞋、帽子等衣物要由专门的人员监测和处理。避免因人员除污染而延误撤离或避迁，同时也尽可能防止将放射性污染扩散到未受污染的地区。

9. 医学处理　只有发生的事故严重，早期对策无效，对工作人员和公众造成危害时，才需进行医学处理。处理人数较多时，困难和代价较大。

（二）对公众采取应急防护对策的干预水平

干预水平用于确定核事故时进行干预（如对公众采取应急防护措施）的剂量或污染水平，一般是一个剂量范围。如果按照这一剂量水平采取防护行动，将避免所有确定性效应的发生，并且随机效应的风险将降至可接受水平。

1. 急性照射的剂量干预水平　器官或组织受到急性照射时，任何情况下预期都应进行干预的剂量行动水平见表 12-10。

表 12-10　急性照射的剂量行动水平

器官或组织	2 天内器官或组织的预期吸收剂量(Gy)
全身（骨髓）	1
肺	6
皮肤	3
甲状腺	5
眼晶体	2
性腺	3

注：在考虑紧急防护行动的实际行动水平的正当性和最优化时，应考虑当胎儿在 2 天时间内受到大于约 0.1Gy 的剂量时产生确定性效应的可能性。

2. 持续照射的剂量率行动水平　器官或组织受到持续（慢性）照射时，任何情况下预期都应进行干预的剂量率行动水平见表 12-11。

表 12-11　需进行干预的持续照射剂量率水平

器官或组织	当量剂量率($Gy \cdot a^{-1}$)
生殖腺	0.2
眼晶状体	0.1
骨髓	0.4

3. 应急照射情况下的通用干预水平　通用干预水平是根据大多数事故情景和代表

性的条件经计算、分析和优化后得到的，针对紧急防护行动的剂量水平。通用干预水平可作为建立操作干预水平的基础，用可防止的剂量表示。通用干预水平所规定的可防止的剂量值是针对可能受照的群体平均剂量，而不是最大受照（关键居民组）的个人剂量。关键人群组的预计剂量，应保持在急性照射的剂量行动水平（表 12-10）和持续照射剂量率水平（表 12-11）以下。在确定可防止的剂量时，应适当考虑采取防护行动时可能发生的延误和可能干扰行动的执行或降低行动效能的其他因素。

隐蔽：受照期不超过 2 天，可防止剂量为 10 mSv。决策部门可以建议较短期间内的较低的干预水平下实施隐蔽，或者为便于执行下一步的防护对策（如撤离），也可以将隐蔽的干预水平适当降低。

临时撤离：受照期不超过一周，可防止的剂量为 50 mSv。当能够迅速和容易地完成撤离时（例如对于小的人群），决策部门可以建议在较短期间内的、较低的干预水平下开始撤离。在进行撤离有困难的情况下（例如大的人群或交通工具不足），采用较高的干预水平则可能是合适的。

二、专业救援人员防护与应急照射控制

（一）防护装备

作为救援人员的辐射防护，一般应从两个方面来考虑，一是对救援人员外照射损伤的防护，二是防止放射性物质吸入或放射性物质污染皮肤造成内照射或皮肤损伤。

对外照射损伤的防护，人员不可能穿着厚重的、高原子系数材料的防护服，只能通过一些防护仪表对事发现场的辐射水平进行监测，了解外照射辐射水平，并采取适当的措施，避开高辐射区或尽量缩短停留的时间，从而保证救援人员的受照剂量在尽可能低的水平。

为防止吸入和减少放射性污染，个人防护可以采取密封式防护服、呼吸器、防护靴、手套（棉手套、塑料手套、橡胶手套）等防护设备。防护服、防护靴和手套等，可用于防止救援人员的放射性污染，一般采用密封性能较好的材料制成，帽子、上衣和裤子成连体结构。根据核辐射恐怖事件的现场情况，可选择不同类型的防护服（重型防护服、轻型防护服和一次性防护服等）和手套等。

在空气中含有放射性物质现场实施救援时，救援人员应佩戴口罩、面具等，防止吸入放射性核素。放射性核素在空气中易形成放射性气溶胶，可根据气溶胶粒子的大小，选择相应孔径滤膜的呼吸器。

对于空气中同时存在有毒气体或放射性浓度较高的现场，可采用呼吸面罩和压缩空气罐（6 个大气压）的呼吸器，一瓶压缩空气可使用 1~2 个小时，压缩空气罐使用后通过空气泵充气，可重复使用。空气泵可以采用电源供电或采用燃油作为动力，便于野外操作。

个人防护装备还包括自读式剂量计（个人剂量报警仪）、累积剂量计（热释光剂量计），酌情使用稳定碘和抗放药物等。

（二）应急照射的剂量控制

应急照射是指发生核辐射恐怖事件情况下，为了制止事故扩大、营救遇险人员、进行抢修、消除事故后果以及其他应急行动时所接受的照射。

防护（或减少受照剂量）基本原则：在放射环境中停留的时间要减至最少；保持与放射源最大距离；只要有可能，就要充分利用屏蔽防护。

根据地面照射量率和规定的应急照射水平，确定在污染区内的安全停留时间。

《电离辐射防护与辐射源安全基本标准》（GB18871－2002）对剂量限值进行如下规定：任何单一年份不应超过50mSv，当剂量累计达到100mSv时，应对这种情况进行审查。

美国国家辐射防护和测量委员会（NCRP）第138号报告中"涉及放射性物质的恐怖事件管理"中强调指出：通常只有涉及为抢救生命而采取行动时，接受明显超过年剂量限值的急性照射才是正当的。此时，应尽一切努力使应急工作人员的有效剂量不超过0.5Sv，四肢或皮肤的当量剂量不得超过5Sv。当短时间内对身体大部分的当量剂量可能达到或超过0.5Sv时，应急工作人员不仅需知道可能会有急性效应，而且也应知道癌症危害会有明显增加。为对初始响应人员进行防护，NCRP第138号报告建议以约0.1mSv/h的环境剂量率作为合适的初始警报水平。当环境剂量率和环境剂量分别不会超过0.1Sv/h和0.1Sv时，允许应急人员在不会造成严重放射损伤的场所执行应急救援任务。

第五节　现场医学救援

现场医学救援行动应遵循快速有效、边发现边抢救、先重后轻、对危重伤员先抢救后除污染，以及保护救援人员的原则。

一、伤员的现场分类

伤员的现场分类是指受核辐射事件致伤的伤员，在受伤地域由医务人员对其伤后早期的伤情、伤类进行初步判断和划分，以便区分伤员治疗优先次序的过程。伤员分类是核辐射事件现场医学处理的重要措施之一。

（一）伤员分类的目的、意义和基本原则

1. 目的、意义　伤员分类是为了确定伤员受伤的种类和受伤的程度，以便及时对其进行合理的医疗救治和后送治疗，提高治愈率，减少伤残率。通过现场伤员分类，实现医疗资源的合理分配，保证现场医学救援合理有序进行，最大限度地降低核和辐射事件的危害。

2. 分类的基本原则　一般依据四项分类原则：一是伤员是否受到外照射损伤及伤类和伤情；二是伤员是否有体表、体内及创口放射性污染及污染程度；三是伤员是否需要医疗救治、需要救治的紧急程度和救治方法；四是伤员是否需要医疗后送、后送时机和地点。

（二）伤员检伤分类等级与分类标准

首先进行辐射监测，分检出有无放射性污染，紧接着快速观察伤员外观和体征，重点询问受伤史，迅速分检出不同伤类和伤情。

1. 非放射损伤伤员分类(表 12-12)

表 12-12 非放射损伤伤员的检伤分类等级与分类标准

分类等级	分类标准
第一优先:重伤员(红色标记)	呼吸停止或呼吸道阻塞 动脉血管破裂或无法控制的出血 稳定性的颈部受伤 严重的头部受伤并伴有昏迷 开放性胸部或腹部创伤 大面积烧伤 严重休克 呼吸道烧伤或烫伤 压力性气胸 股骨骨折
其次优先:中度伤员(黄色标记)	背部受伤(无论是否有脊椎受伤) 中度流血(少于两处) 严重烫伤 开放性骨折或多处骨折 稳定的腹部伤害 眼部伤害 稳定性的药物中毒
延期处理:轻伤员(绿色或蓝色标记)	小型的挫伤或软组织伤害 小型或简单型骨折 肌肉扭伤
最后处理:死亡遗体(黑色标记)	区分遗体体表有无放射性核素污染

2. 放射性损伤伤员的分类(表 12-13)

表 12-13 放射损伤伤员的检伤分类等级与分类标准

分类等级	分类标准
立即处理(红色标记)	外照射剂量可能大于 2Sv 放射性核素摄入可能大于 10 倍的年摄入量限值 伤口有活动性出血伴有放射性核素污染 体表放射性核素污染可能造成皮肤的吸收剂量大于 5 Gy 放烧复合伤 放冲复合伤
其次处理(黄色标记)	外照射剂量可能大于 1 Gy,小于 2 Gy 放射性核素摄入可能大于 5 倍,小于 10 倍的年摄入量限值 伤口放射性核素污染 体表放射性核素污染可能造成皮肤的吸收剂量大于 3 Gy,小于 5Gy

续表

分类等级	分类标准
延期处理(绿色标记)	外照射剂量大于 0.2 Gy,小于 1 Gy 放射性核素摄入大于 1 倍,小于 5 倍的年摄入量限值 体表放射性核素污染可能造成皮肤的吸收剂量小于 3 Gy
最后处理(黑色标记)	死亡人员最后处理 区分遗体体表有无放射性核素污染

3. 合并放射性损伤伤员的分类(表 12-14)

表 12-14 合并放射损伤伤员的检伤分类等级与分类标准及处置原则

分类等级	分类标准	处置原则
第一优先	(1) 非放射、放射损伤均为第一优先	先处置非放射损伤,再处置放射损伤
	(2) 非放射损伤为其次优先,放射损伤为第一优先	先处置放射损伤,再处置非放射损伤
	(3) 非放射损伤为第一优先,放射损伤为其次优先	先处置非放射损伤,再处置放射损伤
其次优先	(1) 非放射、放射损伤均为其次优先	先处置非放射损伤,再处置放射损伤
	(2) 非放射损伤为延期处理,放射损伤为其次优先	先处置放射损伤,再处置非放射损伤
	(3) 非放射损伤为其次优先,放射损伤为延期处理	先处置非放射损伤,再处置放射损伤
延期处理	非放射、放射损伤均为延期处理	先处置放射损伤,再处置非放射损伤
最后处理	体表有无放射性核素污染	体表有放射性核素污染的尸体要特殊处理,体表没有放射性核素污染的尸体按常规处理

(三) 分类处置

1. 优先分检危重伤员　优先把需要紧急救治的伤员,如窒息、大血管损伤、内脏破裂并严重出血、严重休克、严重呼吸困难、后送途中有危险的重度复合伤等伤员分出来,送到手术室或有关科室进行手术或急救治疗。检查放射性污染超过控制量者,送洗消组洗消,洗消后分送有关科室,伤势严重者先救治后洗消。

2. 分检出可直接后送的伤员　此类伤员伤情不急而又需进一步治疗,可直接后送或稍做一般处置即可后送。如中度放射病或放射复合伤、中度烧伤、一般骨关节伤和后送途中无危险的重度放射损伤或复合伤等。

3. 观察与留治的危重伤员　此类伤员已生命垂危,应视情况给予护理、减少痛苦的措施。如脑型、肠型放射病,极重度冲击伤等。

4. 留治可治愈的轻伤员　各类轻伤单独划一类。此类伤员伤情较轻,如面积不大的轻度烧伤,轻微的软组织损伤等,送轻伤处置室,就地做完一些简单处理后,在规定的留治期限内可治愈归队,或可让其回家或转有关部门照料。

凡疑有放射病和放射复合伤者,均应注意观察和记录放射损伤所特有的指征。疑有放射性物质进入体内者,应在病历上注明。冲击波引起的损伤多为闭合性损伤,常表现为"外轻内重",有时被烧伤所掩盖,要仔细做全身检查。

（四）伤员分类中应注意的问题

1. 最先到达现场的医护人员应尽快进行检伤、分类。对放射性损伤的伤员必须依据现场的监测，由辐射防护人员和临床医师共同作出判断。

2. 检伤人员须时刻关注全体人伤病员，而不是仅检查、救治某个危重伤病员，应处理好个体与整体、局部与全局的关系。

3. 伤情检查应认真、迅速，方法应简单、易行。

4. 现场检伤、分类的主要目的是救命，重点不是受伤种类和机制，而是创伤危及生命的严重程度和致命性并发症。

5. 对危重伤病者需要在不同的时段由初检人员反复检查、记录并对比前后检查结果。通常在患者完成初检并接受了早期急救处置、脱离危险境地进入"伤员处理站"时，应进行复检。复检对于昏迷、聋哑或小儿伤病员更为需要。初检应注重发现危及生命的征象，病情相对稳定后的复检可按系统或解剖分区进行检查，复检后还应根据最新获得的病情资料重新分类并相应采取更为恰当的处理方法。对伤病员进行复检时，还应该将其性别、年龄、一般健康状况及既往疾病等因素考虑在内。

6. 检伤时应选择合适的检查方式，尽量减少翻动伤病者的次数，避免造成"二次损伤"（如脊柱损伤后不正确翻身造成医源性脊髓损伤）。还应注意，检伤不是目的，不必在现场强求彻底完成，如检伤与抢救发生冲突时，应以抢救为先。

7. 检伤中应重视检查那些"不声不响"、反应迟钝的伤病患者，因其多为真正的危重患者。

8. 双侧对比是检查伤病患者的简单有效方法之一，如在检查中发现双侧肢体出现感觉、运动、颜色或形态不一致，应高度怀疑有损伤存在的可能。

三、过量照射人员的现场处置

核和辐射事故情况下，一次或短时间内受到超过年剂量限值且低于 1 Gy 的照射称为过量照射。过量照射视其受照剂量不同，临床表现不同，实验室检查结果不同。

过量照射人员早期使用抗辐射药物能有效地减低辐射损伤效应，缓解患者的病情。因此对于疑似过量照射的人员，特别是有可能遭受大剂量照射的人员，在现场救援时，需尽早使用抗辐射药物进行预防性治疗，减轻患者的病情。

过量照射人员现场处置的程序主要包括：

1. 初步估算受照剂量　核和辐射事故情况下，发生过量照射，要引起足够的重视，如果受照射的人员带有剂量计，可以直接读取剂量数据。如果受照射的人员没有佩戴个人剂量计，就要估算剂量。要根据受照的时间、地点、受照射的人员所处的体位、姿势、与放射源的距离、停留时间、放射源或射线装置的种类和强度、受照方式、有无屏蔽和防护措施等因素进行初步估算。在初步估算剂量时，除进行物理剂量估算外，还要观察受照射人员的精神状态，询问有无恶心、呕吐、腹泻，及其出现的时间、持续的时间和严重程度等。特别要注意受照射人员的皮肤变化，有无红斑和温度改变，这些临床症状和体征都会为初步估算受照剂量提供依据。

2. 留取血液样品　受照人员的早期症状和血象变化是判断病情的重要依据。一般情况下，受照剂量小于 0.1 Gy，一般无明显的临床症状，外周血象基本上在正常范围内波动；受照剂量大于 0.1 Gy，小于 0.25 Gy，临床上一般也看不到明显的症状，白细胞数量的变化不明显，淋巴细胞数量可能有暂时性的下降；受照剂量大于 0.25 Gy，小于 0.5 Gy，临床上约有 2% 的受照人员有症状，表现为疲乏无力、恶心等，白细胞、淋巴细胞数量略有减少；受照剂量大于 0.50 Gy，小于 1 Gy，临床上约有 5% 的受照人员有症状，表现为疲乏无力、恶心等，白细胞、淋巴细胞和血小板数量轻度减少；受照剂量大于 1 Gy，可引起急性放射病。

血象变化和受照剂量的大小有着明显的关系，对于早期临床诊断和处理有着积极意义。

3. 留取可供个人剂量估算的其他样品　对过量照射人员，临床上采取合理、有效的早期处理，对放射性损伤的恢复和愈后有着非常重要的作用。早期处理的判断有利于尽可能正确的剂量估算，因此，收集尽可能多的样品用于个人剂量估算，对临床诊断和治疗非常重要。

4. 尽早使用抗辐射药物　对于疑似受照剂量可能大于 0.5 Gy 的人员，尽早使用抗辐射药物。抗辐射药物能有效地减轻患者的辐射损伤，有利于患者恢复和愈后。因此，现场救援时，对初步估算剂量可能大于 0.5 Gy 的受照人员要尽可能早地使用抗辐射药物，减轻辐射损伤，缓解病情，为临床进一步救治打好基础。

5. 伤员分类标签　分类标签不但是现场救援的先后次序问题，而且提供了伤员的伤害状况和严重程度，以及现场采取的相应措施，对临床诊断和处置都有很大帮助，因此在伤员后送时，要注意给伤员佩戴分类标签。

6. 伤员转送记录　伤员和转送记录标明了伤员的去向、转运单位、转运人员等信息，对伤员的进一步跟踪有着重要的意义，因此，现场过量照射人员处置时，要做好伤员的转送记录，以便进一步跟踪和其他后续处理。

四、放射性核素内污染人员的现场处理

放射性核素可经由呼吸道、消化道、皮肤和伤口进入体内导致内污染。如果发现可能导致放射性核素内污染的情况，如环境中放射性核素气体、放射性气溶胶浓度升高、体表放射性核素严重污染等，应立即着手调查污染核素种类，收集有关样品，对放射性核素摄入量作初步估计。

内污染由于常常难以清除且会在体内滞留很长时间，所以比外污染的处置要难很多。因此，在确定消除污染的步骤时，应当尽可能减少或防止患者及工作人员受到污染。放射性核素内污染医学处理的根本目的在于减少体内沉积的放射性核素，减少受照剂量和由此带来的远期健康效应。

（一）放射性核素内污染医学处理原则

1. 尽快脱离污染现场。

2. 对放射性核素内污染及时、正确的医学处理是对内照射损伤的有效预防。应尽快清除初始污染部位的污染；阻止人体放射性核素的吸收；加速排出人体的放射性核素；减少其在组织和器官中的沉积。

3. 放射性核素加速排出治疗的原则应权衡利弊，既要减小放射性核素的吸收和沉积，以降低辐射效应的发生率，又要防止加速排出措施可能给机体带来的毒副作用。特

别要注意因内污染核素的加速排出加重肾损害的可能性。

4. 一般而言,估计放射性核素摄入量小于 5 倍年摄入量限值时,不考虑促排;对放射性核素摄入量可能超过 5 倍的年摄入量限值以上的人员,要认真估算摄入量和剂量,采取阻吸收和促排治疗措施;并对其登记,以便追踪观察;超过 20 倍年摄入量限值的受害者属于严重内照射,应进行长期、严密的医学观察和积极治疗,注意远期效应。

(二)减少放射性核素的吸收

1. 减少放射性核素经体表(特别是伤口)的吸收 首先应对污染放射性核素的体表进行及时、正确的洗消;对伤口要用大量生理盐水冲洗,必要时尽早清创。切勿使用促进放射性物质吸收的洗消剂。

2. 减少放射性核素经呼吸道的吸收 首先用棉签拭去鼻孔内污染物,剪去鼻毛,向鼻咽腔喷洒血管收缩剂。然后,用大量生理盐水反复冲洗鼻咽腔。必要时给予祛痰剂。

3. 减少放射性核素经消化道吸收 首先进行口腔含漱、机械或药品催吐,必要时用温水或生理盐水洗胃,放射性核素入体 3~4 小时后可服用沉淀剂或缓冲剂。对某些放射性核素可选用特异性阻吸收剂,如铯的污染可用亚铁氰化物(普鲁士蓝),褐藻酸钠对锶、镭、钴等具有较好的阻吸收效果,锕系和镧系核素可口服适量磷酸铝凝胶等。摄入放射性核素锶等二价元素,可酌情服用下列一种:硫酸钡 50~100 g 用温水混合成稀糊状口服;或磷酸铝凝胶 50 mL 口服;也可服医用药用炭(10 g 与水混合口服,能吸附多种离子)。在服用以上药品后约半小时,口服泻剂如硫酸镁 10 g 或硫酸钠 15 g 等,以加速被吸附沉淀的放射性核素的排出。勿用蓖麻油作泻剂,避免增加放射性核素的吸收。摄入的放射性核素已超过 4 小时,应首先使用泻剂。

(三)加速排出体内的放射性核素

根据体内放射性核素的种类和代谢途径,可使用一些特殊的促排方法,包括封闭、稀释和置换剂。促排开始越早,其效果越好。

对于放射性碘,因其大部分浓集在甲状腺,用稳定性碘(碘化钾)封闭甲状腺可阻止放射性碘的吸收。必要时可用抑制甲状腺素合成的药品,如甲巯咪唑。

对锕系元素(^{239}Pu、^{241}Am、^{252}Cf 等),镧系元素(^{140}La、^{144}Ce、^{147}Pm 等)和^{90}Y、^{60}Co、^{59}Fe 等均可首选二乙烯三胺五醋酸(DTPA)。DTPA 可全身或局部使用,也可用于皮肤或肺灌洗。早期促排宜用钙铀盐,晚期连续间断促排宜用其锌盐,以减低 DTPA 毒副作用。也可选用喹胺酸盐,其对钍的促排作用优于 DTPA。

对^{210}Po 内污染则首选二巯丙磺钠,也可用二巯丁二钠。铀的内污染可给予碳酸氢钠进行促排治疗。在摄入氚的情况下,应给予大量液体(水、茶水)作为稀释剂,要持续一周,同时也可给利尿剂。

激活(置换)剂是增加自然转换过程的化合物,可增加放射性核素从体内组织的排出。如果污染后很快服用这种制剂,其效果更好。但有些制剂在数周内服用还是有效的。肺灌洗只有在确定有大量毒性较高的核素污染时才考虑采用,并应由训练有素的专家进行。

(四)放射性核素内污染现场处置

放射性核素内污染的人员在现场经过合理、有效的处置能大大地缓解患者体内放射性核素的吸收和沉积,加速放射性核素的排泄,减低辐射损伤效应。放射性核素内污染人员现场救援时要按照以下程序处置：

1. 了解和判断摄入放射性核素的种类、摄入方式和时间　放射性核素的种类不同，使用的阻吸收和促排药物不同；摄入方式不同，放射性核素在体内的代谢过程不同；摄入时间直接影响放射性核素在体内的沉积和促排的难易程度。因此，核事故情况下，放射性核素内污染的现场处置首先要了解和判断受害者摄入的放射性核素种类，摄入方式和摄入时间等。

2. 初步估算摄入量　摄入量是决定放射性核素内污染现场处置行动的重要依据，因此，现场发现人员可能摄入放射性核素，一定要进行初步的摄入量估算，估算时一定要偏保守，这样可以保证过量摄入放射性核素的人员都能得到及时的现场处置，给予阻吸收或促排治疗，预防和减少放射性核素的体内沉积量。

3. 疑似体内放射性核素的摄入量大于干预水平，尽早使用阻吸收药物　阻吸收药物的使用直接影响放射性核素在体内的沉积和治疗效果，用药愈早效果愈好，超过 24 小时，效果就明显降低。因此，在核事故和辐射事故现场，如果怀疑放射性核素摄入可能超过了干预水平，要尽早使用阻吸收药物，减少放射性核素在体内的沉积，加速放射性核素的排出。

4. 使用阻吸收药物前留取生物样品　阻吸收药物明显影响放射性核素在体内的沉积，加速放射性核素从体内的排出，其代谢规律发生了明显的变化，因此，要了解初始的放射性核素的摄入量，就要在使用阻吸收药物前留取生物样品。

5. 给伤员佩挂分类标签，立刻后送　分类标签注明了现场救援的先后次序问题，对于放射性核素内污染人员标签上还应标明了摄入放射性核素的种类，及初步估算的摄入量大小，以及现场采取的相应措施，这对临床诊断和处置都有很大的帮助，因此在伤员后送时，要注意给伤员佩戴分类标签。同时应做好伤员的转送记录。

五、放射性核素体表污染的现场处置

消除人体体表放射性污染，旨在防止或减轻放射性核素对皮肤的损伤及经呼吸道或皮肤伤口等途径侵入体内和防止污染扩散。

发生人体体表放射性核素污染时应尽快离开现场，测量污染程度，消除污染（去污）。

（一）放射性核素体表污染

1. 放射性核素皮肤污染　放射性核素外污染是指放射性核素沾附于人体表面（皮肤或黏膜），或为健康的体表，或为创伤的表面。所黏附的放射性核素对污染的局部构成外照射源，同时可经过皮肤吸收进入血液构成内照射。

放射性核素皮肤沾污有四种形式，一是机械性结合（机械沉着），放射性核素疏松地沉积于表皮或皮肤皱褶处；二是物理性结合（物理吸附），放射性核素通过静电引力或皮肤表面张力固着于皮肤表面；三是化学性结合，放射性核素与表皮蛋白质结合（物理化学作用所致，结合牢固）；四是多种方式结合，既有物理结合，又有化学结合。

2. 放射性核素伤口污染　放射性核素伤口污染是放射性核素体表污染的一种特殊形式。放射性核素污染的伤口不同于一般单纯创伤，污染处理不同于一般伤口的处理，除要进行一般的伤口处理外，还要进行特殊处理，也就是要进行放射性核素的伤口污染处理。

核和辐射事故救援现场发生的任何皮肤损伤都要进行伤口放射性污染测量,伤口放射性核素污染测量时要正确选择测量仪表。伤口中能发射高能 β、γ 射线的辐射体,可用 β、γ 探测仪测量;伤口污染物能发射特征 X 射线的辐射体,可用 X 射线探测器测量;尽量选用具有良好准直和能量甄别的探测器。

（二）去污处置的基本要求

1. 一般情况下,体表放射性核素污染要在现场去污站处理。

2. 现场去污只需要去除疏松沾污,难以去除的固定污染不在现场处置。

3. 难以去除的固定的体表污染人员要及时后送。

4. 避免放射性核素经眼、口、鼻、耳进入体内。

5. 不能因为处理伤口污染影响伤员的健康和生命安全。

6. 明确伤口污染的放射性核素种类。

7. 尽早进行伤口去污,并使用阻吸收药物,防止放射性核素的进一步摄入。

8. 使用阻吸收药物前要留取生物样品。

9. 按照分类、分级救治的原则,及时后送。

10. 防止污染扩散。

（三）去污方法

1. 局部去污　用塑料布先将非污染部位覆盖,并用胶布把边缘贴牢,然后浸湿污染部位,用软毛刷、海绵等蘸中性肥皂、香波、洗涤剂等轻轻擦洗。

洗涤应遵循以下顺序:先轻污染部位后重污染部位,从身体上面到下面,特别注意皮肤皱褶和腔隙部位的清洗。重复 2～3 次,并监测放射性活度至不再降低为止,但每次处置的时间不超过 3 分钟。使用同类稳定性同位素有助该类核素去污效果。

初步去污后,对残留的放射性核素宜采用不同的专用去污剂。对稀土元素钚和超钚元素,可用 1% 二乙烯三胺五乙酸(DTPA)稀盐酸溶液(pH＝1),对铀污染宜用 1.4% 碳酸氢钠等渗液。对难以去除的不明放射性核素则可以采用:①5% 次氯酸钠溶液;②乙二胺四乙胺(EDTA)肥皂或 DTPA 肥皂;③6.5% 高锰酸钾水溶液刷或浸泡污染部位后,再用新配制的 5% 亚硫酸氢钠溶液(或 10%～20% 盐酸羟胺溶液)刷洗脱色。必要时可用弹力粘膏敷贴 2～3 小时,揭去粘膏再用水清洗,对去除残留性污染有较好效果。

鼻黏膜和口腔黏膜是放射性核素容易进入的部位。眼、口腔或鼻腔污染时,应用生理盐水或 2% 碳酸氢钠溶液轻轻冲洗。鼻腔污染物用棉签拭去,剪去鼻毛。必要时向鼻咽部喷洒血管收缩剂或用生理盐水含漱口腔,可降低污染水平和对放射性核素的吸收。

清洗头发一般用肥皂和水,要特别注意防止肥皂泡沫流入眼睛、耳、鼻和嘴。当洗头不能充分去除污染时,可考虑将头发剪去。剪指甲有利于去污,要特别注意指甲沟、手指缝。对仍未能去除的局部污染宜用对皮肤无刺激的湿纱布或胶条封盖,以保护皮肤并避免污染扩散。粗糙有裂痕的皮肤污染较严重而又难以去除污染时,可用 EDTA 肥皂、5% 枸橼酸钠或 5% 碳酸氢钠等去污。

2. 全身去污　首先用浸湿的毛巾、海绵等擦洗 2～3 次,同时配制常用或专用去污剂,然后再淋浴。病情严重者,如情况允许亦可在抢救床、担架或手术台上酌情除污。反复进行浸湿、擦洗、冲洗,并观察去污效果。

3. 伤口去污　尽快用蒸馏水或无菌清水冲洗伤口。用生理盐水更好,但不要因为等待等渗溶液而延误时间。对稀土元素、钚或超钚元素污染的伤口，宜用弱酸性(pH3～5)的 Ca-DTPA 溶液冲洗。同时对污染创伤部位进行污染测量或做采样测量，以确定污染水平和污染放射性核素种类。

伤口去污往往需要在 2％利多卡因局部麻醉下进行伤口清创，一则清除污染，二则清除异物。擦破伤结痂时，残留放射性核素可能留在痂皮内。对刺破伤位于深部的污染物，要进行多维探测定位以便取出。对撕裂伤则要清整伤口，清除坏死组织。

清创手术除遵循一般外科手术原则外，尚应遵循放射性污染手术的处理规程，每进一刀，或更换刀片，或测量污染程度，避免因手术器械导致的污染扩散。

严重伤口污染，应留尿样分析放射性核素或作整体测量。对钚和超钚元素及稀土等污染，术中要用 Ca-DTPA 1g 和 2％利多卡因 10 mL 加入 100 mL 生理盐水中冲洗。对一切清除的组织、纱布和初期冲洗液均留存作取样分析。对锶污染伤口，可在创伤部位撒布玫琼酸钾。对含可转移性放射性核素的严重伤口污染者，宜静脉应用螯合剂。

在已知有放射性内污染或怀疑有内污染时，必须尽快（最好在污染后 4 小时内）开始使用促排或阻吸收措施。但应慎用有可能加重伤情的促排措施。

（四）去污效果评价

每次去污洗消前后要进行监测，对比去污染效率和污染密度并记录。一般说来，很难做到完全去污，因为有少量放射性物质会残留在皮肤表面。通常若能做到将污染水平降低到下列水平即已足够：$\beta+\gamma$ 污染水平<4 Bg/cm^2，α 污染<0.4 Bg/cm^2，β 射线$<10\mu$Sv/h，γ 射线降至本底的 2 倍。在任何情况下，只要监测仪器指示去污已不可能再有成效时，去污工作就应再行评价或终止。另外，应当注意在现场去污只能做到环境条件允许的程度。

（五）需特殊考虑的问题

某些放射性核素由于特定的化学形态（例如氚和某些形态的碘）可能通过皮肤吸收而导致进一步的内污染，特别要注意估算外和内两种污染。

伤口表面被产生 α 射线的放射性物质污染，可能引起局部损伤或体内吸收，必要时可将受污染的伤口切除以去掉放射性物质。

辐射体在皮肤上长期沉积，如果污染水平足够高，可能导致确定性效应，如皮肤烧伤。皮肤烧伤可能使去污复杂化，去污和烧伤的治疗应同时进行。

六、生物样品采集

为估算受照射者的剂量和病情判断，需采集核和辐射突发事件受害者身体的生物材料及随身或现场的有关样品，供生物剂量（包括电子自旋共振波谱）、热释光剂量测量和中子活化分析用。收集的样品要分类、编号、造册、封存。

对于中子、γ 或 X 射线照射，受照人员佩戴的个人剂量计一般都可用于事故个人剂量测量。如果受照人员没有佩戴个人剂量计（在受照时）则剂量估算将需事故重建。在以往发生的事故中，多数受照者都没有佩戴个人剂量计，或虽已佩戴但所受剂量值超出了量程范围。因此，事故后剂量重建对减少剂量估计中的误差，具有重要意义。同时为估算剂量必须对受照人详细询问情况。

事故后测量 γ 剂量,可供选择的主要技术途径是热释光(TLD)和电子自旋共振(ESR)波谱两种方法。热释光方法可选择的待测样品有:手表红宝石、牙齿、骨髓、陶瓷、砖瓦等。但目前从实用性和可靠性来说,手表红宝石作为辐射突发事件个人剂量计较为成熟。在电子自旋共振(ESR)方法中,通过测定样品中由辐射引起的足够长寿命的自由基浓度变化来确定受照剂量。可供选择的样品有:塑料制品、手表玻璃、含糖食品、药品、骨组织、牙釉质、毛发和衣物等。为了剂量重建,对受照人员没有放射性核素污染的衣服应当保留,以便剂量重建时作为样品。

若存在中子照射,采集有关人员的头发、血液样品、指甲及其佩戴的珠宝首饰、硬币、眼镜金属框、腰带扣、手表、羊毛衫等样品进行感生放射性活度测量可能是重要的。这些物质应尽快取样、保存,以备由有能力的实验室分析。这种分析时间是重要因素,越早分析灵敏度越高。

(一) 血液样品的采集

血液样品的采集时间、采集量和用途一定要明确。第一天采取血样 20~30 mL,主要用于以下几个用途的分析:①全血细胞计数;②细胞遗传学分析;③生物化学分析(血清淀粉酶);④放射性核素的分析。

第一天血样可分两次采取,无菌采血后置于肝素抗凝消毒真空管中,轻轻倒置以固定血样、抗凝,凝固的血样将不能使用,每管贴上标签。第一次应在照后 3 小时内采取,主要做全血细胞计数和生物剂量(染色体畸变分析、微核试验等)检测用;第二次可在第一次取样后 3~6 小时采取,再进行血细胞计数和 HLA 配型等,但都应标明采集样品的日期和时间。以后每天取血做全血细胞计数检查。

血样收集后和运输途中必须冷藏,但不能冻结;单个真空管用保护性材料包好后放入保温容器中;用纸或其他包装材料包好以防运输途中破损;贴上醒目的标志:"**生物样品,易损,防损坏,避免 X 射线**"。

血清样品(不抗凝)主要用于放射性核素分析和生化指标检测用。

外周血淋巴细胞是对辐射最敏感的细胞系之一,淋巴细胞绝对数降低是早期观察确定全身受照射水平的最好、最有用的实验室检查方法。中性粒细胞绝对值在事故早期升高的幅值,亦同样与剂量相关。

在生物剂量估算方法中,外周血淋巴细胞染色体畸变分析是一种最广泛采用的可靠方法。我国有些实验室已建立了良好的剂量—效应关系曲线和计算模式。在电离辐射外照射的情况下,用淋巴细胞染色体畸变分析作剂量估计的范围一般在 0.1~5.0 Gy。用这种细胞遗传学方法探测的剂量下限,对 X 及 γ 射线约为 0.1 Gy,裂变中子为 10~20 mGy。一般说来,事故后取血时间越早越好。根据报道,照后 1~2 个月内,双十环频率变化不大,3 个月后明显下降,因此最好在受照射后 48 小时内取血,最迟不宜超过 2 个月。使用这种技术在身体局部受照时受到限制,因染色体畸变虽然可表明有放射损伤,但不能准确估计剂量。此外,对体内辐射源所致剂量,由于不同放射性核素分布不同,不能都估算出它们的剂量。染色体结果分析需要 3 天,因为淋巴细胞培养必须 48 小时才能获得足够的中期分裂细胞,以便估算出染色体畸变率。

（二）身体局部受照时的样本采集

身体局部受照时，物理剂量非常重要，因为局部放射损伤的早期没有可利用的生物剂量方法。应详细询问事故经过并记录。在局部损伤情况下，应尽可能使用事故时受照的牙齿、衣服、纽扣、耳环或其他任何有机物，利用电子自旋共振（ESR）估算受照剂量。事故后第一周内，每天的血细胞计数有助于排除全身受照的可能性，因为局部损伤只可观察到某些非特异性改变，如轻度白细胞增多或血沉加快。染色体畸变只在少数局部受照 $5 \sim 10$ Gy 人员的淋巴细胞中发现，而且它只能提供定性资料，而不是定量资料。

有两种诊断方法可用来估计局部过量照射的严重程度：热成像技术和放射性同位素方法。当受照部位与相对应的非受照射区可比较时，这两种方法都是可靠的。

热成像技术可用来鉴别任何损伤，并确定其严重程度，它是探测局部放射损伤有用而灵敏的技术，特别是在临床症状尚未出现的早期和潜伏期。另外，触点温度记录法和红外遥测温度法都是有用的，后者对身体局部受照的诊断，特别是四肢受照射时要比前者好。用放射性同位素方法可记录器官或身体部分血管的循环情况，即用高锝酸（^{99m}Tc）静脉注射，以闪烁照相法监测 Tc 的分布。热成像技术和放射性同位素法是互补的。这些方法虽不能准确估算剂量，但能判断临床损伤的严重程度。

（三）人员可能受到外污染时的样本采集与处理

在进行去污处理前将耳道、鼻孔、口角及伤口用棉签擦拭，并将擦拭物和切除的受污染组织置于试管中；脱下衣物、口罩等应放置在密闭容器中（例如塑料袋），每一个容器都应贴上标签，写有患者的姓名、地点、样品名称、收集时间和日期，并且醒目地标注："**放射性，请勿扔掉**"，以便进一步鉴定放射性核素或进行粒度分析。

（四）人员可能受到内污染时的样本采集与处理

放射性核素可经由呼吸道、消化道、皮肤伤口甚至完好的皮肤进入体内导致内污染。如果发现可能导致放射性核素内污染的情况，如环境中放射性核素外溢或放射性气溶胶浓度升高、工作人员口罩内层污染、体表放射性核素严重污染等，应立即着手调查污染核素种类，收集鼻拭子、留存口罩、尿样、粪便、呼吸带气溶胶样品等有关样品，对放射性核素摄入量作初步估计，必要时留取血、唾液、痰、呕吐物等其他样品供放射性分析用。

每个样品应有清楚的标记，包括患者姓名、地点、取样类型、取样日期和时间，并置于合适的容器中。醒目地标注："**放射性，请勿扔掉**"。

有条件时可做全身放射性测量，必要时进行甲状腺测量和肺部测量。

（五）现场样品采集的基本要求

现场样品的采集对估算患者的受照剂量，放射性损伤的诊断，制订治疗方案非常重要。因此，在核和辐射事故的现场救援时，对样品的采集要引起足够的重视，现场样品采集时要遵守以下基本要求：

1. 样品采集的目的要明确。

2. 样品采集的时间要适时。

3. 样品能够妥善保管。

4. 采集样品不能损害到伤员健康，不能延误抢救时间。

（六）现场样品的采集实施

在核和辐射事故的现场救援时,现场样品采集要合理、及时,按照以下程序实施:

1. 医师根据伤员的诊治需要提出采样种类,护士实施。

2. 放射卫生人员根据估算剂量的需要提出采样要求并实施,如果是生物样品,由护士实施。

3. 采集的样品要妥善保管。

4. 做好样品采集记录。

（七）现场样品的处置

核和辐射事故现场救援时,现场样品采集后,要针对不同的用途合理处置采集的样品,通常样品处置按以下程序进行:

1. 如果需要,样品随伤员一起转送到后方医院。

2. 样品由救援队伍保存。

3. 做好样品的处置记录。

（王　进　杨小勇　杜　翔）

第十三章　自然灾害公共卫生应急

人类生活的地球是一个完整的生态系统,各种自然因素保持相对稳定,为生命存在提供了必要的条件。自然灾害的发生和发展是自然因素变异或人类的活动导致生态平衡被打破的结果。人类认识自然、改造自然是一个十分漫长的过程,自然灾害也将伴随人类社会发展而长期存在。

第一节　概　述

我国是世界上自然灾害最为严重的国家之一,具有灾害种类多、发生频率高、强度大、时空分布广等特征。

一、自然灾害的概念及其内涵特征

"灾"指其自然属性,即各种致灾因子,主要关注自然致灾因子及其发生的次生致灾因子的成因机制;"害"指其社会经济属性,强调因"灾"造成的人员伤亡、财产损毁和资源及生态环境破坏的成害过程。灾害内涵应该包括两方面的内容:一是强调致灾因子的动力条件;二是强调灾害事件的后果。若某些致灾因子导致平衡被打破,危及人群的安全和生命,就造成了灾害(disaster)或称灾难。

自然灾害是指由于自然异常变化造成的人员伤亡、财产损失、社会失稳、资源破坏等现象的一系列事件,是灾害学研究中一个最基本的概念,是对所有种类自然灾害的总称。自然灾害首先是自然现象,其次才是和人类社会有关的事件,即自然事件。自然灾害能被人们的感觉器官直接感知而在人脑中形成映象,是人对自然事件的主观判断,只有自然变异对人类社会造成损失时,才称之为自然灾害。自然灾害是某种致灾因子与人类社会的矛盾统一体,其内涵具有自然属性和社会经济属性的双重特点。

自然灾难是指突然发生、规模较大,人们不可接受的灾害事件,是一种损失较大的自然灾害。自然灾害概念间关系见图 13-1。

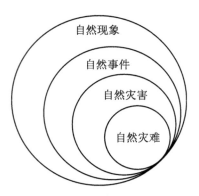

图 13 - 1　自然灾害概念间的关系

二、自然灾害分类、分级

（一）分类

不同角度对自然灾害的理解不同,存在多种分类方法。

1. 按灾种分类　按灾种把自然灾害分为地震灾害、洪涝灾害、气象灾害(暴雨、旱灾、飓风、台风、龙卷风、低温冰冻、冰雹等)、海洋灾害(海啸、赤潮、风暴潮等)、地质灾害(滑坡、泥石流、崩塌、地面塌陷等)、农作物生物灾害、森林和草原灾害。

2. 按致灾因子分类

大气圈致灾因子:干旱、台风、暴雨、冰雹、低温、霜冻、冰雪等。

水圈致灾因子:洪水、内涝、风暴潮、海冰等。

生物圈致灾因子:农作物病虫害、森林和草原病虫害、鼠害等。

岩石圈致灾因子:地震、滑坡、泥石流、沉陷等。

（二）分级

目前国内和国际上还没有统一划定灾度标准。根据救灾工作经验,一般将灾度分为巨、大、中、小、微五级。

巨灾:死亡人数逾万人,或直接经济损失在亿元以上。

大灾:死亡人数千至万人,或直接经济损失在千万元至亿元之间。

中灾:死亡人数百至千人,或直接经济损失在百万元至千万元之间。

小灾:死亡人数十至百人,或直接经济损失在十万元至百万元之间。

微灾:死亡人数十人以下,或直接经济损失在十万元以下。

三、我国自然灾害特征

自然灾害没有时间、空间的约束,只有灾害程度的不同。自然灾害在我国表现为:①种类多,全球主要自然灾害种类在我国均有分布。我国主要灾种有洪水、渍涝、旱灾、暴雨、热带气旋、低温冷冻、赤潮、地震、崩塌、滑坡、泥石流等30余种,其中洪水、地震、台风、旱灾、风暴潮、病虫害是影响我国的重要自然灾害。②灾害发生频率高、强度大、损失严重。我国素有"三岁一饥、六岁一衰、十二岁一荒"之说。在各类灾害中,尤以洪涝、干旱和地震的危害最大。③灾害的交替、集中与周期性并存。交替是指一种或几种主要灾害,在一定时间内顺序出现,如先是水灾,后是旱灾,风灾、水灾并发,地震、火灾并发等;集中是指自然灾害相对集中发生在我国的一些地区或省份;周期性,就是每隔 10 年左右在我国要发生一次大的自然灾害。在 20 世纪的 60 年代和 70 年代还发生过水、旱、冻、风、雹和地震几种主要灾害的连发现象。

全国自然灾害灾情总体空间分布格局:①我国自然灾害灾情总体上呈现出南重北轻、中东部重西部轻的空间分布格局,受灾最严重的省份基本全部集中于西南及长江中下游地区。②旱灾、洪涝灾害总体呈现出南涝北旱的特点,风雹灾害呈现全国普发态势,台风灾害主要集中于我国东南沿海地区。③全国自然灾害区域分布格局存在着明显的南重北轻特征,南方地区灾种组合以洪涝、风雹和台风灾害为主,北方地区灾种组合以旱灾和风雹灾害为主。

第二节　自然灾害系统与自然灾害风险系统

自然灾害系统是由孕灾环境、致灾因子和承灾体共同组成的地球表层异变系统。自然灾害系统涉及自然和社会经济两个层面,其主体要素包括孕灾环境和承灾体,以承灾体价值性损失和致灾因子破坏之间复杂的作用和响应关系为作用机制,以灾情为演化结果,是一个涉及多种反馈关系的复杂系统,真实反映的是人-地关系。自然灾害风险系统是从风险研究出发,基于自然灾害系统而建立的分析体系,并和时空尺度的选择密切相关。

一、自然灾害系统

(一)孕灾环境

孕灾环境主要包括自然环境与人文环境。自然环境是指由大气圈、水圈、岩石圈、生物圈等所构成的地球表层系统。人文环境则可划分为人类圈与技术圈。

孕灾环境具有地带性或非地带性,波动性与突变性,渐变性和趋向性。孕灾环境时时刻刻都在进行着物质和能量的转化,受制于该子系统内多要素复杂的作用关系,其表征指标也是在不断变化,当转化达到一定条件时会对人类社会环境造成一定影响,称之为灾变。

(二)承灾体

承灾体是指人类及其活动所组成的社会经济系统,是各种致灾因子作用的对象。承灾体是指包括人及其日常生活活动在内,由人类劳动创造的物质财富、人类的各种社会经济活动、资源与环境等要素,在一定地域单元上构成的具有一定尺度和组织形式的综合体。

承灾体为自然灾害系统的社会经济主体要素,价值性是其核心属性。价值性既包括承灾体在经济学意义上的价值和使用价值,也包括在人类社会经济生活中体现出来的或担负着的作用与功能,还包括在资源环境意义与影响等多个层面。承灾体包括人类本身及生命线系统,各种建筑物及生产线系统,以及各种自然资源。在承灾体中,除人类本身外,其他部分也可划分为不动产与动产两部分。离开了承灾体的价值属性,就没有自然灾害这一概念,灾害的风险则更是无从谈起。

承灾体和孕灾环境一起共同构成了自然灾害系统的主体要素,分别从社会经济和自然两个层面反映自然灾害系统的特征。

(三)致灾因子

致灾因子是描述灾害事件特征的各种因子,包括灾害种类、规模、强度、频率、影响范围等。致灾因子是孕灾环境演化的产物,是自然要素在一定时空背景下,孕灾环境某一种或多种指标的极端表现。致灾因子虽然客观存在,但不是自然灾害系统中的一个完全独立要素。从致灾因子形成机制的角度而言,它是以人类活动影响为外因,以孕灾环境自身演化规律为内因,是自然灾害系统自然主体要素演化的产物。

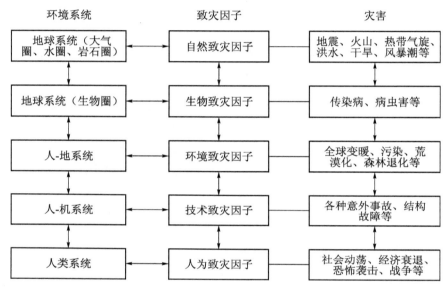

图 13 - 2　灾害致灾因子关系图

(四)作用机制

灾害是地球表层孕灾环境、致灾因子、承灾体综合作用的产物,三者在时间、空间上相互关联,密不可分。孕灾环境对承灾体存在着显著的影响,而承灾体也会反作用于孕灾环境,这种反作用融入孕灾环境的演化便决定了致灾因子的形成。致灾因子的出现只是灾害形成的必要条件,而承灾体的价值性存在才是灾害形成的根本原因,二者作用的结果导致承灾体某种程度的价值性损失。

孕灾环境、承灾体、致灾因子等要素组成的自然灾害系统是一个涉及多种反馈关系的复杂系统,具有自然和社会的双重属性,其危害程度取决于自然因素的变异程度和人类社会承受或适应自然环境变化能力大小两方面。

(五)灾情

灾情是源于致灾因子对承灾体价值性破坏而带来的损失。灾情包括人员伤亡及造成的心理影响,直接经济损失和间接经济损失,建筑物破坏,生态环境及资源破坏等。

灾情大小取决于多种因素,包括:①致灾因子自身的强度特征;②承灾体自身的价值性特征;③致灾因子和承灾体价值损失的关联度;④致灾因子对承灾体价值性破坏的范围、作用方式以及环境背景等;⑤为应对致灾因子的破坏而不断提升的防灾减灾能力。

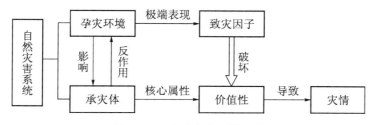

图 13-3 自然灾害系统剖析

二、自然灾害风险系统

(一)自然灾害风险及其内涵

自然灾害风险是指自然灾害事件发生的时间、空间、强度的可能性,是由自然灾害系统自身演化而导致未来损失的不确定性。

自然灾害风险最本质、最核心的内涵有三个,即:"未来性""不利性"和"不确定性"。

(二)自然灾害风险系统的结构

自然灾害风险系统是围绕承灾体未来价值损失的不确定性,从自然灾害系统出发而建立的一个完整的具有普适意义的分析体系,涉及结构、作用机制和演化结果等方面。自然灾害系统是自然灾害风险系统的物质基础,其自身的架构以及与自然灾害系统结构要素的对应关系见图 13-4 和图 13-5。

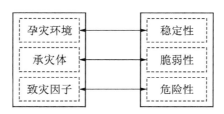

图 13-4 自然灾害系统与自然灾害风险系统要素的对应关系

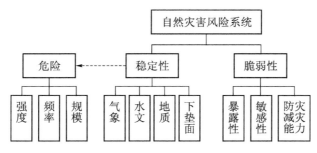

图 13-5 自然灾害风险系统的层次结构

1. 危险性　危险性是指致灾因子造成的损害的可能性。危险性是致灾因子所具有的特征,是未然的、可能的,会随着各种因素的影响而发生变化。致灾因子的危险性是由孕灾环境的稳定性所决定的。

现实的社会危害性是从过去的危险性转化而来。危害性是灾害的本质特征,没有严重的危害性就没有自然灾害存在。危害性则是已然的,其对社会造成的后果是一个定量,危害结果一旦发生就不再改变。危险性分析是对致灾因子活动规模、强度和活动频次(频率)的不确定性分析。

2. 稳定性　稳定性是指在一定时空背景条件下的孕灾环境可能诱发或加剧自然灾变的程度,涉及气象、水文、地质和地形地貌等因素。从风险的角度对孕灾环境的研究称之为稳定性分析。

3. 脆弱性　20 世纪 70 年代 Gilbert F. White 首次提出了脆弱性的概念,之后被广泛应用于灾害学、生态学、金融学、社会学和经济学等许多方面。

(1) 脆弱性的概念:脆弱性是指承灾体由于自身结构或接近危险区域而易受致灾因子破坏的一种状态,是承灾体自身的属性。致灾因子对承灾体的影响程度由承灾体自身的脆弱性决定。脆弱性分为"物理脆弱性"和"功能脆弱性"。

(2) 脆弱性的性质:脆弱性是系统的基本属性。脆弱性由系统内部功能结构所决定,不依赖于危险事件,它的产生和改变受所处环境的社会、经济、制度和权力的影响。系统没有绝对的安全,也没有完全的不安全,系统的脆弱性总是存在的。

脆弱性具有相对性。系统暴露在某一扰动影响下是脆弱的,而暴露在另一种扰动下可能是稳定的,可靠的。

脆弱性具有隐蔽性。脆弱性具有很强的隐蔽性,很难被发现,而且并不是所有的脆弱性都能被彻底发现或完全消除。

脆弱性具有复杂性。由于系统的复杂性和系统所处环境的复杂性使得开展脆弱性分析非常困难。

(3) 脆弱性分析:脆弱性分析被认为是把灾害/事件与风险研究紧密联系起来的重要桥梁。从风险的角度对承灾体的脆弱性分析包括"暴露性""敏感性"和"防灾减灾能力"三个方面。

"暴露性"是指对应致灾因子影响范围内承灾体价值的空间分布特征。

"敏感性"反映了承灾体自身易于遭受致灾因子破坏可能性。

"防灾减灾能力"是指人类通过工程和非工程措施,从灾害的监测预报体系、防御体系、紧急救援体系和灾后恢复重建体系出发,保护承灾体的价值免受致灾因子破坏的能力。防灾减灾能力又主要由抵抗力和恢复力两部分构成。抵抗力是承灾体抵御自然灾害破坏的能力,是承灾体与生俱来的特征,是脆弱性的构成要素和研究基础。恢复力是指自然灾害发生后,承灾体得到修复的能力。抵抗力在灾前是可以把握的,增强承灾体抵抗力是人类主动适应灾害的过程,只有使抵抗力增强到一定程度,才能使人类社会免于受损。恢复力是未知数,有时甚至不存在恢复的可能,只有破坏后重建的机会。

脆弱性与暴露性、敏感性呈正相关,与抵抗力、恢复力呈负相关。在某一灾害事件中,脆弱性越高,致灾因子对承灾体破坏程度越好,所导致的灾害损失越严重。

人是系统最活跃的元素,人的某些行为直接影响到系统的脆弱性。

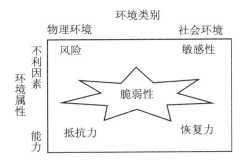

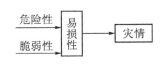

图 13-6　脆弱性模型　　　　图 13-7　自然灾害风险系统作用机制

（三）自然灾害风险系统的作用机制

自然灾害是自然灾害风险系统的演变结果。危险性是自然灾害风险产生的外因,脆弱性则是风险产生的内因,外因通过内因起作用,共同决定了承灾体价值性损失的大小。自然事件能否给人类社会造成灾害损失,关键取决于承灾体抵抗力与致灾因子破坏力的比较。

（四）自然灾害风险评估

基于自然灾害风险系统作用机制的风险评估,其核心是易损性分析。

易损性分析就是在对承灾体脆弱性水平进行综合分析的基础上,确定承灾体未来价值性损失对致灾因子危险性的响应关系。它立足于自然灾害风险系统要素间的相互作用,是从灾害系统动力学机制的角度来揭示风险的大小,在灾情预判和灾害应急中有重要的应用价值,是风险评估依赖的重要手段。

承灾体的脆弱性和致灾因子的危险性成为自然灾害风险评估中最核心的因素,从某种程度上说,对于脆弱性、危险性的认识,决定了对于灾害风险形成机制的认识。致灾因子分析的重点为灾害可能发生的概率、重现期、地点和强度。

自然灾害风险评估主要两条路径:一是基于演变过程。自然灾害风险与自然灾害之间存在时间上的关联,自然灾害风险在前,自然灾害在后,前者为量变过程,一旦此量变过程完成,自然灾害就会发生。当一个自然灾害平息后,将是下一个自然灾害风险孕育的开始,二者据此构成了一种周期性的循环,即"自然灾害风险"—"自然灾害"—"自然灾害风险"。二是基于历史灾情。历史的灾情在统计上可视为未来灾情的重现。基于该途径的自然灾害风险评估基础资料丰富,同时避开了自然灾害风险系统复杂的作用关系,因而操作相对简单,实用性强。

第三节　自然灾害的主要公共卫生问题

通常情况下,突发性自然灾害容易使人类猝不及防,易造成人员伤亡事件和较大的经济损失,而缓发性自然灾害则影响面积较大,持续时间较长,若不及时防治,同样也能造成十分巨大的经济损失,甚至带来疾病蔓延和生命损失。

一、自然灾害常见卫生问题

(一) 人员伤亡

地震、海啸等自然灾害事件往往具有突发性、难预见性、灾难性等特征,易导致大量的人员伤亡,伤亡主要出现在受到灾害冲击的地区和时间窗内。

自然灾害容易引发次生灾害,如有毒化学品或放射源泄露、火灾、泥石流、滑坡等偶发事件,造成意外伤害。

(二) 社会恐慌反应

在自然灾害的冲击下,恐慌成为人类首先的共同反应,即使幸存者也同样随时面临着死亡的威胁,但人们恐慌、焦虑和无作为的等待并不会持续太长时间,幸存者很快从突发灾难的冲击中恢复理智,并自发地投入到搜寻、救援和转运伤者的行动中。灾区人员本能地建立起有目的的自救行动,而且具有清晰的个人行为目标,虽然每个人都认为自己的自发的、本能反应是完全合理的,但有时这种行为对社会整体利益是有害的。

自然灾害发生后,通常会有许多关于传染病的流言,这又加剧了恐慌反应的程度,其结果往往使政府或救灾的领导者在实施相应工作时承受巨大的压力。

极端的反社会行为(如广泛的抢劫犯罪)仅在极端环境下发生。

(三) 人群迁移

灾后发生大量的自发或有组织的人群迁移,需要提供更多紧急人道主义援助。人们可能向城市迁移,而其公共设施并不能应对,这时就可能增加发病率和病死率。如果灾害持续时间较长,人们会被迫搬迁寻找临时的栖身之地,临时的居住地为安全考虑,一般离灾害发生地点较远,比较偏僻,往往是公共卫生服务覆盖不到的地区。在短时间内如此多的人口迁移面临许多卫生方面的问题,会导致人群中免疫状态的改变,甚至于免疫屏障的受损,使传染病暴发和流行的风险增大。

另外,大量救援人员进入灾区,一方面可能将灾区没有或较少见的新的病原体带入灾区,增加这些疾病流行的风险;另一方面,外来人员对灾区某些地方性流行的疾病缺乏有效免疫,也可能导致相关疾病的流行。

(四) 食物和营养缺乏

受灾之后若干天都会出现食物的短缺。导致食品短缺的原因有两个:一是灾区的食品储备被破坏导致可分配食品绝对数量不足,二是配送系统受到破坏,如道路的毁坏、运输车辆的短缺等,即使不存在食品数量不足,但人们获取食品困难,也会导致食品短缺。在食物绝对数量不足情况下,营养问题会增大一些婴幼儿、老人的灾后死亡概率。灾后短期内食品援助配给是主要的和必需的方式,但一般不需要长期依靠进口和捐助。

灾害发生时,局部的食物安全问题难以避免。恶劣条件下,食品易霉变、腐败、污染等。

(五) 不良气候的暴露

灾难发生后,由于暴露于各种天气造成的健康损害并不严重。在现有的条件下,绝大多数受灾人员能够得到干燥、适当的衣物,并能够找到防风物躲避,因此暴露于不良气象条件并不是造成伤亡的主要危险因素。

（六）水供应困难和环境卫生恶劣

供水系统和污水处理系统在自然灾害中易损性较高，一旦受到破坏将对人的健康构成极大威胁。灾害易引起饮用水水源污染，当饮用水数量和质量均得不到保证，同时排泄物和其他垃圾不能及时清理和无害化处理，便增加了肠道和其他传染病的流行风险。

自然灾害后，粪便、垃圾运输和污水排放系统及城市各项卫生设施普遍被破坏，造成粪便、垃圾堆积，苍蝇大量孳生。受条件限制，人畜尸体只能临时就地处置，在气温高、雨量多的情况下，尸体迅速腐败，严重污染空气和环境。

此外，有毒有害的物质泄露等是常常面临的问题。

（七）公共卫生服务能力受到冲击

1. 公共基础设施破坏　供水、电力、燃料、交通、通信和排水系统破坏，导致公共卫生服务能力、工作秩序、医疗卫生服务的及时性受到影响。

2. 卫生服务需求增加　由于大量的伤病人员需要紧急救治，大量的心理疾病患者需要疏导，因此，短时间内需要大量的医务人员和医用物资，如医疗器械、血液等。

3. 公共卫生服务能力受损　一方面是公共卫生服务机构受损，包括建筑物毁坏，设备仪器损坏，实验室遭到破坏，数据和技术资料丢失；另一方面是卫生服务人员受损，如卫生服务人员本人受伤，或是其家庭成员失踪，家庭财产损失等造成卫生人员无法全力投入救灾防病工作等。同时，免疫规划、妇幼卫生、精神卫生、药物和疫苗供给等正常工作秩序受到破坏，肺结核和艾滋病治疗服务等传染病控制项目的实施受到影响甚至中断。

（八）传染病暴发或流行

自然灾害通常不会直接导致重大的传染性疾病暴发或流行，但在特定的环境下会增大传染病流行的潜在风险。

由于公共卫生设施（如供水管道和污水处理系统）的损坏，短期内传染病发病率增高最常见的原因是由于排泄物污染水和食物，主要是肠道系统疾病，如霍乱、菌痢等。

人群密度的增高和迁移程度也加大了传染病暴发的风险。大规模人群迁移和聚集（临时安置）增加了清洁饮用水、食物供应的压力；由于人口居住拥挤、现存的环境卫生服务设施不完善，加大直接接触传播与经呼吸道传播的传染病的发生风险，如麻疹、流感、肺结核、脑膜炎及急性出血性结膜炎等；灾害可能造成动物和病媒生物栖息环境的变化，一些自然疫源性疾病会随着病媒生物与人的接触机会增加而逐渐增多，如鼠疫、疟疾、乙脑、钩体病、出血热等。

（九）精神及心理创伤

精神状态不稳定往往成为灾难之后主要和紧急的公共卫生问题。生存环境充满危险，压力无法得到缓解，失去亲人的痛苦等均可导致焦虑、恐惧、抑郁等心理应激反应，引起的短期心理沟通障碍。无论在哪里，保护和维持受灾区域内家庭、社区和社会结构都是心理救援工作的重点。另外，精神卫生问题的高危人群也可能是卫生工作者和那些人道主义救援的志愿者本身。

（十）慢性非传染性疾病

由于生活和生存环境的改变，导致心脑血管疾病、高血压、糖尿病等疾病发作。临时居住于简陋的帐篷之中，白天烈日暴晒易致中暑，夜晚着凉易感冒，年老体弱、儿童和患有基础疾病的脆弱人群更易患病。

二、我国常见自然灾害及其危害

（一）洪涝水灾

洪水通常是指江河泛滥淹没田地和城乡所引起的灾难。涝灾则指因长期大雨或暴雨产生的积水和径流，淹没低洼土地所造成的灾难。实际上洪涝水灾往往是同时发生的，很难区分。

我国洪涝灾害主要集中在东部地区，主要发生在降雨集中的梅雨季节和夏季。某一季节降水量过多、连降暴雨是造成洪涝水灾的主要原因。严重的洪涝水灾对人民生命安全、身体健康及居住环境破坏、财产损失影响很大，是公共突发事件中属于重大、频发、面广的自然灾害。

在全球范围内，因洪水所引起的死亡，远比其他任何类型的自然灾害都更为严重。全球因洪灾造成的死亡，约70％发生在印度和孟加拉国，大部分死亡由山洪暴发所致。

暴雨还会诱发山崩、滑坡、泥石流等次生性灾害，造成大量人员伤亡。

（二）地震

强烈地震是大自然最具破坏性的灾害之一。地震灾害事件具有突发性、难预见性、灾难性等特征，而且容易引发次生灾害，如有毒或危险化学品泄漏、放射源泄露、火灾、泥石流、滑坡等。

地震不仅可造成生态环境破坏、大量人员伤亡、人群心理创伤，还可导致水源和食品污染、媒介生物孳生，甚至传染病流行等公共卫生问题。

地震灾害人员伤亡主要是因为建筑物倒塌造成的。最初的24小时是急需救助的最关键时期。地震发生后的最初3～5天，会有大量非外科处置病人，如急性心脏病发作、糖尿病或高血压急性发作、焦虑等精神卫生问题。

医疗卫生机构在地震造成的破坏面前尤其脆弱。

（三）旱灾

旱灾主要是降雨不足造成，是一种渐进性灾害，具有持续时间长、受害面积大、影响广泛的特征。长期、大面积的严重干旱，饮用水源枯竭，导致安全饮用水短缺，容易导致介水传染病的暴发流行。同时由于食物清洁用水难以获得，导致食源性疾病的发病风险增加。若干旱发生在高温季节，则易导致中暑。另外，干旱还容易引发次生灾害，如森林火灾、蝗灾等，从而造成其他的公共卫生问题。若持续大面积干旱，会对灾区的食物供给造成一定影响，可能导致营养摄入不足。

（四）台风

台风是我国沿海发生频率最多的一种自然灾害。台风由于来势凶猛，范围广，破坏力强，不仅可以造成大量人员伤亡，而且可能造成公共基础设施的破坏，导致供水、供电、通讯、交通中断，影响公共卫生服务供给。

台风主要有三种类型：大风主导型、降雨主导型和降雨—大风叠加型，其带来的公共卫生问题主要由强风、暴雨和风暴潮引起。

（五）龙卷风

龙卷风是自然界最猛烈的大气现象。龙卷风造成的破坏是由于其强烈的旋风以及风暴中心形成的真空联合作用的结果。例如，龙卷风扫过一栋建筑，强风在建筑外围旋转和扭曲,而与此同时,风眼处压力骤降,造成建筑内部爆炸性的冲击力,墙面向外坍塌或倾斜,窗户爆裂,破坏形成的碎片高速飞向空中。

美国每年发生700多次龙卷风,只有3%可以造成人员严重伤亡。

我国龙卷风有两个高发带,一是自长江三角洲经苏北平原至黄淮海平原,南北走向,呈下弦月形。最大中心在山东和江苏交界处的平原湖泊处。另一个是在广东和广西,呈东西走向,其中还有一中心在海南省。

(六)低温雨雪冰冻

低温雨雪冰冻灾害多具有影响范围广、持续时间长、危害程度深等特点,多重灾害并发时,可造成交通中断、电力、供水、通讯设施破坏,影响医疗卫生服务的可及性和供给能力。

低温雨雪冰冻灾害可引起冻伤、摔伤、心脑血管病等慢性疾病的急性发作、非职业性一氧化碳中毒、急性呼吸道和肠道传染病、旅途精神疾患等疾病和食物中毒等公共卫生事件。

(七)泥石流

泥石流常常具有暴发突然、来势凶猛、迅速之特点,形成过程中快速冲毁建筑物,大量人畜躲避不及而造成伤亡,交通、电力、通信和供水等基础设施和医疗机构等公共服务系统破坏严重。

表 13－1　常见自然灾害的公共卫生危害特点

灾害种类	主要影响
洪涝	(1) 对人体健康的短时影响:骤发洪水死亡众多,主要为溺水,个别体温过低或触电死亡;严重损伤较少,主要是被水流中杂物冲撞、划伤割裂伤。 (2) 卫生服务能力的影响:骤发洪水对医疗卫生设施破坏严重(但局限);缓发洪水易对医疗设备造成严重破坏;短期内影响甚至中断卫生服务,如免疫规划、肺结核和艾滋病治疗服务等项目的实施可能会受限。 (3) 灾后传染病的影响:早期以肠道传染病(甲肝、痢疾、伤寒、霍乱等)为主;中期呼吸道传染(流脑、麻疹、流感等)、虫媒传染病(乙脑、疟疾等)、自然疫源性疾病(血吸虫病、钩体病、肾综合征出血热等)为主要威胁;晚期儿童传染病、虫媒传染病、自然疫源性疾病为重点。 (4) 饮用水与食品安全的影响:骤发洪水对供水系统破坏严重;缓发洪水对供水系统破坏轻微;易引起饮用水水源污染,这些水源污染以生物性污染为主,化学品受淹后外泄可造成局部或较大范围的化学污染;易造成食品污染,如原料易霉变、腐败,食品生产设备、包装材料、容器易受到不洁水污染,食品储存易变质等。 (5) 环境的影响:破坏水的净化系统和污水排放系统;各种生物群落也因洪水淹没而引起群落结构改变和栖息地变迁,从而打破了原有的生态平衡;洪水泛滥,淹没了农田、房舍和洼地,灾区居民被迫离开原居住地;灾后坑洼积水和容器积水增多,蚊虫大量孳生;洪水淹没厕所、粪池、下水道等,使垃圾和有毒废物四处溢散,大量的植物和动物尸体腐败,导致苍蝇等孳生。 (6) 心理健康的影响:使心理疾病发病率(焦虑、抑郁等)增高。 (7) 骤发洪水通常有人口迁移(有限的)

灾害种类	主要影响
干旱	(1) 对人体健康的短时影响:无或少。 (2) 卫生服务能力的影响:无或少。 (3) 灾后传染病的影响:水源污染导致肠道传染病;存在恙虫病、流行性出血热的地区,对人类的危险增加。 (4) 饮用水与食品安全的影响:生活用水、饮用水资源严重匮乏;农作物歉收、食品短缺。 (5) 环境的影响:湖沼干涸,动物物种死亡或迁徙,媒介生物习性发生改变;有利于蝇类孳生;啮齿动物快速增长,易患鼠灾。 (6) 心理健康的影响:紧张、焦虑等
地震	(1) 对人体健康的短时影响:强烈地震人员伤亡严重,头部、胸部挤压伤、内出血和失血、大量吸入灰烬窒息等为主要死亡原因;损伤以机械致伤为主,多为骨折、软组织损伤、挤压综合征等;平时少见的破伤风杆菌和气性坏疽菌对创口的感染威胁最大,死亡率很高;火灾、化学品中毒、放射性物质污染等次生伤害导致伤亡;吸入烟尘和颗粒物导致亚急性呼吸道疾病。 (2) 卫生服务能力的影响:公共卫生服务机构受损(包括建筑、设备损坏严重,医疗卫生人员伤亡或失能),公共卫生服务受到冲击甚至中断等;短时间内卫生服务需求增加,大量的伤病人员需要紧急救治,需要大量的医务人员和医用物资,如医疗器械、血液等。 (3) 灾后传染病的影响:中后期急性呼吸、消化等系统疾病、皮肤类疾病、自然疫源与虫媒传染病等有迅速升高的风险。 (4) 饮用水与食品安全的影响:城市集中式供水设施遭受破坏严重,泵房倒塌、管道断裂、供电与供水中断;分散式供水和农村给水有水井淤沙、井管错裂等,一般破坏程度相对较轻;厕所倒塌、粪便垃圾污物大量堆积、下水道堵塞、尸体腐败等,都能污染水源,导致饮用水水质恶化;初期食品供应紧张。 (5) 环境的影响:粪便、垃圾运输和污水排放系统及城市各项卫生设施普遍被破坏,造成粪便、垃圾堆积,生活环境恶化,环境条件有利于蝇、蚊的大量孳生;死难者和动物尸体被掩埋在废墟下,还有大量的食物及其他有机物质,在气温高、雨量多的情况下,尸体迅速腐败,产生恶臭,严重污染空气和环境。 (6) 心理健康的影响:早期心理应激反应及短期精神、行为障碍和情感危机;大量的心理、精神疾病患者需要疏导。 (7) 暂时或永久的人口迁徙
台风	(1) 对人体健康的短时影响:以外伤为主,主要与台风引发房屋倒塌、硬物击伤、跌倒等造成软组织挫伤、颅脑损伤、骨折等有关;偶发溺水、触电死亡。 (2) 卫生服务能力的影响:较少出现卫生服务机构损害。 (3) 灾后传染病的影响:同洪水(台风伴随洪涝时)。 (4) 较少出现饮用水与食品安全问题。 (5) 环境影响也是暂时的

灾害种类	主要影响
泥石流	(1) 灾害早期,人们受到的伤害以死亡、各种外伤为主,主要与人员躲避不及被迅速淹埋、胸部受创至呼吸困难窒息、多重挤压、多发性骨折等死亡众多,急性损伤者较少。 (2) 公共卫生服务机构受损(建筑、设备)损坏严重,医疗卫生人员损失,公共服务能力受限。 (3) 泥石流带来的公共卫生问题集中在环境污染严重(厕所被冲毁、垃圾被冲散),病媒生物大量孳生,存在自然疫源性传染病发生的风险。 (4) 灾害中后期,外伤患者逐渐减少,流感、慢性支气管炎等呼吸道疾病和心理疾病增加,其发病原因与灾后房屋毁损、居住和生活条件发生改变、居住条件差、人群抵抗力下降、心情焦虑和心理压抑等有关。 (5) 饮用水问题(水源破坏、供水设施损坏、供水困难和不足)、食品卫生问题(食品供应不足)突出,存在肠道传染病暴发或流行的风险。 (6) PTSD、紧张、焦虑、抑郁等心理卫生问题增高。 (7) 暂时或永久的人口迁徙
龙卷风	(1) 死亡主要原因是颅脑外伤,其次是胸部和躯干的压迫伤。 (2) 撕裂伤和骨折是最常见的非致命伤,同样常见的还有外来物体的穿透伤和软组织损伤。 (3) 外来异物如玻璃、木片、灰尘、杂草、肥料等深陷伤口软组织中。 (4) 败血症可以发生在大伤口,也可以发生在小的破损,但 1/2～2/3 的败血症感染见于轻微受伤者

第四节　自然灾害不同分期的卫生应急工作任务

自然灾害不同分期的卫生应急工作重点不同。灾害前期主要侧重于预防,如提前做好风险评估和预案、卫生应急队伍的管理和演练、理顺部门间协调机制等;灾害冲击期则侧重于快速应对,如紧急医学救援、灾害造成的卫生风险的评估、实施卫生干预和建立应急监测等;灾害后期则侧重于恢复重建和常态化,如卫生系统和疫情监测的重建和常态化等;灾害后效应期则侧重于各项卫生应急效果的评估。

一、灾害前期

在自然灾害发生之前,应针对易发的自然灾害所可能造成的健康损失,做好充分的卫生应急准备。

(一)风险评估和预案制定

我国幅员广阔,各地容易发生的自然灾害情况不尽一致。根据历史灾情,各地应评估所面临的主要自然灾害可能引发的伤病、传染病疫情等卫生风险,并据此制定自然灾害卫生应急预案。

1. 风险评估　自然灾害前期风险评估是一种灾害发生前的预评估,是一项在灾害危险性、灾害危害性、灾害预测、社会承灾体脆弱性、减灾能力分析及相关的不确定研究的基础上进行的多因子综合分析工作。

根据历史灾害季节性、周期特点,以及有关部门预测预报可能发生的灾害事件性质、强度、分布,确立评估议题和内容。主要议题有:特定时间、区域可能自然灾害类型的确认;已有预防措施效果与应急准备可及性的确认;可能自然灾害的类型及其发生的时间、地点、危害程度;可能威胁地区人群特点与脆弱性、社会经济与卫生救援水平;可能残余风险与灾害增加卫生需求,拟采取的风险控制点和政策建议。

各级医疗卫生机构要针对本单位抵御自然灾害的能力进行评估,提高防灾减灾水平。

2. 制定预案　在进行充分的风险评估的基础上,卫生行政部门组织制定行政区域内详细、操作性强的自然灾害卫生应急预案,内容应包括对受灾地区和受灾群众的施救,以及对灾害造成的医疗卫生人员和设施损失的自救,对因自然灾害导致的水、电、气等能源供应中断而严重影响医疗卫生服务的情况提前采取的防范措施等。

（二）卫生应急队伍管理和培训演练

1. 卫生应急队伍的建立和管理　各级卫生行政部门要建立自然灾害卫生应急专业队伍,完善自然灾害卫生应急专家库和现场卫生应急专业队伍的资料库,并及时更新各成员的信息资料。卫生应急队伍成员的技术专业应涵盖流行病学、疾病控制、医疗、消杀、检验、健康教育、信息网络、心理卫生和后勤保障等。能够做到根据不同自然灾害的卫生检测检验(检测一般用于微生物检测,检验一般指工业检验)应急情况,快速组成专业结构合理、具有实践经验、快速响应的卫生应急队伍。

2. 卫生应急队伍的培训演练　建立健全自然灾害卫生应急培训和演练制度。对自然灾害卫生应急处置队伍和相关工作人员定期举办培训和演练。除掌握精湛的医疗卫生技术以外,还应懂得灾难医学知识,以便适应灾区的紧张工作。

（三）建立部门间协调机制

1. 常规协调机制　各级卫生部门要建立健全与农林、气象、水利、地震等多部门信息通报交流、工作会商等协调机制;共同构建信息交流平台,将各类监测信息和数据与现有的疫情监测和症状监测系统数据相结合,组织专家利用综合信息进行预测预警分析。

2. 应急协调机制　卫生应急状态下,卫生行政部门应在当地政府的统一领导下,与民政、气象、地震、水利、农业、林业、质检、环保、建设、交通、铁道、电力、公安、发展改革和财政等相关部门,以及军队和武警部队卫生部门建立通畅的信息通报、工作会商、措施联动等协调机制。如,自然灾害事件发生后,卫生行政部门要主动协调铁道、交通、民航、公安、军队、武警等有关部门,尽量优先安排、优先调度、优先放行、优先运输卫生应急人员、物资和伤病员。在特殊情况时,协调开设应急救援"绿色通道",保证卫生应急工作顺利开展。协调通信部门保障通信和信息通畅,确保及时掌握和报告自然灾害卫生应急工作信息等。

（四）健康教育

各级卫生部门要根据本地区自然灾害特点和工作实际,协调各种媒体(广播、电视、报纸等),以多种形式(手机、互联网、宣传材料、面对面交流等)向公众宣传自然灾害卫生应急的科学知识,增加公众对突发自然灾害的认知,提高社会公众的卫生防病意识和自救互救能力。

(五)保障措施

1. **经费保障** 各级卫生行政部门协调有关部门,安排自然灾害卫生应急工作所需经费,按照国家有关规定,负责经费的使用和管理。

2. **物资保障** 根据专业特点和自然灾害卫生应急的需要,为各类卫生应急队伍配备相应技术和物资装备,包括医疗设备、快速检测设备和试剂、药品及疫苗、消杀灭药品和工具、个人防护装备、卫生应急服装和标识、交通工具,通信、办公、后勤和生活物资等。

建立健全自然灾害卫生应急物资储备机制,在区域性中心城市和自然灾害多发地建立储备基地或供应点(储备物资的品种和数量要满足需要),保障卫生应急物资的运输和配送。

各级医疗卫生机构做好本单位的应急物资储备计划和管理工作,根据本地区易发和常发的自然灾害情况,储备适量的卫生应急物资,定期检测、维护卫生应急救援设备和设施,使其处于良好备用状态,确保正常使用。

3. **其他保障措施**

(1)健康保障:各级卫生行政部门或有关单位应当为卫生应急专业救援人员购买人身意外伤害保险,必要时接种相关疫苗,降低应急救援人员发生人身伤害带来的损失,并预防相关疾病的感染。

(2)基础设施保障:新建、改建、扩建医疗卫生机构建设项目时,责任单位和部门在项目设计和设施配套方面,要满足医疗卫生机构开展自然灾害卫生应急工作的需要。

(3)交通运输保障:各级卫生行政部门和医疗卫生机构配备的自然灾害卫生应急工作交通工具,要与承担的卫生保障任务相适应。

(4)通信与信息保障:各级卫生行政部门要结合国家应急体系建设,充分利用国家通信基础设施和资源,建立健全国家、省、市(地)、县、乡五级自然灾害卫生应急信息网络体系,保障通信和信息通畅。

二、灾害冲击期

自然灾害发生以后,发生地卫生行政部门接当地政府或民政等部门的灾情通报后,应迅速组织卫生应急队伍赶赴事发地,开展卫生应急救援工作。

(一)紧急医学救援

1. **建立临时医疗卫生保障指挥机构** 通常在救灾指挥部下设立医疗卫生保障组,在指挥部的统一指挥下,主管灾区所有医疗卫生力量和灾区医疗卫生保障工作。

医疗卫生保障组通常是灾难发生时才集中各方力量。一般要求在12小时内到达指定地点,展开防治工作。灾后2～4天是最紧张的急救阶段,10天内基本完成任务。

根据灾区范围大小,伤病员数量多少,医疗卫生保障组可选择下设医疗护理组、伤员后送组、卫生防疫组和药材供应组。各组根据任务,明确分工,再分若干小组。

2. **伤病员现场急救** 抢救生命、医伤治病是救灾工作中的最紧迫任务。

(1)自救、互救:地震、飓风等重大自然灾害,灾后瞬间可能出现大批伤员。灾区这时与外界处于"隔绝"状态,开展自救、互救活动可以发挥巨大作用。灾后3小时内得到救护的伤员 90% 存活,若 6 小时后,只能达到 50%。当地尚存的医务人员主要实施维持生命的初救,维持重伤员的生命,同时作好转送准备工作。

(2) 现场专业抢救:由医务人员组成的抢救小组,进入灾区现场,搜寻和发现伤病员,就地进行包扎、止血、初步固定等必要的急救措施,填写伤票。然后将伤员搬运出危险区,就近分点集中,后送至灾区医疗站或灾区医院。

灾区医疗站或灾区医院对现场送来的伤员进行早期处理,包括检伤分类,纠正包扎、固定、卫生整顿、清创、手术止血、抗休克、抗感染,以及对有生命危险的伤员实施紧急手术处理,填写简要病历或伤情卡片,然后迅速后送到后方医院或中转医疗所。

(二)快速卫生应急评估

自然灾害发生后,在最短的时间内组织专家开展快速卫生评估,尽快了解灾害造成的灾情、伤情、病情、疫情,搜集灾区与公共卫生相关的居住、食物、饮用水、环境卫生、病媒生物、医疗和公共卫生服务现状、灾民健康需求等方面的信息,并结合灾害严重程度、发展趋势、灾害的潜在健康危害等信息,识别最主要的公共卫生问题及对健康可能产生的继发性危险。

快速评估一般要求在灾后紧急救援期完成。

1. 紧急医学救援需求评估

(1) 人群健康损害程度评估:尽快了解自然灾害造成的人员伤亡情况,致残、致死的严重程度,迅速组织专家评估灾害对人的健康危害,并就发展趋势予以研判。

(2) 卫生系统的破坏程度评估:尽快了解卫生机构受灾情况(机构、器械损毁、人员伤亡)、工作运转情况(临床救治、网络直报、检验检测等)、可动用的卫生资源(人员、药品、抢救器械、消杀药械、冷链及疫苗等)。评估损失对医疗卫生服务能力和卫生应急工作的影响。

通过评估人群健康损害和灾后公共卫生资源损失状况,研究提出应重点开展的救援措施,以及医疗卫生人力、物资、外援等需求,适时调配或临时组织医疗卫生力量进行补充,做到卫生应急措施与灾区的实际需求相一致。

2. 灾害造成的健康风险评估　对风险源、威胁、卫生资源、脆弱性等内容列表,组织专家组进行分析。

(1) 识别、评估主要公共卫生风险:需收集的信息包括:灾前传染病的病因特征,疫情发生的频率与分布特征;毒源、放射源等风险源的属性与分布;有害微生物属性与分布状况;生物媒介分布与生态环境的改变;灾害状态下人们的暴露因素、健康行为危险因素,以及这些因素的分布特征;公共卫生相关的居住、食品、饮用水、环境卫生状况;精神心理创伤及分布特征;人群(包括救治队伍)易感性;地理、气候、风俗、人口、交通状况、地形情况等背景信息。

(2) 卫生系统控制力评价:对医疗救援能力、技术储备、卫生资源及其扩充能力、公共卫生基础设施、卫生应急能力、自救互救能力等进行评价,对风险的认知、态度和行为进行分析,评估已有干预措施的效果等。

灾后的快速卫生评估由于其紧迫性,更为注重信息的及时性和全面性,对准确性和细致程度的要求相对较低,不需详细针对某一卫生学专题,而要求全面粗略掌握灾区的卫生状况,一般针对群体而非个体,即多为对灾民安置点而非灾民个体进行调查。

（三）应急监测

1. 疾病监测　灾后卫生应急救援期间的疾病监测应以重点传染病和症状监测为主。

（1）建立应急疫情报告系统：灾区各医疗卫生机构要加强法定传染病疫情监测，安排专人负责疫情报告信息的收集、整理和分析，疫情分析应有时间比较，如当年各月比、各周比、当年与去年同期比等，疫情分析还应有地区比较，如灾区与非灾区比等，并及时将分析结果报告上级卫生行政部门和指挥部。如受灾地区原有的疫情网络直报系统遭受破坏后，可利用手机、固定电话、掌上电脑、传真等方式尽快恢复疫情报告。重点抓好肠道传染病（如霍乱、伤寒、痢疾、肝炎、脊髓灰质炎等）、自然疫源性疾病等重点传染病的报告和监测以及食物中毒事故的报告。

（2）建立应急症状监测系统：结合受灾地区的实际情况，建立呼吸道症候群、胃肠道症候群、出疹性症候群、黄疸症候群等症状监测系统。发现聚集性病例等异常发病的信息后，当地疾病预防控制机构要立即组织人员进行调查核实，并及时进行处置。

灾区传染病疫情、突发公共卫生事件监测工作，实行日报告和零报告制度。

2. 卫生监测

（1）食品和水质监测：加强灾区的食品监测，强化水源水和饮用水的水质监测，增加监测频次，确保生活饮用水安全。

（2）病媒生物监测：在灾民集中的地区，开展室内外鼠密度、蚊、蝇、白蚁等虫媒密度监测，研究分布及消长情况，为病媒生物疾病的防控提供依据。

（四）卫生干预

1. 饮用水卫生

（1）加强饮用水源的防护，防止和减少污染的发生。

（2）查找、清理和评估各种水源，确定可用水源的数量及可供水量。对水源选择、新水源开辟和水源保护等工作进行卫生学技术指导。

（3）提供足够和适宜的供水管道、盛水容器，确保储水安全，必要时运送安全饮水。

（4）加强水源水和使用点饮水的消毒和检测。重点加强对分散式供水、临时供水设施的水质处理和消毒技术指导。

（5）加强清理自来水厂与修复供水管网。

2. 食品安全　对救援食品进行卫生监督和管理；做好灾区原有食品的清挖整理与卫生质量鉴定和处理；对灾区在简易条件下生产经营的集体食堂和饮食业单位进行严格卫生监督和临时控制措施；加强食品卫生知识宣传，以家庭预防食物中毒为主；特别要保证婴幼儿、老人、孕妇的食品供给，同时注意饮食卫生。

3. 环境卫生与消杀灭　环境卫生工作的重点区域是临时集中安置点、医疗点、救灾人员临时居住地等人群集中区域。对住所、公共场所和临时安置点采取消毒、杀虫和灭鼠，做好病媒生物控制工作。设置临时厕所、垃圾收集站点，做好垃圾、粪便的卫生管理。按灾害发生地的实际情况，无害化处理人和动物尸体。清理污水沟、塘，避免蚊蝇孳生。指导居民使用蚊帐和驱避剂等个人防护用品。

（五）传染病疫情和突发公共卫生事件处置

一旦发生传染病疫情和突发公共卫生事件（含次生灾害事件），要立即开展核实、现场调查、标本采集与检测、疫情和突发公共卫生事件控制等工作。

（六）应急健康教育和风险沟通

1. 应急健康教育　利用各种宣传手段和传播媒介，根据不同灾种特点及受灾地区传染病疫情和突发公共卫生事件风险，有针对性地开展减灾避灾、自救互救及卫生防病科普知识宣传。饮水卫生、食品卫生、传染病预防和个人卫生习惯等为灾害健康教育的主要内容。

2. 向公众做好风险沟通工作。

3. 心理应激与危机干预　根据实际需要，开展心理疏导和心理危机干预工作，消除民众心理焦虑、恐慌等负面情绪。在灾后紧急救援阶段，任何镇静药物都是不鼓励使用的。

三、灾害后期

灾害后期是恢复重建的重要时期，要科学制定医疗卫生机构灾后恢复重建工作方案。在灾后恢复重建阶段，要继续做好灾后防病、心理和肢体康复工作，开展受灾群众回迁前的卫生学评价，加强饮用水和公共场所卫生监督监测和技术指导等。

（一）系统评估

1. 健康风险评估　主要是针对某种特定的危险因素或危害严重程度设立的专题评估，所设评估议题相对专一。例如：对饮水系统、临时住地的卫生条件、病媒生物种类和密度等产生的环境卫生风险进行细致、系统的评估；根据受灾地区既往疫情情况，自然灾害导致的卫生问题，以及应急监测的结果，系统评估疾病流行的风险，确定灾区应优先预防和控制的疾病；免疫规划、传染病网络直报的损毁和恢复情况；安置点、学校、托幼机构等特殊人群的卫生与营养状况；灾后结核病患者的治疗能力等。

2. 卫生系统重建需求评估　系统评估医疗、疾控等医疗卫生机构恢复正常医疗服务秩序所需的基础设施、仪器设备、药品、疫苗、试剂、人员等需求。医疗机构重点评估恢复常规临床诊疗服务的需求，疾病控制机构重点评估恢复疾病监测系统和基本公共卫生服务的需求。

灾害后期的系统评估则对准确性和细致程度有很高的要求。

（二）卫生系统重建

灾区卫生行政部门按照政府的统一安排和部署，负责辖区卫生系统医疗卫生机构的善后处置和恢复重建工作。将医疗卫生机构的恢复重建项目纳入当地政府灾后恢复重建整体规划，予以优先安排，确保受灾地区的医疗、卫生机构尽快恢复医疗卫生服务能力。

1. 场所设备的重建　重点重建疾病监测网络、实验室检测、常规临床诊疗服务和基本公共卫生服务所需的场所设备，包括办公场所的维修或重建、仪器设备的维修或购置、通信网络的恢复、能源供应的恢复、工作车辆的维修或购置等。

2. 专业队伍的重建　对原有专业队伍予以维护和工作恢复，对新进工作人员进行专业培训。

（三）其他系统的重建

优先恢复并保障安全的集中饮用水供应系统及其他卫生相关的基础设施，如垃圾处理场所、公共厕所、食物供给场所等。

（四）疫情监测和防控常规化

逐步恢复各级各类医疗、卫生机构的功能。疫情的监测和防控也应从灾害冲击期的应急状态转入常规，包括逐步恢复所有疫情监测点的疫情报告功能，根据灾后居民安置特征调整或增设疫情监测点，逐步恢复所有病种和症状监测项目，逐步恢复常规疫情分析和报告/反馈制度等。

四、灾害后效应期

由于灾区进一步恢复重建和转移安置的需要，可能导致人口大量的流动，增加了传染病预防、发现和控制的难度，特别是流动人口改变了原来的地区免疫屏障，增加了传染病流行的风险。这一阶段也是对前期卫生应急工作进行总结评估的时期，总结经验得失，以便及时调整工作策略。

（一）强化疾病防控工作

针对人口大量流动、居住环境改变等造成的传染病流行风险，做好灾后流动人口的管理、加强监测、做好补充免疫等。

加强专业交流、合作与培训，在全面恢复医疗、卫生服务的基础上，进一步提升专业能力，以应对灾后面临的新的卫生问题。

（二）恢复重建效果评估

1. 疾病监测质量和效果评价　开展恢复重建后的疾病监测系统的监测质量和效果评价工作。监测质量评价包括疫情报告的及时性、完整性、准确性以及漏报率等。监测效果评价包括切实反映疾病流行态势的能力，及时发现传染病暴发疫情和疾病流行的能力（灵敏度和特异度）等，可通过与往年同期的关键性指标进行比较来开展效果评价。

2. 疫情控制评价　与往年同期水平比较，法定传染病和其他重点关注传染病的疫情是否稳定或出现异常上升，暴发疫情发生的次数和规模是否明显超过历史同期水平，疫情的处置是否及时有效等疫情控制评价。

3. 其他　参与重大公共设施和建设项目的卫生学评价；对恢复重建之后的公共卫生与环境卫生状况进行评估，包括水、食品、公共场所、病媒生物密度等；对基本公共卫生服务（项目）恢复状况评估开展评估，包括公共卫生实验室、结核病防治、儿童免疫服务、艾滋病防治、妇幼卫生、营养改善与健康监测和评价等。

（三）灾后卫生应急效果评估

组织专家对各个阶段、各项卫生应急工作进行总结和评估，认真总结和分析工作中好的做法，遇到的问题和经验教训。灾区各级医疗卫生机构要根据卫生应急处理过程中出现的问题及薄弱环节，结合当地的实际情况及时修改、完善相关的技术方案，包括灾害卫生应急卫生防疫体系和医疗救援体系的完善、突发事件的报告、流行病学调查、标本采集及检验、人员防护、救灾有关物资及设备设施的储备等，不断提高灾害期间卫生应急处置能力。

第五节　降低卫生风险的关键应急措施及技术要求

重大自然灾害发生后,需立即采取必要的卫生应急措施,以便控制或消除传染病发生风险,保障灾区群众和救援人员的身心健康。

一、饮用水卫生

灾害发生后,应将饮用水安全作为工作重点,重点解决集中式供水、集中安置点的饮用水安全问题。

(一)水源的选择与保护

1. 水源的选择　选择临时性水源的总原则:先选用深层地下水,如有困难,依次选择泉水、浅层地下水、地面水。

临时供水措施主要有 3 种方式:使用消防水龙带输水、用水车送水及用自备的取水工具分散取水。

2. 水源的保护　搞好水源周围的环境卫生,切实保护好饮用水水源,防止生活垃圾、污水等引起水质污染。

重大自然灾害往往导致大量人畜死亡。尸体经腐生菌腐化分解后(特别是夏季气温高时)污染环境和水源,可致尸碱中毒(由尸体腐化分解产生的气体和液体物质,总称为尸碱)。为防止由于饮用被腐烂尸体污染的水而致中毒,水源周围必须彻底清除掩埋的尸体,并进行消毒处理。如果难于找到不致污染地下水源的适宜地点,需要对尸体及局部土壤环境进行消毒处理后再掩埋,可采用一层漂白粉一层尸体的掩埋方法,避免造成对地下水的污染。

(二)饮用水处理与消毒

1. 澄清　取水后将源水放置,较粗大的颗粒物可在数分钟内沉淀去除。当水中颗粒物小于10 μm 时,短时间内不能下沉。

2. 过滤　如当地缺乏水处理药剂时,可采用慢沙滤方法。

(1)慢沙滤池

①先建造砂滤池:用砖和水泥砌成方形或长方形水池,可按每平方米滤池每昼夜产水 3 000 L 计算(可供 100~200 人饮用),以实际用水人口计算砂滤池面积。

②铺设水管:在水管上钻若干小孔,外包棕皮或编织布,此管可将滤过水导出。

③铺设垫层:池下部填入的垫层为粒径 1~16 mm 的豆石、碎石或卵石。较小的放在上层。具体步骤如下:最下层放 8~16 mm 粒径的石子 100 mm 厚,其上放粒径 4~8 mm 的石子 100 mm 厚,再放上粒径 2~4 mm 的石子 100 mm 厚,最上放粒径 1~2 mm 的小石子 50 mm 厚。垫层总厚度为 350 mm。

(2)家庭用沙滤缸:家庭可以用缸或大桶作为沙滤容器。桶下部打孔引水,在底部铺数层棕垫,沙层厚度为 400mm 左右,沙层上再铺 2~3 层棕垫,防止倒水时冲击沙层。在滤缸(桶)下放清水容器,以接、盛过滤的清水。

（3）采用慢沙滤方法的注意事项：滤池建成后应洗净；所垫入沙石料等均应用水洗去泥、细沙粒；滤池使用时应保持有一定水层，不能使水排完而有空气进入沙层；滤过速度以不超过 0.1～0.2 m/h 为宜，可用出水管上阀门调节；使用一定时间后，泥沙等悬浮物将沙子空隙堵住，滤水速度减慢，此时应将上层沙子或覆盖层取出，洗净后填回滤池中或更换新沙。

（4）慢沙滤池方法的优缺点：慢沙滤池方法的设备成本低，操作技术简单。可去除悬浮物 90%，细菌去除率可达 70%～95%，放射性物质去除率可达 60%～70%。缺点是滤水速度慢。

3. 混凝

（1）混凝剂种类：原水中投放混凝药剂可大大加快水中悬浮物质的沉淀。一般用的混凝剂有硫酸铝、明矾（硫酸铝钾）、硫酸亚铁、三氯化铁、碱式氯化铝等。净水剂应储存在干燥、阴凉的地方，防止潮解失效。

（2）使用方法：使用时，先将药剂用少量水搅拌溶解后徐徐倒入待处理的水中，用干净的木棒搅动以帮助生成较大矾花，然后静置使沉淀密实，轻轻取出上层清水使用。

（3）投加量：混凝剂投加量根据原水浑浊度、pH、水温、混凝剂种类等多种因素，最好先进行试验以确定适宜投加量。当用于家庭少量水净化时，混凝剂的投加量应适当增加。参见表 13-2。

表 13-2　混凝剂投加量（mg/L）参考表

原水浊度（度）	明矾	硫酸铝	氯化铁	碱式氯化铝	原水浊度（度）	明矾	硫酸铝	氯化铁	碱式氯化铝
100	16	14	8	8	900	63	59	28	31
200	21	19	11	10	1 000	65	62	31	32
300	27	25	14	13	1 100	69	63	33	34
400	33	32	18	16	1 200	73	67	37	36
500	39	37	20	19	1 300	77	71	42	38
600	45	43	22	22	1 400	82	76	46	41
700	51	49	24	25	1 500	85	82	50	42
800	57	53	26	28					

* 混凝剂投加量系指纯混凝剂的量。

4. 消毒　经上述混凝沉淀和过滤的水中病原微生物已大大减少，但仍不能保证符合卫生要求，尚需进一步消毒后才能成为安全饮水。饮用水消毒目前仍以化学含氯消毒剂为主，其方法有直接投加法、持续加药法。

煮沸是十分有效的灭菌方法，在有燃料的地方仍可采用。

（1）消毒剂：漂粉精，又名氯化石灰，为白色粉末，也可能带微黄色，有刺激性气味。漂粉精易失效，应保存于密封的塑料袋或玻璃瓶中，存放在阴凉处，严防受潮，最长保存期为 6 个月。使用前应检验有效氯含量。

漂精片是较纯的次氯酸钙，白色粉末，一般压成片剂，使用方便。漂精片应保存在密封的容器中,严防受潮分解,保存时间不超过两年。使用前应检验有效氯含量。

漂粉精、漂精片是灾区应用最普遍的饮水消毒剂,其他可能应用的还有三氯泡嗪片、次氯酸钠和二氧化氯(尤其是化学法二氧化氯发生装置能方便地发生二氧化氯消毒液)等。

有机氯制剂的饮水消毒剂,如氯胺、二氯异氰脲酸钠(又名优氯净)等,主要用作个人饮水消毒。

此外,有机碘、碘树脂和碘酊均可用作个人饮水消毒。

(2)消毒剂应用:漂粉精、漂精片的应用参考以下步骤:

①直接加入。根据待消毒的水量,该药剂的有效氯含量计算取出定量药剂,加少量水,搅拌均匀,倒入待消毒水中,搅匀,放置 30 分钟,检验水中余氯应达到 0.7 mg/L。如未达到此值,说明投加量不足。但也不能过量加入,以免产生强烈刺激性气味。

②大口井水消毒。将漂粉精或漂精片倒入简易的塑料井水持续消毒器中,置于井水中。一个水井每次消毒可维持半月左右。

简易消毒器可自制,方法如下:取两个空竹筒,用绳连接,下部竹筒内装消毒剂,并钻有数个小孔,投入井中,也可用两个空塑料瓶,以绳连接,其中之一装消毒剂并钻数小孔,投入井中。

③压把井水消毒。可用小的可乐瓶或纯净水瓶制成简易的"压把井持续消毒器",对压把井进行有效的消毒。其方法是将漂粉精或漂精片倒入简易的塑料压把井持续消毒器中,用规定的方法置于压把井水中。一个水井每次消毒可维持十天左右。

④缸水消毒。在灾区缸水成为主要的饮用水。缸水消毒是将漂粉精或漂精片倒入简易的塑料缸水持续消毒器中,置于缸水中,每次消毒可维持半月左右。这种简易消毒器也可用商品简易塑料缸水持续消毒器(与塑料井水持续消毒器类似,但较小),也可自制。

(3)消毒剂的投加量:按原水状况、消毒剂的种类和质量确定消毒剂投加量。水中可氧化物越高,消耗消毒剂越多。一般而言,处理水的需氯量为 5~10 mg/L,经处理后的水中余氯应达到 0.7 mg/L。投放消毒剂的量是需氯量和余氯两者之和。

由于水源的污染比正常情况下更加严重,因此水厂应根据水源水质加大净水剂、消毒剂的投加量,确保供水水质符合国家标准。

(三)饮水水质监测

在有条件的地方应按国家《生活饮用水标准检验方法》(GB/T 5750—2006)检验。在现场条件不具备时可采用简易方法检验。

1. 消毒剂中有效氯检测　称取 0.5g 漂粉精于 10 mL 比色管中,加入清洁水至 10 mL,强烈振摇 1 分钟,放置 5 分钟,倾出上清液,用吸管吸出 38 滴于白瓷盘中。将此吸管洗净,吸蓝墨水滴加于吸出的漂粉精上清液上,边搅拌边滴加蓝墨水,直至出现稳定的蓝绿色为止。消耗蓝墨水的滴数即为该漂粉精中有效氯的百分含量。测定漂精片中有效氯的方法相同,只是取样品澄清液 19 滴,有效氯的百分含量为蓝墨水滴数的两倍。

2. 余氯检验　取经消毒的水样用市售余氯比色器或余氯测定试剂盒测定,也可以用 DPD 比色法或邻联甲苯胺比色法。

3. 水质检验　水源水检验项目:浑浊度、pH、色度、氨氮、需氯量以及其他有关项目。

饮水检验项目：浑浊度、余氯、大肠菌群、粪大肠菌、色度、臭和味以及其他有关项目。浑浊度和余氯两项每日每批处理水均测定，以便指导水处理措施的进行。

二、环境卫生

灾害发生后，组织群众清理室外环境，整修道路，排除积水，填平坑洼，清除垃圾杂物，铲除杂草，疏通沟渠，掏除水井内污泥，修复厕所和其他卫生基础设施，掩埋禽畜尸体等环境清理工作。关键要做好人类排泄物、生活垃圾、医疗垃圾、尸体的正确处理，减少环境因素对人类健康的危害。

（一）厕所卫生和粪便处理

加强厕所卫生管理，确定专人保洁，及时清掏粪便并进行卫生处理。

1. 应急厕所

（1）基本要求：选址在不易被水冲泡，远离水源，安置区下风向；建造简单，尽量利用当地原材料，就地取材；厕所应达到应急性、便利性和实用性的要求；搭建应急临时厕所，要求做到粪池不渗漏（或用陶缸、塑料桶等作为粪池），厕墙和顶可用草席、塑料膜、编织袋布或其他材料，有条件时可使用商品化的移动性厕所；最好不用水冲，不能频繁清理；尽量少的粪便暴露，防止粪便污物外溢，不污染周围环境，尤其不能污染水源。

（2）临时应急厕所的建造：一般利用地形建造挖坑式厕所；厕所不宜太大，不超过10个蹲坑，男女宜分开建，在男女人数相同的情况下，男女蹲坑比例以2∶3为宜，男厕按每50人一个蹲坑，女厕35人一个蹲坑；人多要考虑另建厕所。距离最近安置区不宜少于30 m，但也不宜超过500 m；厕坑深100 cm，宽50 cm，坑长不宜超过10 m；厕坑内衬塑料布或防雨布，防止渗漏（根据情况如不污染水源，也可渗漏）；选择平滑厚实的木板或钢模板数条（两块板之间间距20 cm），用土或砖石将板简单固定；男厕最好在厕坑一厕留有小便槽。厕屋部分可以选用救灾帐篷或折叠帐篷，或防雨布搭建，要防漏雨；为防雨水倒灌，厕所四周加高，设排水沟。

2. 粪便处理　尽量利用现有的储粪设施储存粪便，如无储粪设施，可将粪便与泥土混合后泥封堆存，或用塑料膜覆盖，四周挖排水沟以防雨水浸泡、冲刷。

在应急情况下，于适宜的稍高地点挖一圆形土坑，用防水塑料膜作为土池的衬里，把薄膜向坑沿延伸20 cm，用土压住，粪便倒入池内储存，加盖密封，发酵处理。

在特殊困难情况下，为保护饮用水源，可采用较大容量的塑料桶、木桶等容器收集粪便，装满后加盖，送至指定地点暂存，待水灾过后运出处理。有条件时用机动粪车及时运走。

集中治疗的传染病人粪便必须用专用容器收集，然后消毒处理。

散居病人粪便处理：粪便与漂粉精的比为5∶1，充分搅和后，集中掩埋；粪便内加入等量的生石灰粉，搅拌后再集中掩埋。

（二）垃圾的收集和处理

1. 加强垃圾收集站点的管理，有专人负责清扫、运输。

2. 根据灾民聚集点的实际情况，合理布设垃圾收集站点，可用砖砌垃圾池、金属垃圾桶（箱）或塑料垃圾袋收集生活垃圾，做到日产日清。

3. 及时将垃圾运出，选地势较高的地方进行堆肥处理，用塑料薄膜覆盖。四周挖排水沟,同时用药物消毒杀虫,控制苍蝇孳生。

4. 对一些传染性垃圾可采用焚烧法处理。

(三)尸体的处理

1. 加强个人卫生防护,防止尸体腐臭刺激和尸液的污染　在清理尸体时,可能接触多量硫醇、尸胺之类物质,所以应除恶臭。作业人员可戴用活性炭过滤的防毒口罩。如不得已需戴普通口罩,应在口罩或口罩代用品(毛巾、手绢)上涂抹牙膏,喷洒酒精、香水。作业人员必须穿工作服,戴橡皮手套,穿高筒防护靴。在没有防护衣时,可用塑料布将前臂和小腿包扎,以防尸液污染皮肤。工作中应特别注意防止手部外伤,以免细菌性毒素污染引起中毒。进行尸体清理的作业人员,连续工作时间不要过长,要轮流作业。饭前必须洗手,最好在临时设置的专用场所进餐。用过的工具、车辆应严格消毒。当天作业结束后应洗澡更衣。为防止厌氧性创伤感染(如破伤风、气性坏疽等),对作业人员应进行预防接种,注射免疫血清。

2. 尸体处理要做好喷、包、捆、运、埋如下5个环节

(1)喷药:扒挖尸体与喷药紧密结合。尸体上可用石灰水、黑色草木灰来吸附含臭物质,也可用1%的二氧化硅与木屑混合吸附硫化氢之类的臭气,或喷洒3%～5%的来苏尔,或喷洒有效氯2 000 mg/L消毒液。效果较好的是次氯酸钙、氢氧化钙和漂白粉混合喷洒,能很快除臭消毒。鉴于尸体是感染的隐患,WHO建议尸体用石蜡浸泡后,就地焚化,以避免疫情的发生。

(2)包裹:用包装物包裹尸体头部,后用覆盖物包裹整个尸体,或装入塑料袋扎口。有条件时可用标准化的专用尸袋。

(3)捆紧:将包裹后的尸体最好捆三道(头、腰、腿部),便于移运和避免尸臭散发。

(4)运出:要用符合卫生要求的专用车辆,将包捆后的尸体及时运走。在尸体装车前,要先在运尸车厢垫一层砂土或塑料布,防止污染车厢。

(5)埋葬:在市区外选择好埋尸地点,在不影响市容环境和不污染水源的条件下,将尸体深埋地下1.5～2 m,上面加盖土壤和漂粉精。原临时埋在市区内的尸体,一律重新挖出并移运市区外的合适地点进行二次埋葬,以改善市区的环境卫生面貌。

环境清理过程中清出的家禽家畜和其他动物尸体应焚烧,或用漂粉精或生石灰处理后深埋。因鼠疫、炭疽、狂犬病死亡的动物尸体一经发现立即焚烧或深埋,深埋时应向病死动物尸体周围喷撒漂粉精消毒。

3. 传染病人的尸体处理　因甲类传染病死亡或炭疽病死亡的尸体,用有效氯5 000 mg/L消毒液浸湿的布单严密包裹,口、鼻、肛门、阴道用有效氯5 000 mg/L消毒液浸湿的棉球堵塞,尽快火化。不能火化时,应远离水源50 m以上,在距地面2 m以下深埋,坑内铺垫1 cm厚的漂粉精。

4. 运输尸体的工具处理　用有效氯2 000 mg/L消毒液喷洒表面,作用1小时。

三、临时安置点规划与卫生学要求

(一)临时安置点规划

在应急情况下,对受灾居民的安置要遵循先安置,后完善,避免次生灾害发生的原则。

根据灾害特点,选择交通便利、有饮水水源、对人体安全有保障,且尽可能避免蚊虫

密度高的场所或地点作为临时安置点。

较大安置点应按街区格局规划。安置点内需要搭建帐篷、窝棚、简易住房等临时住所，临时住所要能遮风防雨。窝棚应尽量选用轻质建筑材料，棚子顶上不要压砖头、石块或其他重物，同时应满足通风换气和夜间照明的要求。尽量使床铺与地面保持一定高度。安置场所之间应保留充分的空间，做好排水沟等。尽可能地保持原来建制，按户编号，各户之间能够相互了解，这样许多卫生问题就可以有组织有领导地解决。

（二）卫生学要求

安置点内要提供人人可及的供水点、饮食点和医疗卫生服务点。

安置点应建立卫生管理制度，落实管理人员，加强安置点的卫生管理。

安置点垃圾应集中放置、及时清运和处理。禁止乱倒垃圾污水，确保环境卫生。

安置点内要保证足够数量且布局合理的临时厕所，并做好保洁工作。禁止随地大小便，避免污染环境。

安置点应加强家禽、牲畜管理，禁止在灾民集中居住场所内饲养畜禽。

取暖做饭要注意安全，有人看管，防 CO 中毒与火灾的发生。

应设置防蚊蝇屏障。

南方要设法降低室温，防止中暑，北方应注意夜间保暖防寒。

四、病媒生物控制

灾区杀虫灭鼠的处理原则：通常情况下首先要采取环境治理，辅以药物杀灭，加强个人防护；当病媒生物密度过高或发生病媒生物性疾病流行，应以化学防治为主，辅以个人防护和环境治理措施。

（一）防蚊灭蚊

1. 防蚊

（1）环境治理：填平水坑，彻底清除积水，缸、盆、罐等容器要翻转倒扣，必须盛水的容器要加盖密闭。住所附近杂草清除干净，室内外杂物摆放整齐。

（2）防蚊驱蚊：住处尽可能要安装纱门、纱窗（有条件的可在纱门、纱窗上涂刷市售窗纱涂剂），睡觉时使用蚊帐（有条件时使用药物，如奋斗呐、2.5%凯素灵或敌杀死 12～16 mL/顶帐浸泡过的蚊帐），睡前点燃盘式蚊香（或电热蚊香），亦可用市售驱蚊剂涂在身体暴露部位。室外活动时，要穿长衣裤，暴露在外皮肤可均匀涂抹驱避剂防蚊。

2. 灭蚊

（1）杀灭成蚊：室外用环卫乐或卫得，采用压缩喷雾器喷雾，室内可用卫得或 5% 高效氯氰菊酯制剂，根据产品使用说明书稀释后按 $50 \ mg/m^2$ 的剂量进行空间喷雾或对墙面、地面进行滞留喷洒，也可使用市售气雾剂灭蚊。

（2）杀灭幼虫：对于污水沟或污水池，可用有效成分为倍硫磷或双硫磷的灭蚊蚴缓释剂按产品使用说明进行撒布。

（二）防蝇灭蝇

1. 防蝇　及时清理住处垃圾、粪便，对各种腐烂变质物、废弃物等垃圾集中进行无害化处理，临时粪坑要加盖投药。对禽畜尸体要深埋。吃剩的食物要加罩保存，防止苍蝇接触。

2. 灭蝇 室内可用卫得或含高效氯氰菊酯等有效成分的杀虫剂根据产品使用说明书稀释后按 50 mg/m² 的剂量进行空间喷雾或对墙面、地面进行滞留喷洒,也可用气雾剂灭成蝇,另外,亦可采用毒饵灭蝇,或用粘蝇纸粘蝇。

室外除用诱蝇笼等捕蝇器械(下置鱼杂等诱饵)诱捕成蝇外,蝇蛆孳生场所(如厕所、粪坑、垃圾堆等)可用灭蝇蛆缓释剂(30 g/m²)撒布,或使用环卫乐 50～100 倍稀释后按 50 mg/m² 的剂量喷洒,外环境滞留喷洒灭蝇药物还可以选用拜虫杀 1.25% 乳剂、杀飞克 10% 可湿性粉剂、高灭灵 7.5% 水悬浮剂、百高克乳油、除害净 10% 杀虫悬浮剂等以控制蝇类孳生。

(三)灭鼠

多用器械灭鼠,慎用毒饵灭鼠,确保人畜安全。

1. 防制方法

(1)物理防制法:在临时聚居地及周围进行堵洞,堵洞时可以配合磷化铝片(应急时用,由专业人员负责进行杀灭)。储存粮食及食物的地方最好建防鼠台,也可以用鼠夹(笼)进行捕杀。

(2)化学灭鼠法:主要采用灭鼠剂进行杀灭的方法,在人群聚居地禁止使用急性鼠药和国家明令禁止使用的鼠药(如甘氟、氟乙酰胺、毒鼠强等),可以使用慢性杀鼠剂,如抗凝血类药物。在堵洞时可以由专业人员使用磷化铝片,每洞一片,然后将洞堵死,并防被鼠重新盗开。部分杀鼠剂的使用浓度和溶剂见表 13-3。

表 13-3 常用杀鼠剂及剂量

杀鼠剂名称	常用剂量	溶 剂	使用方式
杀鼠灵	0.005%～0.05%	丙酮	毒米
杀鼠醚	0.03%～0.05%	乙醇、丙酮	毒米
敌鼠钠盐	0.025%～0.1%	乙醇、水	毒米
氯鼠酮	0.005%	植物油	毒米、毒粉、毒水
溴敌隆	0.005%	植物油、丙酮、乙醇	毒米、毒粉、毒水
大隆	0.005%	氯仿、植物油	毒米、毒粉、毒水
溴杀灵	0.005%	植物油	毒米

2. 灭鼠工作注意事项

(1)不能用熟食配制毒饵,毒饵必须有警告色。

(2)投饵工作由受过培训的灭鼠员承担,投饵点应有醒目标记。

(3)管好禽畜,保藏好食品,照看好小孩。

(4)投饵结束应收集剩饵,焚烧或在适当地点深埋。

(5)在投放鼠药后的 4～5 天,应及时搜寻死鼠。死鼠统一处理、焚烧深埋均可,但以焚烧为好。深埋处理时应当在填埋时,适当喷洒消毒剂对其进行处理。

(6)鼠体寄生虫的杀灭:喷洒杀虫剂于地表面和居住周围的环境。最好使用滞留杀虫剂。同时管好猫、狗等宠物,以及牲畜等动物,以防间接传播寄生虫和病媒生物疾病给临时居住人群。

（7）做好中毒急救的准备：杀鼠剂中毒后的解毒剂：抗凝血类杀鼠剂解毒用维生素 K_1 治疗，溴杀灵可用苯巴比妥治疗，含氟类杀鼠剂用解氟灵（乙酰胺）治疗。

五、误解与事实

在古代、近代中国，老百姓的食物、清洁饮用水相对匮乏、卫生服务可及性极低。自然灾害事件后，往往流离失所，自然灾害无疑放大灾难、加大衍生传染病的严重程度及其后果，因此总结形成了"大灾后必有大疫"的认识。

随着经济的发展、社会的进步、卫生服务能力的提高，过去对自然灾害后果的"真理"性认识以及许多应对策略，在现阶段不可避免地成为了一种误解。

表 13-4 误解与事实

误解	事实
传统观点：灾后发生传染病疫情是不可避免的；大灾之后必有大疫	传染病并不是在灾难后自然产生的，尸体也并不一定会引发疾病暴发。真正容易导致传染病疫情的因素是较差的卫生状况和群众的不良卫生习惯，同时拥挤的灾民收容设施也是传染病暴发的重要来源。预防疾病的关键是改善环境卫生条件和教育公众
一般常识认为：由于人员伤亡严重，灾后需要大量的外部人员援助	当地的人群几乎能够满足即刻的救生需求。灾区需要、紧缺的外部人员主要是医疗卫生专业技术人员。除非经需求评估后灾区真正需要的人员，其他人或团体应禁止进入灾区
灾区需要任何形式和种类的外部援助，且是必需的、急需的	外援救灾要以灾区需求为导向。匆忙反应通常只能带来混乱、浪费。救援物资过剩，则往往会使事情更糟，反而造成另一种灾难，对灾区救援环境带来不利影响
灾难使人类的行为变坏（如掠夺、抢劫）	尽管有少数的反社会行为存在，但大多数人的反应都是自然和慷慨的
灾区群众由于受到灾害的冲击，没有自救能力	实际上，灾害发生的第一时间，主要还是依靠当地力量进行自救。灾难往往激发群众"大爱无疆"和"患难与共"的真情和力量
将受灾人群安顿在临时避难场所是最佳的选择	这是最后的选择
灾区是疫区，对来自疫区的人员和车辆进行严格消毒	灾害只是导致传染病发生的风险增大。通过开展爱国卫生运动，做好饮食管理和环境治理，能够最大限度地消除疫病发生的各种隐患。应在专业人士的正确评估、科学指导下进行消杀灭，避免对环境和生态造成不必要的破坏
在几个星期内，一切都会恢复正常	灾害的影响会持续很长时间

（谭兆营 霍 翔 张育富 郑 浩 沈文琪）

第十四章 突发事件公共卫生风险沟通

风险沟通是通过对风险的双向、互动沟通，形成公众理性应对风险恐惧感的重要方法，是改变风险轨迹、防范风险兑现（危机爆发）的有效手段，也是实施风险管理的前提条件和基础环节。风险沟通对于增强政府信任度、疏导公众情绪、维护社会稳定等起着重要作用，是政府部门、专业机构、公众和媒体之间建立的理性沟通桥梁。

突发事件公共卫生风险沟通是卫生应急的重要组成部分，是突发事件危机管理重要的途径和手段之一。每当突发公共卫生事件发生时，我们都会面临如何开展信息传播和心理干预的问题。卫生应急工作者，特别是管理者，需要了解和掌握如何缓解相关部门、公众的压力和如何采取有效的应对策略。在事件处置过程中，适时提供恰当的信息是处置突发公共卫生事件的关键。以事实为依据，以风险沟通原则为指导，采取适当的技巧进行有效沟通，可以减轻公众的恐慌，从而降低和规避风险，平息不良影响。

第一节 概 述

风险沟通起源于风险分析和风险管理，是风险管理过程中不可或缺的重要组成部分，涉及心理学、社会学、管理学、传播学、新闻学、公共关系学等学科。风险沟通是一种广泛存在的社会现象，只不过目前还是一个相对崭新的研究领域。

一、研究概况

风险沟通研究起源于 20 世纪 70 年代。80 年代中期，当面临有毒废物、核能工业以及其他危险物的威胁时，风险沟通逐渐发展成为环境和职业卫生领域的风险管理和社区决策的必要组成部分。

美国的风险沟通工作起步较早，在经历"9·11"恐怖袭击和炭疽事件后，美国联邦政府吸取了突发事件中有关信息沟通的教训，将加强信息交流与风险沟通提到十分重要的位置，并专门制定了公共卫生沟通计划，明确了相关部门的职责。在国家突发事件管理系统框架下，美国联邦政府下属各部门和各州政府也建立了相应的突发事件管理系统，风险沟通工作贯穿于整个突发事件管理系统之中。其公共卫生应急风险沟通工作主要由美国国家疾病预防控制中心承担，工作内容包括开发和传播突发事件健康相关信息，承担与公众、医疗卫生人员、媒体的沟通职责。经过多年的发展和完善，目前美国已经形成了比较先进和成熟的风险沟通机制。

我国的风险沟通研究起步较晚，先后经历了引入社会学理论，逐步与管理学理论结合,进而渗透到新闻传播学研究中的发展过程。2003 年 SARS 疫情以后,风险沟通理念在我国卫生行政机构经历了一个关注研究、实践与推行的渐进过程,风险沟通在公共卫生应急中也得到了高度重视和应用。与国外相比,目前相关研究仍处于翻译介绍及实践验证国外著作为主的起步阶段,研究主要集中在媒体角色与责任、政府的风险沟通理念与实践及公众风险认知等方面。

二、风险沟通概念及其特征

(一) 概念

风险沟通是个体、群体以及机构之间交换信息和看法的相互作用过程。这一过程涉及多层面的风险性质及其相关信息,它不仅直接传递与风险有关的信息,也包括表达对风险事件的关注、意见以及相应的反应,或者发布国家或机构在风险管理方面的法规和措施等。

公共卫生风险沟通是指突发公共事件发生前后,针对其公共卫生问题及潜在的不确定的健康风险及相关信息的收集、整理与分享。

(二) 特征

风险沟通概念涵盖了风险沟通的多元主体、多层次、多维途径、多种内容和多项功能等内容,风险沟通已超越了简单的信息传递而被赋予了更丰富的内涵特征。

多元性体现在包括政府、企业、非政府组织、媒体、公众等在内的各种组织及个人的风险沟通的多元主体。

多层次性体现在风险沟通的研究范围涵盖了个人层面(风险感知)、组织层面乃至于社会层面。

多维视角主要包括风险沟通的心理学、文化、技术、社会政治学等多种视角。

多功能主要体现在风险沟通的告知、引导、解决冲突等功能。主要包括:①启蒙功能:促进各主体间彼此了解,增加部门间、专家间的信息交流,启发解决问题的智慧。②公共涉入功能:为媒体提供正确引导公众的信息,使公共议题与有关风险感知的知识受到普遍的关心。③知情权功能:为社会公众、家庭或机构及时提供准确的风险相关信息,增进他们对风险的认识,帮助人们克服心理上的恐惧和不安,并寻求对策。④态度改变功能:改变人们对风险的态度、风险接纳度及行为,使原先不接受风险的人转而接受风险。⑤参与功能:鼓励社会公众参与风险应对,协助民众对风险议题形成准确的讨论和结论,并通过个别或集体行动来降低风险,解决与风险有关的冲突。

其内容主要体现在两个方面:分别是风险信息的提供与风险教育,以及观念调整和行为改变。

三、风险沟通理论基础

风险沟通理论在吸收借鉴心理学、新闻学、传播学、社会学、管理学等学科理论基础上不断发展壮大,其核心理论基础包括风险认知理论、心理噪音理论、负面优势理论、信任判断理论。

（一）风险认知理论

1. **个体层面的风险认知** 在风险沟通的过程中，个体对风险的认知起着先导作用。先入为主的风险识别和判断，往往从风险沟通的开端就发挥关键作用。

个体往往依靠直觉对风险事件的特征和严重性进行认知和主观判断，这种依靠直觉的认识和判断被称为风险认知，风险认知也包括对风险的一般评估和反应。

人在不确定条件下进行判断和决策时往往并不进行逻辑思维，而是运用启发式来简化认知任务中的概率评估并做出判断，尽管这种判断策略便捷快速，但往往导致很大的误差。

2. **风险认知演变为风险共识** 个体层面的风险认知，在社会层面聚集到一定程度后，就会演变成为风险共识。风险共识是社会各界对于风险的普遍认识，主要包括风险识别的标准、风险的危害程度等方面。

在实际的风险沟通过程中，风险共识往往不易改变，导致固执的风险认知，且风险共识存在推导效应，容易形成"恐惧链"现象，影响后续同类问题的沟通。

3. **风险认知的影响因素** 突发事件本身的性质与传播过程条件都会影响公众对事件的接受、解释与反应。

三个方面的因素参与影响公众风险认知的形成：

一是风险事件本身的特性，如事件危害性大小，恶化速度，涉及范围等。研究表明，人们对概率小而死亡率大的事件风险估计过高，而对概率大而死亡率小的事件风险估计过低；对迅即发生、一次性破坏大的风险估计过高，对长期的、潜伏性的风险估计过低。

二是受众个人特征，包括个体的知识、经验、人格特质等。由于个体特征、知识经验的差异，导致不同的个体具有不同的风险感知的特点。例如：年龄、性别、职业等个体差异会导致对风险不同的感知特点，以往对风险事件的经验也会影响个体对风险的感知和反应。

三是公共事件风险与公众风险认知之间的交互过程所产生的作用。公共风险事件所产生的"涟漪水波"的深度与广度，不仅受风险事件本身的危害程度、危害方式和性质等的影响，也与"涟漪"波及的过程中，公众获取、感知和解释相关信息的方式有关。不当的风险沟通可能导致公众风险感知的偏差。

从心理视角研究得出的与风险认知直接相关的主要风险认知因素（见表 14 - 1）。

表 14 - 1　主要风险认知因素

认知因素	释义
自愿性	个体被迫接受风险事件比自愿接受风险事件时认为风险更大
可控性	个体感知风险事件受外界控制比感知风险事件受自己控制时更难接受
熟悉性	人们对熟悉的风险事件比对不熟悉的风险事件更难接受，对不熟悉的、无法接触了解的风险可能产生过高的估计
公正性	当个体认为风险事件中存在不公平时对风险的容忍度越低
利益	当个体感觉风险事件中存在不清晰的利益关系时更难接受风险

续表

认知因素	释义
易理解性	当风险事件容易理解、可辨别时,个体对风险的紧张感会大大降低
不确定性	当个体认为风险的暴露程度、灾难倾向及专业机构对风险的控制程度均为不确定时,其对风险更难以接受
恐惧	自己和家人的生命健康被暴露在危险环境时,个体会引发害怕、恐惧、焦虑等情绪,这种恐惧感会加剧人们对风险的感知
对机构的信任	人们在日益分化的专业知识面前愈加信任自己所不了解的专业知识。社会对风险的预警和控制的专门化程度越高,专家体系越健全越发达,就越能够在一定程度上减少人们对风险的恐惧感
可逆性	当个体认为风险事件有着不可逆转的灾难性后果时,能够在一定程度上放大对风险的恐惧感
个人利害关系	对自己有直接关系的风险事件,个体对其风险的感知会放大
伦理道德	当个体认为风险事件与日常伦理道德冲突,其对该风险更难以接受
自然或人为风险	相比于天灾性的风险事件,人们对人为导致的风险事件更难以容忍
受害特性	高致病性、高死亡性风险事件最能引发人们对风险的感知与恐慌行为。人们对概率小而死亡率大的事件和迅即发生、一次性破坏大的风险估计过高
潜在的伤害程度	具有空间广泛性(空间范围大、影响作用途径多)和/或时间延迟性(影响时间长、造成的伤害难以在短期内消除)的风险事件,更容易放大风险认知,造成大众的普遍紧张与恐惧

（二）心理噪音理论

1. 个体层面的心理噪音　部分突发事件风险会对个体造成强烈的心理冲击,使其感受到某种形式或程度的威胁,易产生害怕、担忧、恐惧等负面消极情绪,这种强烈的感觉所形成的情绪唤醒和心理焦虑状态,在其心理上形成了一种强烈的噪音背景。在这样的心理噪音下,个体的知觉能力会受到干扰,聆听和理解信息有困难,极容易对信息的选择和认知产生偏差,影响其风险识别、判断,甚至影响其风险沟通和相应行为。

2. 心理噪音根源于公众差异　个体层面的心理噪音,在社会层面上的根源是公众差异。公众在风险识别、沟通要求、风险理解等方面的个体特殊性,汇总成为风险沟通时的公众差异。在风险沟通过程中,公众差异导致了心理噪音的差异度,既增大了风险沟通的难度,同时也有可能改变风险共识的功效。差异导致了风险识别的分散化,也为改变风险认知提供了可能。

（三）负面优势理论

1. 个体层面的负面关注优势　风险存在负面关注优势,负面信息往往会吸引人们更多的关注。部分个体在关注风险事件时,存在过多或偏执地关注负面信息的特征,甚至在负面信息并非重点信息,且该风险事件的正面情况呈现显性状况时,部分个体仍然坚持关注负面信息。个体往往赋予负面信息更大的权重,对负面信息的记忆也更为持久,影响也更为深远,尤其是在人们普遍处于负面情绪中时,负面信息优势倾向的认知特点更加突出,更容易产生对信息的不信任,形成负面干扰性风险沟通障碍。

2. 负面干扰检验公众理性　在风险沟通的过程中,公众理性是至关重要的。社会视角的公众理性是指公众了解风险事件的本质后,不易被无关因素干扰,对风险事件能做出相对准确的判断,并能够采取适当行为来应对和处理风险事件。

公众理性是相对于负面干扰而言的相对概念。在风险事件中,由于个体的负面干扰,往往存在着公众的不理性。只要负面干扰的程度不足以影响风险沟通,就可视为相对的公众理性。

(四) 信任判断理论

1. 个体层面的信任判断　信任是风险沟通的基础。个体对风险相关方面的信任判断,直接影响和决定了风险沟通的实效。而个体的信任判断又容易受外因的影响,呈现"难信任,易怀疑"的特征。

沟通双方建立社会信任的过程总是缓慢而渐进的,而毁掉却非常容易,存在信任脆弱,易失难得的特点,信任一旦失去,想要恢复就可能极其困难。

尤其在高度敏感的情况下,沟通双方往往缺乏足够的信任,公众往往不相信沟通者在聆听他们的呼声,沟通障碍不可能真正被克服。

2. 信任判断升级为公信力　个体层面的信任判断在社会层面的积聚构成了公信力效应。公信力的特质与信任一致,也具有难形成、易破坏的特征。公信力不是固化的,而是可转移和可变动的,但如果应用不当,信任也会随之被破坏。

四、风险沟通路径与沟通模式

(一) 风险沟通路径

1. 心理学视角　心理学视角下的风险沟通是风险与受众心理的互动及最终达成心理预设的过程。心理学视角下的风险沟通路径,强调以公众个体为中心的立场,探讨心理机制对有效风险沟通的可能功效。

心理学视角沟通路径涉及的主要研究对象:沟通主体的状况,包括性别、年龄、文化程度、职业等信息;获得信息的渠道和对相关信息内容的关注程度;信任状况,包括对专家和政府的信任程度;社会心理支持来源,包括政府官员、专家学者、亲朋好友等在帮助个体克服心理恐慌方面所起到的作用,风险相关的认知、态度和行为,包括仿效行为等。

2. 传播学视角　传播学视角下的风险沟通通常被视为风险专家经由媒介向公众提供风险信息的活动,其本质是信息流动。

传播学视角下的风险沟通,强调以信息传递为研究对象,探讨信息机制对有效风险沟通的实效以及改进方案。此过程包含了从风险源到风险感知、风险传递以及风险兑现(危机爆发)后的风险反馈、风险学习的过程。

这两个研究路径相互交织和包容,共同的目的都是要提升风险沟通的实际效果。

(二) 风险沟通模式

1. 单向传播模式　早期风险沟通研究存在于这样的传统线性关系模式中,即风险评估(专家)—风险管理(政策制定者)—风险沟通(面向公众)。风险沟通被认为是由精英向普通公众单向传递科学和技术信息的过程,强调了风险沟通的告知、说服、引导和教育公众等功能,目的是使公众按照专家提供的方式理解风险问题或接受某种风险。

这种单向风险沟通被视为一种机构、团体的公关策略,把风险沟通的功能局限于营造正面关系,更多地遵循一种 DAD 模式,即决定、宣布、辩护,技术取向的风险认识论占了绝对优势,也被称为"技术统治论取向"。

这种自上而下单项模式体现了政府和专家的信息权威,信息相对准确,责任主体明确,有助于使人们获取风险信息,并在一定程度上理解风险议题。但劣势也很明显,公众被排除在决策过程之外,公众置于"被告知"的境地,目标公众的价值、关注、恐惧和意见未受重视。

2. 双向传播模式　双向传播模式逐步成为研究者们所提倡的一种理想化的风险沟通模式。公众不再被视为被动的、非理性的、无知的信息接受者,而是成为风险决策者之一。风险沟通中,价值、信仰和情感不只来自公众,技术信息也不只来自专家,多个利益相关方以对等的地位共同商讨可接受的风险等级,以使各方的自身利益适应于社区、集体的利益。公众对风险议题的关注和行动体现了他们参与社会风险决策的民主意愿,风险沟通的过程是对大众需求的政治回应。

在双向风险沟通处于主导地位的风险决策过程中,"社会—文化"取向的风险认识论占了相对优势。在该模式指导下,政策决策者必须使不同利益群体的兴趣和要求得以充分展示,据此剪裁风险信息和设计沟通策略。

风险沟通模式的重大转变,带来了风险沟通功能定位的演进。单向和双向风险沟通模式并不是简单的互相取代关系,而是在实践中相互渗透,相互竞争关系。

3. 多向传播模式　多向传播模式是基于"网络"开展的传播模式。该模型中,不同利益主体在地位平等和真诚的基础上进行沟通和交换意见,同时各个沟通主体、对象之间可以自由互动、沟通。

多向传播模型比线性模型相对复杂,对于政府部门来讲,沟通信息更多元化,管理也更复杂,但在微博、微信等社交媒体广泛使用的社会背景下,这种更具个性化、针对性的传播模式,更适合当前复杂环境下的风险沟通,也正逐步成为风险沟通的主流模式。

五、风险沟通的分类

(一)根据风险感知分类

风险所造成的影响并不完全取决于风险造成的实际或潜在危害,而公众一些特定的情感反应也在不同程度上影响着其风险感知。

根据风险的客观认知及公众负面情感反应两个维度,可以把风险沟通分为预防沟通(危害高、愤怒低)、愤怒管理(危害低、愤怒高)、危机沟通(危害高、愤怒高)、利益相关者沟通(危害和愤怒都居于中等水平)四种类型。这种分类方式使风险管理决策者开始全面关注风险主体的真实感知。从可能带来的危害角度来看,风险沟通中往往重视"高愤怒、低危害的",而易于忽略"高危害、低愤怒的"。

(二)根据风险沟通功能分类

按照风险沟通功能,可将风险沟通分为教育与信息提供、行为改变与保护措施、灾难警告与紧急信息、冲突与问题解决四种类型。

（三）根据风险沟通目的分类

按照将风险沟通目的分为保护沟通、共识沟通以及危机沟通。保护沟通是指通过信息传递，告知个人如何保护自己免受风险之害；共识沟通是希望将全部或部分特定人群组织起来，对风险管理达成共识；危机沟通的重点是风险事件真实发生之后的沟通方式，这些沟通也可能涵盖保护沟通与共识沟通的内容。

（四）根据风险沟通阶段分类

按照风险沟通在突发事件中所处阶段，将风险沟通分为事件前期（告知风险的相关知识）、事件发生期（紧急告知风险损害的回避）及事件发生后期（新的风险认知形成）风险沟通。但工作重点应该放在事件前的预防，如对事件的认知与了解、传授预防规范、创造积极的利益相关方关系等。

第二节 公共卫生风险沟通框架体系

风险沟通不仅限于信息的传播，而是应该寻求更广泛的公众参与，全面创新风险沟通机制，达到个体、社会和管理层面的良性联动，引导公众开展应对风险的行动，提前防范危机的不良后果，减少和规避风险，控制和消除突发事件的危害，营造必要的舆论环境，维护和塑造政府及有关部门的良好形象。

风险沟通框架体系主要包括四个主要组成部分：目标和任务、沟通主体、支持系统、保障系统。

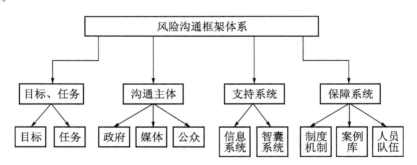

图 14-1　风险沟通体系框架图

一、目标、任务

（一）目标

1. 总体战略目标　培养知情、理性、广泛参与、致力于解决问题的合作群体；提升公众应对公共卫生风险的信心；尽可能减少公共卫生风险给公众带来的损害和不公平。

2. 基本目标　疏导公共卫生风险和改变风险进程；公共卫生危机预警和阻止风险发生；公共卫生危机防范和降低风险的危害程度。

（二）任务

公共卫生风险沟通者的任务不是单纯的信息传达，也不是对公众的理念表示同意或不同意,而是认识到两者的分歧及原因,据此沟通并促进行动。风险沟通的关键任务在于培育一个能够实现公共卫生风险信息双向沟通交流的合作环境,便于各方利益参与者在相互信任的前提下都能做出科学的评判和决定。

具体任务:沟通中重视公众可能产生的恐惧或过分忧虑等感情因素;不断为公众提供相关的风险信息;明确区分危害(可能伤害的类型和程度)和危险(个体或群体受伤害的可能性);告知暴露的危险因素和易感人群(尤其是儿童)接触的可能性;解释现有风险知识的特性和体系;说明现有知识对有关风险定性描述的不确定性;定性、定量地评估重大风险;采用风险/风险折中或风险/效益折中或两者兼顾的方法,对当前危机提出可接受风险水平的正当理由;解释公众风险认知与客观风险的差异;提出当前危机下选择或推荐某种应急预防措施及理由。

二、风险沟通主体

(一)政府及相关部门

政府在突发事件管理中承担着公共信息管理的主要责任,是风险沟通的组织者、协调者,是风险沟通的轴心。

政府及相关部门主要承担以下职责:

一是组织协调。具体包括:评估突发事件态势和媒体、公众、相关部门对信息的需求,实施风险沟通计划;负责相关部门的沟通工作,确保信息的一致性,并确保所发布内容属于自己的职责范围;及时向上级机构和相关部门提供最新材料;指导公众、媒体、伙伴信息发布工作;确保和媒体、公众、相关部门的沟通符合风险沟通原则;负责信息发布前的审核;确定信息发布的时间,并根据事件的进展进行调整。

二是舆论引导。具体包括:建立舆情跟踪监测分析机制,评估媒体的需求;建立媒体联络表,形成定期联络机制,对媒体采访要求给予适当的答复和协助;通过新闻发布会、向媒体提供新闻通稿或更新网站、新媒体内容等方式满足媒体需求;为新闻发言人提供相关支持等。

(二)公众

公众是风险沟通的对象,从某种意义上也是风险信息二次传播的主体。

公众分为意见领袖和一般受众两个维度。意见领袖是指在人际传播中,首先或较多接触大众传媒信息,并经常将经过自己再加工的信息传播给其他人,同时对他人施加影响的"积极分子",他们在大众传播效果的形成过程中起着重要的中介或守门人的作用。大众传播并不是直接传输给一般的受众,而是要经过意见领袖这个中间环节,再由他们转达给相对被动的一般大众。其模式:大众传媒信息→意见领袖→一般受众。意见领袖具有影响他人态度的能力,加快了传播速度,并扩大了信息的影响力和感染力,在网络信息传播发达的现代社会,意见领袖传播信息的作用越来越受到关注。

突发事件发生后,公众的第一反应和最大需求就是了解信息,急于知晓事件发生情况和发展过程,急于了解事件对社会和个人利益的影响,急于掌握卫生应急处置部门的行动及其事件处置能力。在信息提供缺失的情况下,公众会积极从其他途径寻求答案,来弥补这种"信息真空"。

公众信息来源主要有三类:权威信息(多来自政府部门)、媒体信息和人们相互交流得到的信息。当威胁尚远时，一般通过电视新闻、网络媒体、报纸等被动性渠道了解信息；威胁逼近时，主动通过网络（尤其专业部门网站）查找该类信息；威胁到达身边时，一般通过人际渠道（口口相传）、咨询热线，到当地卫生行政部门询问，给疾控中心、医院等专业机构打电话等更主动地寻求信息。

危机中公众接受信息的特点：一是对信息的需求增加，人们会通过各种渠道获取信息来了解事件的情况，尽管并不可靠。二是关注度（思维）受局限，对复杂信息的理解能力下降，人们更倾向于依赖图像而非文字。三是情感体验支配认知，无法对各种矛盾的信息做出准确判断。四是往往先入为主，选择性吸收信息来固化已建立的信念，而排斥与其信念相左的信息。

（三）媒体

风险沟通的媒介主要包括传统媒体和社交网络媒体。媒体作为舆论载体，既是政府部门风险沟通的对象，也是风险信息二次传播的主体。

媒体的职责和作用：媒体是风险沟通的桥梁，沟通政府、专家与公众意见；媒体是警报器，可协助监测公共卫生风险，反映公众需求与呼声；媒体是扩音器，可及时、客观、准确地传播政府部门发布的权威信息，适时、恰当地引导舆论；媒体又是稳压器，协助政府管控谣言，共塑政府公信力。

媒体具备信息"把关人"的功能，兼之媒体记者对待不同公共卫生风险认知的差异，因此，媒体报道既可能促进风险沟通的功效，也可能成为扰乱公众认知或心理状态的诱因，关键在于提升公共卫生风险报道的科学性。

现代媒体的特点：传播方式多样和快速；激烈竞争和严重失控；国际化和网络化；媒体无处不在；媒体巨大的力量和能量；媒介化事实，新闻的泛娱乐化，媒体审判等。

三、支持系统

（一）信息系统

风险沟通实质上是沟通主体间的信息传递及达成共识的活动。建立完善突发公共事件基础信息库，为风险沟通提供多方面的历史经验信息和资源信息。

1. 信息采集　信息可来源于各类监测网络，如传染病监测报告系统、国家突发公共卫生事件监测报告系统、专病和健康危害因素监测系统、医疗救治信息系统、卫生执法监督信息系统、应急指挥信息系统、中小学生因病缺课监测系统等。

网络和新媒体舆情收集、传统媒体报道、热线电话焦点话题整理、社区公众认知调查等，这些监测网络中的异常信息也是风险沟通的重要信息来源。

2. 信息处理　将各种渠道收集的原始信息，按需要进行梳理，剔除掉不准确、不可信的、相互矛盾信息，整合同类别信息，对疑点较多的信息需进行反复考证，然后根据不同的用途，对现有信息资料进行进一步编辑制作，使之精炼和系统。

3. 信息研判　信息研判是风险沟通的前提。通过分析研判，确认可能或已经发生的突发事件对公众身体健康、生命安全会造成危害，对是否有必要进行风险沟通、如何开展风险沟通提出建议。

4. 沟通信息拟订　在对收集到的信息处理、研判的基础上，拟订风险沟通信息。

5. 沟通信息审核　信息审核的主要作用是确保信息的科学性、完整性和准确性，信息要能精确地传达期望传播的关键点。可通过咨询相关专家、与目标受众个人或者团体预试验等进行信息测试。在工作实践中，通常需要公共卫生、新闻传播及上级行政领导三个层面的审核。

6. 沟通信息发布　信息发布通常通过自有官方网站、微博、微信等媒体发布，并通过电视、广播、报纸等大众媒体及网络媒体广泛发布。

（二）智囊系统

智囊系统是由科学技术成就及其专业队伍所组成的专业体系，包括来自公共卫生、社会学、新闻学、传播学、心理学以及事故、灾害处置等多个领域的专家。科学主义的话语权力造就了大众对各类专家知识的信任。

专家系统负责出谋献策，提供决策建议、咨询指导和技术支持。在提供决策咨询外，相关专家可根据风险沟通需要接受媒体采访或指导危机传播工作，有针对性地做好风险沟通及舆论引导工作。风险沟通队伍应与专家系统保持常规沟通联络。

风险认知具有高度的知识依赖性，而公众风险认知恰恰是知识缺失下的主观感知和非逻辑性的思维判定，这一特点更加强化了专家系统在风险沟通中的重要地位。风险沟通之所以被纳入到风险管理中，源于专家的风险预测与公众的风险感知之间存在裂隙。通过有效的风险沟通，可弥合差异、创建共识。

表 14-2　公众的风险感知与专家们认知间的系统差异

专家	公众
客观的	主观的
冷静的	情绪的
依据风险测量的	基于风险感知的
逻辑分析的	非逻辑分析的
对科学方法、证据和解释的信任	对政治文化和民主过程的信任
不能被精确描述的东西是无关的	不能预测或看似无关的东西也是相关的

一个高性能的专家系统应具备的特征：一是启发性，专家系统综合运用规范的专业知识、直觉、经验进行判断，推理和联想，实现问题求解。二是互补性，单一专家难以解决问题的情况下，专家系统可作为团队协同作战，在各自领域知识互补、资源共享，创新解决方案。三是成长性，专家系统与应急风险沟通机构分立，使系统内专家在各自岗位不断开展相关研究探索，从而确保系统内知识不断增长以满足风险沟通需要。

四、保障系统

（一）制度和机制保障

1. 新闻发言人制度　制度保障指建立完善日常配套的新闻发言人工作制度，以保证在应急状态下的有效沟通。

新闻发言人是政府风险沟通的外在体现，已成为政府风险管理的常态工作。发言人制度不单独指确定一人担任发言人，而是包括发言人制度的核心内容，包括舆情监测制度、内部新闻通气会制度、日常新闻发布制度、重要会议或活动报道制度、新闻采访制度、突发事件新闻发布制度及稿件审核制度等七类核心制度的制度总和。

建立发言人制度可有效避免新闻发言人在突发事件中不接触核心信息、没有支持团队、缺乏广泛的信息来源、无工作平台等尴尬的局面。

2. 风险沟通工作机制

(1) 设立应急风险沟通小组：具体负责：舆情监测研判；协调相关部门组织答问口径；发布相关信息，传播健康知识；对应急处置工作组织宣传报道；协调新闻宣传主管部门做好舆论引导；配合相关部门做好信息发布工作。

(2) 建立联络员名单：具体包括各相关职能部门联络人名单、各卫生部门联络人名单、相关媒体联络人名单、事件发生地基层干部联络人名单。

(3) 建立信息处理与发布流程：有效的风险沟通需要有明确、有序的信息采集、编辑与审核、发布与散发的流程。

(4) 明确风险沟通相关部门职能职责。

(5) 建立公众咨询的机制：通过电话、信箱或电子邮件直接回答公众咨询。

(二) 人员队伍

加强风险沟通的人才队员建设，培养一批风险沟通的复合型人才。

1. 风险沟通领导小组　主要负责风险沟通工作的统一指挥、总体策划、定期信息发布以及发布内容和发布口径的审批。

2. 风险沟通信息采编小组　负责定期收集突发事件相关信息和防控工作的最新进展，分析归纳核心信息，根据核心信息制作适宜的传播材料，通过各种沟通方式与各部门、媒体及专业人员进行信息沟通。

3. 风险沟通专家组　负责为信息沟通提供技术支持，包括从技术角度审核风险沟通的信息和材料。

4. 风险沟通综合协调组　负责协助风险沟通领导小组进行综合协调、保障等工作。

(三) 案例库

建立完善突发公共事件基础信息库，为风险沟通提供多方面的历史经验信息和资源信息。

研究各种风险沟通模型，开发与制作公共卫生风险沟通的模板材料。

对风险沟通的各个阶段、各种人群分别制定信息图谱（相当于传播口径），以便在第一时间提供专业准确的健康信息。

第三节　公共卫生风险沟通实施与评价

风险沟通既是一门科学，也是一门艺术，高超的沟通能力和技巧，有助于化解矛盾、解决问题、避免事态的进一步恶化。良好的沟通能够获得公众信任，媒体的理解和支持，提高政府的公信力。

一、风险沟通原理和基本原则

(一) 风险沟通原理

1. 创建目标和关键信息　建立目标和确定支持性信息是进行风险沟通的首要问题。人们经常不能进行高效的沟通,主要因为缺少明确的交流目标和关键的支持信息。

2. 表述信息　风险沟通的主要挑战在于信息的传递和确保信息的接收和目标的发现。如果目标易于被关注,而支持该目标的信息对于公众的风险很低,那么就应该从始至终不断地、清晰地向公众陈述这个信息。关注沟通主体间哪些信息被接受,巧妙地重复被接受的信息。

3. 准确而及时地传递信息　开展风险沟通时,应尽量将准确的信息,以最快的速度和最有效的途径传递给受众。

在风险沟通过程中,需要在提供准确的信息和快速地提供信息之间进行抉择。所有的信息在公布给公众前都要求完整和准确,就可能会造成时间上的迟滞而出现信息真空,谣传会乘虚而入。然而,公布没有被双重检验过的、并被证实是不够准确的信息,则会出现误导公众的风险,但公开的损害要比因遮掩导致的损害更容易应对。

4. 有效说明　风险沟通在很大程度上希望对方能接受意见和建议,即达到有效说明目的。

(二) 基本原则

1. 危机沟通" 3T"原则　英国危机公关专家里杰斯特曾提出著名的危机沟通" 3T"原则:第一,以我为主提供情况;第二,尽快提供情况;第三,提供全部情况。这三项原则需要一定的适用条件,需要根据实际情况判断使用。

2. 世界卫生组织的风险沟通五项原则　世界卫生组织 2008 年提出了在疾病暴发中,突发公共卫生事件风险沟通的五项原则。

(1) 建立并维持信任:此项为关键原则。通过各种沟通方式,建立、维护或重建公众与管理人员之间的信任。如果没有信任,公众则不会相信或按卫生机构所传达的卫生信息行动。

(2) 尽早发布:官方控制信息不报的时间越长,那么当消息最终被泄露的时候,尤其是由外部来源泄露信息时,将会更加令人恐惧。即使是不完整的信息,同样能够阻止谣言和错误信息。延迟发布会损害对公共卫生机构管理能力的信任。

(3) 保持透明:信息透明能够促进和改善信息收集、风险评估和疾病控制方面的决策,因此,管理者、公众及合作伙伴之间的关系应当是透明的。

要维护公众的信心就必须保持透明度,包括及时将真实或潜在风险及其管理方面的信息完整地传达出去。出现新的情况时,必须尽快开展积极的信息沟通。

(4) 倾听公众并使其参与:倾听、理解公众对风险的认知、看法及焦虑是高效沟通的关键。缺乏对公众在某一风险方面的理解、认识,以及他们已有的信仰和行动的了解,就很难做出保护健康的决定和需要的公众行为改变,对社会或经济产生的影响可能会更为严重。公众参与还能够支持更广泛的突发事件管理功能。

(5) 制订预案:基于上述各项原则事先制定完善的计划,并将计划转化为行动。

二、突发事件不同阶段的公共卫生风险沟通

突发事件的发生、发展有其特定规律,不同阶段其沟通目的不同,风险沟通内容、方法也有所区别。在整个应急管理过程中,要适时开展风险评估,及时调整沟通策略,不断完善沟通方案,最终实现有效沟通。

下文以突发不明原因传染病为例,按照传染病疫情发展的一般过程,结合各阶段的疫情特点、舆情特征,探讨突发事件不同阶段的风险沟通策略。

(一)传染病预警期

1. 需求评估　对于新发传染病,在病因不明、预防及治疗措施尚未得到有效性证明的情况下,担忧和恐慌将成为主要的社会情绪,公众的心理恐慌带来的社会影响有可能超过疾病本身。

传染病预警期的需求评估,应尽可能地掌握广泛的争端和需求,需求评估必须足够灵活和宽泛,以覆盖公众关注的全部范围。

2. 提早计划　提前做好卫生应急风险沟通计划。风险沟通计划主要内容包括:风险沟通目标、重点人群、风险沟通信息内容、对事件的解释、事件所具有的潜在风险、事件可能的发展趋势、政府的应对能力、目前的应对措施及成效、针对个体的指导(包括相关知识及个人应该采取的行为)等。

在风险沟通计划中要确定每个流程的责任及权限、信息处理的时限、信息发布或散发前的审核程序,以确保风险沟通相关信息能够准确、及时、有效地发布与传播。并通过动态评估掌握计划实施的效果,及时调整和完善风险沟通计划。

3. 充分准备　在传染病预警阶段,主要做好组织、技术、信息、物资等各方面的沟通准备工作。

表 14-3　风险沟通准备内容框架模块

模块	模块内容
组织准备	建立风险沟通领导小组,成员单位包括:卫生行政部门、新闻宣传主管部门、主流媒体、卫生应急处置专业技术机构、公安部门、通信管理部门、外事部门、传媒培训研究机构等
	建立风险沟通咨询委员会,成员包括:卫生应急、危机管理、新闻传播等领域的专家
技术准备	制定风险沟通应急预案和各类事件风险沟通工作方案等
	开展工作人员和相关专业人员培训与演练
联络准备	建立与相关部门、主流媒体、相关企业等的沟通机制,确定联络人,编制通讯录
	保持沟通渠道的连续性和畅通性(包括正式沟通和非正式沟通)
物资准备	办公场所、设备、耗材、宣传资料和培训教材
信息准备	收集背景资料;收集既往突发事件资料;收集突发事件实时信息;监测媒体舆情信息;调查掌握公众舆论信息、需求信息
	针对普通公众、特殊暴露人群、医疗卫生专业人员、政府相关部门的管理者,分别设计有重点和有针对性的信息
	提炼出核心信息,也就是沟通者认为最重要的、希望成为媒体报道的主要内容、并被公众重点了解的信息

4. 风险沟通策略　此阶段为风险沟通的黄金时期,工作重点应该放在事件前的预防,如对事件的认知与了解、传授预防规范、创造积极的利益相关方关系等。虽然卫生部门对突发不明原因传染病的病源、传统途径、易感人群、治疗和防控手段等方面信息也知之甚少,但不能等所有工作都准备好了再开展沟通。具体沟通策略应如下:

(1) 快速发布信息,提出预警:此阶段的快速发布,有助于被公众信任、掌握舆论主导权。

(2) 客观发布事实:尤其在初始阶段,卫生行政部门应该及时发布"知道什么",目前"还不知道什么",以及对此事件的认识,并告知风险的相关知识,提高公众的风险判断和认知能力。

(3) 告知不确定性,不过度承诺:如实地反映风险现况,不缩小、不夸大风险的程度,不要因为担心公众恐慌而过早承诺"可防可控"。

(4) 介绍防控措施,保持透明:及时对疫情情况、当地所采取的防控政策等方面信息第一时间进行发布。当专家意见相左或决策面临两难境地时,也可以告知公众。

(5) 权威、平等,体现人文关怀:权威指的是专业立场。努力成为权威的信息来源。平等指的是进行沟通的情感立场。在沟通时应同时兼顾公众的心理承受能力、情感需求,避免使用官话。

(6) 语言简洁明了、易懂:在向公众传播疾病防控知识、开展健康教育时,要注重将数字和医学术语转化为"生活化"、公众听得懂的语言,解读清楚。

(二) 传染病暴发期

1. 持续的疫情分析和舆情评估　此阶段疫情升级,公众的心理状态也会因疫情的变化而出现改变。当传染病进入局部聚集性暴发期,从散发到群发,确诊病例人数呈上升趋势。学校和社区等人口集中的地方成为防控聚集性暴发的重点区域,疫情对社会生活的影响增加。

一旦发生传染病聚集性暴发疫情,当地公众会感受到疫情的迫近,恐慌情绪加剧。每个学习、工作与居住在疫情暴发区的公民迅速成为直接的利益相关者,他们对于传染病流行的信息关注度达到了前一阶段所未有的高度。

在新媒体背景下,舆论关注度呈持续上升趋势,流言、谣言难以避免地混杂其中。政府各部门面临的关注不仅来自当地公众,附近市县、全省甚至是全国的媒体和公众都有可能将注意力集中于疫情聚集暴发地。

2. 传染病暴发期的风险沟通策略

(1) 加强公众情绪管理:在传染病疫情之下,患者和公众感到自身安全的冲击,往往会变得焦躁、紧张,但许多风险都不是直接体验的,而是通过大量间接的风险信息,这种社会因素的信息传播和解释,造成大众的风险感知的模糊性、不准确性。应积极了解患者及公众的心理状况,回答公众关心的问题,消除其内心疑虑,化解内心恐慌,满足公众的安全需要。

(2) 口径一致:对外公布的口径应保持高度统一,无论是事件处理者还是新闻发布者,无论是行政领导还是与事件有关并可能接触媒体的人,都要保持口径一致,不能提供相互矛盾的信息。包括专家之间的意见不一致,都会使沟通工作面临更大的挑战。

(3) 维护信任:维护信任最好的策略是及时发布第一手信息,表明已经采取的措施。

大量、准确、系统而通俗的风险正面信息,能完善公众对某些风险的理解,克服风险带来的不确信、模糊性。当政府防控策略调整时,须平稳导入新的防控政策,明确告知调整的原因。当几乎没有信息可提供时,可介绍如何开展调查的,并向相关部门及公众承诺,后续将根据事态发展及时发布信息。谎报、瞒报会失信于民。

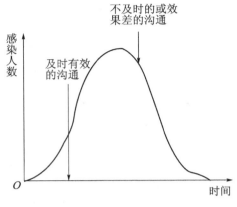

图 14 - 2 及时有效风险沟通的示意图

(4) 动员公众对疾病防控的支持:建议或要求公众承担更多的社会责任,包括自觉履行自我隔离、居家隔离、保持个人卫生等义务。

(5) 细分人群,有针对性发布信息:不仅面向全体公众发布疫情的危害情况和程度,政府相关部门防范和应对的具体措施,还就重点人群及重点地区,如针对学校、餐饮服务业、公共交通、流动人口、密切接触者等制定相应的疫情防控提出建议等。重视对患者、密切接触者以及重点易感人群的风险沟通。既要缓解恐慌情绪,又要说服主动配合治疗,接受隔离等。

(6) 把握信息发布节奏:既要避免一次为媒体提供过多信息,又要避免提供过于碎片化的信息。根据公众信息需求量及公众关注度确定疫情信息的发布频次,可以一周1~2次,也可以每天一次,甚至每天几次。有时过于密集的新闻发布也会让公众认为疫情很严重。

(7) 加强谣言应急管理:对谣言迅速回应,将谣言的生命周期压缩至最短,并以手机短信、电视滚动新闻或微博等渠道来传播官方声明。用谣言存在的事实硬伤、科学证据和常识、通过权威人士等方式向公众澄清。

(8) 及时信息发布授权。

(三) 传染病持续期

在持续阶段,政府需要预测并努力满足公众、媒体及合作对象的信息需求,保持权威的信息来源渠道,一方面允许媒体及时发布消息,另一方面又控制媒体的舆论导向,只要不涉及宗教问题和民族问题,政府应该给予媒体更多空间,与媒体和谐相处。

1. 传染病持续期的疫情分析和舆情评估 经历了预警期与暴发期之后,传染病疫情迎来了最为严重的时期,不仅表现为感染病例大规模增长,感染地区大范围扩展,甚至面临随时可能出现的病毒变异及新一波疫情等。舆论的关注度也达到了一个峰值。各界均高度关注,政府和卫生部门在传染病持续期将面临巨大的防控压力和舆论压力。

伴随持续期的严重疫情,负面舆情的比例可能增大,特别是对防控措施、疫苗安全等,出现一些质疑和批评之声,公众可能对一些焦点事件进行围观和审判。此时,应根据疫情分析和舆情评估风险结果,适时调整沟通策略。

2. 传染病持续期的风险沟通策略

(1)及时向人们提供相关信息进展:使用积极语态、"去行政化"地表达真实信息,帮助人们更准确地理解自己面临的风险,获得公众对应对措施的理解和支持。当某些问题在医学专业或现有条件下难以提供确切结论时,发言人就不应该过分纠缠事实,而应该运用积极、肯定的语态,从态度、价值观上达成双方认同。

(2)提供增强控制感的新闻:公众希望看到增强其控制感的信息,媒体热衷为公众提供"排忧解难"的信息,因此为媒体提供防控措施、疾病研究进展等相关信息更能符合公众信息需求。

(3)向公众提供行动建议:使用清晰易懂的语言来解释和分析复杂的疾病知识,并将其转化为健康观念和行为指导,从而使公众采取正确的保护健康的行为,包括从哪里获得更多的信息等。

(4)综合运用大众及人际传播方式:除依靠海报、宣传册、电视广播等大众传播手段,还可结合健康讲座、借助社区意见领袖传播等人际传播手段。如,由学校给学生发传染病防控知识"明白纸"作为家庭作业,让家长了解防控知识。

(5)适度发布信息:对疾病的危害程度和公众的情绪反应加以综合考量,在公众的心理和情绪承受范围内对信息量加以把握,既不至于因为信息量过小,使得公众对疾病的危害失去警惕,未能唤起公众的重视和行为改变,也不会因为信息量过大,让公众过度紧张,直接促成社会恐慌情绪。

(6)收集相关部门及公众的反馈意见,密切信息来源提供方的协调与合作。

(7)做好与其他部门及权威专家的沟通。

(四)传染病消退期

1. 传染病消退期的疫情分析和舆情评估　传染病消退期意味着疫情已经得到基本控制,转入常规疾病的防控阶段。在消退期后期,在较长时间的疫情检测中,疫情可视作"安全",但对高危群体仍具有威胁性,疫情仍有可能在局部地区出现聚集暴发的情况。

随着疫情得到控制并逐渐消退,媒体对疾病报道投入的人力、设置的版面均逐渐减少,公众的关注亦随之减弱,新媒体上相关话题的讨论热度下降。舆情的关注点变得多元,开始关注政府部门的应对举措,以及与疫情相关的其他话题上,如在禽流感期间关注到家禽的生产、SARS之后关注果子狸食用及野生动物保护等话题。此时媒体与公众发布的信息经常与政府部门应对行动的评价、反思事件带来的教训等方面相关。

消退期并不意味着不需要进行新闻发布和风险沟通。

2. 传染病消退期的风险沟通策略

(1)消除麻痹思想,开展健康教育:公众甚至联防联控机构在疫情得以控制之时,难免会存在松懈、放松警惕的心理,针对于此应着重开展风险沟通及健康教育工作,唤起对疾病防控的重视,坚持执行卫生防范措施,防止疫情反弹。

(2)积淀集体记忆,构筑典型形象:在疫情过后,媒体和社会公众均会对其进行反思,对其中的政府应对、社会反应等方面进行系统的评判、归纳和总结。注重提炼社会各界应对疫情的整体情况,突出在其中的核心角色、构筑典型人物,为日后工作的开展奠定基础。

（3）引领舆论面向未来：介绍疾病造成的影响及未来工作计划,包括疫情对当地经济、生活造成的影响,政府对卫生服务的财政投入变动、对公共卫生服务体系建设的新举措、对传染病防控与应急预案的修改和完善等,有助于引领舆论翻开新篇。

（4）剖析信息盲点,修复公众信任：在暴发流行期间,人们由于对死亡的恐惧、对疾病认识误区的存在,对疾病严重程度的误判,可能会导致对当地卫生部门、疾控中心等专业机构的不信任。此阶段,可充分告知周围环境的变化和疫情的实时信息,消除认知误区,修复公众对机构的信任。

三、不同沟通主体的风险沟通

不同的沟通对象应考虑不同的信息内容、发布渠道和方式。

（一）媒体沟通

媒体沟通一般采取接受媒体采访、发送新闻通稿和召开新闻发布会等形式。

1. 接受媒体采访　接受媒体采访的一般程序：受理采访申请；获得被采访授权；了解媒体采访的主要需求；准备答问口径,提炼核心信息；了解即将面对的记者；选择好受访地点；提前进行采访模拟演练；保持良好的形象接受采访,并对采访过程进行录音；主动要求审核记者的拟发稿件；事后关注媒体和大众对采访报道的反应。

接受采访时应遵循的基本原则：①开诚布公,与媒体打交道的时候最重要的是诚实,信誉是最重要的资产。在突发事件处置过程中,如果因为某种合法的理由不能说出实情,那就最好别说,千万不能说假话。②积极配合媒体,在接受采访的过程中,要与记者进行沟通交流,积极配合媒体,满足力所能及的要求。回答的内容要力求重点突出、思路清晰、语言简洁、通俗易懂,这样既有利于将核心信息清晰地报道出去,又有利于记者对采访的后期整理,达到双赢的效果。③紧抓主题、巧妙回避,不要被记者牵着鼻子走,要把谈话的内容引向自己熟悉的领域,或采用技巧来回避,如旗帜法、搭桥法、重复法。④树立良好形象,如果想让记者接受你的观点或事实,首先要让他接受你这个人,让他信任你。在任何情况下,面对记者时,都要做到客气,使记者感受到尊重,要自信、诚恳和幽默。⑤避免不必要的争执,不要被记者的言语或行为激怒。如果有记者突然造访,不要与记者发生冲突,即使对方来者不善,也要认真安排。否则记者正好借题发挥,从他的报道中可以看出你在有意隐瞒什么,这样公众可能对你的信誉产生怀疑。

2. 新闻通稿　在突发事件发生和处置过程中,实时发布新闻通稿,是常用的媒体沟通方式之一,也是新闻发布会必须准备的材料。

新闻通稿一般包含6个基本要素：发生了什么；发生的时间；发生的地点；利益相关人群；事件发生的原因；事件是怎样发生的。在新闻通稿的一开始就把这些问题交代清楚。新闻通稿的篇幅一般不要太长,要确保其内容是最希望传递出去的信息。另外,新闻通稿要像真正的新闻报道一样对受众有吸引力,新闻通稿的撰写风格越符合记者的口味,被记者采用的可能性就越大。

3. 新闻发布会　突发事件发生时,新闻发布会应由负责新闻宣传的专业部门举办,相关部门积极配合。

召开新闻发布会前应提出两个问题:准备发布的消息是否具有新闻价值? 现有情况下,是否适合向公众传达信息? 假如上述两个问题的答案均是肯定的,才能召开新闻发布会。

新闻发布会准备应遵循6项基本原则:①写下新闻口径:这是要发布信息的简明摘要;②核实运用统计数字:记者一般需要引用确实的数据,在准备材料时,必须搜集有用的统计数字,以支持所要表达的观点;③设计视觉效果:画面和图片有助于表达你想要传达的信息并增加见报的机会;④事先提出问题:初步材料准备好后,要请教媒体相关专业人员,找出记者可能提出的问题,并为此做好准备;⑤进行简单的彩排:要求有关工作人员一同彩排,提出模拟的问题,确保个人意见或答案一致;⑥提前告知有关评论和监测团体:在新闻发布会举办之前,提前告知有关的评论团体及委托的舆情监测部门,关注新闻发布的效果,以及媒体和大众的反应,为及时评估新闻发布活动做好准备。

新闻发布会一般分为发布新闻和记者提问两个环节。新闻发布会的发言人一般由参与突发事件的领导或专家承担。选择发言人要慎重考虑。作为发言人应熟知突发事件的相关政策,发言内容不超越自己的职责范围,并在授权范围内尽量告知真相,保持透明,体现所在部门的职责。

在新闻发布过程中,发言人还需遵循8条原则:①表示理解同情,承认公众的恐慌是正常的,而不应该对公众说"你们不应该害怕"。②承认不确定性,承认不确定的事,但也要提供已知的信息,敢说"现在我还不知道,但是我们正在努力⋯⋯"。③强调已有措施,强调已经采取了哪些措施,进一步的信息正在调查之中。④指出负面影响,提及可能出现的负面结果,让公众知道该如何应对。⑤表达自己愿望,发言人可以说"我希望我们对事件了解得比现在更多,但是由于⋯⋯"。⑥保持诚实真诚,公众从发言人得到真实可靠的信息,可以保护政府的信誉,减少公众的恐慌。⑦让公众有事做,引导公众采取积极、科学的防护措施,而不是消极等待。⑧大家同甘共苦,如果发言人本身也面临着突发事件的威胁,那么他就具有很强的说服力。

新闻发布会后,要及时将发布会实录报送发言人审核,评估发言内容;同时,持续收集发布会后一周内的国内外相关媒体报道内容,进行分析和评估,总结经验和教训,以确保新闻发布的效果和能力得到不断提高。

主动与媒体进行有效的沟通,合理利用媒体,可以对事件的处置起到事半功倍的效果。相应地,公众在风险沟通中充分获知风险信息,有效地行使权利,便能在更高、更好的层面上与政府协同应对风险社会的挑战。

"善待媒体,善用媒体,善管媒体",方能实现风险沟通的最大效益。

(二)公众沟通

突发事件的危害不仅来源于事件本身,更来源于公众对事件的接受、解释与反应。风险沟通的目的不是对大众心理进行治疗,而是选择适宜的信息,运用恰当的载体和传递渠道,满足公众的信息需求,缓解公众的心理压力,使公众能及时认识到事件风险、知晓防控知识,并采取相关行动。

1. 公众沟通的常用渠道

(1)大众传播沟通

①通过传统媒体传递信息:传统媒体主要包括电视、广播和报纸。通过传统媒体发

布信息具有信息接受者众多、信息量大、覆盖范围广、传播快速便捷等优点。

②通过政府或专业机构网站发布信息：优点是权威、快速、易于获取；缺点是适宜于网络信息发达地区，比如城市，而对于广大农村地区不太适用。

③通过新媒体传递信息：常用的新媒体有手机短信、微信、微博、论坛、博客等。在针对公众的风险沟通中，新媒体越来越受到人们的关注，可充分利用新媒体和新的传播手段，开展有针对性的信息传播。

④发放健康传播资料：健康传播资料是风险沟通中良好的信息传播载体，为了提高风险沟通的效果，沟通者需要配合使用宣传材料。但要注意克服健康传播资料制作复杂、耗时较长、发放困难等缺点。

⑤利用宣传栏进行传播：宣传栏具有成本较低、方便灵活、更新频率快等特点；缺点是信息获取比较被动。

（2）人际传播沟通

①开通电话咨询热线：电话咨询的优点：可直接回答个人关心的问题，有助于准确获得信息、缓解心理压力；咨询迅速及时，不分昼夜，不论远近，对咨询对象方便易行；咨询双方不见面，有利于消除咨询者对象的顾虑；可以作为舆情监测的重要途径之一，收集公众的舆情信息。缺点：电话咨询存在着接待容量有限、必须由经过培训的专业人接听、不能进行疾病治疗等复杂情况的指导等问题。

②健康科普讲座：健康科普讲座可以使比较多的目标受众同时接收信息，受众面积大，信息的传递比较直接、迅速，但是健康科普讲座受到需要具备较好的演讲者、进行严密的活动组织、提前召集目标受众等限制。

③面对面直接沟通：面对面直接沟通是最基础、信息传递最直接的一种沟通方式，主要包括健康咨询、个别劝导等。从宏观来看，面对面直接沟通效率低，因为它需要大量的人力和时间；但是从个体来看，面对面直接沟通可以带来良好的效果。

2. 公众沟通策略　以公众享有平等的话语权为基础，以风险认知研究为主线，以信任研究为关键开展公众沟通。

（1）确定目标人群：突发公共事件发生过程中，不同的目标人群，其关注的重点和表现形式也不同。一般将目标人群分为一级目标人群、二级目标人群、三级目标人群、四级目标人群。

一级目标人群：是指处于突发公共事件范围内受直接影响的人群，是需要直接改变行为的人群，如事件的受害者、现场的目击者等。一级目标人群关注的重点是自身安全、家庭安全、财产安全、处置措施。他们往往由于对事件缺乏及时、准确的了解，加之亲身经历和受直接影响，出现一定程度的恐慌和不安，迫切需要得到解决问题的对策和具体措施。

二级目标人群：是指与一级目标人群有着密切联系的、能够影响一级目标人群的人，如亲属、朋友、同事、同学、领导、上司等。二级目标人群关注的是自身安全、灾民的安全、处置突发事件人员的安全及突发事件的进展情况、处置措施和结局，他们往往表现为焦虑。

三级目标人群：是指参与事件的处置人员。三级目标人群关注重点是突发事件的进展、政府和社会各方面的努力情况，应对措施，工作和学习是否受影响，以及处置的结局等,他们往往采取观望的态度,静观事件的进展,据其发展情况决定是否参与,采取何种措施。

四级目标人群:是指关心事件的一般社会公众。

(2)制定核心信息:开发、传播既符合事件事实又能满足公众需求的信息,是提高公共卫生应急风险沟通效果的重要前提和基础。不能提供公众所想要的信息,可能会造成一种试图对其进行掩盖的印象。

遵循及时性、针对性、科学性、适用性、指导性、通俗性、准确性、持续性的原则制定和传播风险沟通信息。沟通信息的主要内容通常包括:①突发事件的特征,如发生事件的类型、发生时间、地点、事件经过、主要情节、目前发展趋势、发生原因等;②突发事件的影响,如罹患者的人数及人群特征、疾病或损伤的严重程度、事件影响的范围、与受众的关联性、经济的损失;③已经采取或可能采取的应对措施,如救援的措施、投入的资源、援救的进展、治疗方法、疾病预后、预防与控制方法、后续的计划;④建议公众采取的行动、措施,及获取进一步信息的途径等。

(3)精选传播方式:根据沟通目的、突发公共事件的性质、种类和严重程度及受众的特征,选择最佳传播的方式或几种传播方式的组合,组合中包括的方式越多,传播的效果越好。

在沟通渠道的选择上,要实现对目标人群尽可能地完全覆盖,以及同一个体的多渠道、多节点的信息强化。

(4)风险沟通模板

①认同人们的恐慌:不要试图消除恐慌,不要过度安慰。

②强调重点:如形势的严峻性、措施的有效性。

③叙述风险的有关信息:提供给公众的信息应简单,第一次要简短。

④表达仍在认真对待事件,并表示持续的关注:告知公众仍处于风险中(绝对不要试图说服公众风险很小或不要担忧),允许人们对事件高度警惕。

⑤客观、坦诚地承认不确定性:如"我们目前仍在探索和研究,并受到一定条件的制约,对大家来说可能还很疑惑,因为还有很多是我们不知道的……"

⑥适当表达对公众的理解:传递给公众感同身受的"通情感"、责任担当、同舟共济应对危机的决心和信心,树立必胜的信念。在每个信息中试图包括同情、行动、尊重。

⑦告知公众组织正在进行的努力行动,列出积极的行动步骤,强调已经取得的进展,以及公众在此过程中可以采取的措施。如:"我们已经派出专家组,我相信会很快解决问题,同时希望大家能够……"

(三)系统内沟通

1. 沟通对象　系统内部沟通的对象包括医护人员、疾控人员、卫生监督人员和卫生行政人员和各卫生领域专家等。沟通的单位包括卫生行政部门、医疗机构、疾病预防控制机构、卫生监督机构、血液管理机构、院前急救等部门。

2. 沟通方式　卫生行政部门内部信息沟通模式较为单一,以垂直沟通为主。一种是来自下级部门向上级部门的报告;另一种是上级部门对下级部门的命令指挥。

根据突发事件的紧急程度和所具备的客观条件,系统内沟通可分为正式沟通和非正式沟通,但要以正式沟通方式为主,非正式沟通方式为辅。

正式沟通是指卫生部门(单位)间以公函、文件、会议、工作简报等形式进行的风险沟通。正式沟通的优点是约束力较强,效果较好且易于保密,通常重要信息、文件、决策等都应采用这种方式进行沟通。但是正式沟通往往要通过层层传递,有时显得很刻板,沟通速度也较慢。

非正式沟通是卫生部门(单位)在正式沟通渠道之外的各种沟通活动,具有自发性、情感性、非强制性及灵活性的特点。非正式沟通形式较多,如电话、短信、网络传真、网络即时通讯工具等。非正式沟通具有信息传递速度快、传递方式便捷等优点,在紧急情况下较多采用,但易导致信息出错、遗漏、失真、片面等问题,且无从查证,可能会产生谣言。

采用哪种方式进行沟通,一是看事件的紧急程度,二是看法律、法规规定的要求。在事件不是特别紧急的情况下,通常采用书面(公函、文件、请示、报告、工作简报等)和会议(工作例会、联席会议、座谈会、专家咨询会、通气会等)的正式沟通方式;紧急情况下,可采用先非正式(电话、短信等),后正式的沟通方式。

(四)政府及部门间沟通

1. 政府及部门间沟通的对象　政府及部门间的沟通对象包括:同级人民政府的办公厅、应急办、新闻办、外办等;检验检疫、公安、环保、食药监、教育、水务、红会、爱卫等联动处置部门;发改委、经委、财政、民政、科委、人保、交通、运输、通信等保障部门;安监、农业、武警部队、铁路、民航、旅游、建交等其他行业主管部门。

2. 政府及部门间沟通的方式

(1)与同级人民政府的风险沟通方式:与同级人民政府的沟通,一般采用正式沟通的方式,其中又以请示、报告、简报等公文沟通方式为主。

向同级人民政府的报告一般分为初报和续报两种。初报侧重时效性,第一时间报告事件的初貌,用最简洁、精炼、明了的语言描述事件的基本情况、影响或涉及范围、产生的原因、目前的处理进展、医疗卫生救援情况(伤亡人数和伤情)等。续报侧重连续性,可根据事件发生的态势,连续地、详细地报告事件处置的有关进展情况,如事件产生的原因、性质、现状和风险评估结果,后续的应急处置情况和应对措施调整情况,以及事件处置过程中需要同级人民政府支持、协调和解决的问题。

对于较为复杂的突发事件,特别是涉及多部门、多单位共同参与、协同处置时,还需要通过专题会议的形式,向同级人民政府和相关部门(单位)进行详细汇报、交流沟通。

紧急情况下,可以采取先非正式沟通,后正式沟通的方式。在接受同级人民政府非书面指令(如电话指令、口头指令、短信指令等)时,要做好详细的记录,以防止非书面指令在层层传递过程中的遗漏和失真。非书面指令的记录内容主要包括:指令发布部门、指令发布人、指令发布时间、指令内容、联系人、联系方式、指令记录人以及指令落实部门拟办意见、部门负责人意见、单位领导意见、处理结果等。

(2)与政府部门的风险沟通方式:与政府部门的公文沟通主要采用公函方式,将所需告知的信息和支持配合的需求及时函告对方。常用的公文沟通方式还有工作简报、事件专报等。

会议沟通是日常和紧急情况下政府部门风险沟通的主要沟通平台。主要有工作例会、联席会议、座谈会、专家咨询会、通气会等方式。

通过制订工作预案和工作方案,明确各部门工作职责。制订预案过程本身就是一个很好的沟通平台,有助于卫生行政部门和其他政府部门相互了解各自的工作职责、工作内容、工作方法等,加深了解、加强交流,增进彼此配合的默契程度。

政府部门之间签署合作备忘录,固化工作任务、工作要求、工作流程、工作规范等。

建立工作联席会议的工作机制。联席会议一般是针对某项具体工作,由某个政府部门发起,各相关政府部门共同参与、定期交流的工作机制,通过定期召开会议,讨论、解决、落实某些具体工作事宜,加强相关政府部门间的联系与沟通,相互学习、借鉴经验,研究探索联席会议工作聚焦的热点、难点问题等。这类工作联席会议可以是区域性的多部门合作机制,也可以是跨省市的多部门合作机制。

建立联防联控工作机制。突发事件的应对涉及社会的方方面面,需要多个部门相互协调、共同参与。建立联防联控机制,有利于政府各部门及时、全面掌握事件信息,实现不同政府部门间的协同动作,避免出现多头管理和重复行为,提高应急处置措施的落实效率和力度。

建立重特大突发事件集中办公的工作机制。重特大突发事件往往持续时间较长,影响范围较广,对暴露人群危害较强,经常需要多个政府部门协同处置。相关政府部门的工作人员集中办公,能确保该类事件应对过程中,各政府部门之间信息快速传递,实现充分沟通交流、及时反馈,便于统一认识、消除分歧、达成共识,步调一致、协同应对,提高突发事件应急处置工作的效率和效果。

四、风险沟通评价

在突发事件处置的各个阶段,都需要开展风险沟通的效果评估,并根据评估结果不断修订沟通计划。

(一)风险沟通评价的内容

1. 适宜度评价　当前公共卫生事件情景下,是否必须要开展风险沟通工作?沟通方案是否具有针对性?针对的沟通对象是否合适?采取的沟通方式和沟通渠道是否适宜?提供的沟通信息是否准确?

2. 足够度评价　评价风险沟通计划的完整性和可损伤性。具体包括:沟通工作是否有明确的目的和目标?目标是否定量化和等级化?所设立的目标是否能够达到?是否投入足够的资源?发现执行过程中存在的偏差和问题,是否能够及时修正风险沟通计划的不足?

3. 进度评价　主要评价风险沟通工作是否按照计划进度顺利、正确地实施。

4. 效果评价　通过效果评价,可验证风险沟通前所作的风险预测,及对应急管理风险抵御能力分析是否正确,并重新评价风险沟通决策是否符合需要。

(1)总体沟通效果:从突发事件的总体应对层面上考察风险沟通的效果。具体指标包括:风险沟通是否有助于疫情的平息、提供风险沟通信息机构的权威性是否受到影响、部门间协同配合是否不断提高、系统内部是否采取了一致的行为、是否因沟通问题影响事件处置等。

(2)大众沟通效果:此环节旨在考察社会公众对突发事件的认知、对卫生系统的态度及相应防控行为的改变三个方面。具体指标包括:在哪些渠道接收了什么内容的信息、对疫情危害性的认识水平是否有所提高、对预防控制知识的认知是否有所变化、对卫生系统等政府相关职能部门采取的控制措施的支持率是多少、风险规避和预防行为的改变程度有多大等。

（3）媒体沟通效果：旨在考量是否通过沟通与媒体达成合作，使媒体充分理解提供的信息，并成功借由媒体及时、准确地对外发布信息，从而实现了对大众的沟通目的。具体关注的指标包括：媒体传播的信息是否与真实信息出现偏差、传播的信息是否满足公众、媒介对信息的需求以及信息的传递与发布是否及时等。

（4）专业沟通效果：考察卫生系统内部通过风险沟通，是否实现了有效传播疫情信息和防控技能的既定沟通目标。具体指标包括：对此次疫情的认知情况如何、向大众以何种形式发布了哪些信息、认为有哪些经验和不足等。

（5）政府沟通效果：考察政府相关部门对此次疫情的了解情况及在实施防控措施时对卫生系统的配合情况。具体指标：对疫情流行的认知如何、认为此次事件/疫情对社会有什么影响、防控措施与本部门工作的关联如何、本部门采取了哪些措施，取得了什么效果等。

5. 效率评价　主要评价风险沟通工作投入与产出的间接关系，评价是否能够以更为经济、高效的方法达到同样的效果，从而使得沟通工作的机会成本最小化、边际效益最大化。

（二）评价实施

评价的过程一般可以分为五个步骤：

1. 明确公共卫生风险沟通的目的和目标　不同目的的风险沟通评价，采取的评价方法和评价内容也会存在着差异，需要投入的人力、物力、财力和时间也会大相径庭。在风险沟通之初，就要根据自身具备的条件，确定风险沟通评价的目的和目标。

2. 确定风险沟通评价所需的信息。

3. 收集评价所需信息　常用的信息收集方法：受众访谈、受众调查、风险沟通计划实施审查、风险沟通信息审核等。

根据沟通对象不同的知识结构、语言特征，使用不同方式进行评估。如，针对社会公众，应采取氛围轻松、耗时较少的抽样调查、访谈等形式进行调研，还可以辅以舆情监测的方式来对公众的态度进行调查；针对媒体记者和专业人员，则可采用问卷、工作总结会的方式，设置较为书面化、有一定专业性的问题进行调查；针对媒体报道，可通过分析简报的方式，来考察风险沟通是否达到预期效果。

4. 分析数据　应尽可能用数据来衡量。

5. 撰写评价报告。

（三）总结与调整

综合评估报告，总结出此次风险沟通中的成功经验和暴露的问题。

针对总体沟通效果方面的经验和问题，可采取的对策有：①对风险沟通计划和预案进行修改；②完善风险沟通的工作机制，着重各相关部门的信息通报和联合工作机制；③对风险沟通工作成员开展相应的培训，提升其相应的风险沟通技能。

针对各沟通目标出现的问题，可对相应的沟通信息内容、发布渠道和发布策略进行具体调整。

（谭兆营　张凤云　李小宁　杨国平）

第十五章　突发事件心理应激与心理危机干预

人类社会发展历程中，一直伴随着各种灾难事件（如地震、水灾、疫病流行、战争、恐怖事件等）。这些灾难普遍具有突发性、威胁性、不可预测性、不可抗拒性及其毁灭性后果，不但严重干扰或破坏人们习以为常的生活模式和社会秩序，带来巨大的经济损失和严重的人员伤亡，而且会导致灾害相关者产生一系列的心理应激反应，甚至会造成心理障碍和精神疾病，对个人、经济和社会产生消极影响。

第一节　应激与应激反应

一、应激与心理应激

（一）应激

加拿大病理生理学家塞里（Selye. H）于 1936 年首次提出应激的概念。塞里认为，每一种疾病或有害刺激都有相同的、特征性的和涉及全身的生理生化反应过程。也就是说，在各种不同的严重干扰性刺激下，个体会通过一些非特异性的反应过程来适应，而与刺激种类无关。

现代应激理论认为：应激是指个体面临或觉察（认知、评价）到环境变化（应激源）对机体有威胁或挑战时做出的适应性和应对性反应的过程，可以认为是个体对伤害性刺激做出认知评价后而产生的非特异性防御反应。

（二）心理应激

拉泽鲁斯（Lazarus）1968 年提出了心理应激的概念，认为心理应激是指人对外界环境有害物、威胁、挑战等，经认知、评价后所产生的生理、心理和行为反应。

根据过程模型，个体在应激源作用下，通过认知、应对、社会支持和人格特征等中间因素的影响或中介，终以心理生理反应表现出来的多因素作用"过程"。应激反应过程见图 15-1。

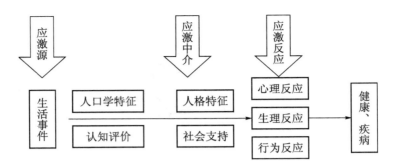

图 15-1　心理应激反应过程

从生物-心理-社会医学模式的角度，应激过程模型的认识论更接近"整体观"和"系统论"。这种对应激的认识，符合环境与机体之间的系统关系，符合健康和疾病的生物、心理、社会"整体观"和"系统论"，有利于对各种应激有关因素之间的相互作用机制进行研究并做出解释（例如研究应对的影响因素或者研究社会支持的影响因素）。

心理应激是一种非正常情况下的正常反应，并非疾病或病理过程。假如个体能有效地将应激在意识中进行整合和组织，并把它作为过去不愉快事件的一部分，就有可能解决问题，也能恢复正常心态。对于大部分人来说，应激反应不会对生活带来永久或极端的影响，可以自我恢复。

二、应激源与应激反应

（一）应激源

应激源是指环境对个体提出的各种需求，经个体认知评价后可引起心理和（或）生理反应的刺激或情绪。应激源有主观的，也有客观的，不但有物理、生理、心理的，还有社会文化的等。

应激源分类如下：

1. 躯体性应激源　躯体性应激源是指直接作用于躯体的理化与生物学刺激物。如高温、辐射、细菌、各类寄生虫、外伤及各类感染等。最初人们只是把这些刺激物看成是引起生理反应的因素，现在则认为上述刺激物可导致心理反应。

2. 心理性应激源　心理性应激源是指个体因认知水平、价值观念、宗教信仰、伦理道德所致的、强烈的心理冲突和情绪反应。主要表现为各种挫折和心理冲突。

3. 社会性应激源　现代人类所遭遇的应激源主要是社会性应激源，包括重大的应激性生活事件、日常生活困扰、工作有关的应激（职业性应激）及生存环境应激等。

生活中重大的变故称为生活事件。重大生活事件除产生即时影响外，还可构成"余波效应"，由原发事件引起后续的日常烦恼。

日常生活困扰是指轻微而频繁的困扰或微应激源。人们在生活中所面临的应激并不一定都涉及重大事件。日常生活困扰的程度因年龄和职业特征不同而有所差异。

职业性应激源分为两类：一是职业内在的应激源，包括劳动条件、劳动范围和工作负荷。二是企、事业中的政策及其执行过程中有关的应激源，包括组织的结构与气氛、职业性人际关系、个体在组织中的角色和责任及个人的职业经历。

环境应激源是指人类生存的自然环境的变故（如地震、洪水、风暴等）以及社会环境的意外与持续变动（如战争、政治变动、环境污染等）。流行病学调查发现，高应激地区（根据社会经济条件、犯罪率、暴力行为、人口密度等指标确定）人群高血压的发病率高于低应激地区，说明社区的综合因素可以成为应激源。

4. 文化性应激源　文化性应激源是指因语言、风俗、习惯、生活方式、宗教信仰等引起应激的刺激或情境。如迁居异国他乡，语言环境改变引起的"文化性迁移"。

（二）应激反应

当个体觉察应激源的刺激后，就会通过心理和生理中介机制产生心理、行为、生理反应，这种变化称为应激反应。应激反应是指人对某种意外的环境刺激所做出的适应性反应，通常又被称为应激的"心身反应"。一般应激反应会持续6～8周。

1. 应激心理反应　应激心理反应可以涉及心理现象的各个方面。急性应激可使个体出现认识偏差、情绪激动、行动刻板。慢性应激甚至可以涉及人格的深层部分，如影响到自信心等。应激心理反应又可以进一步分成情绪性反应、认知性反应，其中情绪异常最为突出。

（1）情绪性应激反应：个体在应激时产生什么样的情绪反应，及其强度如何，受很多因素的影响，差异很大。情绪应激反应表现为焦虑、恐惧、愤怒和抑郁等多种不良情绪。

①焦虑：焦虑是个体预期将要发生危险或不良后果的事物时，所表现的紧张、恐惧和担心等情绪状态，是常出现的情绪性应激反应，包括状态焦虑（由应激刺激所引起）和特质焦虑（无明确原因的焦虑，这与焦虑性人格特质有关，即使日常微小的事情也可使个体表现出焦虑）。焦虑是心理应激下最常见的一种情绪反应。适度的焦虑可提高人的警觉水平，伴随焦虑产生的交感神经系统的被激活可提高人对环境的适应和应对能力，是一种保护性反应。但过度的焦虑能破坏个体的认知能力，使人难以做出理性的判断和决定。

按照现代有关的情绪概念，焦虑情绪反应其实应该包括焦虑情绪体验、焦虑情绪表现（表情行为）和焦虑情绪生理变化，而后两者在概念上已经属于应激的行为反应和生理反应。

②恐惧：恐惧是一种企图摆脱有特定危险、会受到伤害或生命受威胁的情景时的情绪状态，伴有交感神经兴奋，肾上腺髓质分泌增加，全身动员，但没有信心和能力战胜危险，往往只有回避或逃跑。过度或持久的恐惧会对人产生严重不利影响。在信息高度发达的时代，手机、电脑网络的出现和普及更加强化了这种现象，如对疫情的恐惧或思维倾向，会在集体环境的传递中被不断放大，造成集体恐慌氛围。

③抑郁：抑郁分外源性抑郁和内源性抑郁。外源性抑郁表现为悲哀、寂寞、孤独、丧失感和厌世感等消极情绪状态，伴有失眠、食欲减退、性欲降低等，常由亲人丧亡、失恋、失学、失业，遭受重大挫折和长期病痛等原因引起，这里指的是外源性抑郁。内源性抑郁与人内在生理素质有关。抑郁有时能导致自杀，故对有这种情绪反应的人应该深入了解有无消极厌世情绪，并采取适当的防范措施。

④愤怒：愤怒是指与挫折和威胁有关的情绪状态。由于目标受到阻碍，自尊心受到打击，为排除阻碍或恢复自尊，常可激起愤怒，此时交感神经兴奋，肾上腺分泌增加，因而心率加快，心输出量增加，血液重新分配，支气管扩张，肝糖原分解，并多伴有攻击性行

为。患者的愤怒情绪往往成为医患关系紧张的一种原因。

应激负性情绪反应除了直接通过情绪生理机制影响健康外，还对个体其他心理功能，如认知能力和行为活动产生交互影响。要准确理解各种情况下的应激反应概念，需要理解应激研究对象的多维性和综合体属性，注意这些分类的相对性。

（2）认知性应激反应：凡被知觉为有威胁的事件均可导致应激反应。适度的应激可活化机体的各种功能，有助于个体增强感知能力，活跃思维，提高认识反应能力，但强烈的应激刺激由于唤起过度，可使个体产生负面的认知性应激反应，可表现为意识障碍（意识模糊、意识范围狭小）、感觉过敏或歪曲、注意力受损（注意集中困难、注意范围变窄）、思考与理解困难、语言迟钝或混乱、想象力减退、记忆力下降、自我评价降低等现象。

①偏执：当事人表现认识上的狭窄、偏激和认死理，平时理智的人，此时可能变得固执，钻牛角尖，蛮不讲理（其实有他自己偏执的"理"），也可表现过分自我关注，即注意自身的感受、想法、信念等内部世界，而不是外部世界。

②灾难化：当事人表现为过度强调应激事件的潜在和消极的后果，导致整日的不良情绪反应。

③反复沉思：即对应激事件不由自主地反复思考，反复回想灾难的场景等，从而影响适应性应对策略（宽恕、否认等）机制的出现，导致适应受阻。这种反复思考往往具有强迫症状特性，与某些人格因素有关。

④闪回与闯入性思维：遭遇严重灾难性应激事件以后，当事人在生活里经常不由自主闪回灾难的影子，或者脑海中突然闯入既往的一些灾难性痛苦情景或思维内容，表现为挥之不去的特点。恐惧、焦虑、无助的情绪也被重新经历。这些强迫反应严重地影响着人们的正常生活和工作。这种经历在困扰着个体的同时，也常常会波及他的家庭甚至社会。

2. 应激行为反应　伴随应激的心理反应，个体的行为也可有相应改变。应激状态下个体的行为表现为"战"或"逃"两种类型。"战"表现为接近应激源，分析现实，研究问题，寻找解决问题的途径。"逃"则是远离应激源的防御行为。此外，还有一种既不"战"也不"逃"的行为，称为退缩性反应，表现为顺从、依附和讨好，与保存实力和安全需要有关，具有一定的生物学和社会学意义。

应激行为反应主要表现如下：

①逃避与回避：逃避是指已经接触到应激源后而远离应激源的行为。回避是指率先知道应激源将要出现，在未接触应激源之前就远离应激源。强迫心理和疑病心理在突发公共卫生事件面前最容易产生此类不良行为表现。如传染病类突发事件下，一些人反复测量体温、洗手、消毒、不敢出门、害怕见人、一天多次打扫卫生等，就是强迫心理的表现；无端地感觉胸闷、头疼，一声正常的咳嗽或喷嚏就成为染上疾病的根据，这都是疑病心理在行为上的表现。

②退化与依赖：退化是个体受到挫折或遭遇应激时，表现出幼儿时期的行为。退化行为必然会伴有依赖心理和行为，即事事处处过度依赖他人关心照顾、社交退缩。

③敌对与攻击：敌对是对相关人员的不友好、谩骂、憎恨、或羞辱别人。攻击是在应激刺激下个体以攻击方式做出反应，攻击对象可以是人或物，可以针对别人也可以针对自己，如怪罪他人或自责。敌对与攻击其共同的心理基础是愤怒。例如临床上某些患者

表现不肯服药或拒绝接受治疗表现自损自伤行为,包括自己拔掉引流管、输液管等。

④无助与自怜:无助或称失助,是一种无能为力、无所适从、听天由命、被动挨打的行为状态,通常是在经过反复应对不能奏效,对应激情境无法控制时的行为反应,其心理基础包含了一定的抑郁成分。自怜即自己可怜自己,对自己怜悯惋惜,其心理基础包含对自身的焦虑和愤怒等成分。自怜多见于独居、对外界环境缺乏兴趣者,当他们遭遇应激时常独自哀叹、缺乏安全感和自尊心。

⑤盲从与迷信:人们具有思维惯性的从众心理,在获得信息后愿意接受与原先认知相和谐的信息,当信息传播渠道不畅通时,民众就会受到各种传言的暗示,从而丧失基本理性的判断,在社会学上这也被称为"群体极化现象"。从心理学的角度分析,这是由于信息缺乏所造成的过度反应。突发事件情景下,人们心理的自主性下降,更容易相信各种小道消息和流言,并以此左右自己的行为。盲从是一种思维与意志的游离状态,是一种比较严重的社会群体心理应激。迷信心理常发生于突发事件过后而自己侥幸生还的人,坚信冥冥之中有神灵保佑,否则自己绝不可能大难不死,对身边的任何事情不再用科学和理智去分析判断。迷信心理使精神创伤转换为精神满足,这种心理应付机制能够暂时缓解心理应激反应,但对于再次遭遇类似突发事件时潜能的激发并无多大益处。

⑥物质滥用:某些人在心理冲突或应激情况下会以习惯性的饮酒、吸烟、拒食或暴饮暴食、服用某些药物的异常行为方式来转换自己对应激的行为反应方式。这些不良行为能通过负强化机制成为习惯。

3. 应激生理反应　应激生理反应是以神经生理为基础,涉及全身各个系统和器官。应激源作用于人体时,中枢神经系统对应激信息接收、整合,传递至下丘脑,下丘脑通过交感-肾上腺髓质系统,释放大量儿茶酚胺,增加心、脑、骨骼肌的血流供应。同时,下丘脑分泌的神经激素可兴奋垂体-肾上腺皮质系统,广泛影响体内各系统的功能。生理反应表现为肠胃不适、腹泻、食欲下降、血压升高、呼吸困难、头痛、疲乏、头晕、失眠、噩梦、食不甘味、心悸、喉咙及胸部梗死感、肌肉紧张等。严重而持续的应激可引起机体生理功能的紊乱和失衡,以致引发病理性改变。

应激的生理过程分为三个阶段:①警觉期:通过一系列的神经生理变化,紧急动员体内资源,机体处于战备状态。②抵抗期:继续发生神经生理变化,充分利用体内资源,对付各种紧急情况。③衰竭期:体内激素和重要微量元素耗尽,某些细胞和组织遭到破坏,出现创伤后应激障碍(PTSD)。

应激生理反应及影响心身健康的心身中介机制涉及神经、内分泌和免疫系统,这三个中介途径其实也是一个整体。

适度的应激反应有利于调动机体能量,抵抗外来压力,但若恐慌紧张过度,导致过强或持续的应激反应,则会影响神经体液和免疫系统的功能,引起心血管系统、消化系统等各个器官系统的疾病,也可能引起代谢障碍和癌症,甚至导致死亡。

三、应激反应中介机制

应激的中介机制是指机体将传入信息(应激源或环境需求)转变为输出信息(应激反应)的内在加工过程,是应激的中间环节。包括心理中介机制和生理中介机制。

（一）心理中介机制（认知评价或觉察）

认知评价是指个体觉察到情景对自身影响的认知过程。认知评价有原发性评价、继发性评价，以及根据原发性评价和继发性评价提供信息，对潜在应激源的再评价。

原发性评价是指个体对刺激情景的判断。判断可能有三种情形：一是与个体不相干；二是对自身有积极意义；三是应激性的。对应激的觉察又可分为三种：损害/丧失、威胁和挑战。这三种觉察对个体有不同的消极影响，但挑战所含有的消极性影响最小，积极性意义最高。继发性评价是指个体对自身在刺激情景下应对的手段的认知，包括许多作用于环境以及处理应激情景引起反应的潜在对策。个体的认知评价在觉察应激刺激的威胁时起了调整作用，即通过认知评价可使威胁刺激贬值。如果认知评价认为个体应对能力强于刺激事件，则应激反应弱，反之则强。

（二）生理中介机制

1. 应激生理中介涉及的"应激系统"　"应激系统"是指协调一般性应激的中枢结构及外周效应器和有关的神经分支，它以促皮质激素释放激素（CRH）及蓝斑-去甲肾上腺素（LC-NE）自主神经系统及其外周效应器（垂体-肾上腺皮质轴及自主神经支配的组织）为主。应激刺激与反应间的神经与体液变化，主要包括：①PVN-CRH系统与LC-NE/交感系统两组分有相互作用，两者间有募集性正反馈环路，一个组分被激活就激活了另一部分。②中枢神经系统内由于神经调制器对这两个组分有相似的影响，如5-羟色胺和乙酰胆碱对两者有兴奋作用；γ-氨基丁酸能和阿片能神经递质及糖皮质类固醇对其有抑制作用。③PVN/CRH及LC-NE/交感系统两者各自通过CRH及α_2肾上腺能的抑制来自我调节。④上述两组分还可通过下列脑区影响有关的活动，它们是新皮质边缘系统中的多巴胺系统，杏仁/海马复合体系统，弓状核内前阿黑皮素神经元。在上述脑区中，杏仁核被认为是关键部位。

2. 应激生理中介的主要途径　下丘脑-垂体-肾上腺轴（HPA）是应激反应的重要功能途径，应激导致HPA功能增强和中枢儿茶酚胺和兴奋性氨基酸的大量释放，而高水平的儿茶酚胺和兴奋性氨基酸可导致中枢尤其是海马的兴奋性毒性，使海马对下丘脑-垂体-肾上腺轴的反馈抑制作用减弱和应激关闭功能障碍，使机体更多的处在高水平的应激状态中，应激的生理反应得以持续。

应激源的信息被认知评价后，是如何将其转化为生理反应的？过去的研究将其分为神经系统、内分泌系统和免疫系统，近年的研究则更倾向于将其作为一个整体去看待。

四、心理应激反应机理

（一）认知评价机理

应激源作为刺激被人感知，或作为信息被人接收，进而引起主观的评价，同时产生一系列相应的心理以及生理方面的变化。通过信息加工过程，就有输出，即对刺激（情境）做出相应的反应。如果刺激（情境）需要人做出较大的努力才能进行适应性反应，或这种反应超出了人所能承受的适应能力，就会引起人的心理、生理平衡的失调，即紧张反应状态的出现。

（二）心理应激机理

生理心理学的研究表明，当人们遇到某种意外危险或面临某种突发事件时，人的身心均处于高度的紧张状态(即为应激状态)中,并通过心理和生理中介机制产生心理、行为、生理反应。

主要体现在以下三个方面:①情绪反应异常:如焦虑、恐惧、悲伤、愤怒、忧郁等。②生理反应异常:如心慌、气喘、恶心、肌肉抽搐、头痛、头晕、身体疼痛、疲倦、失眠等。③行为异常:如下意识动作、坐立不安、举止僵硬、暴饮暴食、攻击、强迫等。

(三)应激演化机理

心理应激演化机理是指个体在应激源刺激下,主体心理反应的类别级别、表现形式、范围及区域等各种变化过程。

心理应激机理的演化大致分为应激蔓延、应激转换、应激衍生和应激耦合四种形式。

1. 应激蔓延机理　遭遇或面临应激源刺激,个体会出现不同程度、不同表现形式的心理应激,从而在一定时间内影响到个体的情绪和行为。当个体间具有共同的心理过程和心理状态时,通常会形成群体的共同心理状态和行为趋同,进而使应激心理得以蔓延。

行为趋同效应通过心理渲染途径来表现。心理渲染可以分为舆论渲染、表情渲染和行为渲染。舆论渲染是指通过交谈、媒体宣传、通信、联络等方式,将应激源相关信息在短时间内迅速传播。表情渲染是指人们的恐惧、紧张、忧虑等情绪溢于言表,从而形成一种恐惧表情,其他人看到某些人的恐惧表情,不自觉地在内心产生更重的恐惧感,同时也将这种恐惧感溢于表情。行为渲染是指不明真相者根据他人的行为或行为趋势,不加思考地盲目追从,从而形成一种公众行为模式。

行为趋同效应可能出现两种不同的结果:一种是当群体行为趋同表现为减灾避害等时,由于群体的行为趋势是离开灾害或危机现场,可能将损失降低到最低限度。另一种则由于群体行为的趋同效应,导致短时间内的行为趋同而扩大突发事件的危害性,如火灾发生时的出口高度拥挤、踩踏等行为趋同,反而降低了群体离开危险现场的效率。

2. 应激转化机理　人们心理及情绪上的应激反应通常会与主体的生理和行为上的应激反应相互转化。一方面,由认知失调引起心理应激异常反应,紧张、焦虑、抑郁、恐慌、悲伤、痛苦等消极情绪,通过生理中介机制转化为生理应激,对人的生理造成极大伤害;另一方面,机体生理应激反应引发一些生理上的疾病,如长期的失眠、精神疲倦会导致机体的免疫力下降,反过来会直接影响的心理承受力。

3. 应激耦合机理　"耦合"的概念最初来源于物理学中的控制论,定义为两个或多个因素相互作用、相互影响共同作用。

应激心理反应、生理反应及行为反应,三者之间不仅会在应激发展过程中相互转化,同时也会相互作用,相互影响,进而发生耦合作用。由耦合的强弱程度不同,带来的后果影响也不同。心理上的异常反应会引发生理或行为上的异常反应,生理以及行为上的异常反应反过来又会使心理上的应激恶化。

4. 应激衍生机理　重大突发事件通常会造成社会的群体应激现象,在生理、情绪和行为上产生过度的反应,甚至会衍生出局部或较大范围内的社会紊乱、经济动荡以及敏感的政治问题。

(四)创伤应激恢复机理

应激分为积极应激和消极应激。当主体经历危机后变得更成熟,并获得应对危机的技巧,称之为积极应激。反之,主体经历了危机后,出现种种心理不健康的行为,从此变得消极,则属于消极应激。

创伤应激后通常会带来四种后果:①当事人不仅顺利度过危机,而且从危机过程中学会了处理危机的新方式,不仅心理健康水平得到提高,还获得成长的机会。②当事人虽然度过了危机,但却在心理留下创伤,形成偏见,当下次遇到同样的危机事件时,可能出现新的不适应的情况。③自杀:当事人经不住强大的心理压力,对未来产生失望的情绪,于是企图以结束生命来得到解脱。④未能度过危机,陷于神经症或精神病。

第二节　突发事件下的心理应激

突发事件是人类生存过程中不可避免的特殊的社会性应激源,是造成个体心理应激的根本原因之一。灾难性突发事件将受灾者和救灾者普遍置于一种大规模的、集体的应激处境下,造成社会群体和个人产生非常严重的心理行为应激反应,人的身心处于高度的紧张状态(应激状态),短时间内会对人们的心理、生理产生极大影响,影响人们的正常生活、工作。

灾害性事件对人们的心理影响具有普遍性,但程度却因人而异。有的人通过自身的调整,很快恢复到健康的状态;而有的人却陷入了较持久的心身紧张状态中,出现创伤后心理应激障碍,需要得到心理上的救助。

一、突发事件下的心理应激反应特征

突发事件暴发后,主体对客体事件最初产生认知评价过程,这个过程由于对突发事件的了解信息、个体所处的环境,以及个体心理状态不同,而产生的应激反应也不同,但集中表现为一些比较普遍的心理应激反应。

(一)灾害/灾难事件发生阶段

1. 恐惧　恐惧是指当生命受到威胁或预感到威胁时而引起的担惊受怕的心理。面对突发的灾难事件时,人们会产生一种本能的适应性心理反应。当人们被恐怖笼罩时,可能会丧失或部分丧失理智和判断力,恐惧中固着于一种逃生途径而不考虑其他可能,做出一些自我毁灭行为。

从社会心理学的角度来看,人的行为和心理具有从众特征。恐惧会通过表情、语言、动作无意识地迅速传递给四周的人们,进而迅速影响到周围人群的行为心理。当群体中有人出现恐惧反应,如四处奔逃、尖声呼喊时,这种反应会迅速扩散,造成更大规模的恐慌。恐惧本身是一种正常的心理活动,并不可怕,但决不能忽视其破坏性。

2. 否认　否认是人们面临挫折、灾难、死亡等应激事件时最常用的,也是最原始、简单的一种心理防卫机制。不接受现实,将已经存在或发生的事实从心理上加以否定,幻想事实不是真的,以减轻心理上的痛苦和焦虑感。

3. 回避　躲避与现实有关的场景或物品,避免谈论与灾难有关的任何话题。这种心理行为方式实际上妨碍了人对问题的适应性,导致了消极主义的心理和不作为。

4. 过度活跃　与否认和不作为相反,有些人在灾难中会表现得过度活跃,高度活跃的行为和滔滔不绝的言语是其突出特征。他们有很多建议和想法,却不容异己。这些人虽然只占很少的一部分,但危害性很大,因为他们常常会被误认为是一群人的领导而被其他人所仿效,而其专横又使得许多更有建设性的提议遭到否决。

5. 攻击　攻击他人(自认为的责任者)或自残自虐,或找替罪羊。攻击行为可能由于不能直接施加在报复对象身上而转向其他替代物,即采取所谓找"替罪羊"的形式来发泄心中的仇恨。如"9·11事件"后,美国各地骚扰、袭击、恐吓阿拉伯裔和信奉伊斯兰教教徒的犯罪活动剧增,一些狂徒焚烧、捣毁清真寺和伊斯兰教活动场所。

6. 退行　使用较原始而幼稚的方式应对挫折情境。

7. 压抑　有意或无意地忘记有关事件,将痛苦与焦虑压抑到潜意识中。

8. 反向　内心紧张却故意表现出满不在乎的样子。

9. 抵消　以某种象征性活动来抵制和减轻痛苦,如亲人死亡,吃饭时仍为其摆一份餐具。

10. 自责　为失去亲人而内疚自责,重复"如果……就不会"的句式。

这些消极自我防御机制,只能暂时缓解痛苦,不能从根本上解决问题。长期应对不当甚至会导致恐惧症、焦虑症、强迫症、抑郁症、疑病症及头痛、失眠、消化不良等躯体化症状。

(二)灾害/灾难事件后阶段

重大灾害事件后,一般性心理应激障碍较为普遍,但随着时间的推移,大部分人的心身反应会逐渐消失,但仍有相当一部分人心理应激反应将持续或程度加重,具体包括恐惧症、强迫症、疑病症、急性应激障碍(ASD)、适应障碍、创伤后应激障碍(PTSD)等。

二、心理应激反应的发展过程

根据突发事件发生、发展的动态演进,把突发事件(尤其灾难性)所致的心理应激发展过程可分为四期。

1. 冲击期或休克期　冲击期或休克期发生在危机事件发生后的数小时之内,个体主要表现为震惊、恐慌、焦虑、不知所措,不能理性思考,少数人甚至出现意识模糊。

2. 防御期或防御退缩期　由于灾难事件和情景超过了自己的应付能力,表现为想恢复心理上的平衡,控制焦虑和情绪紊乱,恢复受到损害的认识功能,但不知如何做,会使用否认、退缩和回避手段进行合理化或不适当投射,对解决问题的应对效果造成负面影响。

3. 解决期或适应期　此时能够正视现实,接受现实,寻求各种资源用积极的办法努力设法解决问题,焦虑减轻,自信增加,社会功能恢复。

4. 危机后期或成长期　多数人经历了灾难危机后,在心理和行为上变得更为成熟,获得一定的积极应付技巧,但也有少数人出现人格改变,表现出焦虑、敌意、抑郁、酒精或药物依赖、精神病和慢性躯体不适,甚至自伤、自杀等。

三、心理应激反应的阶段性表现

根据时间先后.将心理应激反应分为急性心因性反应、延迟心因性反应、持久心因性反应三个阶段。

（一）急性心因性反应

急性心因性应激反应是在灾难事件发生之后最早出现的,其典型表现包括三个方面:①意识障碍:意识改变出现得最早,主要表现为茫然,出现定向障碍,不知自己身在何处,对时间和周围事物不能清晰感知。这种神志不清有时候会持续几个小时,也有的能持续几天。②行为改变:主要表现为行为明显减少或增多,并带有盲目性。行为减少表现在不主动与家人说话,家人跟其说话也不予理睬。日常生活不知料理,不知道洗脸梳头,不知道吃饭睡觉,需要家人提醒或再三督促。拒食或暴饮暴食、大量饮酒服药等,整个人的生活陷入混乱状态。行为增多者表现为动作杂乱、无目的,甚至冲动毁物,话多,或自言自语,言语内容零乱,没有逻辑性。③情绪改变:情绪改变可在遭受刺激后数分钟或数小时内出现,且情绪、情感变化迅速。主要表现为极度的悲痛、愤怒、恐慌、焦虑、抑郁、悲伤、绝望、内疚等,对于突如其来的灾难感到无所适从、无法应对。这些情绪常常表现得非常强烈,个体有时候会出现一些过激行为,比如在极度悲伤、绝望、内疚的情绪支配下,有些人会采取自杀的行为以解除难以接受的痛苦。④生理改变:可能还会伴有躯体不适,表现为心慌、气短、胸闷、消化道不适、头晕、头痛、失眠、噩梦、肌肉抽搐等生理反应。

（二）延迟心因性反应

从遭受创伤到出现精神症状有一个潜伏期,一般为几周至几个月。

主要表现有:①难以控制地反复重现创伤性体验,即反复发生"触景生情"式的精神痛苦。②反复重现创伤性内容的噩梦,控制不住回想受打击的经历,反复发生错觉和幻觉。③持续的警觉性增高,难以入睡或易惊醒,激惹性增高,过分的惊跳反应。遇到与创伤事件有关的场合和事件时,会产生生理反应,如心跳、出汗、脸色苍白等。③与人疏远、不亲近。与亲人情感变淡,兴趣爱好范围变窄。④常回忆不起灾难发生后一段时间内所经历的事件,或创伤经历的某一重要场景,又称为逆行性或阶段性遗忘。⑤回避或不愿意提及创伤性事件,不愿意提及更不愿意看到事件发生的场所,甚至不愿意去跟事发场所类似的地方。⑥对未来失去信心。常伴发焦虑和抑郁。少数人会产生消极念头,有自杀企图。病情呈波动性,少数可长达多年或有人格改变。

（三）持久心因性反应

持久心因性反应以与创伤有关的妄想和妄想观念为主。海啸幸存者眼看着大批亲友受难死去,认为自己活着是一种"罪过",就是一种创伤所致的罪恶妄想观念。唐山大地震的受害者中,有部分人20年后仍然生活在灾难的阴影中。

四、突发事件下的心理应激影响因素

根据应激过程模型,将应激看成是多因素的作用"过程"。突发事件暴发后,主体对于客体事件做出认知评价后产生心理、生理反应过程,这一过程包括应激源、认知评价、应激反应三个环节。

影响应激反应强度的因素主要包括突发事件应激源、认知评价、应对方式、社会支持、人格特征、应激反应等。

（一）突发事件应激源

应激由应激源所引起。突发事件应激源的风险特征属性对心理应激反应具有基础性作用。

突发事件应激源的风险特征属性主要包括：①致命性：致命的事件最能引发人们对风险的感知与恐慌行为。②空间广泛性：突发事件发展趋势和源起的认知难以确定，事件应激源在空间分布上存在多个不确定情境，影响到人们对风险感知的程度和心理应激反应进程。③时间延迟性：事件应激源的时间延迟性与风险感知的空间广泛性相联系。空间范围大、影响作用途径多的事件，如果兼有影响时间长，造成的伤害难以在短期内消除乃至会伤害到后代子孙的话，那么它就更容易造成大众的普遍紧张与恐惧。④复杂程度：孤立的事件往往被认为是可以控制的，人们对此类的风险感知也较为缓和，复杂的系统风险被认为是难以控制的。

突发事件作为"应激源"影响认知评价的同时，本身也受应激反应等因素的"反作用"。

（二）认知评价

对突发事件及其风险特征的感受、认识和理解，对心理应激反应起到关键性、决定性影响。

影响风险认知的突发事件的客观风险属性，主要包括：①熟悉程度：公众对突发事件的具体情况和发展趋势的了解程度，以及对各种预防措施或避险技能的掌握情况等都对公众的心理反应有重要影响。对熟悉的、可接触的应激源可能产生"司空见惯"的反应，对不熟悉的、无法接触了解的应激源可能过高估计事件风险，导致心理不安和过度紧张。②暴露程度：感觉到自己正处在潜在的或者已经发生的风险之中，感觉自己和家人的生命健康被暴露在危险环境或受到毒物侵害之时，多数人的反应是恐惧的，而且这种恐惧感会加剧人们对风险的感知，加剧心理应激反应。③可辨性：应激源本身明显、醒目的或者它导致的危害是直接的，人们凭借日常知识和感觉器官就能捕捉到风险信号的蛛丝马迹，那么紧张感会大大降低。④可控性：突发事件的可控程度对公众心理反应也有一定影响。及时地将突发事件控制在一定的影响范围之内，可以缓解公众心理紧张的程度，反之则可能引起社会的恐慌。社会对风险的预警和控制的专门化程度越高，就越能够在一定程度上减少人们对风险的恐惧感，反之，社会的复杂性不断增强，易引发风险感知的扩散。

认知评价分积极评价和消极评价两种。积极评价反应有助于对传入的信息进行正确的评价和个体应对能力的发挥。认知评价是动态的，它会随着不同的社会情境，以及对事件应激源新的认识和体验而发生变化。

认知评价同样受到应对方式、人格特征、社会支持等方面的影响。如：①发泄等应对机制也可以直接或间接影响认知评价。日常可以见到，一位当事人由于不断的诉说（倾诉、发泄）而终出现对原始事件的认知逆转。②当事人的应对能力影响认知评价。恰当评估自己的应对能力，并能合理运用心理防御机制，能较好地适应和应对应激源，过高或过低估计自己的应对能力，或对应激事件缺乏足够的心理准备，而导致不能很好地应对应激事件者，则应激强度高。③认知评价与个体的抱负水平有关，如个体对某事件的抱负水平（期望值）高于所实际达到的标准，那么，不管实际水平有多高，个体的反应还是遭受挫折，导致应激。

（三）应对方式

应对方式分积极方式和消极方式两种。积极的应对方式是指当事人对应激采取积极的评价,使个体可以适度地提高皮层的唤醒水平,调动积极的情绪反应,个体注意力集中,思维活跃,能进行正确的判断、选择、调整,积极应对策略。消极的应对方式是指当事人对应激采取消极的评价,导致过度唤起、认知能力降低、自我概念模糊等,使个体产生焦虑、激动或抑郁的情绪反应,进而妨碍个体进行正确的判断和对积极应对的选择。

应对方式也受其他各种应激有关因素的影响:①认知评价影响应对方式。例如,认知评价直接决定个体采用针对问题应对或针对情绪应对,还有个体的认知策略,如再评价本身就是一种应对。②社会支持一定程度上可以改变个体的应对方式。③应对方式本身就涉及许多认知调节的问题,如否认、再评价等。

(四) 社会支持

社会支持是指在应激状态下,个体受到的来自社会各方面的心理上和物质上的支持或援助,是影响心理健康的重要因素。

社会支持一定程度上可以改变个体的认知过程。面对强烈的突发事件,人们往往觉得个体力量是渺小的,觉得自己没有足够的力量来应对风险,这时人们更愿意相信他人、组织和社会,去寻求一种归属感,此时如果能够获得家庭、亲友、同事及社会各方面的关心、支持和理解,就可以有效降低或缓解应激的强度,减小心理压力,平稳渡过应激,摆脱困境。而缺少或不能很好地利用社会支持系统的个体,面对同样强度的应激刺激,心理和生理上的反应则相对较为显著。

社会支持分为客观社会支持和主观社会支持两个因素。客观支持是指在实际工作生活中是否有人或组织以某种途径提供支持。主观支持主要指事件相关人主观感受到支持,如感受到同事、朋友对自己的关心,分享工作中的困难等。

社会支持策略:①机制建设:政府是社会公共危机发生的责任人,也是解决公共危机的承担主体。在灾难性事件过程中,政府和各社会团体联合起来,建立有效的灾后应对机制,最大限度地发挥社会各界的力量,尽快重塑人们因突发事件导致失衡的日常行为规范。②物质支持:很多心理问题直接来源于灾害造成的生活问题和实际困难。生活问题和实际困难无法解决,会加剧心理问题的严重程度。所需物质上的支持,一定程度上也可以有效地缓解人们的心理压力。③心理宣传:心理宣传是一种有意识的心理控制过程。根据人们心理需求的强弱,开展定向的心理宣传攻势。要利用人们对专家、权威的崇拜、信赖、顺从等心理,充分发挥专家、权威的"名人"效应和劝导、定势作用,帮助人们消除心理上的智障,调节和恢复心理上的平衡。公众理性的重要来源之一就是合理采集和吸收相关的专业知识。对公众心理进行有效疏导干预,对于危机的及早控制与解决都具有重要意义。④信息透明:让公众不断获得详尽、公开、及时的信息是避免恐慌的最好方法。政府应最大限度地利用媒体的力量。迅速、准确、客观地报道信息,使公众克服恐慌等心理压力。政府信息发布的及时与否,将极大影响公众对政府的信任程度、对危机的了解程度。

社会支持同样受其他因素的影响:①认知因素可影响个体社会支持的获得,尤其影响主观支持的质量。例如,由于不能正确认识和理解周围同事们的好心关怀,降低了自身的主观社会支持水平。②某些应对方式本身就涉及社会支持的问题,如求助、倾诉等。成功的应对导致成功的社会支持。③应激反应同样影响社会支持。

（五）人格特征

人格是指一个人与社会环境相互作用表现出的一种独特的行为模式、思维模式和情绪反应的特征，也是一个人区别于他人的特征之一。

人格由性格与气质两部分组成。性格是人稳定的心理特征，表现在人对现实的态度和相应的行为方式上。性格可分为人类天生的共同人性与个体在后天环境与学习影响下所形成的独特个性。气质是指人的心理活动和行为模式方面的特点，赋予了人格光泽。性格从本质上表现了人的特征，而气质就好像是给人格打上了一种色彩、一个标记。

人格特征影响个体对环境的适应能力，也决定个体对应激源的反应方式和强度。从逻辑的角度，人格是幼年至成年逐渐形成并最终"定型"的一种心理属性，一个人的人格特征很像一棵定型了的大树，它是由幼苗经过特定空间、条件的长期作用，最终成长并定型的。

1. 人格特征间接影响个体对某些事件的认知　态度、价值观和行为准则，以及能力和性格等人格心理特征因素，都可以不同程度影响个体在应激过程中的初级评价和次级评价，决定个体对各种内外刺激的认知倾向，从而造成同样的灾难性突发事件，在不同人格的人身上可以出现不同的心身反应结果。

有些人遭遇应激事件会产生强烈的反应，甚至导致疾病，而另一些人在同样的应激环境中则适应良好，说明个体对应激源的反应方式和强度存在很大的个体差异。例如：完美主义倾向人格特征的人往往存在非理性的认知偏差，使个体对各种内外刺激发生评价上的"歪曲"，在"再评价"应对过程中，会表现更多的不良推理和消极判断；钻牛角尖性格的人可以放大个体对生活事件的感知；心理素质低的人，容易在灾难事件中产生恐惧、焦虑、紧张的心理，进而引起心理失衡，造成不良后果。

2. 人格特征和行为类型间接影响个体对特定事件的应对方式　不同人格类型的个体在面临应激时，应对活动的倾向性即应对风格不同，可以表现出不同的应对策略。例如：内向型性格的人在应激状态下多表现为冷静、沉默或压抑；外向型性格者则多表现为愤怒、痛苦或高兴；事业心太强或性格太脆弱的人就容易判断自己的失败；具有冲动性人格特质的人在紧急事件面前可能容易失去有效的应对能力。

3. 人格特征也直接或间接影响个体的社会支持　人格可以影响一个人的客观社会支持程度，也可影响其主观社会支持程度。现实生活中，具有完美主义价值观的人，其"负性自动性思维"也会影响其对社会支持的正确感悟。如总是觉得社会对自己冷漠和不公，从而降低了领悟社会支持水平。

人与人之间的支持是相互作用的过程，一个人在支持别人的同时，也为获得别人对自己的支持打下了基础，一位个性孤僻、不好交往、万事不求人的人是很难得到和充分利用社会支持的。

4. 人格体系中包含认知、行为控制等成分，对个体的应激反应产生影响　同样，其他各种应激因素也可以对人格特征产生影响。严重的灾难性事件、负性自动思维、消极应对方式、社会支持缺乏和严重应激反应等情况的长期存在，终会影响人格的健全。

（六）应激反应

应激反应与个体的文化教育、价值观念、行为准则密切相关。对同一类应激源，可因个体对事物的认知、评价、体验和观念的不同而存在很大的差异，并表现出不同的情绪反应和生理反应。

应激反应也并不总是像"过程论"所叙述的单向"接受"应激源或中介变量对它的汇聚。实际上,应激反应同样影响认知评价。

认知评价、应对方式、社会支持、人格特点和应激反应反过来也会影响许多突发事件的发生、发展、性质和程度。

五、心理应激(危机)教育和社会支持系统

心理应激(危机)控制与管理,不仅需要政府的投入与支持,更需要全社会的广泛参与。心理应激(危机)控制与管理贯穿于突发事件的全过程。

(一)心理应激(危机)教育和社会支持系统

建构突发公共事件的心理应激健康教育服务体系和社会支持系统是卫生应急管理的重要组成部分,是一项系统工程。

1. 组织管理体制　突发事件应对有赖于一个高效强大的组织管理体制,尤其需要明确和加强政府的主导地位,来有效整合各种社会资源,承担组织、协调、推进和监督各项工作的开展。建立或明确心理应激控制与管理的各级领导机构、教育专业服务机构、专家咨询组织,最大限度地发挥卫生专业部门、研究院所等专业工作人员的作用。目前我国心理应激(危机)管理体制仍不健全或部分缺失。

2. 心理应激评估和危机预警系统　建立突发事件心理应激评估和危机预警机制。救援前,要确定接受服务的人群或者覆盖区域,了解当地心理危机干预服务背景、当前服务资源,确定心理冲击的严重程度和类别,确定服务的优先级,设定心理救助的目标、制订计划。

突发公共事件引发的心理危机兼具滞后性和特殊的时效性,其需要的心理危机干预可能是长期的,因而评估要贯穿心理危机干预的始终。

评估还可以有效地避免心理危机干预自身的风险,诸如特定心理危机干预的持续性、可接受性,以及技术在行政与法律上的可行性等。

3. 应急队伍系统　建立反应迅速的心理应激控制与管理的专业应急队伍。应急队伍应该包括不同水平的心理学专业人员,具体可以包括心理知识普及、心理咨询、心理治疗,甚至精神病专业人员,以适应灾后不同阶段的心理援助工作。

一旦发生了灾难性突发公共事件,可以根据事件性质,由富有经验的社会危机服务专家快速组建反应小队,以恢复和稳定身处危机事件中的人们的心理平衡。

4. 响应和处置系统　突发事件心理应激控制和管理采用分级分类负责、当地或就近的原则开展工作。

全国性的心理机构负责制定心理健康服务的决策、应急指挥及全国专业人员的调度。特别重大或重大突发公共事件发生后,专业学会、研究机构、服务提供机构等,应立即成立处置协作指挥工作组,突发公共事件所在地心理健康服务力量迅速开展心理应激控制工作。

根据协同组织资源联动的原则,心理治疗师、咨询员等专业队伍应该和救援人员一起第一时间到达现场,实施心理救助。学校、医院、流动人口居住区等人口稠密的地方,要进行定期心理知识讲座。还可利用社会力量,开通心理咨询热线,加强社会心理沟通。

一旦有应激事件发生,要充分运用社区资源或组织有关心理学专家,建立心理咨询室,开展有针对性的心理咨询。

5. 新闻报道系统 在危机事件中,因缺乏可靠信息造成的不确定感比实际灾难带来的恐惧更甚。信息源的可靠性决定了人们在紧急情况下是否能采取有效的缓解措施。

在突发公共事件危机情况下,有关部门应和新闻界合作,制定公共信息政策和新闻报道指导原则,使大众获取准确、一致的信息。为维持可信度和信任感,新闻界应坦诚。重点报导减少危险、加强安全措施的信息。对未知事物应表达清楚,在紧急反应中,对不确定因素的报告应及时解释、纠正。政府的权威信息传播的越早、越多、越准确,就越有利于维护社会稳定和缓解个体的不良情绪。

6. 服务保障系统 保障主要包括知识技术保障、社会动员保障和财力保障。专业知识和技术是有效处理心理危机、避免二次伤害的基本保障。财力保障包括国家公共财政的支持、捐赠和援助,有效心理救助离不开财力保障。在特别重大和重大突发公共事件发生后,应该与物质支援结合充分进行社会动员,使足够的社会力量投入心理服务,保障心理危机干预的人力。

(二)突发事件发生前期心理应激控制与管理

现实生活中应激事件是普遍存在和难以避免的。有的灾难会在毫无预兆的情况下发生,有的在发生前会有讯号发出,这些讯号可能很明显,也可能很微弱,不易察知。这一阶段又可以分成两个时期:一是威胁期,人们普遍感到灾难可能发生,存在威胁;二是警告期,此时灾难发生的征兆已经极为明显,灾难可能随时暴发。

1. 预防性危机干预 预防性危机干预(即心理健康促进)是指通过一系列的心理健康教育及各种辅助措施,对社会公众进行心理健康促进,促进社会公众的心理健康水平,完善公众的个性品质,提高心理素质。

在灾难发生前,政府及有关部门可以通过宣传教育、派发灾难应对手册等措施让人们了解各种灾难的危害,提高公众预防心理危机的意识。这一阶段危机教育的主要任务是帮助社会公众树立心理健康意识,造就积极的心理品质,增强心理调适能力和心理承受能力,预防和缓解心理问题。灾难前通过日常的心理健康教育和挫折教育,可以增强人们应对突发灾难的心理准备。

2. 公众的心理应激预防训练 不同的个体由于知识背景、训练水平、心理素质不同会有不同的反应。一个公民拥有的关于突发事件的知识越多,或接受过关于相应突发事件方面的训练,才会有认知的理性,才会有稳定的情绪,才能理智有效地应对危机。

教育训练公众首先要学会识别自己生活中的应激事件和评价自己的应激体验,其次要掌握认知行为管理技术、时间管理技术、行为松弛技术等,最后还要养成良好的饮食习惯、良好的锻炼习惯、社会交往的自信心,学会利用社会支持等调节技术。

公众心理应激训练包括三个阶段:①教育阶段:让公众个体理解应激反应的本质,阐述认知的基本原理;②演练阶段:个体应用放松训练法以减轻焦虑,发展有关情境多次重复的适应性自我对话或应付性自我对话;③应用训练阶段:组织学习心理应激控制和心理调适的各项技能,利用各种缓解压力的技巧帮助心理应激者适时减轻心理压力,如想象性放松、深呼吸等方法,以释放压抑的情绪,还可适时安排减压、分享报告、危机干预等心理干预方法。通过心灵互动、团队游戏、情景鼓励、行为诱导、正面主动暗示、场景模拟、注意力转移、英雄行为榜样扩增与从众效应等心理学的专门救援技巧和方法,有效地缓解急性期心理应激的紧张度,降低心理危机的反应水平,同时强调说明,如果出现恐惧、害怕、紧张、退缩等消极心理和不良行为,属于正常心理反应,而非心理障碍。应激心理技能训练需要注意对个体应激系统的综合管理与控制。

个体在暴露于应激情境时,一旦成功地学会处理程度轻微的应激性事件,对应激情境的认知和应付能力就会得到发展或提高,渐渐地就能承受强度越来越强的应激性情境。

(三)突发事件发生期心理应激控制与管理

在突发性的重大灾难面前,人们很容易出现恐惧、焦虑、挫折、攻击、负罪感、从众和过度防范等负面身心反应。通过介入性心理危机干预可起到缓解痛苦、调节情绪、塑造社会认知、调整社会关系、整合人际系统、鼓舞士气、引导正确态度、矫正社会行为等作用。

在突发事件发生期,可选择采用如下心理应激控制与管理策略:

一是政府及相关部门及时进行准确的信息传递,使当事人对灾难事件的程度和可能的危害情况作出正确估计,使其能注意力集中,缜密思考,开展积极应激。

二是利用媒体的力量,调动社会支持系统,采用多种方式,宣传应对心理危机的科学认识和积极有效的应对技巧。具体包括:①向遇难者亲属解释其情感反应是对灾难的正常反应,强化悲伤、焦虑、恐惧等的合理性;②介绍一些自己能掌握的应对技术,如呼吸和放松的方法等;③鼓励多与家人、亲友、同事接触和联系,减少孤独和隔离;④社会各界的热心援助;⑤政府全面推动灾后重建措施等。

三是心理应激(危机)干预支持。包括:①制定心理应激(危机)干预计划:从多种应激因素入手,如控制和回避事件、调整认知、改变应对策略、提供社会支持、降低应激反应,以及通过心理治疗来影响人格因素,甚至可以改变环境和利用各种自然条件,来及时开展危机干预。②心理治疗:在灾难性事故与事件发生后,应立即组建心理危机干预队伍(主要由心理咨询师、精神卫生机构的精神科医生构成),对急性期心理危机和创伤后心理应激障碍进行专业性的心理治疗干预。鼓励当事人进行自我情绪调整,提醒他们不要独处自闭,多与同事或心理辅导团体的成员谈谈自己的感受和对事件的叙述,允许情感自由的表达和适度的悲伤,引导其不要掩饰内心的担忧和恐惧,选择主动沟通倾诉。要鼓励他们正视现状,相信自己的能力,帮助他们挖掘其内外资源,使其产生被理解感、被支持感和归属感,缓解受害者心理压力,帮助他们较顺利地渡过难关,战胜危机。③社会救助:面对突发社会灾难事件,社会公众普遍处于集体恐慌心理的阴影之中。对事件当事人进行针对性心理健康教育、心理行为训练,普及心理卫生常识,可以减少民众盲目从众心理,有效地缓解公众的负性情绪和非理性行为。

心理服务人员及时介入,采用多种手段,有计划地开展心理应激培训和心理疏导工作。通过集体授课、小组辅导、个别咨询等进行系统的心理干预,帮助当事人疏导并消解焦虑、激动或抑郁等负性心理应激反应。

(四)突发事件后期心理应激控制与管理

灾难对人们心理的影响是普遍的,但程度却因人而异,有的人通过自身的调整,很快恢复到健康的状态,而有的人却可能从此生活在过去的阴影下,需要得到心理上的救助。

突发事件后期是恢复、拯救和创伤后阶段,也是对急性应激障碍、创伤后应激障碍、适应障碍和与文化相关障碍等应激相关障碍进行恢复性干预的合适阶段。通过团体辅导和个人针对性心理治疗等形式,帮助危机当事者缓解情绪症状,重建心理平衡。

第三节　突发事件下的心理危机干预

灾难事件或者创伤性事件可以引起人们强烈的心理应激反应,导致个体出现一系列与应激有关的心理障碍,即心理危机。这种心理伤害随着时间的推移,大多数人会自然痊愈,但也有少数人表面上看似度过危机事件了,但还会留下心理创伤,甚至若干年后,突然回想起那些场面,还会出现恐惧不安、心悸不停等现象,或被相似的情景重新唤起创伤的记忆,造成创伤的累积,严重者往往病程迁延几十年,直至终生不愈。

一、心理危机

心理危机是一种强烈的心理应激状态,主要由心理、社会(环境)因素引起的一组异常心理反应而导致的反应性精神障碍或心因性精神障碍。

个体遭遇到的某一事件或情境超过了自己的应付能力时,个体的身心平衡状态会被打破,内心紧张不断积蓄,进入一种失衡状态,这种心理失衡状态称为心理危机状态。

(一)心理危机表现和确定标准

1. 心理危机表现

(1)情绪障碍:主要包括恐慌、焦虑、病态的恐惧、脆弱、罪恶感、孤独、退隐、意志消沉、愤怒和挫折感等。灾难后出现的精神障碍,除创伤后应激障碍以外,最常见的是焦虑障碍和抑郁障碍。

(2)急性应激障碍:急性应激障碍主要表现在生理上、情绪上、认知上和行为上。患者在遭受急剧、严重的精神打击后,在数分钟或数小时内发病,病程为数小时或数天。具体表现为:极度的悲痛、愤怒、恐惧、抑郁、焦虑不安等情绪反应;头痛、头晕、失眠、噩梦、心慌、气喘、肌肉抽搐等生理反应;感知觉异常(过度敏感等)、记忆力下降或闪回、精神不易集中或高度紧张、失去现实感、对工作和生活失去兴趣等认知障碍;行为上则表现退化、攻击、回避拒食或暴饮暴食、大量饮酒服药等,严重的甚至会出现自伤、自杀。

急性应激障碍持续时间小于 4 周,若不及时进行心理危机干预或干预不当,其中一部分人症状超过一个月会发展成为创伤后应激障碍,个体将会遭受更大的精神痛苦。

(3)适应障碍:适应障碍是指在重大的生活改变或应激事件的适应期,出现的主观痛苦和情绪紊乱状态,常会影响社会生活和行为表现。通常在遭遇生活事件后 1 个月内起病,病程一般不超过 6 个月。临床表现为:抑郁心境、焦虑、烦恼,或这些情绪的混合,无力应付的感觉,无从计划或难以维持现状,一定程度的处理日常事务能力受损,可伴随品行障碍。

(4)创伤后应激障碍:创伤后应激障碍是指由于受到异乎寻常的威胁性、灾难性的心理创伤,导致延迟出现和长期持续的心理障碍。患有创伤后应激障碍心理疾病的人有以下一些特征:①通过梦魇、入侵式的回忆或事件,将灾难中发生的感觉再次并反复重历。成人大多主诉与创伤有关的噩梦、梦魇,儿童因为大脑语言表达、词汇等功能发育尚不成熟等因素的限制常常无法叙述清楚噩梦的内容,时常从噩梦中惊醒、在梦中尖叫,也可主诉头痛、胃肠不适等躯体症状。②对外部世界反应麻木,表现为与他人疏远,对重大活动丧失兴趣,克制自己的情绪等。③出现一些创伤前不存在的症状,如睡眠障碍、记忆力下降、注意力不集中、高度警惕或夸张的惊吓反应等。④严重者会产生社交障碍。脱离他人或觉得他人很陌生,甚至对自己的社交与情感范围有所限制,如不能表示和接受友谊,不能表达爱恋之情等。

创伤后应激障碍可以共病焦虑、抑郁、物质依赖等多种精神疾患,也可以共病高血压、支气管哮喘等躯体疾病。

2. 心理危机评定标准　目前仍然缺乏一个广为大家接受的、统一的、科学的心理危机评定标准。

确定心理危机的标准:①存在具有重大心理影响的事件;②引起急性情绪扰乱或认知、躯体和行为等方面的改变,但又均不符合任何精神病的诊断;③当事人或病人用平常解决问题的手段暂时不能应对或应对无效。

(二)危机的人格特征与危机反应

1. 不良人格特征　容易陷入危机状态的个体,其人格特征包括:①注意力明显缺乏,容易出现应付和处理问题不当;②过分内省的人格倾向,遇到危机情境总是联想到不良后果;③情绪、情感的不稳定性,独立处理问题极差;④解决问题时尝试性差,行为冲动,常出现无效的反应行为。

2. 心理危机反应　心理危机反应分四个阶段:①应激事件使当事者情绪焦虑水平上升,表现为警觉性提高,开始感到紧张,内心失衡。个体试图用其惯常的应对机制来拮抗焦虑所致的应激和不适,以恢复原有的心理平衡。此阶段的个体一般不会向他人求助。②常用的应对机制不能解决目前所存在的问题,创伤性应激反应持续存在,生理和心理等紧张表现加重并恶化,当事者的社会适应功能明显受损或减退。③当事者情绪、行为和精神症状进一步加重,促使其应用尽可能的应对或解决问题的方式力图减轻心理危机和情绪困扰,其中也包括社会和危机干预等。此阶段,当事人求助动机最强,常常不顾一切发出求助信号,甚至尝试自己曾认为荒唐的方式。此时,当事人最容易受他人的暗示和影响。④当事者由于缺乏一定的社会支持,应用了不恰当的心理防御机制等,使得问题长期存在。当事者对自己失去信心和希望,甚至把问题泛化,对自己整个生命意义发生怀疑和动摇,可出现明显的人格障碍、行为退缩、自杀或精神疾病。甚至强大的心理压力,有可能触发以前未能完全解决的、被各种方式掩盖的内心深层冲突,使当事者由此走向精神崩溃和人格解体。

(三)公共心理危机

公共心理危机是指心理危机反映在群体的心理状态。公共心理危机来源有两种:一是源自突发公共事件,二是源于社会价值观念冲击。

公共心理危机的影响因素：①危机的严重程度；②人们对危机的了解程度；③社会信息的透明程度；④民众的心理素质。

二、心理应激评估与危机预警

（一）心理应激评估

"应激评估"除了需要综合评估突发事件应激源、认知评价、应对方式、社会支持、人格特征、应激反应等各种因素，而且还要系统地分析各因素之间综合作用规律。

基于生理—心理—社会的模型，对应激的评估应是采用生理指标和心理社会指标，对个体的生理状态（生物指标检测）、心理状态（心理测量）和社会行为状况（量表测量）做出的综合评估。一方面，干预者必须在短时间内通过评估迅速准确地了解个体的危机情境及其反应，主要包括个体经历的突发事件、个体的生理、心理、社会状态、个体采取的应对方式等；另一方面，评估必须贯穿于危机干预过程的始终。随着时间的推移，干预者必须通过综合评估确定危机的严重程度，并不断评估个体的变化，从而了解危机支持系统的有效性，不断调整和确定有效的危机干预策略。

1. 评估方法（表 15 - 1）

（1）一般问卷调查：即基本情况的调查。问卷为自行设计，其内容包括人口学资料、应激源遭遇情况，认知与情绪状态的初步判断等。

（2）心理测量：主要包括急性应激障碍问卷、创伤后应激障碍检查量表、症状自评量表、人格特征问卷、社会支持量表等。

表 15 - 1　主要心理测量工具

诊断工具	使用说明
急性应激障碍访谈问卷（AS-DI）	急性应激障碍访谈问卷（Acute Stress Disorder Interview，ASDI）是由 19 个项目构成的结构化临床访谈问卷。用于评价成年人急性应激障碍症状的严重程度。具有较好的内容效度和同时效度，其项目的内部一致性信度为 0.90，再测信度为 0.88
急性应激障碍量表（ASDS）	急性应激障碍量表（Acute Stress Disorder Scale）是在急性应激障碍访谈问卷的基础上开发的自评急性应激障碍量表，由 19 个项目构成，主要评价急性应激障碍的症状严重程度。量表采用 Likert 5 点计分。量表的 α 系数为 0.96，27 天间隔的再测信度为 0.94。用于成年人
斯坦福急性应激反应问卷（SASRQ）	斯坦福急性应激反应问卷（ Stanford Acute Stress Reaction Questionnaire）由多个分量表组成，包含 30 个项目。量表采用 Likert 5 点计分。量表具有较好的信度，结构效度、区分效度、聚合效度、预测效度。主要用于评价急性应激障碍的症状表现
儿童急性应激反应问卷（CAS-RQ）	儿童急性应激反应问卷（Child Acute Stress Reaction Questionnaire）为自评式诊断急性应激障碍的工具。施测对象为 9～15 岁的儿童和青少年。该问卷包括 48 个项目，采用 Likert 3 点计分。CASRQ 不仅能够用于急性应激障碍的诊断，还可用于评估症状的严重程度

诊断工具	使用说明
儿童急性应激核查表（ASC-Kids）	儿童急性应激核查表(The Acute Stress Checklist for Children, ASC-Kids)为诊断儿童和青少年 ASD 的自评量表。ASC-Kids 的适用人群是 8～17 岁的儿童和青少年,简洁实用
创伤后应激障碍(PTSD)检查量表	PTSD 检查表平时版(The PTSD Cheeklist-CivilianVersion, PCL-C)是由 17 项条目组成的 PTSD 症状调查表。专为评价普通人在平时生活(与战争相对而言)中遭遇创伤后的体验而设计的。它要求被试者根据自己在过去的一个月被问题和抱怨打扰程度打分,累计各项的总分(17～85),分数越高,代表 PTSD 发生的可能性越大。分为 4 个等级:警觉增高反应、回避反应、创伤经历反复重现反应、社会功能缺失反应。此表基于症状的数量和严重程度而提供一个连续的评分,是一个多纬度观察 PTSD 的工具,不仅可以对临床治疗护理提供对 PTSD 主要症状更详尽的描述,还可在临床研究中作为评价心理干预效果的工具,具有较良好的信度和效度及较好的区分度
症状自评量表	症状自评量表(SCL-90)由 90 个反映常见心理症状的项目组成。从中分出 10 个症状因子(躯体化、强迫症状、人际关系敏感、抑郁、焦虑、敌对、恐怖、偏执、精神病性和附加项),反映有无各种心理症状及其严重程度。每个项目后按"没有、很轻、中等、偏重、严重"等级以 1～5(或 0～4)5 级选择评分,由被试者根据自己最近的情况和体会对各项目选择恰当的评分
艾森克人格问卷	艾森克人格问卷(Eysenck Personality Questionnaire, EPQ)是目前医学、司法、教育和心理咨询等领域应用最为广泛的问卷之一。该量表共 48 个项目,包括四个分量表:分别是外倾性(E)、神经质(情绪性,N)、精神质(倔强、讲求实际,P)和掩饰性(L),每个维度包括 12 个项目。被测人员依据个体实际情况按"是"与"否"作答。项目中包含正向计分项和反向计分项。外向维度(E)得分高,表示人格外向,渴望刺激、好冒险,好交际,情感易于冲动,分数低则表示人格内向,不喜欢刺激、喜欢有秩序的生活方式,好安静,除了亲密的朋友之外,对一般人缄默冷淡,富于内省。神经质维度(N)得分较高表明有强烈的情绪反应。精神质维度(P)得分较高者难以适应外部环境,感觉迟钝,与别人不友好,不近人情,喜欢寻衅搅扰,喜欢干奇特的事情并且不顾危险。掩饰性维度(L)测量个体的掩饰、假托或自身隐蔽的水平,也可以测量个体的社会性、朴实或幼稚的水平。掩饰性维度(L)与其他量表的功能有联系,但它本身也代表了一种稳定的人格特征
特质应对方式问卷	反映的是个体具有特质属性的并与健康有关的应对方式,包含消极应对,积极应对两个因素
社会支持量表	该量表含有 10 个条目,分为客观支持、主观支持和社会支持的利用度三个维度。其中客观支持包含 3 个条目,涉及关系亲密的朋友数量、近一年的居住情况、经济的主要来源;主观支持包含 4 个条目,主要评价与邻居之间的关系、与同事朋友之间的关系、家人的支持情况、家人的安慰与关心情况;社会支持的利用度包含 3 个条目,包括遇到烦恼时的倾诉情况、遇到烦恼时的求助情况及团体组织活动参与情况。采用几点计分,计分为各条目得分之和,总分分值越高,社会支持水平越高。总分值≤22 分为低水平,23～44 分为中等水平,45～66 分为高水平

（3）生物指标检测。皮质醇是评估应激的有效指标。正常情况下,皮质醇最高水平通常出现在早晨6～8点,最低水平出现在凌晨0～2点,并在凌晨2点左右开始回升,其余时间段则呈现缓慢下降趋势。当个体处于应激状态时,皮质醇会随着下丘脑—垂体—肾上腺轴(HPA轴)功能的增强而增大分泌量。唾液、尿液、血液皮质醇可用于评估急性应激下的生理反应。通过检测头发皮质醇的浓度,可用于评估应激的持续生理反应,评定个体在相应时段的应激水平及其消极影响。

2. 评估模型　目前国外主要有以下3种评估模型。

（1）三维筛选模型。通过情感、认知和行为三个方面评估当事人的功能水平。情感方面评估愤怒/敌意、恐惧/焦虑、沮丧/忧愁三项内容;认知方面评估侵犯、威胁和丧失三项内容;行为方面评估接近、回避、失去能动性三项内容。模型采用1～10分的10级评分量表,评估当事人三个领域的心理应激障碍的严重程度。

（2）阶段性的评估模型。个体从出现应激反应到反应消除或恶化一般需经历五个阶段:

①即刻应对期:一些灾后幸存者常常表现出混乱或充满恐惧,也有人表现出良好的思维能力和身体耐受性。

②早期适应期:一些受难者会不相信或否认灾难的降临,这是一个比较危险的应对反应。大多数幸存者表现出对现实的某些"麻木",这有助于他们与无法想象的环境作斗争。

③适应中期:当受难者最后意识到"与死神如此近"时,他们开始出现反复回忆或体验灾难的经历。

④适应晚期:在灾难后的1～3个月,幸存者表现出忍耐性下降、抱怨增多、缺乏幽默感和不信任旁人,还可伴有头痛、恶心、腹泻、胸痛、出汗和疲劳等躯体不适。

⑤消退或症状发展:最后幸存者或者解决了创伤后的症状,或者症状加重,发展为焦虑、抑郁、酒精或药物依赖相关的障碍,还可以出现新的症状,如闪回、抑郁、强迫、惊恐发作、梦魇或失眠。

该模型以应激反应的五个阶段为理论基础,用于评估个体处于从出现应激反应到反应消除或恶化的哪一阶段。

（3）人与环境互动的评估模型。该模型主要评估个体应激及其影响因素。这一模型重视应激事件的多样性,即不同类型的环境灾难引起人的应激反应是不同的,可根据应激的类型来分析受灾者的应激反应。

（二）心理危机预警

我国突发事件心理危机预警和干预研究还处在初始阶段,各方面的研究还不够深入,缺乏对心理危机产生和发展机制的实证研究,缺乏客观有效的心理危机评估标准等。

目前,我国突发事件心理应激系统防御机制缺失或构建不够科学有效,使事前的预防和教育等工作很难有章可循,不能达到从根本上减少心理危机发生的目的,而心理危机的后续干预阶段则多被忽略掉了。

三、心理危机干预

心理危机干预是一门新兴学科,是危机管理的重要组成部分,它可以帮助人们加固和重塑心理结构,顺利度过危机,并学习到应对危机有效的策略与健康行为,预防创伤后应激障碍。及时的、迅速的、有效的行动是危机干预成败的关键。

心理危机干预属广义的心理治疗范畴,是运用心理治疗的手段,帮助危机状态下的当事人,采取明确有效的措施,处理迫在眉睫的问题,恢复心理平衡,使之安全度过危机,重新适应生活。干预的对象不一定是"患者",尽管大多数国家将此列为精神医学服务范围。

(一)危机干预目的、目标和遵循原则

1. 心理危机干预目的　避免因情感波动造成自伤或伤及他人;恢复心理平衡与回归现实;学到对未来可能遇到的突发事件有更好的应付策略与手段。

2. 心理危机干预的目标　降低急性、剧烈的心理危机和创伤的风险,稳定和减少危机或创伤情境的直接严重后果,促使个体从不良状态中恢复或康复。

在心理上帮助病人解决危机,使其功能水平至少恢复到危机前水平是危机干预的最低治疗目标。提高病人的心理平衡能力,使其高于危机前的平衡状态为最高目标。

3. 危机干预应遵循的原则　心理危机干预是一个短期的心理帮助过程,是指心理医生采取迅速有效的应对措施使人们获得生理心理上的安全感,缓解乃至稳定由危机引发的强烈的恐惧、震惊或悲伤的情绪,恢复心理的平衡状态,增进心理健康。

进行心理危机干预时应遵循以下几个原则:

(1)及时性原则:压力是导致危机心理最本质的因素。当个人经历或目睹重大灾难性突发事件后,内心紧张会不断积蓄,当压力积累并超过个人平时身心所能承受的极限时,个体将无法通过常规手段去解决面临的问题和应对当前的困难,而陷入无法控制的、惊慌失措的失衡状态,这种状态具有引起人的心理结构颓败的潜在可能,必须尽早干预。公认的最佳干预时间在危机事件发生后24~72小时。错过这一心理治疗的最佳时期,虽然还有远期的补救治疗,但是效果远远不如在应急阶段进行的心理危机干预。

(2)生命高于一切的原则:生命高于一切的原则是世界各国处理心理危机过程中所遵循的基本原则。危机状态中的个体,容易产生过激行为,如自伤或伤人。心理医生在进行危机干预时,应首先把被干预者的生命安全放在首位,及时采取积极有效的措施予以干预。

(3)释放为主的原则:释放是指个体把可能引起心理危机的情绪或其他负面的心理能量及时排解出去的过程。在进行心理干预时,引导被干预者把悲伤、害怕,甚至攻击情绪,尽量宣泄出来,而不是否认或掩饰内心的担忧和恐惧。如果能及时恰当地释放这种不良情绪,就可以减轻心理压力。

(4)反复评估的原则:心理危机评估是心理危机干预的前提,在整个危机干预过程中有着十分重要的作用,该原则贯穿于整个干预过程。危机干预初期,干预者必须在短时间内完成心理危机评估,迅速准确地了解个体的危机情境及心理应激反应。评估主要包括个体经历的突发事件情境,个体的生理、心理、社会状态,以及个体采取的应对方式等。危机干预中,干预者通过观察、交谈以及使用量表等方法对个体的认知、情感和行为等各方面进行评估,以了解目前的干预效果并及时调整干预方案。

(二)危机干预对象和干预形式

1. 干预对象　需要心理干预的人群范围很广泛。

灾难性事件的心理援助的对象主要来自四个层面:一是遇难者家属;二是旁观者(包

括幸存者、目击者);三是外围人群(包括官员、记者、遇难者同事,以及通过媒体间接体验到灾难冲击的一类人);四是救援人员。在我国,灾难后救援人员多为非心理专业人员,救援任务的突发性、艰巨性和结果的不确定性会对救援人员造成心理创伤。

突发急性传染病类公共卫生事件,其干预对象既包括发病者、疑似病者,也包括与患者有密切接触者、家属、被隔离者、一线的医护人员、应急服务人员、志愿人员。

世界卫生组织专家指出,没有哪种灾难能像心理危机那样给人们带来持续而深刻的痛苦。灾难性事件给人造成严重的心理创伤,若没有外界细致入微的抚慰疏导和心理干预,很难在短时间内脱离恐慌,回归正常状态。特别是儿童,心理发育不够完善,各种事件的应对能力及寻求别人帮助的能力均有限,更易导致严重的心理创伤。年龄越小,受到心理创伤的影响就越大,如果不进行及时有效的心理干预,今后出现强迫症、恐惧症、焦虑症等各种心理问题的概率会很高,如果处理不好,恐惧和阴影有可能伴随其终生。

2. 干预形式　心理干预按对象可分为团体干预和个体干预两种形式。

(1)群体干预:群体心理危机干预是为了某些共同的目的,将成员集中起来进行的心理干预,通过成员们彼此诉说当时的所见所闻及痛苦经历,或谈听后感,相互启发,讨论一些实际的信息和恢复方法,促使个人在人际交往中观察、学习、体验、认识自我、分析自我、接纳自我,不仅使他们情绪上得到支持,而且也可使他们产生心理重构的认同,激发自己面对灾难的新思维。

团体干预对象一般是由相同经验危机者组成,6～20人不等,甚至更多。具体步骤包括建立群体互助小组、建立稳定的小组关系、群体活动、临床评估和自我报告。干预者采用各种心理治疗理论与技术,并利用团体成员间的相互影响,以达到消除心身症状的目的。群体心理干预是一种经济、简捷、高效的手段。

(2)个体干预:个体心理危机干预是指针对处于心理危机状态的个人及时给予适当的心理援助,使之尽快摆脱困境。对于特殊症状者或心理应激障碍严重的个体(包括团体辅导之后个别仍比较严重的个体),须进行一对一的个别咨询,采用适合个体特殊性的心理技巧进行干预。个体心理危机干预主要目的是防止灾难后的过激行为,促进交流与沟通,鼓励当事者充分表达自己的思想和情感,鼓励其自信心和正确的自我评价,帮助干预对象解决问题,处理情感休克或激惹状态。

(三)干预模式

1. 平衡模式　平衡模式也称平衡和(或)失衡模式。危机中的人通常处在一种心理或情绪的失衡状态,在这种状态下,原有的应对机制和解决问题的方法不能满足其当前的需要,此时危机干预者主要精力应该集中在稳定求助者的心理和情绪上,使他们重新获得新的平衡状态,在重新达到某种程度的稳定之前,不应采取其他措施。这种模式在处理危机的早期干预时特别适合。

2. 认知模式　危机来源于当事者对危机事件和围绕事件的境遇进行了错误思维和错误归因。该模式的基本原则是通过改变个体思维方式,特别是改变非理性的认知和自我否定,重新获得理性和自我肯定,从而能够实现对危机的控制。这种模式较适合于那些心理危机状态基本稳定下来,逐渐接近危机前心理平衡状态的受害者。

3. 心理社会转变模式　该模式认为,人是遗传和环境学习交互作用的产物,危机是由心理、社会或环境因素引起的,分析当事者的危机状态,应该从内、外两个方面着手,除了考虑当事者个人的心理资源和应对能力外,还要了解其同伴、家庭、职业、宗教和社区的影响,因此引导人们从心理、社会和环境三个范畴来寻找危机干预的策略。将个体内部适当的应付方式,与社会支持和环境资源充分地结合起来,从而使当事者能够有更多的问题解决方式。此模式最适合已经稳定下来的受害者。

此外,国外危机干预还有资源整合模式和综合性干预模式,这些模式为不同的危机干预策略和方法提供了基础。

(四)危机干预实施步骤

危机干预一般可分四个步骤进行。

第一步,确定干预对象和干预问题。首先确定干预对象,了解其背景资料、自身的应付能力、习惯性的应对方式及相关的支持系统。其次对干预对象的临床表现,包括情绪情感体验、认知反应、思维方式、行为改变和躯体症状等,进行分析评估,明确干预的问题及严重程度。

第二步,制定危机干预方案。根据支持系统及其能力,制定符合求助者实际情况的干预方案,来解决目前的危机或防止危机进一步恶化。干预方案要考虑到有关文化背景、社会生活习惯以及家庭环境等因素,要充分考虑到受害者的自控能力和自主性。危机干预方案应限时、具体、实用及灵活可变。

第三步,实施危机干预。按既定实施方案,创造性、灵活地使用各种干预技术,帮助干预对象学会并掌握解决危机所需的技巧。积极处理急性应激反应,开展心理疏导、支持性心理治疗、认知矫正、放松训练、晤谈技术等,必要时适当应用镇静药物。危机干预所需时间取决于干预对象面临的危机性质、干预对象的自身能力。

第四步,危机干预结束。当干预对象情绪情感恢复、行为正常、认知能力改善、自我保护意识加强时,可以考虑及时结束干预,并处理终止干预的有关问题。终止干预有关问题主要有两个:一是进一步强化干预对象习得的应对技能,二是处理干预对象对干预者的依赖等。

干预结束后,干预者可以通过电话或上门等方式定期了解当事人的最新情况,了解、观察干预效果。

(五)主要心理危机的干预技术和方法

根据病人的不同情况和治疗师的擅长,采取相应的心理治疗技术,包括短程动力学治疗、认知疗法、行为治疗等方法。

一般来说,危机干预主要应用的技术如下:

1. 沟通和建立良好关系的技术　如果不能与危机当事者建立良好的沟通和合作关系,则干预及有关处理的策略较难执行和贯彻,从而就不会起到干预的最佳效果。因此,建立和保持治疗师和危机者双方的良好沟通和相互信任关系,有利于当事者恢复自信和减少对生活的绝望,保持心理稳定和有条不紊的生活,以及改善人际关系。

一般来说,影响人际沟通的因素有许多,其中包括心理学、社会学、文化人类学、生态学和社会语言学等方面。

沟通过程中注意消除内外部的"噪音"(或干扰),以免影响双方诚恳沟通和表达的能力。避免双重、矛盾的信息交流,如工作人员口头上对当事者表示关切和理解,但在态度和举止上并不给予专心的注意或体贴。

2. 支持技术 主要是给予精神支持,而不是支持当事者的错误观点或行为。

这类技术的应用旨在尽可能地解决目前的危机,使当事者的情绪得以稳定,可以应用暗示、保证、疏泄、环境改变、镇静药物等方法,如果有必要,可考虑短期的住院治疗。有关指导、解释、说服主要应集中在放弃自杀的观念上,而不是对自杀原因的反复评价和解释,同时注意,避免给予过多的保证,尤其是那种"夸海口",因为一个人的能力是有限的。在干预过程中避免应用专业性或技术性难懂的言语,多用通俗易懂的言语交谈,不应带有教育的目的,虽说教育是干预者的任务,但应该是危机解除和康复过程中的工作重点。

3. 干预技术 干预技术亦称解决问题的技术。让当事者学会对付困难和挫折的一般性方法是危机干预的主要目标之一,这不但有助于渡过当前的危机,而且也有利于以后的适应。

危机干预工作人员的职责:帮助当事者正视危机;帮助当事者正视可能应对和处理的方式;帮助当事者获得新的信息和知识;可能的话,在日常生活中提供必要帮助;帮助当事者回避一些应激性境遇;督促当事者接受帮助和治疗。

干预的基本策略:主动倾听并热情关注,给予心理上支持;提供疏泄机会,鼓励当事者将自己的内心情感表达出来;解释危机的发展过程,使当事者理解目前的境遇、理解他人的情感,树立自信;给予希望和保持乐观的态度和心境;培养兴趣、鼓励积极参与有关的社交活动;注重启动社会支持系统,多与家人、亲友、同事接触和联系,减少孤独和心理隔离。

具体步骤:①明确存在的困难和问题;②提出各种可能的解决问题的方法;③罗列并澄清各种可能方法的利弊及可行性;④选择最可取的方法(即作出决定);⑤考虑并计划具体的完成步骤或方案;⑥付诸实践并验证结果;⑦小结和评价问题解决的结果。

(谭兆营 金 辉 杨 瑾)

附录1

中华人民共和国传染病报告卡

卡片编号：＿＿＿＿＿＿　　　报卡类别：1. 初次报告　　2. 订正报告

姓名＊：＿＿＿＿＿＿（患儿家长姓名：＿＿＿＿＿） 身份证号：□□□□□□□□□□□□□□□□□□性别＊：□ 男　□ 女 出生日期＊：＿＿＿年＿＿月＿＿日(如出生日期不详,实足年龄：＿＿＿ 年龄单位：□岁□月□天) 工作单位(学校)：＿＿＿＿＿＿＿＿＿＿＿＿＿＿＿联系电话：＿＿＿＿＿＿＿＿＿＿ 病人属于＊：□本县区　□本市其他县区　□本省其他地市　□外省　□港澳台　□外籍 现住址(详填)＊：＿＿＿省＿＿＿市＿＿＿县(区)＿＿＿乡(镇、街道)＿＿＿村＿＿＿(门牌号) 人群分类＊： □幼托儿童、□散居儿童、□学生(大中小学)、□教师、□保育员及保姆、□餐饮食品业、□商业服务、 □医务人员、□工人、□民工、□农民、□牧民、□渔(船)民、□干部职员、□离退人员、□家务及待业、 □其他(　　)、□不详 病例分类＊：(1) □疑似病例、□临床诊断病例、□确诊病例、□病原携带者 (2) □急性、□慢性(乙型肝炎＊、血吸虫病＊、丙肝) 发病日期＊：＿＿＿＿＿年＿＿＿月＿＿＿日 诊断日期＊：＿＿＿＿＿年＿＿＿月＿＿＿日 死亡日期　：＿＿＿＿＿年＿＿＿月＿＿＿日	

甲类传染病＊： □鼠疫、□霍乱
乙类传染病＊： □传染性非典型肺炎、艾滋病(□艾滋病病人□HIV)、病毒性肝炎(□甲型□乙型□丙型□丁肝□戊型□未分型)、脊髓灰质炎、□人感染高致病性禽流感、□麻疹、□流行性出血热、□狂犬病、□流行性乙型脑炎、□登革热、炭疽(□肺炭疽□皮肤炭疽□未分型)、痢疾(□细菌性□阿米巴性)、肺结核(□涂阳□仅培阳□菌阴□未痰检)、伤寒(□伤寒□副伤寒)、□流行性脑脊髓膜炎、□百日咳、□白喉、□新生儿破伤风、□猩红热、□布鲁氏菌病、□淋病、梅毒(□Ⅰ期□Ⅱ期□Ⅲ期□胎传□隐性)、□钩端螺旋体病、□血吸虫病、疟疾(□间日疟□恶性疟□未分型)□人感染 H7N9 禽流感
丙类传染病＊： □流行性感冒、□流行性腮腺炎、□风疹、□急性出血性结膜炎、□麻风病、□流行性和地方性斑疹伤寒、□黑热病、□包虫病、□丝虫病、□除霍乱、细菌性和阿米巴性痢疾、伤寒和副伤寒以外的感染性腹泻病、□手足口病
其他法定管理以及重点监测传染病：

订正病名：＿＿＿＿＿＿＿＿＿＿＿＿＿＿＿	退卡原因：＿＿＿＿＿＿＿＿＿＿＿
报告单位：＿＿＿＿＿＿＿＿＿＿＿＿＿＿＿	联系电话：＿＿＿＿＿＿＿＿＿＿＿
填卡医生＊：＿＿＿＿＿＿＿＿＿	填卡日期＊：＿＿＿年＿＿＿月＿＿＿日
备注：	

《中华人民共和国传染病报告卡》填卡说明

卡片编码:由报告单位自行编制填写。

姓　　名:填写患者或献血员的名字,姓名应该和身份证上的姓名一致。

家长姓名:14岁及以下的患儿要求填写患者家长姓名。

有效证件号:必须填写有效证件号,包括居民身份证号、护照、军官证、居民健康卡、社会保障卡、新农合医疗卡。尚未获得身份识别号码的人员用特定编码标识。

性　　别:在相应的性别前打√。

出生日期:出生日期与年龄栏只要选择一栏填写即可,不必同时填报出生日期和年龄。

实足年龄:对出生日期不详的用户填写年龄。

年龄单位:对于新生儿和只有月龄的儿童,注意选择年龄单位为天或月。

工作单位(学校):填写患者的工作单位。学生、幼托儿童须详细填写所在学校及班级名称。

联系电话:填写患者的联系方式。

病例属于:在相应的类别前打√。用于标识病人现住地址与就诊医院所在地区的关系。

现住地址:至少须详细填写到乡镇(街道)。现住址的填写,原则是指病人发病时的居住地,不是户籍所在地址。如病人不能提供本人现住地址,则填写报告单位地址。

职　　业:在相应的职业名前打√。

病例分类:在相应的类别前打√。

发病日期:本次发病日期;病原携带者填初检日期或就诊时间;采供血机构报告填写献血者献血日期。

诊断日期:本次诊断日期,需填写至小时;采供血机构填写确认实验日期。

死亡日期:病例的死亡时间。

疾病名称:在作出诊断的病名前打√。

其他法定管理以及重点监测传染病:填写纳入报告管理的其他传染病病种名称。

订正病名:订正报告填写订正前的病名。

退卡原因:填写卡片填报不合格的原因。

报告单位:填写报告传染病的单位。

填卡医生:填写传染病报告卡的医生姓名。

填卡日期:填写本卡日期。

备　　注:用户可填写文字信息,如最终确诊非法定报告的传染病的病名等。诊断为耐多药肺结核或订正诊断为耐多药肺结核的患者在此栏补充填写"MDRTB"。

注:报告卡带"＊"部分为必填项目。

附录2：突发公共卫生事件相关信息报告卡

突发公共卫生事件相关信息报告卡

初步报告□进程报告（ 次）□结案报告

填报单位(盖章)：＿＿＿＿＿＿＿＿ 填报日期：＿＿＿年＿＿月＿＿日

报告人：＿＿＿＿＿＿＿＿＿＿ 联系电话：＿＿＿＿＿＿＿＿＿

事件名称：＿＿＿＿＿＿＿

信息类别：1. 传染病；2. 食物中毒；3. 职业中毒；4. 其他中毒事件；5. 环境卫生；6. 免疫接种；7. 群体性不明原因疾病；8. 医疗机构内感染；9. 放射性卫生；10. 其他公共卫生

突发事件等级：1. 特别重大；2. 重大；3. 较大；4. 一般；5. 未分级；6. 非突发事件

初步诊断：＿＿＿＿＿＿＿＿＿ 初步诊断时间：＿＿＿年＿＿月＿＿日

订正诊断：＿＿＿＿＿＿＿＿＿ 订正诊断时间：＿＿＿年＿＿月＿＿日

确认分级时间：＿＿＿年＿＿月＿＿日 订正分级时间：＿＿＿年＿＿月＿＿日

报告地区：省 市 县(区) 发生地区：省 市 县(区)乡(镇)

详细地点：＿＿＿＿＿＿＿＿＿＿＿＿＿＿＿＿＿

事件发生场所：1. 学校；2. 医疗卫生机构；3. 家庭；4. 宾馆饭店写字楼；5. 餐饮服务单位；6. 交通运输工具；7. 菜场、商场或超市；8. 车站、码头或机场；9. 党政机关办公场所；10. 企事业单位办公场所；11. 大型厂矿企业生产场所；12. 中小型厂矿企业生产场所；13. 城市住宅小区；14. 城市其他公共场所；15. 农村村庄；16. 农村农田野外；17. 其他重要公共场所；18. 如是医疗卫生机构，则：(1) 类别：①公办医疗机构；②疾病预防控制机构；③采供血机构；④检验检疫机构；⑤其他及私立机构；(2) 感染部门：①病房；②手术室；③门诊；④化验室；⑤药房；⑥办公室；⑦治疗室；⑧特殊检查室；⑨其他场所；19. 如是学校，则类别：(1) 托幼机构；(2) 小学；(3) 中学；(4) 大、中专院校；(5) 综合类学校；(6) 其他

事件信息来源：1. 属地医疗机构；2. 外地医疗机构；3. 报纸；4. 电视；5. 特服号电话95120；6. 互联网；7. 市民电话报告；8. 上门直接报告；9. 本系统自动预警产生；10. 广播；11. 填报单位人员目睹；12. 其他

事件信息来源详细：＿＿＿＿＿＿＿＿＿＿＿＿＿＿＿＿＿＿

事件波及的地域范围：＿＿＿＿＿＿＿

新报告病例数：＿＿＿＿ 新报告死亡数：＿＿＿＿ 排除病例数：＿＿＿＿

累计报告病例数：＿＿＿＿ 累计报告死亡数：＿＿＿＿

事件发生时间：＿＿＿年＿＿月＿＿日＿＿时＿＿分

接到报告时间：＿＿＿年＿＿月＿＿日＿＿时＿＿分

首例病人发病时间：＿＿＿年＿＿月＿＿日＿＿时＿＿分

末例病人发病时间：＿＿＿年＿＿月＿＿日＿＿时＿＿分

主要症状：1. 呼吸道症状；2. 胃肠道症状；3. 神经系统症状；4. 皮肤黏膜症状；5. 精神症状；6. 其他

(对症状的详细描述可在附表中详填)

主要体征：(对体征的详细描述可在附表中详填)

主要措施与效果：(见附表中的选项)

附表：传染病、食物中毒、职业中毒、农药中毒、其他化学中毒、环境卫生事件、群体性不明原因疾病、免疫接种事件、医疗机构内感染、放射卫生事件、其他公共卫生事件相关信息表

注：请在相应选项处划"〇"

《突发公共卫生事件相关信息报告卡》填卡说明

填报单位(盖章)：填写本报告卡的单位全称。

填报日期：填写本报告卡的日期。

报告人：填写事件报告人的姓名,如事件由某单位上报,则填写单位。

联系电话：事件报告人的联系电话。

事件名称：本起事件的名称,一般不宜超过 30 字,名称一般应包含事件的基本特征,如发生地,事件类型及级别等。

信息类别：在作出明确的事件类型前画"○"。

突发事件等级：填写事件的级别,未经过分级的填写"未分级",非突发事件仅适用于结案报告时填写。

确认分级时间：本次报告级别的确认时间。

初步诊断及时间：事件的初步诊断及时间。

订正诊断及时间：事件的订正诊断及时间。

报告地区：至少填写到县区,一般指报告单位所在的县区。

发生地区：须详细填写到乡镇(街道),如发生地区已超出一个乡镇范围,则填写事件的源发地或最早发生的乡镇(街道),也可直接填写发生场所所在的地区。

详细地点：事件发生场所所处的详细地点,越精确越好。

事件发生场所：在作出明确的事件类型前画"○"。

如是医疗机构,其类别：选择相应类别,并选择事件发生的部门。

如是学校,其类别：选择学校类别,如发生学校既有中学,又有小学,则为综合类学校,余类似。

事件信息来源：填写报告单位接收到事件信息的途径。

事件信息来源详细：填写报告单位接收到事件信息的详细来源,机构需填写机构详细名称,报纸注明报纸名称,刊号、日期、版面;电视注明哪个电视台,几月几日几时哪个节目;互联网注明哪个 URL 地址;市民报告需注明来电号码等个人详细联系方式;广播需注明哪个电台、几时几分哪个节目。

事件波及的地域范围：指传染源可能污染的范围。

新报告病例数：上次报告后到本次报告前新增的病例数。

新报告死亡数：上次报告后到本次报告前新增的死亡数。

排除病例数：上次报告后到本次报告前排除的病例数。

累计报告病例数：从事件发生始到本次报告前的总病例数。

累计报告死亡数：从事件发生始到本次报告前的总死亡数。

事件发生时间：指此起事件可能的发生时间或第一例病例发病的时间。

接到报告时间：指网络报告人接到此起事件的时间。

首例病人发病时间：此起事件中第一例病人的发病时间。

末例病人发病时间：此起事件中到本次报告前最后一例病例的发病时间。

主要症状体征：填写症状的分类。

主要措施与效果：选择采取的措施与效果。

附表：填写相关类别的扩展信息

附表1 传染病相关信息表

突发公共卫生事件相关信息报告卡

填报单位（盖章）：＿＿＿＿＿＿＿＿＿＿＿＿＿　填报日期：＿＿＿＿年＿月＿日

事件名称：＿＿＿＿＿＿＿＿＿＿＿＿＿

传染病类别：1. 甲类传染病；2. 乙类传染病；3. 丙类传染病；4. 其他

初步诊断：

1. 甲类：(1) 鼠疫；(2) 霍乱。

2. 乙类：(1) 传染性非典型肺炎；(2) 艾滋病；(3) 病毒性肝炎（□甲型、□乙型、□丙型、□丁型、□戊型、□未分型）；(4) 脊髓灰质炎；(5) 人感染高致病性禽流感；(6) 麻疹；(7) 流行性出血热；(8) 狂犬病；(9) 流行性乙型脑炎；(10) 登革热；(11) 炭疽（□肺炭疽、□皮肤炭疽、□未分型）；(12) 痢疾（□细菌性、□阿米巴性）；(13) 肺结核（□涂阳、□仅培阳、□菌阴、□未痰检）；(14) 伤寒（□伤寒、□副伤寒）；(15) 流行性脑脊髓膜炎；(16) 百日咳；(17) 白喉；(18) 新生儿破伤风；(19) 猩红热；(20) 布鲁氏菌病；(21) 淋病；(22) 梅毒（□Ⅰ期、□Ⅱ期、□Ⅲ期、□胎传、□隐性）；(23) 钩端螺旋体病；(24) 血吸虫病；(25) 疟疾（□间日疟、□恶性疟、□未分型）；人感染 H7N9 禽流感。

3. 丙类：(1) 流行性感冒；(2) 流行性腮腺炎；(3) 风疹；(4) 急性出血性结膜炎；(5) 麻风病；(6) 流行性和地方性斑疹伤寒；(7) 黑热病；(8) 包虫病；(9) 丝虫病；(10) 除霍乱、细菌性和阿米巴性痢疾、伤寒和副伤寒以外的感染性腹泻病。

4. 其他：

致病因素：

1. 细菌性：(1) 沙门氏菌；(2) 变形杆菌；(3) 致泻性大肠埃希氏菌；(4) 副溶血性弧菌；(5) 肉毒梭菌；(6) 葡萄球菌肠毒素；(7) 蜡样芽胞杆菌；(8) 链球菌；(9) 椰毒假单胞菌酵米面亚种菌；(10) 伤寒杆菌；(11) 布鲁氏菌；(12) 志贺氏菌属；(13) 李斯特氏菌；(14) 空肠弯曲杆菌；(15) 产气荚膜梭菌；(16) 霍乱弧菌；(17) 肠球菌；(18) 气单胞菌；(19) 小肠结肠炎耶尔森氏菌；(20) 类志贺邻单胞菌；(21) 炭疽杆菌；(22) 其他致病细菌

2. 病毒性：(1) 甲型肝炎病毒；(2) 乙型肝炎病毒；(3) 丙型肝炎病毒；(4) 戊型肝炎病毒等；(5) SARS 病毒；(7) 其他病毒。

3. 依原体支原体：(1) 肺炎衣原体；(2) 其他衣原体支原体。

4. 霉菌性：(1) 真菌毒素；(2) 其他霉菌。

5. 其他新发或不明原因：(1) SARS；(2) 禽流感病毒；(3) 其他

事件发生原因：

1. 饮用水污染；2. 食物污染；3. 院内感染；4. 医源性传播；5. 生活接触传播；6. 媒介动植物传播；7. 原发性；8. 输入性；9. 不明；10. 其他

病人处理过程：

1. 对症治疗；2. 就地观察；3. 就地治疗；4. 公安机关协助强制执行；5. 免费救治；6. 医学观察；7. 转送定点医院；8. 隔离观察；9. 特异性治疗；10. 明确诊断；11. 采样检验；12. 就地隔离；13. 其他

事件控制措施：

1. 隔离传染病病人；2. 区域实行疫情零报；3. 开展流行病学调查；4. 筹资免费救治；5. 多部门协作，群防群治；6. 落实各项公共卫生措施；7. 政府成立专项工作组；8. 区域实行疫情日报；9. 国家卫生部已公布该事件信息；10. 启动本县区级应急预案；11. 预防性服药；12. 启动本省级应急预案；13. 启动全国应急预案；14. 专家评估；15. 上级督察和指导；16. 针对新病种出台新方案；17. 调拨贮备急需物资药品；18. 宣传教育；19. 消毒；20. 疫苗接种；21. 疫点封锁；22. 医疗救护；23. 现场救援；24. 群体卫生防护；25. 其他

注：请在相应选项处划"○"

附表 2　食物中毒事件相关信息表

填报单位(盖章):_____　填报日期:_____年___月___日

事件名称:_____

食物中毒类别:1. 动物性 2. 植物性 3. 其他 4. 不明

初步诊断:1. 伤寒;2. 霍乱;3. 菌痢;4. 甲肝;5. 腹泻;6. 中毒;7. 皮肤病;8. 神经系统疾病;

9. _____其他疾病;10. 环境生物效应;11. 其他

致病因素:

1. 生物性:(1)肉毒梭菌;(2)椰毒假单胞菌醇;(3)志贺氏菌属;(4)霍乱弧菌;(5)类志贺邻单胞菌(6)牛绦虫、猪绦虫;(7)变形杆菌;(8)葡萄球菌肠毒素;(9)米面亚种菌;(10)李斯特氏菌;(11)肠球菌;(12)炭疽杆菌;(13)溶组织阿米巴;(14)致泻性大肠埃希氏菌;(15)蜡样芽胞杆菌;(16)真菌毒素;(17)空肠弯曲杆菌;(18)气单胞菌;(19)甲型、戊型肝炎病毒;(20)布鲁氏菌;(21)副溶血性弧菌;(22)链球菌;(23)伤寒杆菌;(24)产气荚膜梭菌;(25)小肠结肠炎耶尔森氏菌;(26)旋毛线虫;(27)沙门氏菌;(28)其他细菌微生物

2. 农药及化学性:(1)有机磷类;(2)除草剂类;(3)杀鼠剂类;(4)杀虫剂类;(5)氨基甲酸酯类;(6)菊酯类;(7)其他农药及化学物

3. 有毒动植物:(1)菜豆;(2)白果;(3)高组胺鱼类、河豚;(4)发芽马铃薯;(5)含氰甙类植物;(6)鱼胆;(7)毒蘑菇;(8)大麻油;(9)有毒贝类;(10)曼陀罗;(11)桐油;(12)动物甲状腺;(13)毒麦;(14)他有毒动植物

4. 其他

事件发生原因:1. 食物污染或变质;2. 原料污染或变质;3. 加热温度不够;4. 生熟交叉污染;5. 熟食储存(温度/时间)不当;6. 误服有毒品;7. 加工人员污染;8. 用具容器污染;9. 投毒;10. 不明;11. 其他

引发中毒食物:1. 果蔬类;2. 腌肉制品;3. 豆及豆制品类;4. 鲜活肉制品;5. 腌菜制品;6. 其他

责任单位:1. 食品加工厂;2. 批发零售单位;3. 饮食服务单位;4. 集体食堂;5. 食品摊贩;6. 家庭;7. 其他

病人处理过程:1. 催吐导泄;2. 明确诊断;3. 对症治疗;4. 抗生素治疗;5. 使用解药药物;6. 抢救病人;7. 采样检验;8. 中毒情况调查;9. 特异性治疗;10. 其他

事件控制措施:1. 封存可疑食品;2. 抢收中毒病人;3. 宣传教育;4. 检验可疑食品;5. 追查事件原因;6. 加强食品卫生安全管理;7. 其他

注:请在相应选项处划"○"

附表 3　职业中毒事件相关信息表

填报单位(盖章):_____　填报日期:_____年__月__日

事件名称:_____

现场初步急救措施:1. 有;2. 无

职业病报告:1. 有 2. 无

引发中毒事件毒物名称:_____

责任单位:_____

致病因素:1. 偏二甲基肼;2. 有机锡;3. 羰基镍;4. 苯;5. 甲苯;6. 二甲苯;7. 正己烷;8. 汽油;9. 一甲胺;10. 有机氟聚合物单体及其热裂解物;11. 二氯乙烷;12. 氮氧化合物;13. 四氯化碳;14. 氯乙烯;15. 三氯乙烯;16. 氯丙烯;17. 氯丁二烯;18. 苯的氨基及硝基化合物(不包括三硝基甲苯);19. 三

硝基甲苯;20. 甲醇;21. 酚;22. 五氯酚(钠);23. 一氧化碳;24. 甲醛;25. 硫酸二甲酯;26. 丙烯酰胺;27. 二甲基甲酰胺;28. 有机磷农药;29. 氨基甲酸酯类农药;30. 杀虫脒;31. 溴甲烷;32. 拟除虫菊酯类农药;33. 职业性中毒性肝病;34. 二硫化碳;35. 铅及其化合物(不包括四乙基铅);36. 汞及其化合物;37. 锰及其化合物;38. 镉及其化合物;39. 铍病;40. 铊及其化合物;41. 钡及其化合物;42. 钒及其化合物;43. 磷及其化合物;44. 硫化氢;45. 砷及其化合物;46. 砷化氢;47. 氯气;48. 二氧化硫;49. 光气;50. 氨;51. 磷化氢/磷化锌/磷化铝;52. 工业性氟病;53. 氰及腈类化合物;54. 四乙基铅;55. 其他

事件发生原因:1. 无"三同时";2. 无卫生防护设备或效果不好;3. 设备跑、冒、滴、漏;4. 无个人卫生防护用品或使用不当;5. 无或违反安全操作规程;6. 违章指挥、违章操作;7. 无职业卫生教育和危害告知;8. 产品包装或作业岗位无警示标志;9. 首次使用,未报送毒性鉴定资料和注册登记;10. 其他

病人处理过程:1. 对症治疗;2. 特异性治疗;3. 医学观察;5. 明确诊断;6. 采样检验;7. 其他

事件控制措施1. 停业整顿;2. 追查责任;3. 宣传教育;4. 更新设备;5. 改善生产环境;6. 严格制度;7. 其他

注:请在相应选项处划"○"

附表4　农药中毒事件相关信息表

填报单位(盖章):＿＿＿＿＿＿＿＿＿＿　填报日期:＿＿＿＿年＿＿月＿＿日

事件名称:＿＿＿＿＿＿＿＿＿＿＿＿

中毒类型:1. 生产型;2. 非生产型

引发事件农药:1. 敌敌畏;2. 呋喃丹;3. 灭多威;4. 其他氨基甲酸酯;5. 杀虫脒;6. 杀虫双;7. 有机氯类;8. 其他杀虫剂;9. 杀菌剂;10. 毒鼠强;11. 氟乙酰胺等;12. 甲胺磷;13. 抗凝血;14. 其他杀鼠剂;15. 百草枯;16. 其他除草剂;17. 混合制剂;18. 1605(含甲基1605);19. . 氧化乐果(含乐果);20. 敌百虫;21. 水胺硫磷;22. 其他有机磷;23. 溴氰菊酯;24. 其他菊酯类;25. 其他农药

致病因素:1. 同引发事件农药;2. 其他

事件发生原因:1. 生产性;2. 误服(用);3. 自杀;4. 投毒;5. 其他

病人处理过程:1. 排毒治疗;2. 对症治疗;3. 特异性治疗;4. 急症抢救;5. 明确诊断;6. 采样检验;7. 其他处理

事件控制措施:1. 宣传教育;2. 加强管理;3. 限制生产销售;4. 研究解药;5. 救援防护;6. 维护现场人员安全;7. 急救处理病人;8. 其他

注:请在相应选项处划"○"

附表5　其他化学中毒事件相关信息表

填报单位(盖章):＿＿＿＿＿＿＿＿＿＿　填报日期:＿＿＿＿年＿＿月＿＿日

事件名称:＿＿＿＿＿＿＿＿＿＿＿＿

致病因素:＿＿＿＿＿＿＿＿＿＿＿＿＿＿

事件发生原因:＿＿＿＿＿＿＿＿＿＿＿＿＿＿

中毒类型:1. 生产型;2. 非生产型

病人处理过程:

事件控制措施:

注:请在相应选项处划"○"

附表6　环境卫生事件相关信息表

填报单位(盖章)：_____　填报日期：_____年___月___日
事件名称：_____
环境卫生事件类别：1. 空气污染 2. 水污染 3. 土壤污染
致病因素：
1. 空气：(1) 氯；(2) 氨；(3) 一氧化碳；(4) 硫化物
2. 水污染：(1) 生活污水；(2) 医院污水；(3) 农药
3. 土壤
4. 其他
事件发生原因：
1. 室内装修；2. 违章操作；3. 设备故障；4. 其他生物性污染：(1) 污水排放；(2) 设备故障；(3) 下水堵塞；(4) 无消毒措施；5. 其他室内污染：(1) 煤气中毒；(2) 室内养殖；6. 其他工业污染：(1) 工业三废；7. 其他原因
引发事件污染物：1. 氯；2. 氨；3. 煤气；4. 硫化物；5. 生活污水；6. 医院污水；7. 农药；8. 其他
被污染环境：1. 大气；2. 室内空气；3. 自来水管网；4. 二次供水；5. 自来水源；6. 分散供水源；7. 土壤；8. 河流；9. 其他
责任单位：_____
病人处理过程：1. 集中收治；2. 特异性治疗；3. 对症治疗；4. 其他处理；5. 明确诊断；6. 采样检验；7. 其他
事件控制措施：1. 发布新的规章制度；2. 现场防护措施；3. 严格操作程序；4. 综合治理污染源；5. 宣传教育；6. 恢复被污染环境；7. 救助受害人员；8. 毒物鉴定分析；9. 样本采集分析；10. 其他

注：请在相应选项处划"○"

附表7　群体性不明原因疾病相关信息表

填报单位(盖章)：_____　填报日期：_____年___月___日
事件名称：_____
引发事件可疑污染物：
事件发生原因：
危害因素：
病人处理过程：
事件控制措施：

注：请在相应选项处划"○"

附表8　免疫接种事件相关信息表

填报单位(盖章)：_____　填报日期：_____年___月___日
事件名称：_____
致病因素：1. 麻疹疫苗；2 百白破混合制剂；3. 乙肝疫苗；4. 脊髓灰质炎糖丸；5. 狂犬疫苗；6. 流行性感冒疫苗；7. 风疹疫苗；8. 水痘疫苗；9. 流行性出血热疫苗；10. 流行性腮腺炎疫苗；11. 甲肝疫苗；12. 伤寒疫苗；13. A群流脑多糖菌苗；14. 白破二联类毒素；15. 乙型脑炎疫苗；16. 卡介苗；17. 轮状病毒疫苗；18. 碘油胶丸；19. 其他
事件发生原因：1. 心因性反应；2. 不良反应；3. 异常反应；4. 偶合反应；5. 不规范接种；6. 其他
病人处理过程：1. 对症治疗；2. 特异性治疗；3. 安慰剂治疗；4. 居家休息；5. 医学观察；6. 心理

治疗；7. 明确诊断；8. 采样检验；9. 其他事件控制措施：1. 宣传教育 2. 暂停接种 3. 规范制度 4. 停课放假 5. 其他

接种时间：年 月 日 时 分

注：请在相应选项处划"○"

附表 9 医院内感染事件相关信息表

填报单位（盖章）：_____ 填报日期：_____ 年___ 月___ 日

事件名称：_____

致病因素：1. 医源性；2. 非医源性；3. 其他

事件发生原因：1. 交叉感染；2. 医院内污染；3. 其他

引发事件污染物：_____

病人处理过程：1. 对症治疗；2. 急症救护；3. 明确诊断；4. 采样检验；5. 其他

事件控制措施：

责任单位：

注：请在相应选项处划"○"

附表 10 放射性卫生事件相关信息表

填报单位（盖章）：_____ 填报日期：_____ 年___ 月___ 日

事件名称：_____

核和辐射事件类别：1. 放射性同位素 2. 射线装置 3. 核设施

辐射源名称：_____

辐射源活度（Bq）：_____

集体剂量当量：（Gy）：

最大受照剂量：（Gy）：

直接经济损失：（万元）：

责任单位：1. 使用单位；2. 保管单位；3. 其他

事件发生原因：1. 丢失；2. 泄漏；3. 被盗；4. 流散；5. 其他

病人处理过程：1. 住院观察；2. 对症治疗；3. 特异性治疗；4. 明确诊断；5. 采样检验；6. 其他处理

事件控制措施：1. 控制放射源；2. 公共安全警报；3. 疏散人员；4. 其他

注：请在相应选项处划"○"

附表 11 其他公共卫生事件相关信息表

填报单位（盖章）：_____ 填报日期：_____ 年___ 月___ 日

事件名称：_____

引发事件可疑污染物：

事件发生原因：

危害因素：

病人处理过程：

事件控制措施：

报告单位领导签字：_____

注：请在相应选项处划"○"

附录3：危险化学品泄漏疏散距离

危险化学品泄漏疏散距离表

联合国危险品编码/化学品名称	少量泄漏*			大量泄漏**		
	紧急隔离距离	白天疏散距离	夜间疏散距离	紧急隔离距离	白天疏散距离	夜间疏散距离
1005 氨（液氨）	30 m	0.2 km	0.2 km	60 m	0.5 km	1.1 km
1008 三氟化硼（压缩）	30 m	0.2 km	0.6 km	215 m	1.6 km	5.1 km
1016 一氧化碳（压缩）	30 m	0.2 km	0.2 km	125 m	0.6 km	1.8 km
1017 氯气	30 m	0.3 km	1.1 km	275 m	2.7 km	6.8 km
1023 压缩煤气	30 m	0.2 km	0.2 km	60 m	0.3 km	0.5 km
1026 氰（乙二腈）	30 m	0.2 km	1.1 km	305 m	3.1 km	7.7 km
1040 环氧乙烷	30 m	0.2 km	0.2 km	60 m	0.5 km	1.8 km
1045 氟气（压缩）	30 m	0.2 km	0.5 km	185 m	1.4 km	4.0 km
1048 无水溴化氢	30 m	0.2 km	0.5 km	125 m	1.1 km	3.4 km
1050 无水氯化氢	30 m	0.2 km	0.6 km	185 m	1.6 km	4.3 km
1051 氰化氢（氢氰酸）	60 m	0.2 km	0.5 km	400 m	1.3 km	3.4 km
1052 无水氟化氢	30 m	0.2 km	0.6 km	125 m	1.1 km	2.9 km
1053 硫化氢	30 m	0.2 km	0.3 km	215 m	1.4 km	4.3 km
1062 甲基溴	30 m	0.2 km	0.3 km	95 m	0.5 km	1.4 km
1064 甲硫醇	30 m	0.2 km	0.3 km	95 m	0.8 km	2.7 km
1067 氮氧化物	30 m	0.2 km	0.5 km	305 m	1.3 km	3.9 km
1069 亚硝酰氯	30 m	0.3 km	1.4 km	365 m	3.5 km	9.8 km
1071 压缩石油气	30 m	0.2 km	0.2 km	30 m	0.3 km	0.5 km
1076　双光气	60 m	0.2 km	0.5 km	95 m	1.0 km	1.9 km
1076　光气	95 m	0.8 km	2.7 km	765 m	6.6 km	11.0 km
1079 二氧化硫	30 m	0.3 km	1.1 km	185 m	3.1 km	7.2 km
1082　三氟氯乙烯	30 m	0.2 km	0.2 km	30 m	0.3 km	0.8 km
1092　丙烯醛（阻聚）	60 m	0.5 km	1.6 km	400 m	3.9 km	7.9 km
1098　烯丙醇	30 m	0.2 km	0.2 km	30 m	0.3 km	0.6 km
1135 2-氯乙醇	30 m	0.2 km	0.3 km	60 m	0.6 km	1.3 km
1143 2-丁烯醛（阻聚）	30 m	0.2 km	0.2 km	30 m	0.3 km	0.8 km
1162 二甲基二氯硅烷（水中泄漏）	30 m	0.2 km	0.3 km	125 m	1.1 km	2.9 km

联合国危险品编码/化学品名称	少量泄漏*			大量泄漏**		
	紧急隔离距离	白天疏散距离	夜间疏散距离	紧急隔离距离	白天疏散距离	夜间疏散距离
1163 1,1-二甲基肼	30 m	0.2 km	0.2 km	60 m	0.5 km	1.1 km
1182 氯甲酸乙酯	30 m	0.2 km	0.3 km	60 m	0.6 km	1.4 km
1185 乙烯亚胺(阻聚)	30 m	0.3 km	0.8 km	155 m	1.4 km	3.5 km
1238 氯甲酸甲酯	30 m	0.3 km	1.1 km	155 m	1.6 km	3.4 km
1239 氯甲基甲醚	30 m	0.2 km	0.6 km	125 m	1.1 km	2.7 km
1242 甲基二氯硅烷(水中泄漏)	30 m	0.2 km	0.2 km	60 m	0.5 km	1.6 km
1244 甲基肼	30 m	0.3 km	0.8 km	125 m	1.1 km	2.7 km
1250 甲基三氯硅烷(水中泄漏)	30 m	0.2 km	0.3 km	125 m	1.1 km	2.9 km
1251 甲基乙烯基酮(稳定)	155 m	1.3 km	3.4 km	915 m	8.7 km	11.0+km
1259 羰基镍	60 m	0.6 km	2.1 km	215 m	2.1 km	4.3 km
1295 三氯硅烷(水中泄漏)	30 m	0.2 km	0.3 km	125 m	1.3 km	3.2 km
1298 三甲基氯硅烷	30 m	0.2 km	0.2 km	95 m	0.8 km	2.3 km
1340 五硫化磷(不含黄磷和白磷)水中泄漏	30 m	0.2 km	0.5 km	155 m	1.3 km	3.2 km
1360 磷化钙(水中泄漏)	30 m	0.2 km	0.8 km	215 m	2.1 km	5.3 km
1380 戊硼烷	155 m	1.3 km	3.7 km	765 m	6.6 km	10.6 km
1384 连二亚硫酸钠(保险粉),水中泄漏	30 m	0.2 km	0.2 km	30 m	0.3 km	1.1 km
1397 磷化铝(水中泄漏)	30 m	0.2 km	0.8 km	245 m	2.4 km	6.4 km
1412 氨基化锂	30 m	0.2 km	0.2 km	95 m	0.8 km	1.9 km
1419 磷化铝镁(水中泄漏)	30 m	0.2 km	0.8 km	215 m	2.1 km	5.5 km
1432 磷化钠(水中泄漏)	30 m	0.2 km	0.5 km	155 m	1.4 km	4.0 km
1433 磷化锡(水中泄漏)	30 m	0.2 km	0.8 km	185 m	1.6 km	4.7 km
1510 四硝基甲烷	30 m	0.3 km	0.5 km	60 m	0.6 km	1.3 km
1541 丙酮合氰醇(水中泄漏)	30 m	0.2 km	0.2 km	95 m	0.8 km	2.1 km
1556 甲基二氯化胂	30 m	0.2 km	0.3 km	60 m	0.5 km	1.0 km
1560 三氯化砷	30 m	0.2 km	0.3 km	60 m	0.6 km	1.4 km
1569 溴丙酮	30 m	0.2 km	0.3 km	95 m	0.8 km	1.9 km
1580 三氯硝基甲烷(氯化苦)	60 m	0.5 km	1.3 km	185 m	1.8 km	4.0 km

联合国危险品编码/化学品名称	少量泄漏*			大量泄漏**		
	紧急隔离距离	白天疏散距离	夜间疏散距离	紧急隔离距离	白天疏散距离	夜间疏散距离
1581 三氯硝基甲烷和溴甲烷混合物	30 m	0.2 km	0.5 km	125 m	1.3 km	3.1 km
1581 溴甲烷和＞2％三氯硝基甲烷混合物	30 m	0.3 km	1.1 km	215 m	2.1 km	5.6 km
1582 三氯硝基甲烷和氯甲烷混合物	30 m	0.2 km	0.8 km	95 m	1.0 km	3.2 km
1589 氯化氰（抑制）	60 m	0.5 km	1.8 km	275 m	2.7 km	6.8 km
1595 硫酸二甲酯	30 m	0.2 km	0.2 km	30 m	0.3 km	0.6 km
1605 1,2－二溴乙烷	30 m	0.2 km	0.2 km	30 m	0.3 km	0.5 km
1612 四磷酸六乙酯和压缩气体混合物	30 m	0.2 km	0.2 km	30 m	0.3 km	1.4 km
1613 氢氰酸,水溶液(含氰化氢≤20％)	30 m	0.2 km	0.2 km	125 m	0.5 km	1.3 km
1614 氰化氢	60 m	0.2 km	0.5 km	400 m	1.3 km	3.4 km
1647 1,2－二乙烷和溴甲烷液体混合物	30 m	0.2 km	0.2 km	30 m	0.3 km	0.5 km
1660 压缩一氧化氮	30 m	0.3 km	1.3 km	155 m	1.3 km	3.5 km
1670 全氯甲硫醇	30 m	0.2 km	0.3 km	60 m	0.5 km	1.1 km
1680 氰化钾（水中泄漏）	30 m	0.2 km	0.3 km	95 m	0.8 km	2.6 km
1689 氰化钠（水中泄漏）	30 m	0.2 km	0.3 km	95 m	1.0 km	2.6 km
1695 氯丙酮（稳定）	30 m	0.2 km	0.3 km	60 m	0.6 km	1.3 km
1698 亚当氏气（军用毒气）	60 m	0.3 km	1.1 km	185 m	2.3 km	5.1 km
1714 磷化锌（水中泄漏）	30 m	0.2 km	0.8 km	185 m	1.8 km	5.1 km
1716 乙酰溴（水中泄漏）	30 m	0.2 km	0.3 km	95 m	0.8 km	2.3 km
1717 乙酰氯（水中泄漏）	30 m	0.2 km	0.3 km	95 m	1.0 km	2.7 km
1722 氯甲酸烯丙酯	155 m	1.3 km	2.7 km	610 m	6.1 km	10.8 km
1724 烯丙基三氯硅烷,稳定的（水中泄漏）	30 m	0.2 km	0.3 km	125 m	1.0 km	2.9 km
1725 无水溴化铝	30 m	0.2 km	0.3 km	95 m	1.0 km	2.7 km
1726 无水氯化铝	30 m	0.2 km	0.2 km	60 m	0.5 km	1.6 km
1728 戊基三氯硅烷（水中泄漏）	30 m	0.2 km	0.2 km	60 m	0.5 km	1.6 km
1732 五氟化锑（水中泄漏）	30 m	0.2 km	0.6 km	155 m	1.6 km	3.7 km
1736 苯甲酰氯（水中泄漏）	30 m	0.2 km	0.2 km	30 m	0.3 km	1.1 km

联合国危险品编码/化学品名称	少量泄漏*			大量泄漏**		
	紧急隔离距离	白天疏散距离	夜间疏散距离	紧急隔离距离	白天疏散距离	夜间疏散距离
1741 三氯化硼	30 m	0.2 km	0.3 km	60 m	0.6 km	1.6 km
1744 溴,溴溶液	60 m	0.3 km	1.1 km	185 m	1.6 km	4.0 km
1745 五氟化溴(陆上泄漏)	60 m	0.5 km	1.3 km	245 m	2.3 km	5.0 km
1745 五氟化溴(水中泄漏)	30 m	0.2 km	0.8 km	215 m	1.9 km	4.2 km
1746 三氟化溴(陆上泄漏)	30 m	0.2 km	0.3 km	60 m	0.3 km	0.8 km
1746 三氟化溴(水中泄漏)	30 m	0.2 km	0.6 km	185 m	2.1 km	5.5 km
1747 丁基三氯硅烷(水中泄漏)	30 m	0.2 km	0.2 km	60 m	0.5 km	1.8 km
1749 三氟化氯	60 m	0.5 km	1.6 km	335 m	3.4 km	7.7 km
1752 氯乙酰氯(陆上泄漏)	30 m	0.2 km	0.5 km	95 m	0.8 km	1.6 km
1752 氯乙酰氯(水中泄漏)	30 m	0.2 km	0.2 km	60 m	0.3 km	1.3 km
1754 氯磺酸(陆上泄漏)	30 m	0.2 km	0.2 km	30 m	0.2 km	0.5 km
1754 氯磺酸(水中泄漏)	30 m	0.2 km	0.2 km	60 m	0.5 km	1.4 km
1754 氯磺酸和三氧化硫混合物	60 m	0.3 km	1.1 km	305 m	2.1 km	5.6 km
1758 氯氧化铬(水中泄漏)	30 m	0.2 km	0.2 km	60 m	0.3 km	1.3 km
1777 氟磺酸	30 m	0.2 km	0.2 km	60 m	0.5 km	1.4 km
1801 辛基三氯硅烷(水中泄漏)	30 m	0.2 km	0.3 km	95 m	0.8 km	2.4 km
1806 五氯化磷(水中泄漏)	30 m	0.2 km	0.3 km	125 m	1.0 m	2.9 km
1809 三氯化磷(陆上泄漏)	30 m	0.2 km	0.6 km	125 m	1.1 km	2.7 km
1809 三氯化磷(水中泄漏)	30 m	0.2 km	0.3 km	125 m	1.1 km	2.6 km
1810 三氯氧磷(陆上泄漏)	30 m	0.2 km	0.5 km	95 m	0.8 km	1.8 km
1810 三氯氧磷(水中泄漏)	30 m	0.2 km	0.3 km	95 m	1.0 km	2.6 km
1818 四氯化硅(水中泄漏)	30 m	0.2 km	0.3 km	125 m	1.3 km	3.4 km
1828 氯化硫(陆上泄漏)	30 m	0.2 km	0.3 km	60 m	0.5 km	1.0 km
1828 氯化硫(水中泄漏)	30 m	0.2 km	0.2 km	60 m	0.6 km	2.3 km
1829 三氧化硫	60 m	0.3 km	1.1 km	305 m	2.1 km	5.6 km
1831 发烟硫酸	60 m	0.3 km	1.1 km	305 m	2.1 km	5.6 km
1834 硫酰氯(陆上泄漏)	30 m	0.2 km	0.2 km	30 m	0.3 km	0.6 km
1834 硫酰氯(水中泄漏)	30 m	0.2 km	0.2 km	125 m	1.1 km	2.4 km

联合国危险品编码/化学品名称	少量泄漏*			大量泄漏**		
	紧急隔离距离	白天疏散距离	夜间疏散距离	紧急隔离距离	白天疏散距离	夜间疏散距离
1836 亚硫酰氯(陆上泄漏)	30 m	0.2 km	0.5 km	60 m	0.5 km	1.1 km
1836 亚硫酰氯(水中泄漏)	30 m	0.2 m	1.0 km	335 m	3.2 km	7.1 km
1838 四氯化钛(陆上泄漏)	30 m	0.2 km	0.2 km	30 m	0.3 km	0.8 km
1838 四氯化钛(水中泄漏)	30 m	0.2 km	0.3 km	125 m	1.1 km	2.9 km
1859 四氟化硅	30 m	0.2 km	0.5 km	60 m	0.5 km	1.6 km
1892 乙基二氯化胂	30 m	0.2 km	0.3 km	60 m	0.5 km	1.0 km
1898 乙酰碘(水中泄漏)	30 m	0.2 km	0.2 km	60 m	0.6 km	1.6 km
1911 压缩乙硼烷	30 m	0.2 km	0.3 km	95 m	1.0 km	2.7 km
1923 连二亚硫酸钙,亚硫酸氢钙(水中泄漏)	30 m	0.2 km	0.2 km	30 m	0.3 km	1.1 km
1939 三溴氧磷(水中泄漏)	30 m	0.2 km	0.3 km	95 m	0.6 km	1.9 km
1975 一氧化氮和二氧化氮混合物,四氧化二氮和一氧化氮混合物	30 m	0.3 m	1.3 km	155 m	1.3 km	3.5 km
1994 五羟基铁	30 m	0.3 km	0.6 km	125 m	1.1 km	2.4 km
2004 二氨基镁(水中泄漏)	30 m	0.2 km	0.2 km	60 m	0.5 km	1.3 km
2011 磷化镁(水中泄漏)	30 m	0.2 km	0.8 km	245 m	2.3 km	6.0 km
2012 磷化钾(水中泄漏)	30 m	0.2 km	0.5 km	155 m	1.3 km	4.0 km
2013 磷化锶(水中泄漏)	30 m	0.2 km	0.5 km	155 m	1.3 km	3.7 km
2032 发烟硝酸	95 m	0.3 km	0.5 km	400 m	1.3 km	3.5 km
2186 氯化氢,冷冻液体	30 m	0.2 km	0.6 km	185 m	1.6 km	4.3 km
2188 胂	60 m	0.5 km	2.1 km	335 m	3.2 km	6.6 km
2189 二氯硅烷	30 m	0.3 km	1.0 km	245 m	2.4 km	6.3 km
2190 压缩二氟化氧	430 m	4.2 km	8.4 km	915 m	11.0+km	11.0+km
2191 硫酰氟	30 m	0.2 km	0.3 km	95 m	0.8 km	2.3 km
2192 锗烷	30 m	0.2 km	0.8 km	275 m	2.7 km	6.6 km
2194 六氟化硒	30 m	0.3 km	1.3 km	245 m	2.3 km	6.0 km
2195 六氟化碲	60 m	0.6 km	2.3 km	365 m	3.5 km	7.6 km
2196 六氟化钨	30 m	0.3 km	1.3 km	155 m	1.3 km	3.7 km

联合国危险品编码/化学品名称	少量泄漏*			大量泄漏**		
	紧急隔离距离	白天疏散距离	夜间疏散距离	紧急隔离距离	白天疏散距离	夜间疏散距离
2197 无水碘化氢	30 m	0.2 km	0.5 km	95 m	0.8 km	2.6 km
2198 压缩五氟化磷	30 m	0.3 km	1.1 km	125 km	1.1 km	3.5 km
2199 磷化氢	95 m	0.3 km	1.3 km	490 m	1.8 km	5.5 km
2202 无水硒化氢	185 m	1.8 km	5.6 km	915 m	10.8 km	11.0+km
2204 羰基硫	30 m	0.2 km	0.6 km	215 m	1.9 km	5.6 km
2232 2—氯乙醛	30 m	0.2 km	0.5 km	60 m	0.6 km	1.6 km
2334 烯丙胺	30 m	0.2 km	0.5 km	95 m	1.0 km	2.4 km
2337 苯硫酚	30 m	0.2 km	0.2 km	30 m	0.3 km	0.6 km
2382 对称二甲基肼	30 m	0.2 km	0.3 km	60 m	0.5 km	1.1 km
2407 氯甲酸异丙酯	30 m	0.2 km	0.3 km	95 m	0.8 km	1.9 km
2417 压缩碳酰氟	30 m	0.2 km	1.1 km	125 m	1.0 km	3.1 km
2418 四氟化硫	60 m	0.5 km	1.9 km	305 m	2.9 km	6.9 km
2420 六氟丙酮	30 m	0.3 km	1.4 km	365 m	3.7 km	8.5 km
2421 三氧化二氮	30 m	0.2 km	0.2 km	155 m	0.6 km	2.1 km
2438 三甲基乙酰氯	30 m	0.2 km	0.2 km	30 m	0.3 km	0.8 km
2442 三氯乙酰氯（陆中泄漏）	30 m	0.2 km	0.3 km	60 m	0.6 km	1.4 km
2442 三氯乙酰氯（水中泄漏）	30 m	0.2 km	0.2 km	30 m	0.3 km	1.3 km
2474 硫光气	60 m	0.6 km	1.8 km	275 m	2.6 km	5.0 km
2477 异硫氰酸甲酯	30 m	0.2 km	0.3 km	60 m	0.5 km	1.1 km
2480 异氰酸甲酯	95 m	0.8 km	2.7 km	490 m	4.8 km	9.8 km
2481 异氰酸乙酯	215 m	1.9 km	4.3 km	915 m	>11.0 km	>11.0 km
2482 异氰酸正丙酯	125 m	1.1 km	2.4 km	765 m	6.3 km	10.6 km
2483 异氰酸异丙酯	185 m	1.8 km	3.9 km	430 m	4.2 km	7.4 km
2484 异氰酸叔丁酯	125 m	1.0 km	2.4 km	550 m	5.3 km	10.3 km
2485 异氰酸正丁酯	95 m	0.8 km	1.6 km	335 m	3.1 km	6.3 km
2486 异氰酸异丁酯	60 m	0.6 km	1.4 km	155 m	1.6 km	3.2 km
2487 异氰酸苯酯	30 m	0.3 km	0.8 km	155 m	1.3 km	2.6 km
2488 异氰酸环己酯	30 m	0.2 km	0.3 km	95 m	0.8 km	1.4 km

联合国危险品编码/化学品名称	少量泄漏*			大量泄漏**		
	紧急隔离距离	白天疏散距离	夜间疏散距离	紧急隔离距离	白天疏散距离	夜间疏散距离
2495 五氟化碘（水中泄漏）	30 m	0.2 km	0.5 km	125 m	1.1 km	3.1 km
2521 双烯酮，抑制的	30 m	0.2 km	0.2 km	30 m	0.3 km	0.5 km
2534 甲基氯硅烷	30 m	0.2 km	1.0 km	215 m	2.1 km	5.6 km
2548 五氟化氯	30 m	0.3 km	1.0 km	365 m	3.7 km	8.7 km
2576 三溴氧磷，熔融的（水中泄漏）	30 m	0.2 km	0.3 km	95 m	0.6 km	1.9 km
2600 压缩一氧化碳和氢气混合物	30 m	0.2 km	0.2 km	125 m	0.6 km	1.8 km
2605 异氰酸甲氧基甲酯	60 m	0.3 km	0.8 km	125 m	1.3 km	2.6 km
2606 原硅酸甲酯	30 m	0.2 km	0.2 km	30 m	0.3 km	0.6 km
2644 甲基碘	30 m	0.2 km	0.3 km	60 m	0.3 km	1.0 km
2646 六氯环戊二烯	30 m	0.2 km	0.2 km	30 m	0.2 km	0.3 km
2668 氯乙腈	30 m	0.2 km	0.2 km	30 m	0.3 km	0.5 km
2676 锑化氢	30 m	0.3 km	1.6 km	245 m	2.3 km	6.0 km
2691 五溴化磷（水中泄漏）	30 m	0.2 km	0.3 km	95 m	0.8 km	2.4 km
2692 三溴化硼（陆中泄漏）	30 m	0.2 km	0.3 km	60 m	0.6 km	1.4 km
2692 三溴化硼（水中泄漏）	30 m	0.2 km	0.2 km	60 m	0.5 km	1.6 km
2740 氯甲酸正丙酯	30 m	0.2 km	0.3 km	60 m	0.5 km	1.4 km
2742 氯甲酸特丁酯	30 m	0.2 km	0.2 km	30 m	0.3 km	0.6 km
2742 氯甲酸异丁酯	30 m	0.2 km	0.2 km	60 m	0.3 km	0.8 km
2743 氯甲酸正丁酯	30 m	0.2 km	0.2 km	30 m	0.3 km	0.5 km
2806 氮化锂	30 m	0.2 km	0.2 km	95 m	0.8 km	2.1k
2810 双（2-氯乙基）乙胺	30 m	0.2 km	0.2 km	30 m	0.2 km	0.3 km
2810 双（2-氯乙基）甲胺	30 m	0.2 km	0.2 km	30 m	0.2 km	0.3 km
2810 双（2-氯乙基）硫	30 m	0.2 km	0.2 km	30 m	0.2 km	0.3 km
2810 沙林，sarin（化学武器）	155 m	1.6 km	3.4 km	915 m	>11.0 km	>11.0 km
2810 梭曼，so man（化学武器）	95 m	0.8 km	1.8 km	765 m	6.8 km	10.5 km
2810 嗒崩，tabun（化学武器）	30 m	0.3 km	0.6 km	155 m	1.6 km	3.1 km
2810 VX（化学武器）	30 m	0.2 km	0.2 km	60 m	0.6 km	1.0 km
2810 CX（化学武器）	30 m	0.2 km	0.5 km	95 m	1.0 km	3.1 km

联合国危险品编码/化学品名称	少量泄漏*			大量泄漏**		
	紧急隔离距离	白天疏散距离	夜间疏散距离	紧急隔离距离	白天疏散距离	夜间疏散距离
2826 氯硫代甲酯乙酯	30 m	0.2 km	0.2 km	60 m	0.5 km	0.8 km
2845 无水乙基二氯化膦	60 m	0.5 km	1.3 km	155 m	1.6 km	3.4 km
2845 甲基二氯化膦	60 m	0.5 km	1.3 km	245 m	2.3 km	5.0 km
2901 氯化溴	30 m	0.3 km	1.0 km	155 m	1.6 km	4.0 km
2927 无水乙基二氯硫膦	30 m	0.2 km	0.2 km	30 m	0.2 km	0.2 km
2977 六氟化铀,可裂变的(含铀-235高于1.0%)水中泄漏	30 m	0.2 km	0.5 km	95 m	1.0 km	3.1 km
3023 2-甲基-2-庚硫醇,叔-辛硫醇	30 m	0.2 km	0.2 km	60 m	0.5 km	1.1 km
3048 磷化铝农药	30 m	0.2 km	0.8 km	215 m	1.9 km	5.3 km
3052 烷基铝卤化物(水中泄漏)	30 m	0.2 km	0.2 km	30 m	0.3 km	1.3 km
3057 三氟乙酰氯	30 m	0.3 km	1.4 km	430 m	4.0 km	8.5 km
3079 甲基丙烯腈,抑制的	30 m	0.2 km	0.5 km	60 m	0.6 km	1.6 km
3083 过氯酰氟	30 m	0.2 km	1.0 km	215 m	2.3 km	5.6 km
3246 甲基磺酰氯	95 m	0.6 km	2.4 km	245 m	2.3 km	5.1 km
3294 氰化氢醇溶液(含氰化氢不高于45%)	30 m	0.2 km	0.3 km	215 m	0.6 km	1.9 km
3300 环氧乙烷和二氧化碳混合物,(环氧乙烷含量大于87%)	30 m	0.2 km	0.2 km	60 m	0.5 km	1.8 km
3318 50%以上的氨溶液	30 m	0.2 km	0.2 km	60 m	0.5 km	1.1 km
9191 二氧化氯,水合物,冻结(水中泄漏)	30 m	0.2 km	0.2 km	30 m	0.2 km	0.6 km
9192 氟,冷冻液	30 m	0.2 km	0.5 km	185 m	1.4 km	4.0 km
9202 一氧化碳,冷冻液	30 m	0.2 km	0.5 km	125 m	0.6 km	1.8 km
9206 甲基二氯化膦	30 m	0.2 km	0.2 km	30 m	0.2 km	0.3 km
9263 氯三甲基乙酰氯	30 m	0.2 km	0.2 km	30 m	0.3 km	0.5 km
9264 3,5-二氯-2,4,6-三氟嘧啶	30 m	0.2 km	0.2 km	30 m	0.3 km	0.5 km
9269 三甲氧基硅烷	30 m	0.3 km	1.0 km	215 m	2.1 km	4.2 km

注:少量泄漏*:小包装(<200 L)泄漏或大包装少量泄漏;

大量泄漏**:大包装(>200 L)泄漏或多个小包装同时泄漏;

+指某些气象条件下,应增加下风向的疏散距离。

参考文献

［1］谭晓东,狄娟.卫生应急学的学科形成与发展［J］.公共卫生与预防医学,2011,22(3):1-2.

［2］王陇德.卫生应急工作手册［M］.北京:人民卫生出版社,2005.

［3］王陇德.突发公共卫生事件应急管理:理论与实践［M］.北京:人民卫生出版社,2008.

［4］吴群红,杨维中.卫生应急管理［M］.北京:人民卫生出版社,2013.

［5］国家卫健委.全国疾病预防控制机构卫生应急工作规范.2015.

［6］中华人民共和国主席令第69号.中华人民共和国突发事件应对法.2007.

［7］国务院令第376号.突发公共卫生事件应急条例.2003.

［8］国务院.国家突发公共事件总体应急预案.2006.

［9］国务院.国家突发公共卫生事件应急预案.2006.

［10］国务院.国家突发公共事件医疗救援应急预案.2006.

［11］卫生部.全国卫生部门卫生应急管理工作规范.2007.

［12］国务院.突发事件应急演练指南.2009.

［13］中华人民共和国主席令第17号.中华人民共和国传染病防治法.2004.

［14］卫生部令第37号.突发公共卫生事件与传染病疫情监测信息报告管理办法.2003.

［15］卫生部.传染病信息报告管理规范.2006.

［16］卫生部.国家突发公共卫生事件相关信息报告管理工作规范.2006.

［17］卫生部.突发事件公共卫生风险评估管理办法.北京:2012.

［18］卫生部.突发事件公共卫生风险评估技术方案(试行).北京:2012.

［19］中华人民共和国国家标准.风险管理风险评估技术.GB/T27921-2011.

［20］卫生部.群体性不明原因疾病应急预案.北京:2007.

［21］李立明.流行病学.第6版［M］.北京:人民卫生出版社,2007.

［22］詹思延.流行病学.第7版［M］.北京:人民卫生出版社,2012.

［23］谭红专.现代流行病学.第2版［M］.北京:人民卫生出版社,2008.

［24］王建华.流行病学(第一卷).第3版［M］.北京:人民卫生出版社,2015.

［25］杨超,王世平,郝艳华.突发公共卫生事件应对技术丛书·应急处置技术指南［M］.北京:人民卫生出版社,2014.

［26］冯子健.传染病突发事件处置［M］.北京:人民卫生出版社,2013.

［27］中华人民共和国主席令第17号.中华人民共和国传染病防治法.北京:2004.

［28］张顺祥主译.现场流行病学.第3版［M］.北京:人民卫生出版社,2011.

［29］康来仪.等.实用传染病防治.第3版［M］.北京:学苑出版社,2010.

［30］李兰娟,任红.传染病学.第8版［M］.北京:人民卫生出版社,2013.

［31］沈洪兵,齐秀英.流行病学.第8版［M］.北京:人民卫生出版社,2013.

［32］齐小秋.病原微生物学检验—概论［M］.疾病预防控制专业人员培训系列教材,2009.

［33］齐小秋.病原微生物学检验—病毒［M］.疾病预防控制专业人员培训系列教材,2009.

［34］国务院.病原微生物生物安全管理条例.2004.

[35] 国家质量监督检验检疫总局. 实验室生物安全通用要求. GB19489—2008.

[36] 国家卫生和计划生育委员会. 病原微生物实验室生物安全通用准则. WS233-2017.

[37] 张永慧,吴永宁. 食品安全事故应急处置与案例分析创新及应用版[M]. 北京:中国质检出版社, 2012.11.

[38] 孙长颢. 营养与食品卫生学. 第7版[M]. 北京:人民卫生出版社,2016.

[39] 卫生部. 食品安全事故流行病学调查技术指南(2012年版). 北京:2012.

[40] 中华人民共和国主席令第21号. 中华人民共和国食品安全法. 北京:2015.

[41] 国务院令第557号. 中华人民共和国食品安全法实施条例. 北京:2009.

[42] 卫生部,工业和信息化部,等. 食品安全风险监测管理规定(试行). 北京:2010.

[43] 卫生部,农业部,商务部,工商总局,质检总局,国家食品药品监管局. 食品安全信息公布管理办法. 北京:2010.

[44] 卫生部. 食品安全事故流行病学调查技术指南. 北京:2012.

[45] 国务院. 国家食品安全事故应急预案. 北京:2011

[46] 杨克敌. 环境卫生学. 第7版[M]. 北京:人民卫生出版社,2012

[47] 陈学敏,杨克敌. 现代环境卫生学. 第2版[M]. 北京:人民卫生出版社,2008.

[48] 卫生部. 突发中毒事件卫生应急预案及技术方案(2011版)[M]. 北京:人民卫生出版社,2011.

[49] 孙承业. 突发事件卫生应急培训教材-中毒事件处置[M]. 北京:人民卫生出版社,2013.

[50] 王卫群,等. 急性化学损伤应急救援与救治[M]. 北京:化学工业出版社,2010.

[51] 余启元. 个体防护装备技术与检测方法[M]. 广州:华南理工大学出版社,2006.

[52] 王心如. 毒理学基础. 第6版[M]. 北京:人民卫生出版社,2012.

[53] Van Leeuwen, Cornelis Johannes. 化学风险评估[M]. 北京:化学工业出版社,2010.

[54] 何凤生. 中华职业医学[M]. 北京:人民卫生出版社,1999.

[55] 李焕德. 解毒药物治疗学[M]. 北京:人民卫生出版社,2001.

[56] 赵仲堂. 流行病学研究方法与应用. 第2版[M]. 北京:科学出版社,2011.

[57] 沈洪,于学忠. 急诊医学[M]. 北京:人民卫生出版社,2008.

[58] 国家核事故应急协调委员会. 国家核应急预案(修订版). 2013.

[59] 卫生部. 卫生部核事故和辐射事故卫生应急预案. 2009.

[60] 苏旭. 核和辐射突发事件处置. 北京:人民卫生出版社,2013.

[61] 中华人民共和国国家卫生和计划生育委员会. 核或辐射应急准备与响应通用准则. GBZ/T 271-2016.

[62] 郭力生,耿秀生. 核辐射事故医学应急[M]. 北京:原子能出版社,2004.

[63] 毛秉智. 核辐射事故医学救援技术手册[M]. 北京:军事医学科学出版社,2004.

[64] 苏旭,刘英. 核辐射恐怖事件医学应对手册[M]. 北京:人民卫生出版社,2005.

[65] 刘长安,刘英等. 核与放射事故医学应急计划指南[M]. 北京:人民卫生出版社,2005.

[66] 刘树铮. 医学放射生物学[M]. 北京:原子能出版社,2006.

[67] 中国疾病预防控制中心. 自然灾害传染病预防控制工作技术指南(试行稿). 2015.

[68] 中国疾病预防控制中心. 全国自然灾害卫生应急工作指南. 2011

[69] 毛群安. 卫生应急风险沟通[M]. 北京:人民卫生出版社,2013.

[70] 姜乾金. 医学心理学. 第3版[M]. 北京:人民卫生出版社,2004.

[71] [美]理查德·格里格,菲利普·津巴多,著;王垒,等,译. 心理学与生活. 第16版[M]. 北京:人民邮电出版社,2003.

[72] 郭念峰. 心理咨询师(上下册)[M]. 北京:民族出版社,2002.

[73] 郑日昌. 心理测量与测验[M]. 北京:中国人民大学出版社,2008.

［74］车文博.当代西方心理学新词典［M］.长春:吉林人民出版社,2001.

［75］马中富,王瑞儒,宋祖军.急诊医学［M］.北京:军事医学科学院出版社,2007.

［76］Alexander Krämer,Mirjam Kretzschmar,Klaus Krickeberg. Modern Infectious Disease Epidemiology:Concepts,Methods,Mathematical Models,and Public Health［M］. Springer,2010.

［77］Daniel Zeng,Carlos Castillo-Chavez,Hsinchun Chen,et al. Lober Infectious disease informatics and biosurveriliance［M］.Springer Science,2011.

［78］UnderstandingtheVaccine Adverse Event Reporting System（VAERS）.http://www.cdc.gov/vaccines/conversations.2013.

［79］http://www.who.int/emergencies/response-plans/2017/en/.

［80］IAEA. Safety Standards for protecting people and the environment. Criteria for Use in Preparedness and Response for a Nuclear or Radiological Emergency. General Safety Guide NoGSG-2 IAEA. Vienna,2011.

［81］闪淳,昌周玲,方曼.美国应急管理机制建设的发展过程及对我国的启示［J］.中国行政管理,2010,8:100-105.

［82］刘铁民.应急准备任务设置与应急响应能力建设［J］.中国安全生产科学技术,2012,8(10):5-13.

［83］邢娟娟.应急准备文化体系结构与核心要素研究［J］.中国安全生产科学技术,2010,6(5):82-86.

［84］郑振宇.从应急管理走向公共安全管理［J］.福建行政学院学报,2008,6:24-29.

［85］王明贤,张莉莉,李俊.层次分析法在应急救援预案评价指标体系中的应用［J］.矿业安全与环保,2008,35(6):86-88.

［86］刘铁民.突发事件应急预案体系概念设计研究［J］.中国安全生产科学技术,2011,07(8):5-13.

［87］李艳中.预案制订的逻辑维和时间维［J］.河海大学学报(哲学社会科学版),2011,13(1):40-44.

［88］蔡智强,李丽萍,白云屏.公共卫生监测的过去、现在和未来:(一)过去［J］.疾病监测,2015,30(9):706-716.

［89］郭泽强.传染病预测方法的研究.职业与健康,2012,28(5):610-612.

［90］蔡智强,李丽萍,白云屏.公共卫生监测的过去、现在和未来:(三)未来［J］.疾病监测,2015,30(11):897-903.

［91］徐鹏,罗力,于竞进,等.突发公共卫生事件的监测、预测及预警工作的质量控制指标研究［J］.公共卫生与预防医学,2006,17(3):7-9.

［92］徐艳晴.从"风险"到"危机":基于传递关系的动态框架分析［J］.海南大学学报人文社会科学版,2011,29(4):43-47.

［93］李鹤,张平宇,程叶青.脆弱性的概念及其评价方法［J］.地理科学进展,2008,27(2):18-25.

［94］孙毅华,郝艳华,吴群红,等.风险分析方法在突发公共卫生应急管理中的应用［J］.中国卫生资源,2013,16(1):12-14.

［95］钟开斌.风险管理:从被动反应到主动保障［J］.中国行政管理,2007,269:99-103.

［96］童星.风险灾害危机连续统与全过程应对体系［J］.学习论坛,2012,28(8):47-50.

［97］黄崇福.综合风险评估的一个基本模式［J］.应用基础与工程科学学报,2008,16(3):371-380.

［98］任常兴,吴宗之.危险品道路运输风险分级指数法研究［J］.安全与环境学报,2006,6(4):126-129.

［99］陈秋玲,马晓姗,张青.基于突变模型的我国食品安全风险评估［J］.中国安全科学学报,2011,21(2):152-158.

［100］华国伟,余乐安,等.非常规突发事件特征刻画与应急决策研究［J］.电子科技大学学报(社会科学版),2011,13(2):32-36.

［101］徐磊,李向阳,于明璐.基于案例推理的应急决策贝叶斯网建模方法［J］.上海师范大学学报(自然

科学版),2013,42(3):237-243.

[102] 张海明,丁艳荣.基于本体语义的应急决策情境认知[J].现代电子技术,2012,35(23):135-140.

[103] 姜卉,李婷.基于经验模式的非常规突发事件应急决策研究[J].电子科技大学学报(社科版),2012,14(5):33-37.

[104] 杨从杰,曹双.情景分析方法在突发事件应急决策中的应用[J].现代情报,2013,33(11):29-32.

[105] 张雪锋,王孟钧.突发事件应急决策探讨[J].防灾科技学院学报,2009,11(4):80-84.

[106] 曹蓉,王淑珍,等.危机状态下管理者应急决策的一个分析框架[J].上海行政学院学报,2014,15(2):79-84.

[107] 陈志宏,车峰,杨亚伟.卫生应急管理中的动态理性决策适用性研究[J].中国卫生事业管理,2010,27(9):581-597.

[108] 钟开斌.信息与应急决策:一个解释框架[J].中国行政管理,2013(8):106-111.

[109] 涂文校,周蕾,等.2013年6月全国突发公共卫生事件及需关注的传染病风险评估[J].疾病监测,2013:28(6):424-428.

[110] 刘鹏程,徐鹏,等.我国突发公共卫生事件应急处置关键问题确认[J].中国卫生政策研究.2014:7(7):38-43.

[111] 徐鹏.我国突发公共卫生事件处置工作规范[D].上海:复旦大学公共卫生学院,2007.

[112] 张春华,王世相.血液净化方法在急性中毒中的应用.中国血液净化[J],2006,5(2):87-90.

[113] 倪长健.论自然灾害风险评估的途径[J].灾害学,2013,28(2):1-5.

[114] 尚志海.自然灾害脆弱性研究的基础:抵抗力研究[J].灾害学,2015,30(2):51-55.

[115] 杨钧,杨轶.自然灾害对人类健康危害分析及医学救援组织实施一般规律的探讨[J].中国急救复苏与灾害医学杂志,2012,7(7):662-664.

[116] 于良巨,马万栋.自然灾害内涵及辨析[J].灾害学,2015,30(4):12-16.

[117] 顾清.国内外公共卫生应急风险沟通研究进展[J].中华劳动卫生职业病杂志,2011,29(6):468-470.

[118] 唐钧.风险沟通的管理视角[J].中国人民大学学报,2009,(5):33-38.

[119] 陈波,金锡鹏.风险沟通和公共卫生[J].中华预防医学杂志,2008,42(11):843-845.

[120] 邱五七,侯晓辉,CHU Cordia.风险沟通和公共卫生[J].中国健康教育,2010,26(1):26-29.

[121] 李小敏.风险沟通研究:以风险认知的视角[J].文史博览(理论),2014(8):61-63.

[122] 高旭,张圣柱,等.风险沟通研究进展综述[J].中国安全生产科学技术,2011,07(5):148-152.

[123] 谢晓非,郑蕊.风险沟通与公众理性[J].心理科学进展,2003,11(4):375-381.

[124] 杨剑,陶茂萱.风险沟通与危机传播[J].中国健康教育,2012,28(1):55-59.

[125] 顾清.国内外公共卫生应急风险沟通研究进展[J].中华劳动卫生职业病杂志,2011,29(6):468-470.

[126] 解瑞谦,唐雪峰,等.突发公共卫生事件风险沟通中准备工作内容的研究[J].中国健康教育,2011,27(8):606-609.

[127] 朱蕴丽,苗元江.公共卫生事件的心理应激与干预策略[J].南昌大学学报(人文社会科学版).2005,36(3):49-52.

[128] 贺泉莉.严重突发事件的心理应激与危机干预[J].职业卫生与应急救援,2008,26(5):252-254.

[129] 杨瑾,邓慧华,陆祖宏.吸毒者毒品渴求的综合评估与头发皮质醇[J],中国药物依赖性杂志,2016,25(6):561-565.

[130] Yiyue Ge,Qiang Zhou,Kangchen Zhao,et al. Detection of influenza viruses by coupling multiplex reverse-transcription loop-mediated isothermal amplification with cascade invasive reaction using nanoparticles as a sensor. International Journal of Nanomedicine, 2017;,12：2645－2656.

[131] Ying Chi，Yiyue Ge，Kangchen Zhao，et al. Multiplex Reverse-Transcription Loop-Mediated Isothermal Amplification Coupled with Cascade Invasive Reaction and Nanoparticle Hybridization for Subtyping of Influenza A Virus. Scientific Reports,2017,7：44924.

[132] Lunbiao Cui，Binyao Wu，Xiaojuan Zhu，et al . Identification and genetic characterization of a novel circular single-stranded DNA virus in a human upper respiratory tract sample. Archives of Virology，2017,7(13)：10. 1007/s00705－017－3481－3.

[133] Liuzzi G，Puro V，Lanini S，et al. Zika virus and microcephaly：is the correlation causal or coincidental?. New Microbiol，2016,39(2)：83－5.

[134] Beckham JD，Pastula DM，Massey A，et al. Zika Virus as an Emerging Global Pathogen：Neurological Complications of Zika Virus. JAMA Neurol,2016,73(7)：875－9.

[135] Van Holland BJ，Frings-Dresen MHW，Sluiter JK. Measuring short-term and long-term physiological stress effects by cortisol reactivity in saliva and hair. International Archives of Occupational and Environmental Health，2012,85(8)：849－852.

中英文名词索引